临床急重症抢救与监护技术

主　编　刘英姿　张志业　张　超　宋　红
　　　　李春梅　尚志荣　高　洋

四川科学技术出版社

图书在版编目(CIP)数据

临床急重症抢救与监护技术/刘英姿等主编. —成都：
四川科学技术出版社，2022.9
ISBN 978 - 7 - 5727 - 0660 - 8

Ⅰ.①临…　Ⅱ.①刘…　Ⅲ.①外科—急性病—急救
②外科—险症—急救③外科—急性病—护理④外科—险
症—护理　Ⅳ.①R605.97②R473.6

中国版本图书馆 CIP 数据核字(2022)第 162143 号

临床急重症抢救与监护技术

LINCHUANG JIZHONGZHENG QIANGJIU YU JIANHU JISHU

主　　编　刘英姿　张志业　张　超　宋　红　李春梅　尚志荣　高　洋

出 品 人　程佳月
责任编辑　李迎军
封面设计　刘　蕊
责任出版　欧晓春
出版发行　四川科学技术出版社
　　　　　成都市锦江区三色路 238 号　邮政编码 610023
　　　　　官方微博:http://weibo.com/sckjcbs
　　　　　官方微信公众号：sckjcbs
　　　　　传真：028 - 86361756
成品尺寸　185mm×260mm
印　　张　22
字　　数　510 千
印　　刷　成都博众印务有限公司
版　　次　2022 年 9 月第 1 版
印　　次　2022 年 9 月第 1 次印刷
定　　价　88.00 元

ISBN 978 - 7 - 5727 - 0660 - 8

邮　　购：成都市锦江区三色路 238 号新华之星 A 座 25 层　邮政编码：610023
电　　话：028 - 86361770

本书编委会

主　编　刘英姿　张志业　张　超　宋　红　李春梅
　　　　尚志荣　高　洋
副主编　薛　明　王国红　赵守香　付俊霞　董俊英
　　　　郭兆刚　董海妹　雷雅雯　贾世英　霍红梅
编　委　（排名不分先后）
　　　　王国红　滨州医学院附属医院
　　　　付俊霞　桓台县人民医院
　　　　史玉梅　烟台桃村中心医院
　　　　刘英姿　泰安市中心医院
　　　　宋　红　青岛市黄岛区中心医院
　　　　李春梅　东营市利津县妇幼保健计划生育综合服务中心
　　　　杨　宇　武警辽宁省总队医院
　　　　张志业　潍坊市中医院
　　　　张　超　济南市第二妇幼保健院
　　　　尚志荣　邢台市信都区人民医院
　　　　赵守香　东营市中医院
　　　　郭兆刚　武警辽宁省总队医院
　　　　贾世英　武警辽宁省总队医院
　　　　高　洋　中国人民解放军陆军第八十集团军医院
　　　　董俊英　鹤壁市妇幼保健院
　　　　董海妹　滨州医学院附属医院
　　　　雷雅雯　昆明医科大学第一附属医院
　　　　霍红梅　滨州医学院附属医院
　　　　薛　明　泰安市妇幼保健院

前　言

　　重症医学是现代医学中的一门新兴学科，它是基础医学、临床医学、生物医学工程和药物学互相渗透的边缘学科，其任务是运用最新的研究成果、最先进的医用设备和技术，为急危重症患者的抢救提供有力的医疗和护理的保障。近年来，重症医学领域进展迅速，工作在临床第一线的广大医护人员急需了解和掌握有关重症医学的新理论、新观点，以便出色地完成对常见急危重症患者的救护工作。为此，我们广泛借鉴和参考国内外文献，并结合自身工作经验，编撰了《临床急重症抢救与监护技术》一书。

　　全书共 13 章，内容包括临床常见危重病救治和护理技术。内容丰富，简明实用，具有较强的可操作性。本书参考了大量文献资料，因篇幅所限，未能列出，敬请原著者见谅，并向被引用资料的所有专家学者致以最诚挚的谢意。

　　由于编写时间仓促，编者水平有限，书中难免有不足之处，敬请广大读者批评指正。

编　者

2022 年 2 月

目　录

第一章　重症监护

第一节 体温的监测

临床上正常体温通常以腋窝、口腔、直肠温度的正常体温为标准。人体的正常温度比较恒定，但在身体不同部位测得的温度略有不同，以上 3 个部位进行体温测量，其温度差一般不超过 1℃。其正常值：口腔温度舌下为 36.3 ~ 37.2℃；腋窝温度为 36 ~ 37℃；直肠温度为 36.5 ~ 37.7℃。

体温并不是固定不变的，体温可随性别、年龄、昼夜、运动和情绪的变化等各种因素而出现生理性变动，但在这些条件下，体温的改变往往在正常范围内或呈一过性改变。其变动范围应不超过 1℃。

临床中除观察体温的热型外，还应观察体温退热的方式。发热患者的退热方式分骤退和渐退两种。渐退为一般的退热方式，体温逐渐恢复正常。骤退是体温在数小时内降至正常或正常以下，患者大量出汗，丢失大量体液，年老体弱或心血管病变患者易出现血压下降、脉细弱、四肢冰凉等虚脱或休克现象。临床护理时应注意观察，发现问题及时处理。

一、体温监测注意事项

（1）测量体温前后，应检查体温计的数目及有无破损。在甩体温计时，不可触及他物。

（2）精神异常、昏迷及小儿口鼻手术、呼吸困难等患者不可测口腔温度，测温时应在旁守护，并用手扶托，以防体温计失落或折断。进食或面颊部做热敷或冷敷者，应间隔 30 分钟后，方可测温。

（3）腹泻、直肠或肛门手术患者不可测肛温；坐浴或灌肠后，须待 30 分钟后，方可测直肠温度。极度消瘦患者不宜测腋温。

（4）体温和病情不相符时，应重新测量，可同时做肛温和口温对照，予以复查。

（5）患者不慎咬破体温计而吞下水银时，可立即口服大量蛋白水或牛奶，使蛋白质和汞结合，以减少汞的吸收，最后排出体外。在不影响病情的情况下，给服大量韭菜等粗纤维食物，使水银被包裹而减少吸收，粗纤维食物还能增加肠蠕动，加速汞的排出。

（6）切忌把体温计放在热水中清洗或放在沸水中煮，这样会引起爆裂。

二、体温计的消毒与检查方法

为防止测体温引起交叉感染，保证体温计的清洁，体温计须每周消毒一次，遇有污染随时消毒，传染患者设专用体温计，用后单独消毒。

1. 常用消毒溶液

0.5% ~ 1% 过氧乙酸、70% 乙醇等。

2. 消毒方法

将用过的体温计先浸泡于过氧乙酸液中，5 分钟后取出冲净、擦干，再放入另一盛过氧乙酸消毒液的容器中浸泡半小时后取出，用水冲净擦干备用。口表、腋表、肛表应分别清洁、消毒。

3. 检查方法

将全部体温计的水银甩至 35℃以下，放入 40℃以下的温水内，3 分钟后取出检视，体温计之间相差 0.2℃以上或水银头有裂痕者取出不用。

（宋红）

第二节　循环功能监测

传统的循环动力学监护项目包括观察意识和表情、皮肤色泽、皮肤温度，触摸周围动脉搏动的频率和节律，测量动脉血压及中心静脉压（CVP）等，这些都是评估心功能和循环功能极有价值的指标，目前这些指标仍是临床重症监护室（ICU）循环监测与护理的重要内容。然而在急危重症患者如处于循环衰竭状态、心排血量明显降低时，周围脉搏难以触及，需通过动脉导管监测血压，或用右心漂浮导管（Swan - Ganz）连续监测心血管系统的压力，并检测心排血功能。也可通过心电监测系统监测心脏电生理活动，超声心动图监测和评价心脏机械活动及功能变化，以及用无创性电阻抗方法监测心血管功能状况等。

一、临床观察

（一）意识和表情

意识和表情是脑功能的反映。而循环系统的功能状态，更直接的是看中枢神经系统的血流灌注量。其灌注量正常与否，将影响脑功能的正常或异常表达，因此，意识和表情是循环功能的直接观察指标。患者若出现嗜睡、意识模糊、谵妄、昏迷，或出现情绪异常如烦躁、焦虑、淡漠、迟钝，在排除了脑部疾患之后，均是循环功能障碍加重的表现。

（二）心率与节律

心率可通过触及脉搏、心脏听诊或心电监测而获得。作为反映心血管功能状态的最为敏感的指标之一，在排除因患者体温过高、情绪波动和药物等影响后，如在其原有基础水平上心率增快，可能提示心脏功能出现代偿；心率过快（＞150 次/分钟），心动周期缩短，舒张期充盈不足，使心排血量下降，也是循环血量不足或心功能不全的征象。心率加快一般发生在动脉血压未降低前，并早于 CVP 降低变化，故结合心率与血压考虑循环状态较单一因素判断更具有临床意义。曾有研究显示，低血容量休克时心率/收缩压比值，正常值为 0.5（0.45 ± 0.21），在血容量丢失 1/4、其值大于 1 时，将此比值称为休克指数。

心律监测对及时发现致命性心律失常、影响血流动力学的节律变化、电转复、心脏起搏和抗心律失常药物治疗的观察都有重要作用。由各种原因（如心脏缺血、电解质紊乱、中毒等）引起的致命性心律失常，如室性心动过速、心室颤动（室颤）、窦性停搏等；出现频繁、多形、连续、成对或 R－on－T 室性期前收缩；出现病态窦房结综合征（SSS）或合并交界区病变、束支阻滞、室内阻滞等，都需立即对心律失常进行控制。对致命性心动过速、室颤和窦性停搏即刻转复和复苏。已证实，对心律失常的连续监护，及时、妥当地控制和转复心律失常，使 ICU 的病死率明显下降。

心率的测量可以通过触诊而获得，但对于休克、低血压及周围血管极度收缩的患者，周围动脉常不能触及，因此，在监护病房，心率是通过床边监护仪获得。以手指触脉可直接了解周围血管充盈度，当触不到桡动脉时，往往提示循环血量缺乏较严重，因而触脉与无创血压、心率共同组成无创伤性心血管功能监测的指标。

（三）尿量

心排血量减少，循环功能不良必将导致肾脏血流灌注减少。临床上，患者出现尿量减少或尿闭，尿比重升高或固定，所以留置导尿管，观察每小时尿量、尿比重，可以估计组织血液灌注及监测肾功能。当每小时尿量小于 30 ml，比重增加并固定，如果排除了肾性和肾后性因素，即表示出现了组织灌注不足或循环衰竭。

（四）颜面、口唇和肢端色泽

当周围小血管收缩及微血管血流减少时，颜面、口唇及肢端色泽由红润转为苍白，甚至发绀。

（五）表浅静脉及毛细血管充盈时间

表浅静脉萎陷及毛细血管充盈时间延长是微循环灌注不良及血液淤滞现象，也是反映周围循环状态的指标。

（六）肢端温度

在保暖的状态下，患者仍然出现四肢末端体温下降、四肢冰凉，多是由于周围血管收缩，皮肤血流减少的缘故，肢端温度是反映周围循环血容量的重要指标。

ICU 的危重患者常用中心温度与外周温度或皮肤温度之差来表示周围血管灌注情况。

二、心电监测

心电图（ECG）主要是反映心脏激动的电学活动。对各种类型的心律失常和传导障碍具有独特的诊断价值。到目前为止，还没有其他方法能够代替 ECG 在这方面的作用。特征性的 ECG 改变和演变是诊断心肌梗死最可靠和最实用的方法。供血不足、药物及电解质改变均可导致 ECG 特征性改变。因此，心电监测多年来被列为常规的监测手段，特别是对心脏病患者，施行心脏或非心脏手术、各类休克患者，心律失常、心力衰竭（心衰）、心绞痛和心肌梗死患者，心肌病、预激综合征、SSS、严重电解质紊乱和慢性阻塞性肺疾病（COPD）及呼吸衰竭患者更具有重要意义。

中年或老年危重患者，要求术前常规进行 ECG 检查，以便及早发现问题，做到心中有数。ECG 改变主要包括：心房扑动和颤动，房室传导阻滞，ST 段及 T 波改变，室性心律失常，房性心律失常，左、右心室肥大，预激综合征，T 波高尖等。40 岁以上者 ECG 异常显著增加，一般阳性率为 20% 以上。超过 70 岁者在 40% ~ 50%。

心电监测的方法如下：

（一）种类

1. 心电监测系统和 ECG 监测仪

ICU 内常配备心电监测系统，心电监测系统由一台中心监测仪通过导线、电话线或遥控连接多台床旁 ECG 监测仪。中心或床边 ECG 监测仪具有以下功能：

（1）显示、打印和记录 ECG 波形和 HR 数字。

（2）一般都有心率上下限声光报警，报警时同时记录和打印，具有心律失常分析的 ECG 监测仪，当室性期前收缩每分钟 >5 次时，即发生警报。

（3）图像冻结，可使 ECG 波形显示停留在显示屏上，以供仔细观察和分析，双线 ECG 显示，接连下来的第二行 ECG 波形，可以冻结，并能及时记录。

（4）数小时到 24 小时的趋向显示和记录。

（5）高级的 ECG 监测仪配有电子计算机，可对多种心律失常做出分析，同时可识别 T 波，测量 ST 段，诊断心肌缺血。

（6）ECG 监测仪也常与除颤器组合在一起，以便同步复律和迅速除颤，从而更好地发挥 ECG 监测的作用。

2. 动态心电图监测仪（Holter 心电图监测仪）

可分为记录仪及分析仪两部分。第一部分为随身携带的小型 ECG 磁带记录仪，通过胸部皮肤电极慢速并长时间（一般 24 小时）记录 ECG 波形，可收录心脏不同负荷状态时的 ECG，如在术前、术中及 ICU 的患者，汇集白天或夜间、休息或活动时的 ECG 变化，便于动态观察。第二部分为分析仪，可用微处理机进行识别，省时省力；也可人工观察，由于 Holter 记录仪在记录或放像时可产生伪差，所以最好能两者结合。Holter 监测仪主要用于冠心病和心律失常诊断，也可用于监测起搏器的功能，寻找晕厥原因及观察抗心律失常药的疗效，常用于术前诊断。

3. 遥控 ECG 监测仪

该仪器不需用导线与 ECG 监测仪相连，遥控半径一般为 30 m，中心台也可同时监测 4 位患者。

（二）临床意义

1. 及时发现和识别心律失常

危重患者的各种有创的监测和治疗、手术操作、酸碱失衡和电解质紊乱等均可引起心律失常，严重时可引起血流动力学改变，ECG 监测对发现心律失常、识别心律失常性质及判断药物治疗的效果均十分重要。

2. 心肌缺血或心肌梗死

严重的缺氧、高二氧化碳（CO_2）血症、酸碱失衡等诸多因素均可导致心肌缺血、心律失常发生。心率的增快和血压的升高均可使心肌耗氧增加，引起或加重心肌缺血的发生。因此，持续的 ECG 监测可及时发现心肌缺血。

3. 监测电解质改变

危重患者在治疗过程中，很容易发生电解质紊乱，最常见的是低钾和低钙，持续心电监测对早期发现有重要意义。

4. 判断心脏起搏器的功能。

三、血压监测的意义及正常值

（一）监测血压的意义

监测血压的目的在于使患者维持一种适合于其具体病情的血压，使心脏做功最小同时又获得能满足机体代谢需要的心排血量，保证心脑等重要脏器的血液灌注。

动脉血压能反映心室后负荷、心肌做功、心排血量、循环血容量、血管张力和血管壁弹性等。所以血压高的心肌梗死患者必须持续静脉滴注硝酸甘油以降低血压，使收缩压维持在 70 ~ 80 mmHg*，来减轻心脏后负荷，减少心肌耗氧，减轻心脏负担，这样才利于心肌细胞的恢复。

血压变化可衡量循环功能，但不是唯一的标准，因为组织灌注取决于血压和周围血管阻力两个因素，若血管收缩，阻力增高，血压虽然不低，但组织血流减少，循环功能仍然不能满足组织代谢的需要，所以单纯血压值正常并不完全说明患者有良好的循环状态。比如血压正常的急性肺水肿患者，由于肺循环阻力增加，肺组织灌注不良，仍将导致肺换气功能障碍。因此，要将血压值结合其他指标才能对机体的循环功能状态作出综合分析与判断。

（二）正常值

1. 血压的范围

正常成年人在安静时，收缩压为 90 ~ 140 mmHg，舒张压为 60 ~ 90 mmHg，脉压为 30 ~ 40 mmHg。

2. 生理性变化

1）年龄和性别的影响：动脉血压随年龄的增长而增高。40 岁以后，每增加 10 岁，收缩压升高 7.5 mmHg。各年龄组的平均血压见表 1 - 1，中年以前女性血压比男性的低 7.5 mmHg 左右，中年以后差别较小。

表 1 - 1　各年龄组的平均血压

年龄组	平均血压（mmHg）
1 个月	80/46
3 岁	90/60
15 岁	113/70
20 岁	113/72
40 ~ 60 岁	130/82
61 ~ 65 岁	148/85

---

* 1 mmHg ≈ 0.133 kPa。

儿童血压的计算公式：

$$收缩压 = 80 + 年龄 \times 2 \text{ mmHg}；舒张压 = 收缩压 \times 2/3 \text{ mmHg}。$$

2）时间：血压在傍晚时较清晨高 5 ~ 10 mmHg，睡眠时逐渐下降。

3）其他：处于运动、愤怒、恐惧、疼痛时血压升高，但以收缩压为主，舒张压多无明显变化。由于舒张压与收缩压不按比例升高，脉压的变化足以满足身体各部位对各种不同供血情况的需要。

四、监测血压的方法

（一）无创性血压监测

常用的是袖套测压和自动化无创伤动脉压监测。前者用于手法控制袖套充气，压迫周围动脉（常用肱动脉）间断测压，后者用特别的气泵自动控制袖套充气，可定时间断测压。自动间断测压法通常称为自动化无创伤性测压法（NIBP），是 ICU、麻醉手术中应用最广泛的血压监测方法。目前临床上应用最广泛的 NIBP 是采用振荡技术，即上臂缚上普通橡胶袖套，测压仪内装有压力换能器、充气泵和微机，可定时（2 分钟、5 分钟、10 分钟、15 分钟、30 分钟、60 分钟）自动使袖套充气或放气。当袖套充气压迫肱动脉时，动脉搏动消失，接着渐渐放气。由于动脉搏动的大小，就形成了袖套内压力的变化，通过换能器又形成了振荡电信号，经放大器将信号放大，振荡最大时为平均动脉压，而收缩压和舒张压的数值是通过监测压力振荡变化率各方程式而得。测压仪能够自动显示收缩压、舒张压、平均动脉压和脉率。该仪器的特点是伪差小，可根据不同年龄，选择不同型号的袖袋。

（二）动脉穿刺插管直接测压法

其是一种有创伤性的测量血压的方法。它可以反映每一心动周期内的收缩压、舒张压和平均动脉压。通过动脉压的波形能初步判断心脏功能。并计算其压力升高速率（dp/dt），以估计右心室的收缩功能。经动脉穿刺导管取动脉血标本可定时多次测定血气分析和电解质变化。手术时应用的高频电刀，对心电图可形成交流电干扰，此时可通过动脉波形的描记了解心脏情况，判断是否有心律失常。体外循环转流时，由于动脉搏动消失，用无创方法不能测到血压。通过动脉穿刺直接测压方法仍能连续监测动脉压。由于直接测压方法具有上述诸多优点，可以弥补无创血压监测中的不足，因此，是 ICU 中最常用的监测血压的方法之一。但该法具有创伤性，有动脉穿刺插管的并发症如局部血肿、血栓形成等，故应从严掌握指征，熟悉穿刺技术和测压系统的原理与操作。

（宋红）

第三节　呼吸功能的监测

呼吸和循环支持着一个人的生命，因此，呼吸功能的支持和治疗是 ICU 的主要工作，有的 ICU 甚至配备专门的呼吸道治疗物理师。在 ICU 内接受呼吸支持治疗的有两类患者：一类是初期复苏成功的患者，另一类是危重患者，由于原发或继发的肺部损害而表现出呼吸功能不全。对于这两类患者，只有努力改善肺的通气和氧合能力，才能使病情好转。因此，ICU 的呼吸护理以临床观察、呼吸功能监测、保持呼吸道通畅及机械呼吸的护理为重点。其中，根据病情观察、血气分析结果及呼吸功能监测指标来调节呼吸机参数，保持呼吸道通畅，保证动脉血氧分压（PaO_2）和二氧化碳分压（$PaCO_2$）在正常范围，是 ICU 呼吸护理的重点工作内容。

一、一般监测

注意患者呼吸困难和发绀程度，咳嗽、咳痰及痰量和痰液性质、呼吸的气味、咯血和胸痛的情况等。要观察患者的呼吸运动，呼吸的频率、节律，球结膜有无充血和水肿，肺部叩诊音和呼吸音的变化，肺部啰音增多或减少，有无三凹征和水肿等。

二、呼吸功能测定

呼吸功能的监测项目很多。从测定呼吸生理功能的性质分为肺容量、通气功能、换气功能、呼吸动力功能、小气道功能监测、血气分析及特殊检测项目等。不同监测指标对于诊断与治疗的意义各有侧重，实际工作中不可能同时对所有项目进行监测，临床上应根据情况灵活运用。常用呼吸功能监测参数见表 1－2。

表 1－2　常用呼吸功能监测参数

参数	正常值	机械通气指征
潮气量（V_T，ml/kg）	5～7	—
呼吸频率（RR，BPM）	12～20	>35
无效腔量/潮气量（V_D/V_T）	0.25～0.40	>0.60
$PaCO_2$（mmHg）	35～45	>55
PaO_2（mmHg）	80～100	<70（吸 O_2）
血氧饱和度（SaO_2,%）	96～100	—
肺内分流量（Q_s/Q_r,%）	3～5	>20
肺活量（VC，ml/kg）	65～75	<15
最大吸气力（MIF，cmH_2O）	75～100	<25

三、脉搏氧饱和度（SpO_2）监测

SpO_2 监测是利用脉搏氧饱和度仪（POM）测得的患者的血氧饱和程度，从而间接判断患者的氧供情况，被称为第五生命体征监测。且能够无创持续经皮监测 SaO_2，临床上 SpO_2 与 SaO_2 有显著的相关性，相关系数为 0.90～0.98，故被广泛应用于多种复合伤及麻醉过程中监测。

（一）监测方法

利用氧合血红蛋白和还原血红蛋白吸收光谱的不同而设计的 POM 测定。POM 随着动脉搏动吸收光量，故当低温 （<35℃）、低血压 （<50 mmHg） 或应用血管收缩药使脉搏搏动减弱时，可影响 SpO_2 的准确性。另外当搏动性血液中存在与氧合血红蛋白和还原血红蛋白可吸收光一致的物质和亚甲蓝、高铁血红蛋白（MetHb）、碳氧血红蛋白（COHb） 时也影响其结果的准确性，此外，不同测定部位、外部光源干扰等也影响其结果。因此，临床应用时应注意干扰因素的影响。

（二）意义

SpO_2 监测能及时发现低氧血症，指导机械通气模式和吸入氧浓度的调整。正常 $SpO_2 > 94\%$，$< 90\%$ 常提示有低氧血症。

四、呼气末二氧化碳监测（$P_{ET}CO_2$）

二氧化碳监测仪比 POM 早问世几十年，目前临床使用的一系列的二氧化碳监测仪主要根据红外线原理、质谱原理、拉曼散射原理和图—声分光原理而设计，主要测定呼气末二氧化碳。

（一）监测方法

最常用的有红外线旁气流和主气流测定法，其他有质谱仪法和比色法等。

（二）意义

在无明显心肺疾病的患者，$P_{ET}CO_2$ 的高低常与 $PaCO_2$ 数值相近，可反映肺通气功能状态和计算 CO_2 的产生量。另外也可反映循环功能、肺血流情况、气管导管的位置、人工气道的状态，及时发现呼吸机故障、指导呼吸机参数的调整和撤机等。

五、人工气道的建立与护理

心肺复苏（CPR）及生命支持的首要基础是确保通畅的气道，长时间缺氧导致复苏失败和中枢神经系统的不可逆损伤，因而在危重患者的急救中，迅速建立有效的通气和其效用的维持至关重要。人工气道是通过鼻或口腔或直接在上呼吸道置管，用以辅助通气或治疗肺部疾病。常见人工气道为气管插管、气管切开等。

（宋红）

第四节　肾功能的监测

肾脏是调节体液的重要器官，它具有保留体内所需物质，排泄代谢废物，维持水电解质平衡及细胞内外渗透压平衡，以保证机体的内环境相对恒定的作用。然而肾脏也是最易受损的内脏器官之一。因此，在危急重症的诊治过程中，加强肾功能的监护有重要的意义。

需要加强肾功能监护的患者主要有三类：最常见的是休克、低血容量、低氧血症或心功能不全所致的绝对或相对有效循环血量不足。因为血液重新分配，优先供应心脏等重要脏器，结果导致肾脏缺血性损伤。其次是各种有毒物质导致肾脏直接损伤的患者，尤其是在合并大块肌肉组织坏死的挤压综合征或缺血肢体重建血流后。最后为多种人工合成药物造成肾中毒的患者。

一、临床观察

（一）仔细询问、判断诱因

应特别注意询问、了解患者是否存在有效循环血量不足的情况，有无应用肾毒性的药物，是否有慢性肾脏病史等可能加重或损害肾脏功能的因素存在。

（二）尿的观察

尿量是反映肾脏功能的重要标志之一，正常成人量为 1 000 ~ 2 000 ml/24 h，平均1 500 ml。

每昼夜尿量持续超过 2 500 ml 者称为多尿。生理性尿量增多见于大量饮水及进食有利尿作用的食物时。病理性尿量增多见于糖尿病、尿崩症、慢性肾炎及精神性多尿等。24 小时尿量少于 500 ml 者称为少尿，见于急性肾炎、高热、严重脱水、水肿、休克等原因造成的急性肾衰竭。24 小时尿量少于 100 ml 者，称为尿闭或无尿，见于严重肾衰竭。

正常尿液呈淡黄色、澄清、透明，比重为 1.015 ~ 1.025，pH 值为 5 ~ 7，呈弱酸性，正常尿液的气味来自尿内的挥发性酸，如静置一段时间后，因尿素分解氨，故有氨臭味。

（三）电解质平衡的观察

高钾血症是急性肾衰竭少尿期的主要原因，应密切监测血钾、ECG、心率变化。血清钾浓度 >5.5 mmol/L 即为高血钾。高血钾时 ECG 的变化主要是：T 波高尖、QRS 波增宽、PR 间期延长。高血钾对心肌有抑制作用，使心音减弱、心率缓慢、心律失常。

（四）尿毒症症状的观察

危重期给予持续心电监测，生命体征、意识状态和心肺功能的观察。如发现患者出现血压增高、头痛、呕吐、抽搐、昏迷等脑水肿表现或出现进行性呼吸困难、端坐呼吸、咳粉红色泡沫痰等肺水肿表现应即刻给予强心、利尿、降压等急救措施。

二、肾功能监测

（一）肾小球功能监测

肾小球的主要功能是滤过功能，反映其滤过功能的主要客观指标是肾小球滤过率（GFR）。

1. GFR 测定

1）菊粉清除率测定：菊粉是由果糖构成的一种多糖体，静脉注射后，不被机体分解、结合、利用和破坏，因其分子量较小，可自由地通过肾小球，既不被肾小管排泌，也不被重吸收，故能准确地反应 GFR。

正常值：2~2.3 ml/s。

临床意义：急性肾小球肾炎、慢性肾功能不全、心功能不全时清除率显著降低，慢性肾小球肾炎、肾动脉硬化、高血压晚期等均有不同程度的降低；肾盂肾炎可稍有降低。由于操作复杂，又需留置尿管，故目前临床尚不能使用，多用于临床实验研究。

2）内生肌酐清除率：内生肌酐是指禁肉食 3 天，血中肌酐均来自肌肉的分解代谢，由于人体的肌容积相对稳定，故血肌酐含量相对稳定。肌酐由肾小球滤过，不被肾小管重吸收，极少量由肾小管排泌，故可用作 GFR 测定。

正常值：80~120 ml/min。

当血肌酐浓度较高时，会有少量肌酐由肾小管排泄，使尿中肌酐量增多，故在氮质血症时，肌酐清除率可较 GFR 大 10% 左右。

3）钠的清除率：是指每一单位时间内，肾脏清除了多少毫升血浆内的 Na^+ 的能力。计算公式如下：

$$钠的清除率（FENa）= \frac{尿/血钠浓度}{尿/血肌酐浓度} \times 100\%$$

临床上测定某物质的清除率的意义：①测量肾血流量；②测定 GFR；③了解肾脏对某物质的处理情况。如某物质清除率大于肾小球滤过率时，表示该物质尚能被肾小管分泌，如小于 GFR 时表示能被肾小管重吸收。

2. 血尿素氮（BUN）测定

血中非蛋白质的含氮化合物统称非蛋白氮（NPN）。其中尿素氮 BUN 约占一半。作为肾功能的临床监测指标，BUN 比 NPN 准确，但仍受多种因素影响。

正常值：成人为 3.2~7.1 mmol/L。

BUN 上升后反馈抑制肝脏合成尿素，故肾功能轻度受损或肾衰早期，BUN 可无变化；当其高于正常时，说明有效肾单位的 60%~70% 已受损害，因此，BUN 不能作为肾脏疾病早期功能测定的指标。

BUN 增高的程度与病情严重性成正比，故 BUN 对尿毒症的诊断、病情的判断和预后的估价有重要意义。BUN 作为反映 GFR 的指标有其局限性。原尿中的 BUN 40%~80% 在肾小管中被回吸收，回吸收的量与原尿量成反比。因此，血容量不足，利尿剂滥用，摄入高蛋白，严重分解代谢（甲状腺功能亢进、手术、烧伤、感染、癌瘤等）均可致 BUN 升高。

3. 血清肌酐测定

机体每 20 g 肌肉每天代谢产生 1 mg 肌酐，日产生量与机体肌肉量成正比，比较稳定，血中肌酐主要由肾小球滤过排出体外，而肾小管基本上不吸收且分泌也较少。

正常值：53~106 μmol/L。

无肌肉损伤等条件下，若肾小球滤过停止，血肌酐每天升高 88~178 μmol/L。

尿肌酐/血肌酐 >40，多为肾前性氮质血症；<20 为肾后性氮质血症。

（二）肾小管功能测定

1. 尿比重

尿比重是反映尿内溶质和水的比例。24 小时内最大范围在 1.003~1.035，一般在

1.015~1.025，晨尿常在1.020左右。

尿比重低，表示肾小管重吸收功能损害，不能浓缩尿液所致，正常肾小管可重吸收原尿中的水分99%以上，而急性肾小管坏死时，则只能重吸收50%~80%。

尿比重高，表示入量不足，尿浓缩所致。

2. 血、尿渗透压

血、尿渗透压是反映血尿中溶质的分子和离子浓度，正常人血渗透压在280~310 mOsm/（kg·H_2O）；每天尿渗透压在600~1 000 mOsm/（kg·H_2O），晨尿常在800 mOsm/（kg·H_2O）以上。

3. 尿、血渗透压比值

24小时尿渗透压/血渗透压比值约2:1。浓缩功能障碍时则比值降低，如尿渗透压高于血浆时称高渗尿，表示尿浓缩；如低于血浆时称低渗尿，表示尿稀释；如与血浆渗透压相等，表示等渗尿。如清晨第1次尿渗透压小于800 mOsm/（kg·H_2O）水，表示浓缩功能不全。

4. 自由水清除率

血尿渗量比值常因少尿而影响结果，目前自由水清除率（CH_2O）是最理想的肾浓缩功能测定方法。

正常值为 -25~100 ml/h。

自由水清除率能判断其肾的浓缩功能，特别是对急性肾衰竭的早期诊断和病情变化具有重要意义，如急性肾衰竭早期CH_2O趋于0值，此指标可出现1~3天才有临床症状，常可作为判断急性肾衰竭的早期指标。CH_2O呈现负值大小可反映肾功能恢复的程度。

三、透析护理

（一）血液透析

对于血透患者，应注意监测其体重，根据病情调节其干体重及超滤量；每30~60分钟监测血压、脉搏1次，注意防止透析超滤过多导致低血压发生；定期监测肾功能、血生化，了解酸中毒、水、电解质紊乱情况及毒素清除效果；严密观察有无透析并发症的发生，常见并发症有低血压、肌肉痉挛、恶心、呕吐、头痛、胸痛、瘙痒、发热等。其他可能发生的并发症有失衡综合征、首用综合征、心脏压塞、颅内出血、抽搐、溶血、空气栓塞。

（二）腹膜透析（腹透）

对于腹透患者，应严格无菌操作；密切监护患者的生命体征、透析效果，密切观察透析液的颜色、性质、量的变化，根据正电子发射断层显像（PET）及病情来调整透析处方；加强营养指导，适当增加高蛋白摄入，准确记录24小时出入量；注意观察和防止腹透并发症的发生，如腹膜炎、透析管阻塞或折叠致引流不畅、营养缺乏等。

（尚志荣）

第五节 中枢神经系统功能的监测

一、一般监测

内容包括生命体征的监测，以神经系统功能监测为主。其中，意识水平的监测更为重要。

（一）意识

意识变化的观察是病情观察的重要内容。意识表示大脑皮质功能状态，是疾病严重与否的标志之一，如肝昏迷、脑出血、脑炎、脑肿瘤都可以引起不同程度的意识障碍。

1. 意识模糊

意识模糊为轻度意识障碍，表情淡漠，对周围漠不关心，反应迟钝，对时间、地点、人物的定向力完全或部分发生障碍。

2. 谵妄

意识模糊，知觉障碍，表现为语无伦次、幻视、幻听、躁动不安、对刺激反应增强但多不正确，多见于感染性高热或昏迷之前。

3. 嗜睡

患者整日处于睡眠状态，但可以唤醒，醒后可以回答问话，但很快又入睡。

4. 昏迷

高度的意识障碍，按其程度分为浅昏迷和深昏迷。浅昏迷是随意识丧失，对周围事物无反应，压迫眶上神经可出现痛苦表情，各种反射均存在。深昏迷对外界任何刺激均无反应，各种反射均消失，全身肌肉松弛，血压下降，呼吸不规则，大小便失禁。

（二）瞳孔变化的观察

1. 瞳孔对光反射

瞳孔对光反射是检查瞳孔功能活动的测验。正常人瞳孔对光反射灵敏，用电筒光直接照射瞳孔，瞳孔立即缩小，移去光线或闭合眼睑后瞳孔增大。垂危和昏迷的患者可出现瞳孔对光反射迟钝和消失。

2. 瞳孔异常

正常人瞳孔等大正圆，自然光下直径为 $2.5 \sim 3$ mm，小于 2 mm 为缩小，大于 6 mm 为扩大。双侧瞳孔散大多见于颅内压增高、颠茄类药物中毒等。双侧瞳孔缩小多见于有机磷农药中毒及吗啡、氯丙嗪等药物中毒。单侧瞳孔扩大、固定见于同侧硬脑膜外血肿等。危重患者突然瞳孔散大，常表示病情加重与恶化。

（三）生命体征

一般应每 $0.5 \sim 1$ 小时测 1 次血压、脉搏、呼吸、体温并详细记录，以便动态观察。颅内血肿的典型生命体征变化是脉搏缓慢而洪大，血压升高，呼吸慢而深（简称为两慢一高），尤其以前两者更为显著。颅后窝血肿呼吸障碍明显，可突然停止呼吸。

（四）呕吐

呕吐发生于颅脑损伤后 1~2 小时，由于迷走神经刺激而出现呕吐，多为一过性反应，如频繁呕吐，持续时间长并伴有头痛者，应考虑有蛛网膜下隙出血、颅内血肿或颅内压增高的可能。

（五）局部症状

脑挫伤后常出现肢体乏力，单瘫、偏瘫或运动性失语等大脑半球局部功能障碍。如出现共济失调、去大脑强直等症状，说明损伤位于中脑或小脑。下视丘损伤多表现为尿崩症、中枢性高热和血压的改变。视力、视野、听力障碍表示神经的局部损伤。

二、昏迷指数测定

昏迷指数是衡量颅脑损伤后意识状态的记分评价标准，格拉斯哥昏迷量表（GCS）是 Glasgow 大学为观察头部损伤患者的意识状态制订的标准，目前已被世界卫生组织（WHO）定为颅脑损伤昏迷状态测定的国际统一方法。

（一）测评方法

1. GCS 法

临床采用的国际通用的 GCS 分级，简称昏迷指数法，不仅可以统一观察标准，在外伤患者中还有预测预后的意义。GCS 的分值愈低，脑损害程度愈重，预后亦愈差，而意识状态正常应为满分（表 1 – 3）。

表 1 – 3　GCS 昏迷评定标准

项　　目		评　分	项　　目		评　分
Ⅰ睁眼反应	自动睁眼	4	Ⅲ运动反应	能按吩咐动作	6
	呼之睁眼	3		对刺痛能定位	5
	疼痛引起睁眼	2		对刺痛能躲避	4
	不睁眼	1		刺痛肢体过屈反应	3
Ⅱ语言反应	言语正常	5		刺痛身体过伸反应	2
	言语不当	4		不能运动（无反应）	1
	言语错乱	3			
	言语难辨	2			
	不能言语	1			

按此评分法，患者总分 13~15 分时，昏迷时间一般小于 30 分钟，相当于我国头部外伤定型标准的轻型；总分在 9~12 分，伤后昏迷 0.5~6 小时，相当于中型颅脑外伤，总分 3~8 分，伤后昏迷时间大于 6 小时者，相当于重型颅脑外伤；其中总分 3~5 分属特重型，总分 3 分，相当于脑死亡。

2. GCS – PB 法

在 GCS 的临床应用过程中，有人提出须结合临床检查结果进行全面分析，同时又强调脑干反射的重要性。为此，Pittsburgh 在 GCS 昏迷评定标准的基础上，补充了另外

4 个昏迷观察项目，即对光反射、脑干反射、抽搐情况和呼吸状态，合计为 7 项 35 级，最高为 35 分，最低为 7 分，在颅脑损伤中，35 ~ 28 分为轻型，27 ~ 21 分为中型，20 ~ 15 分为重型，14 ~ 7 分为特重型脑损伤，此法不仅可判断昏迷程度，亦反映了脑功能受损的水平（表 1 - 4）。

表 1 - 4 GCS - PB 昏迷评定标准

项 目		评 分	项 目		评 分
I 睁眼反应	自动睁眼	4	V 脑干反射	全部存在	5
	呼之睁眼	3		睫毛反射消失	4
	疼痛引起睁眼	2		角膜反射消失	3
	不睁眼	1		眼脑及眼前庭反射消失	2
II 语言反应	言语正常	5		上述反射皆消失	1
	言语不当	4	VI 抽搐情况	无抽搐	5
	言语错乱	3		局限性抽搐	4
	言语难辨	2		阵发性抽搐	3
	不能言语	1		连续大发作	2
III 运动反应	能按吩咐动作	6		松弛状态	1
	对刺痛能定位	5	VII 呼吸状态	正常	5
	对刺痛能躲避	4		中枢过度换气	3
	刺痛身体过伸反应	2		不规则或低换气	2
	不能运动（无反应）	1		呼吸停止	1
IV 对光反应	正常	5			
	迟钝	4			
	两侧反应不同	3			
	大小不等	2			
	无反应	1			

（二）意义

GCS 法可估价中枢神经系统状况，判断脑功能水平。GCS 法简便易行，应用于临床时，对急救、移运、接收新患者都可按此估计，严重者做好抢救准备。GCS 法可用于护理病历书写以及任何护理记录如特别护理记录单，还可用于病区护理交班报告。GCS 法对 3 岁以下幼儿、听力丧失老人、不合作者、情绪不稳定者、语言不通者可能打出低分，因此，要结合病史、体检和其他有用的检查进行综合考虑。

三、颅内压监测

持续颅内压监测是观察颅脑危重患者的一项重要指标，它的改变可在颅内疾患出现症状之前出现。

（一）测压方法

1. 脑室内测压

在无菌条件下，经颅骨钻孔后，将头端多孔的硅胶导管插入侧脑室，然后连接换能器，再接上监护仪即可测试颅内压。

2. 硬膜外测压

将压力换能器放置于硬膜外，避免压迫过紧或过松，以免读数不准，一般高 1 ~ 3 mmHg，此法颅内感染的机会大大减少，可做长期监测，但装置昂贵，不能普遍应用。

3. 腰部蛛网膜下隙测压

即腰椎穿刺法，此法操作简单，但有一定危险，颅内高压时不能应用此法，同时颅内高压时，脑室与蛛网膜下隙间可有阻塞，测出的压力不能代表颅内压。

4. 纤维光导颅内压监测

其是一种比较先进的监测仪器。颅骨钻孔后，将传感器探头以水平位插入 2 cm，放入硬脑膜外，此法操作简单，可连续监测，活动时对压力影响不大，常使用。

正常成人平卧时颅内压为：10 ~ 15 mmHg。

轻度增高：15 ~ 20 mmHg。

中度增高：20 ~ 40 mmHg。

重度增高： >40 mmHg。

（二）颅内压监测的适应证

迄今尚无一致接受的适应证，神经科领域内，适用于较显著的颅内高压而病情不稳定，需要严密观察，以便及时处理者。

1. 头部外伤，特别是广泛脑挫伤，弥散性轴索损伤，颅内血肿清除术后病情尚不稳定。

2. 蛛网膜下隙出血，有助于观察再出血。

3. 脑瘤术后。

4. 脑室出血。

5. 高血压脑出血术后。

6. 隐源性脑积水。

7. 巴比妥昏迷治疗。

8. Reye 综合征及其他中毒性脑病。

9. 其他原因的颅内高压，病情不稳定。

四、其他辅助检查项目

（一）颅骨 X 线片

通过颅骨 X 线片可以了解有无骨折、颅缝分离、颅内积气、金属异物、松果体钙斑移位等。急性颅脑损伤患者，只要病情允许均应尽量做此项检查。

（二）腰椎穿刺

腰椎穿刺术可采取脊椎液以助诊断，还可以测定颅内压压力并了解蛛网膜下隙内有无阻塞，从鞘内注射药物及进行腰椎麻醉，或进行脊髓腔内造影或气脑造影等。

（三）脑血管造影术

通过脑血管造影以判断颅内占位性病变的位置及血管的形态和病变。

适应证和禁忌证如下：

1. 适应证

脑血管疾病、颅内占位性病变。

2. 禁忌证

对碘过敏，全身有严重疾病，如肾脏功能较差、严重高血压及动脉硬化者禁用。

（四）脑电图监测

脑的自发性电生理活动可从头皮上记录，称为脑电图（EEG）。也可从暴露的皮质记录，则是皮质电图，还可用深部电极从脑的深部记录。

脑电对脑细胞缺血、缺氧、代谢紊乱以及脑细胞间突触活动变化异常敏感，其反映脑功能损伤状态远远早于临床症状体征的观察，并能跟踪脑功能损伤演变的全过程。由于脑电的敏感性、非侵入性、可操作性、可阅读性和可预测性，成为新生儿 ICU（NICU）不可缺少的脑功能监测项目。

（五）脑诱发电位检查

1. 脑干听觉诱发电位（BAEP）

短声刺激可以在头颅表面记录到一个包括脑干成分的听觉诱发电位，这种电位是对第Ⅷ脑神经和脑干听觉通路的神经电反应的一种远场记录，也称远场电位，因为记录电极和脑干内实际电活动之间距离相对较远。正常人 BAEP 特征是在刺激传入后最初数微秒（<10 ms）后发生的 5~7 个垂直的正波：Ⅰ波起源于听神经，可能主要是乳突骨质内接近耳蜗神经节的一段；Ⅱ波起源于听神经颅内段和（或）耳蜗神经核；Ⅲ波起源于脑桥上橄榄核；Ⅳ波起源于外侧丘系；Ⅴ波起源于中脑四叠体小丘；Ⅵ波起源于丘脑内侧膝状体；Ⅶ波起源于丘脑皮质听放射。

BAEP 除常用于听神经瘤、肿瘤压迫脑干病变的诊断外，急诊可用于监测脑外伤及其他各种原因导致的脑死亡。

2. 体感诱发电位（SEP）

SEP 是指给皮肤或末梢神经以刺激，神经冲动沿传入神经传至脊髓感觉通路、丘脑至大脑皮质感觉区（中央后回），在刺激对侧相应部位的头皮上所记录到的大脑皮质电位活动。

正常波形是一组多相电位。把向下的波用 P、向上的波用 n 表示。按先后顺序命名为 P1、P2、P3、P4 等及 n1、n2、n3 等。P4 以后波顶变动较大，较难判断。也有以峰潜伏期命名，即刺激开始到出现第一个正性波 P 潜伏期平均 14 毫秒，第一个负性波 n 潜伏期平均 18 毫秒，依次命名为 P14、18 等。

急诊用于判断脊髓病变及末梢神经病变，可见波峰潜伏期延长，严重者 SEP 阙如。运动神经元疾病 SEP 正常。

（六）脑血流监测

脑是对缺血、缺氧最敏感的器官，脑血流供应对维持脑功能极为重要。目前，临床上应用最多的是经颅多普勒超声（TCD）技术，通过测定脑动脉血流速度间接了解脑血流量变化。

1. 监测方法

将 2 MHz 脉冲式探头放在颅骨较薄处（颞部、眼眶及枕骨大孔），当声波抵达血管时，可反射出红细胞流动的信号，入射频率与反射频率之差，与红细胞的运动速度成正比，根据多普勒方程式即可计算出红细胞的运动速度，即血流速度。现已证明，血流速度与血流量之间有显著相关性，脑血流速度的变化能较准确地反映脑血流量，并能间接地反映脑血流自动调节能力和对 CO_2 的反应性。

2. 临床意义

TCD 可对任何原因引起的重症脑功能损伤，特别对影响到脑血管、脑血流、脑灌注的患者进行连续监测，并反馈治疗信息。此外，TCD 还可反映颅内压增高情况，指导降颅压治疗。当 TCD 显示颅内循环停止时，则提示预后不良。

（七）计算机体层摄影（CT）

CT 在颅脑损伤救治中已成为极为重要的检查手段。它可以直接迅速而准确地显示出脑内、外损伤的部位、程度，例如血肿的位置、大小、形态、范围、数量以及有无脑疝发生等情况。除此之外，还可判断预后，CT 提示预后不良的表现有：①广泛脑挫伤、脑干挫伤、多发性颅内血肿；②中线结构移位 > 1.2 cm；③基底池和第三脑室受压消失。

（八）磁共振成像（MRI）

目前所用磁共振扫描仪按磁产生的机制分为三型，即电阻磁体、永久磁体和超导磁体。电阻磁体价格便宜，目前主要用于低场强（0.15 ~ 0.2 T）及普及型。永久磁体优点是不耗电力，不需维护，安全可靠，缺点是温度性能差，重量太大，场强为 0.3 ~ 0.4 T。超导磁场需要液氮冷却系统，造价维护费都高，但能产生很高的磁场强度（0.5 ~ 2 T）。

中枢神经系统位置固定，不受呼吸、心跳、胃肠蠕动及大血管搏动的影响。运动伪影很少，而磁共振又无骨质伪影的干扰，所以 MRI 对脑与脊髓病变的效果最佳。一般来说，中枢神经系统的器质性病变往往都有相应的磁共振特征，有的表现为形态学改变，有的表现为信号异常，有的信号与形态都有改变，结合病史、临床改变与化验检查，大多数病例可以作出定位与定性诊断。

（张超）

第二章　心肺脑复苏

第一节　概　述

心肺脑复苏（CPCR）是心搏骤停后抢救生命最基本的医疗技术和方法。复苏是指一切挽救生命的医疗措施，CPR 的目的是使患者自主循环恢复（ROSC）和自主呼吸恢复。

CPR 成功的关键是时间。心搏骤停后 15～20 秒可以出现呼吸停止，若呼吸停止先发生，则心搏可能持续至 30 分钟，大脑在心搏呼吸停止 4～6 分钟可出现不可逆性损害或脑死亡，4 分钟内进行复苏者可能有一半人被救活；4～6 分钟开始进行复苏者，10% 的患者可以救活；超过 6 分钟开始进行复苏者存活率仅 4%；10 分钟以上开始进行复苏者，存活的可能性很小。因此，CPR 应力争在心搏停止后 4 分钟内进行。成功的脑复苏是 CPR 的关键，而 CPR 又是脑复苏的前提。

一、病因

（一）麻醉意外

全麻用药量过大或麻醉加深过快、硬脊膜外腔麻醉时药物误入蛛网膜下隙、呼吸道梗阻未能及时解除等，均可使血压骤降，使心肌急性缺血、缺氧，导致心搏骤停。

（二）神经反射因素

麻醉和手术过程容易引起迷走神经反射。如牵拉腹腔、盆腔脏器，刺激肺门或支气管插管等，都可反射性激发心搏骤停。

（三）血流动力学剧烈改变

任何原因引起的血压急剧下降或升高以及大失血等，均可引起心搏骤停。

（四）缺氧或二氧化碳蓄积

严重缺氧和二氧化碳蓄积，均可因抑制心肌的传导及收缩性，而导致心搏骤停。

（五）心脏器质性病变

缩窄性心包炎、冠心病、心肌炎等在麻醉和运动时，均可诱发心搏骤停。

（六）意外事故

电击、溺水、窒息、药物过敏、中毒等，均可能引起心搏骤停。

二、心搏停止的类型

此时心脏虽丧失了泵血的功能，但仍有心电及机械活动，在 ECG 上有 3 种表现。

（一）心室颤动

心室颤动为最常见的类型，约占 80%。此时心肌纤维呈现出极不规则、快速而紊乱的连续颤动，仅见心脏蠕动，心搏出量为零，ECG 上 QRS 波群消失，代之为快速不规则颤动波，可分为细颤和粗颤 2 种。

（二）心电静止（心室停搏、心室静止）

其为死亡常见表现，心脏处于静止状态，ECG 呈等电位线或偶见 P 波。

（三）心室自身节律（心电机械分离）

心室肌呈慢而微弱的收缩（20～30 次/分钟），ECG 中 QRS 波群呈宽大畸形、缓慢而矮小的室性自搏节律，泵血功能为零，为死亡率极高的一种 ECG 表现。

心搏停止不论何种类型，其共同点是心脏失去排血功能，即有效循环停止、心音消失、血压测不到、呼吸断续或停止、意识丧失、瞳孔散大超过 4 mm、全身组织供血供氧中断。在临床上无法鉴别病因，患者处于临床死亡状态，初期急救处理基本相同，故统称心搏骤停。

三、病情评估

心搏骤停"三联征"：意识突然丧失、呼吸停止、大动脉搏动消失。判定标准如下：

1. 突然意识丧失，呼之不应。
2. 大动脉（颈动脉或股动脉）搏动消失。
3. 呼吸停止。
4. 双侧瞳孔散大。

ECG 表现为室颤、无脉性室性心动过速、心室静止、无脉心电活动。

由于大动脉搏动消失在几秒钟内难以判断，《2000 年国际心肺复苏指南》确定非专业急救人员只要发现无反应的患者没有自主呼吸就应按心搏骤停处理。切忌对怀疑心搏骤停的患者进行反复的血压测量和心音听诊，或等待 ECG 描记而延误抢救时机。专业医生仍应检查大动脉搏动进行判断，但须迅速，如果 10 秒内不能确定有无脉搏，即应实施胸外按压。瞳孔散大虽然是心搏骤停的重要指征，但有反应滞后以及药物等因素的影响。

四、复苏的阶段和步骤

心搏停止意味着死亡的来临或"临床死亡"的开始。然而因急性原因所致的临床死亡在一定条件下是可逆的，为使心跳、呼吸恢复的抢救措施称为 CPR。近年来，人们日益认识到，CPR 成功的关键不仅是自主呼吸和心跳的恢复，更重要的是中枢神经系统功能的恢复，而且只有使脑功能恢复正常方能称为完全复苏，故把逆转临床死亡的全过程统称为 CPCR。

复苏是一项社会力量和医学专业相互配合共同为抢救患者的生命而必须紧张进行的工作，为使这样的工作不陷于惊慌失措或劳而无功的困境，必须强调分工明确和操作的规范化。为此，国际上通行将 CPCR 分为 3 个阶段。复苏工作的 3 个阶段是初期复苏、后期复苏和复苏后治疗。

（宋红）

第二节 复 苏

完整的 CPCR 包括基本生命支持、进一步生命支持和延续生命支持三部分。由于自动体外除颤器（AED）问世使得早期除颤成为可能。美国心脏病协会将早期识别心搏骤停并呼叫、早期 CPR、早期电除颤、早期实施高级生命支持 4 个环节定义为"生存链"，任一环节的缺陷或延误都可能使患者丧失生存机会。

一、心肺复苏

（一）基本生命支持（BLS）

BLS 是呼吸、循环骤停时的现场急救措施，一般都缺乏复苏设备和技术条件。主要任务是迅速有效地恢复生命器官（特别是心脏和脑）的血液灌流和供氧。初期复苏的任务和步骤可归纳为 ABC：A（airway）指保持呼吸道顺畅，B（breathing）指进行有效的人工呼吸，C（circulation）指建立有效的人工循环。人工呼吸和心脏按压是初期复苏时的主要措施。

1. 判定心搏、呼吸骤停

BLS 的适应证为心搏骤停。实施前必须迅速判定：①有无头颈部外伤，对伤者应尽量避免移动，以防脊髓进一步损伤。②检查者轻拍并呼叫患者，若无反应即可判断为意识丧失；同时以手指触摸患者喉结再滑向一侧，颈动脉搏动触点即在此平面的胸锁乳突肌前缘的凹陷处。若意识丧失同时颈动脉搏动消失，即可判定为心搏骤停，应立即开始抢救并及时呼救以取得他人帮助。

2. C（人工循环）

1）心前区叩击术：是发现心搏骤停后应立即采取的一种紧急措施。通过拳击心前区的机械震动可转变为 3～5 J 的微弱电流来刺激心脏使其复跳。

方法：施救者将拳握紧，用拳底肌肉部分在患者胸骨中下 1/3 交界处，离胸壁 20～30 cm 高处向下猛力叩击 1～2 次，如无脉搏与心音，应立即进行胸外心脏按压术。注意点：①要求在心搏骤停 1 分钟内进行；②对缺氧而跳动着的心脏拳击易引起室颤，故避免应用；③对室性心动过速而循环尚未停止的患者也不宜应用。

2）胸外心脏按压术：把患者平放于木板床或平地上，术者以一掌根置于患者胸骨中下 1/3 交界处，另一手掌交叉重叠于此掌背之上，其手指不能压于患者胸部，按压时两肘伸直，用肩背部力量垂直下压，使胸骨下压 5～6 cm，突然放松，使掌根不离开胸壁，按压节律为 100～120 次/分，使血压上升至 60～70 mmHg，可促进心脏复跳。此外，抬高患者下肢可增加静脉回流，改善循环。必须强调不要因为听诊、做 ECG 而频繁停止按压，心内注射、电击、气管插管时间亦不应超过 10 秒。心脏按压要与人工呼吸配合进行。

此外，儿童可用一个手掌按压，婴儿仅需2个或3个手指即可进行有效按压。此外婴儿亦可用双手围绕两侧胸背部，用两个拇指在前进行按压的改良方法。儿童越小按压频率应加快、按压幅度减小。

心脏按压的有效表现：

（1）每次按压时能扪及颈动脉等大动脉的搏动，可测得收缩压60 mmHg以上。

（2）口唇、甲床色泽转红。

（3）瞳孔缩小，出现睫毛反射。

（4）呼吸逐渐恢复，下颌及四肢肌张力逐渐恢复，出现吞咽反射。

胸外心脏按压并发症：胸外心脏按压法操作不正确，效果大为降低。按压的动作要迅速有力，有一定的冲击力，每次松压时需停顿瞬间，使心室较好充盈。但按压切忌用猛力，以避免造成以下并发症：

（1）肋骨、胸骨骨折，肋软骨脱离，造成不稳定胸壁。

（2）肺损伤和出血、气胸、血胸、皮下气肿。

（3）内脏损伤，如肝、脾、肾或胰损伤，后腹膜血肿。

（4）心血管损伤，发生心脏压塞、心脏起搏器或人工瓣膜损坏或脱离、心律不齐、室颤。

（5）栓塞症（血、脂肪、骨髓或气栓子）。

（6）胃内容物反流，造成吸入或窒息。

有以下情况的患者不宜采用胸外心脏按压术，如大失血患者、老年人桶状胸、胸廓畸形、心脏压塞、肝脾过大、妊娠后期、胸部穿通伤等。

3）胸内心脏按压术指征：

（1）胸骨或脊柱畸形至纵隔移位。

（2）胸部创伤。

（3）左房黏液瘤、室壁瘤、重度二尖瓣狭窄、心脏撕裂或穿破及心脏压塞。

（4）严重肺气肿、气胸、血胸。

（5）手术过程中和妊娠后期。

（6）常规心外按压20分钟无效者。

3. A（呼吸道通畅）

开放气道以保持呼吸道通畅是进行人工呼吸前的首要步骤。患者应平卧在平地或硬板上，头部不能高于胸部平面，解松衣领及裤带，挖出口中污物、义齿及呕吐物等，然后按以下手法开放气道。

1）仰头抬颏法：此法解除舌后坠效果最佳且安全、简单易学，适用于无头、颈外伤的患者。急救者一手置于患者前额，向后加压使头后仰。另一手的第二、第三指置于患者颏部的下颌角处，将颏上抬，但应避免压迫颈前部及颌下软组织，且抬高程度以患者唇齿未完全闭合为限。

2）下颌前推法（托下颌法）：急救者将其拇指（左右手均可）放在患者颧骨上作支点，用同一手的示指或中指放在患者耳垂下方的下颌角处着力点，将下颌向前、向上托起，使下颌牙超过上颌牙，此时舌根便离开咽后壁从而解除了气道阻塞。如单手无力，也可将另一手放在对侧相同部位用双手托举。行口对口人工通气时，急救者可用颊部紧贴并堵塞患者鼻孔，当疑有颈椎病变时，头不应后仰，单纯托起下颌即可，此法效果佳，缺点是操作稍难，急救者腕部及手指易感疲乏。

注意：对疑有头、颈部外伤者，不应抬颈，以免进一步损伤脊髓。

4. B（人工呼吸）

心搏骤停 20 秒后，呼吸亦随之停止，在胸外心脏按压的同时，须建立人工呼吸，否则心脏复跳很困难。一旦确定呼吸停止，须立即进行人工呼吸。

1）口对口人工呼吸：术者将放在患者前额上的拇指与示指夹紧患者鼻翼，另一手翻开患者口唇，深吸气后用双唇包绕患者的嘴唇，用力吹气，直至患者胸廓隆起，然后放松鼻孔，让患者胸廓复原。每次吹气大约 1 000 ml，每分钟吹气 12～16 次，如此反复进行。

2）口对鼻人工呼吸：适用于口部外伤、牙关紧闭或脱臼、脱齿、口唇封闭不严以及婴幼儿等。方法是一手压额使头部后仰，一手抬颌使患者口唇紧闭。深吸气，用双唇紧贴患者鼻孔吹气。气量与吹气频率与口对口人工呼吸相同。

人工呼吸开始应连续吹气 4 次，而不必等患者呼气完全。无论 1 人还是 2 人抢救，应按心脏按压 30 次，人工呼吸 2 次进行。人工呼吸有效的标准是：①吹气时胸部隆起；②呼气时听到气体溢出声；③吹气时可听到肺泡呼吸音。人工呼吸的主要并发症是空气进入胃部可引起胃扩张，甚至胃破裂。控制吹气量，间断压迫上腹部可以预防。

（二）进一步生命支持（ALS）

主要为在 BLS 基础上应用辅助设备及特殊技术，建立和维持有效的通气和血液循环，识别及治疗心律失常，建立有效的静脉通路，改善并保持心肺功能及治疗原发疾病。

1. 气管内插管

应尽早进行，插入通气管后，可立即连接非同步定容呼吸机或麻醉机。每分钟通气 12～15 次即可。一般通气时，暂停胸外按压 1～2 次。

2. 环甲膜穿刺

遇有插管困难而严重窒息的患者，可用 16 号粗针头刺入环甲膜，接上"T"形管输氧，可立即缓解严重缺氧情况，为下一步气管插管或气管造口术赢得时间，为完全复苏奠定基础。

3. 气管造口术

气管造口术是为了保持较长期的呼吸道通畅。主要用于 CPR 后仍然长期昏迷的患者。

4. CPR 药物的应用

目前认为 CPR 药物以气管内或静脉内给药最为理想，但循环中断时宜做心内注射。切忌在心脏严重缺氧状态下，过早应用 CPR 药物，通常在心脏按压下 1～2 分钟，心脏仍未复跳时才考虑用药。常用的 CPR 药物如下：

1）肾上腺素：肾上腺素是少数已被证实有效的药物之一，为心搏骤停和 CPR 期间的首选药物。其作用机制为：

（1）激动外周血管 α 受体，提高平均动脉压，增加心脑血液灌注。

（2）激动冠状动脉和脑血管 β 受体，增加心脑血流量。

（3）使心肌的细颤转为粗颤，有利于电除颤。拟交感胺类药物，如异丙肾上腺素、小剂量多巴胺、多巴酚丁胺仅激动 β 受体，对自主循环的恢复没有帮助，不推荐为 CPR 常规药物。

肾上腺素的常用量为 1 mg/70 kg 静脉注射，若首次用量效果不佳，可每隔 3～5 分钟重复使用，直至自主循环恢复。如果采用气管内滴注，则剂量加倍并用生理盐水稀释至 10 ml 应用。对于肾上腺素的最佳剂量并没有统一意见。采用大剂量肾上腺素（0.1～0.2 mg/kg）可增加自主循环恢复率，但大剂量肾上腺素有增加心肌耗氧量、增高心室内压力、减少心内膜血流量等不良反应。因此，目前仍主张在 CPR 初期，首先应用常规剂量的肾上腺素，在效果不佳时再考虑大剂量肾上腺素。儿童使用剂量为 10 μg/kg。

2）血管加压素：该药在促进自主循环恢复方面的作用可能比肾上腺素更有效。血管加压素可直接作用于非肾上腺素能 $β_1$ 受体促进外周血管收缩，提高体循环血管阻力。其优点为无 β 效应、作用不受酸中毒影响及降低复苏后心肌功能失调的危险率。缺点是对儿童可引起心脏停搏。目前推荐用于室颤者，单次剂量为 40 IU。对于是否需要重复应用，目前尚无统一意见。

3）利多卡因：抑制心室异位节律，提高室颤阈值，治疗量对心肌收缩力和动脉血压均无明显影响，为室性心动过速的首选药物，对除颤成功后再次复发室颤者亦有效。常规剂量为 1 mg/kg 静脉注射，复律后继之以 1～4 mg/min 静脉滴注，每小时总量可达 225 mg。

4）阿托品：降低迷走神经兴奋性，增加窦房结频率，改善房室传导，用于心室停搏、三度房室传导阻滞或高度房室传导阻滞以及严重心动过缓。剂量为 0.5～1 mg 静脉注射，每 5 分钟 1 次，直至心率增至 60 次/分。

5）溴苄胺：有明显提高室颤阈值的作用，在非同步除颤前，先静脉注射溴苄胺，具有较高的转复率，并防止室颤复发。用法：溴苄胺 5～10 mg/kg，静脉注射，不必稀释。注入后，即进行电击除颤。如不成功可重复。每 15～30 分钟给 10 mg/kg，总量不超过 30 mg/kg。

6）胺碘酮：除 α、β 受体阻滞作用外，还能影响钠、钾、钙离子通道，对房性和室性心律失常均有效。用法为 150 mg 加入 5% 葡萄糖 20 ml 中 10 分钟内缓慢静脉推注，继之以 1 mg/min 持续静脉点滴，6 小时后改为 0.5 mg/min 维持。

7）甲氧明：近年研究证明甲氧明在 CPR 中效果良好，因其属单纯兴奋 α 受体的药物，可明显提高主动脉舒张压，改善冠状动脉灌注，提高复苏成功率，故近年主张首选。

8）5% 碳酸氢钠：传统观念认为因心搏骤停后导致代谢性乳酸中毒，而使 pH 值降低，室颤阈值降低影响除颤。故最近 10 年来的 CPCR 的实验研究证明：心搏骤停时的酸中毒，主要是呼吸性酸中毒而非代谢性酸中毒，故反复应用大量的 5% 碳酸氢钠有严重的潜在性危害，其机制是能抑制心肌收缩力，增加脑血管阻力，大脑阻抑，影响意识恢复，且大剂量应用可致高钠血症，血液黏度升高，血栓形成。由美国心脏病学会、红十字会、心脏病学院和国立心、肺、血液研究院主持召开的美国全国第三届 CPR、心脏急救（ECC）会议，制定了 CPR - ECC 的标准和指南规定指出，碳酸氢钠在成人 ALS 初期不主张应用。因为它不改善患者后果，只在除颤、心脏按压、支持通气和药物治疗后，才考虑应用。用法：一般可静脉注射或快速静脉滴注，首剂为 0.5 ~ 1 mmol/kg（5% 碳酸氢钠 100 ml = 60 mmol）；以后最好根据血气分析及 pH 值决定用量，如无条件，可每 10 分钟重复首次剂量的 1/2，连用 2 ~ 3 次。一般总量不超过 300 ml，同时保证充分通气，以免加重心脏和大脑功能损害。

9）钙剂：钙离子是心肌应激性离子，能增加心肌的张力和收缩力，并延长心脏的收缩期，但过高的钙离子浓度可使心肌持续收缩而出现"石头心"。心肌和血管平滑肌过度收缩，加重细胞缺血—再灌注损伤诱发心肌缺血、缺氧和心肌梗死。对洋地黄化的患者，更有促使洋地黄中毒的危险。目前不建议常规使用钙剂。一般适用于高钾血症、低钙血症或钙通道阻滞剂中毒引起的心跳骤停。用量为 10% 葡萄糖酸钙 0.5 ml/kg（最大量 20 ml），或 10% 氯化钙 0.2 ml/kg（最大量 10 ml）。

10）硫酸镁和氯化镁：在指南中作为Ⅱb 类推荐，仅在有明确的低镁、低钾血症时使用。

11）呼吸兴奋剂：使用呼吸兴奋剂的目的在于加强或完善自主呼吸功能。常用的有二甲弗林、尼可刹米、戊四氮、洛贝林等。新近认为，在呼吸复苏早期，由于脑组织内氧合血液的灌注尚未完全建立，细胞仍处于缺氧状态，此时不宜使用呼吸兴奋剂，用了反可刺激细胞的新陈代谢而加重细胞损害，致其功能恢复困难，甚至导致细胞死亡，常在复苏成功 20 ~ 30 分钟，脑组织才逐渐脱离缺氧状态，60 分钟后脑组织有氧代谢恢复。因此，呼吸兴奋剂的应用（包括中枢神经兴奋剂），在复苏成功 1 小时后才考虑应用，最好的适应证有自主呼吸恢复，但有呼吸过浅、过慢、不规则等呼吸功能不全者应用。

12）其他用药：有指征时酌情应用升压药、强心剂、抗酸剂及抗心律失常药。

5. 心电监测、电除颤与起搏

1）心电监测：心搏骤停后，应尽快连接 ECG 导联，描记 ECG，以明确心搏骤停的 ECG 表现。连续心电监测。可以了解迅速变化的心律及对复苏的反应，以利于指导抢救。

2）电除颤：为瞬间释放高压电流通过心脏，使所有心肌细胞同时除极，窦房结和房室能发出和传下冲动恢复窦性心律，是有效的消除室颤和快速心律的方法。如 ECG 证实为粗大室颤波，应立即进行非同步电除颤。即使心电未明的心搏骤停患者，也可施行盲目除颤。首次电击能量为 200 J，一次无效，短期内（3 分钟内）可增大能量再次电击，最大能量以不超过 360 J 为宜。亦可静脉注射溴苄胺 100 mg 或利多卡因 100 mg 后再电除颤。如为细颤波，可静脉注射肾上腺素 1 mg，细颤变为粗颤后再除颤。已开胸手术或开胸心脏按压者，可胸内电击除颤，其能量较轻胸壁放电时低，一般为 50 ~ 100 J。

3）电起搏：尽管心搏骤停后用电起搏治疗尚有争议，但下列情况下可能有效：

①高度或完全性房室传导阻滞；②交界性心律；③显著窦性心动过缓。电机械分离起搏无效，心室停顿的预后也差。电起搏分为静脉插管心内起搏、食管电极起搏和皮肤电极起搏。对室性快速心律失常，可行超速起搏，通过超速抑制或打断折返使异位心律终止。

二、脑复苏

因心搏骤停后往往出现全身组织，尤其是脑、心、肾的严重缺氧，加之代谢紊乱，生命脏器（心、脑、肺、肝、肾）功能严重损害，故需要积极采取有效的防治措施。

1. 缺氧性脑损害的病理生理

心跳停止后 2～3 分钟，脑血管内红细胞沉积，5～10 分钟形成血栓，10～15 分钟血浆析出毛细血管，脑血流停止 15 分钟以上，即使脑循环恢复，95% 脑组织可出现"无血流"现象，主要由于血管周围胶质细胞、血管内皮细胞肿胀和血管内疱疹形成堵塞微循环，故有人提出立即于颈动脉内进行脑灌注（脑灌注疗法）。

脑组织在人体器官中最容易受缺血伤害，这是由于脑组织的高代谢率、高氧耗和高血流量的需求。整个脑组织重量只占体重的 2%，但静息时，它需要的氧供却占人体总摄取量的 20%，血流量占心排血量的 15%。

正常脑血流为每 100 g 脑组织 45～60 ml/min，低于 20 ml/min 即有脑功能损害，低于 8 ml/min 即可导致不可逆损害，前者称为神经功能临界值，后者为脑衰竭临界值。

脑内的能量储备很少，所储备的 ATP 和糖原，在心跳停止后 10 分钟内即完全耗竭，故脑血流中断 5～10 秒就发生晕厥，继而抽搐，如超 4 分钟，就有生命危险。研究认为，心搏停止后的能量代谢障碍易于纠正，而重建循环后发生或发展的病理生理变化，即上述所谓"无血流"现象给脑组织以第二次打击，可能是脑细胞死亡的主要原因。心搏停止和重建循环后低血压的时间越长，无血流现象越明显。此外，脑生化方面的紊乱，在缺血期间活性自由基（超氧化物自由基 C）等的形成，可损伤细胞膜，甚至导致细胞死亡，因而有主张用自由基清除剂。缺氧后导致组织损害的另一重要激活因素是细胞内钙离子增加，认为细胞质中钙离子浓度增加是引起缺血、缺氧后脑细胞死亡的因素之一。

因缺血、缺氧，脑组织内的毛细血管因超氧化物自由基蓄积和局部酸中毒的作用而通透性增加，加之静水压升高，血管内液体与蛋白质进入细胞外间隙而形成脑水肿。脑水肿的防治与提高脑复苏成功率有很大关系。低温、脱水疗法的疗效已被公认。

2. 脑复苏措施

脑复苏主要针对四个方面：降低脑细胞代谢率，加强氧和能量供给，促进脑循环再流通及纠正可能引起继发性脑损害的全身和颅内病理因素。

1）调节平均动脉压（MAP）：要求立即恢复并维持正常或稍高于正常的（MAP 90～100 mmHg），要防止突然发生高血压，尤其不宜超过自动调节崩溃点（MAP130～150 mmHg）。若血压过高，可用血管扩张剂如阿福那特、氯丙嗪和硝普钠等。预防低血压，可用血浆或血浆代用品提高血容积，或用药物如多巴胺等支持 MAP。多数心搏停止患者可耐受增加 10% 左右的血容积（1% 体重），有时可用胶体代用品如右旋糖酐－

40 或低分子右旋糖酐，最好根据肺毛细血管楔压（PCWP）监测进行补容。

2）呼吸管理：为预防完全主动过度换气引起颅内压升高，对神志不清的患者应使用机械呼吸器，如应用呼吸器过度通气，使 PaO_2 和脑微循环血氧分压明显提高，对缺氧性损伤的恢复及保证脑组织充分供氧是非常必需的。

3）低温疗法：低温可降低脑代谢，减少脑耗氧，减慢缺氧时 ATP 的消耗率和乳酸血症的发展，有利于保护脑细胞，减轻缺氧性脑损害。此外，低温尚可降低大脑脑脊液压力，减小脑容积，有利于改善脑水肿。

（1）降温开始时间：产生脑细胞损害和脑水肿的关键性时刻，是循环停止后的最初 10 分钟。因此降温时间越早越好，1 小时内降温效果最好，2 小时后效果较差，心脏按压的同时即可在头部用冰帽降温。

（2）降温深度：低温能减少脑组织耗氧量。一般认为 33~34℃ 低温对脑有较大的作用，降为 28℃ 以下，脑电活动明显呈保护性抑制状态。但体温降至 28℃ 易诱发室颤等严重心律失常，故宜采用头部重点降温法。

（3）降温持续时间：一般需 2~3 天，严重者可能要 1 周以上。为了防止复温后脑水肿反复和脑耗氧量增加而加重脑损害，降温应持续至中枢神经系统皮质功能开始恢复，即以听觉恢复为指标，然后逐步停止降温，让体温自动缓慢上升，绝不能复温过快。

4）脱水疗法：可提高血浆胶渗压，造成血液、脑脊液、组织细胞之间渗透压差，使脑细胞内的水分进入血液而排出体外，从而脑体积缩小，脑压降低。CPR 成功后，应给 20% 甘露醇 125~250 ml，快速静脉滴入，或呋塞米、依他尼酸钠 40~100 mg 静脉注射。也可用地塞米松 5 mg 静脉注射，每 6 小时 1 次，一般连用 3~5 天。

5）巴比妥酸盐疗法：巴比妥类能增加神经系统对缺氧的耐受力，可以抑制脑灌流复苏后脑氧代谢率的异常增加，具有稳定脑细胞膜的作用。巴比妥还可减轻脑水肿，改善局部血流的分布异常，缩小梗死面积。此外，巴比妥还可防治抽搐发作，强化降温对脑代谢率的抑制能力，提高低温疗法的效果。一般强调在心脏复跳后 30~60 分钟开始应用，迟于 24 小时则疗效显著降低。可选用 2% 硫喷妥钠 5 mg/kg 即刻静脉注射，每小时 2 mg/kg（维持血浓度 2~4 mg），以达到安静 EEG 为宜，总量不超过 30 mg/kg；或苯妥英钠 7 mg/kg 静脉注射，必要时重复给药。硫喷妥钠多用于昏迷患者，属于深度麻醉药，应在麻醉医生指导下进行。下列情况暂停给药：①维持正常动脉压所需血管收缩药物剂量过大时；②心电图出现致命性心律失常时；③CVP 及 PCWP 升至相当高度或出现肺水肿。

6）促进脑细胞代谢：ATP 可供应脑细胞能量，恢复钠泵功能，有利于减轻脑水肿。葡萄糖为脑获得能量的主要来源。此外辅酶 A、细胞色素 C、多种维生素等与脑代谢有关的药物均可应用。

7）高压氧的应用：高压氧可提高脑组织的氧分压，降低氧耗及颅内压，促进脑功能的恢复。尤其对 CPR 后脑损害严重，脑复苏比较困难，反复抽搐，持续呈昏迷状态且病情逐渐恶化者可行高压氧治疗。

8）肾上腺皮质激素：肾上腺皮质激素在 CPCR 过程中具有多方面的良好作用。一般来讲，单独应用肾上腺皮质激素仅适于轻度脑损害者；多数情况下，常与脱水剂、低温疗法同时应用。其用量要大，如地塞米松每次 5 ~ 10 mg，静脉注射，每 4 ~ 6 小时 1 次，一般情况下应连用 3 ~ 5 天。

9）钙通道阻滞剂的应用和关于应用钙剂的问题：脑缺血后脑内 Ca^{2+} 的移行，关系到细胞内代谢、细胞内释放游离脂肪酸、产生氧自由基的异常以及脑微血管无复流现象，这些异常均会导致神经元的损害，钙通道阻滞剂可改变这些过程。脑完全缺血后血流恢复，可有短暂（10 ~ 20 分钟）的高灌流合并血管运动麻痹而破坏血脑屏障，形成水肿，以后有长时间（6 ~ 18 小时）的低灌流。钙通道阻滞剂为强的脑血管扩张剂，可降低此种缺血后的低灌流状态。

脑缺血、缺氧后进行复苏，再灌流不足和神经细胞死亡部分起因于 Ca^{2+} 进入血管平滑肌和神经元。

关于心搏骤停后钙剂的应用，近年来的文献指出：

（1）休克、缺氧或缺血时，有迅速而大量的 Ca^{2+} 内流进入细胞。

（2）细胞质内钙升高可降低腺苷酸环化酶的活性，引起类似肾上腺素能阻滞剂的应用。

（3）细胞质内 Ca^{2+} 增多，可使线粒体氧化磷酸化失偶联，抑制 ATP 的合成。

（4）细胞质内 Ca^{2+} 升高导致心肌纤维过度收缩，抑制合适的左室充盈，降低最大收缩力。因此说明 Ca^{2+} 内流入细胞质有代谢和机械两方面毒性作用。故复苏时禁忌常规应用钙剂治疗，并必须仔细地重新评价。

10）抗自由基药物的应用：该类药物有阻断自由基作用的超氧化物歧化酶、过氧化氢酶、谷胱甘肽过氧化物酶和自由基清除剂，如甘露醇、维生素 C、维生素 E、辅酶 Q_{10}、丹参、莨菪碱等。

3. 脑复苏转归

不同程度的脑缺血、缺氧，经复苏处理后可能有 4 种转归。

1）完全恢复。

2）恢复意识，遗有智力减退、精神异常或肢体功能障碍等。

3）去大脑皮质综合征，即患者无意识活动，但保留着呼吸和脑干功能。眼睑开闭自由，眼球无目的地转动或转向一侧，有吞咽、咳嗽，角膜和瞳孔对光反射，时有咀嚼、吮吸动作，肢体对疼痛能回避。肌张力增高，饮食靠鼻饲，大小便失禁。多数患者将停留在"植物性状态"。

4）脑死亡，包括脑干在内的全部脑组织的不可逆损害。对脑死亡的诊断涉及体征、EEG、脑循环和脑代谢等方面，主要包括：①持续深昏迷，对外部刺激全无反应；②无自主呼吸；③无自主运动，肌肉无张力；④脑干功能和脑干反射大部或全部丧失，体温调节紊乱；⑤EEG 呈等电位；⑥排除抑制脑功能的可能因素，如低温、严重代谢和内分泌紊乱、肌松药和其他药物的作用等。一般需观察 24 ~ 48 小时方能作出结论。

4. 维持血压及循环功能

心搏骤停复苏后，循环功能往往不够稳定，常出现低血压或心律失常。低血压如系血容量不够，则应补充血容量；心功能不良者应酌情使用强心药物如毛花苷 C；需用升压药物，则以选用间羟胺或多巴胺为好；如发生严重心律失常，应先纠正缺氧、酸中毒及电解质紊乱，然后再根据心律失常的性质进行治疗。

多巴胺 20~40 mg 加入 5% 葡萄糖液 100 ml，静脉滴注，滴速以维持合适血压及尿量（每分钟在 2~10 μg/kg），可增加心排血量；＞每分钟 10 μg/kg，则使血管收缩；＞每分钟 20 μg/kg，降低肾及肠系膜血流。

如升压不满意，可加氢化可的松 100~200 mg 或地塞米松 5~10 mg，补充血容量，纠正酸血症，多数血压能上升，待血压平稳后逐渐减量。

如升压药不断增加，而血压仍不能维持，脉压小，末梢发绀，颈静脉怒张，CVP↑，或 PCWP↑，或左心房压↑，心衰早期可加用血管扩张药物：①硝酸甘油 20 mg 加入 5% 葡萄糖液 100 ml，静脉滴注，滴速为 5~200 μg/min；②硝普钠 5 mg 加入 5% 葡萄糖液 100 ml，静脉滴注，滴速为 5~200 μg/min。用药超过 3 天，有氰化物中毒的可能；③酚妥拉明 2~5 mg 加入 5% 葡萄糖液 100 ml，静脉滴注，滴速为 20~100 μg/min。

5. 纠正酸中度及电解质紊乱

根据二氧化碳结合力（CO_2CP）、血 pH 值及剩余碱等检测结果补充碳酸氢钠，一般复苏后头 2~3 日仍需每日给予 5% 碳酸氢钠 200~300 ml，以保持酸碱平衡。根据血钾、钠、氯结果做相应处理。

6. 防治急性肾衰竭

如果心搏骤停时间较长或复苏后持续低血压，则易发生急性肾衰竭。原有肾脏病变的老年患者尤为多见。CPR 早期出现的肾衰竭多为急性肾缺血所致，其恢复时间较肾毒性者长。由于通常已使用大剂量脱水剂和利尿剂，临床可表现为尿量正常甚至增多，但血肌酐升高（非少尿型急性肾衰竭）。

防治急性肾衰竭时应注意维持有效的心脏和循环功能，避免使用对肾脏有损害的药物。若注射呋塞米后仍然无尿或少尿，则提示急性肾衰竭。此时应按急性肾衰竭处理。

7. 其他

防治继发感染。对于肠鸣音消失和机械通气伴有意识障碍患者，应该留置胃管，并尽早地应用胃肠道营养。

三、CPR 中易犯的错误

1. 延误抢救是无法救活患者的祸首，只有争分夺秒才是救星。

2. 可能扪及颈总动脉搏动，并不意味着充分的循环复苏。它可能是（封闭充水系统内）静水压力波的被动性传导。

3. 瞳孔的大小及反应也可受到药物的影响。

4. 插置气管内导管前，先行 5~6 次人工通气，否则可加深缺氧性损害。

5. 复苏操作开始前，应先将口咽部呕吐物等清除，以防吸入肺内。

6. 复苏过程中，常可引起胃扩张，应注意及时清除呕吐物，防止呕吐物吸入呼吸道。

7. 为儿童及婴儿进行复苏的常犯错误是按压力量过大，导致肋骨骨折、内脏破裂等。

8. 心肺按压过快，可妨碍心室的充盈。

四、复苏有效的指标

CPR 急救中应对复苏效果进行连续动态评价，可根据以下几方面综合判断复苏有效。

1. 大动脉搏动恢复：停止胸外按压后仍可触及颈动脉、股动脉等大动脉搏动。

2. 皮肤、黏膜、面色及口唇转为红润。

3. 瞳孔由散大到缩小，对光反射恢复。

4. 神志改善，患者出现脑功能恢复迹象如眼球活动、睫毛反射甚至手脚开始抽动，肌张力恢复。

5. 自主呼吸出现：经积极复苏后自主呼吸及心搏已有良好恢复，可视为复苏成功。延续复苏后疾病的进一步治疗。

五、终止复苏的指标

出现下列情况时，可停止 CPCR。

1. 经 30 分钟以上积极正规 CPR 抢救后，仍无任何心电活动、自主循环不能恢复。特殊情况如淹溺、低温、电击和雷击、创伤与妊娠等则应延长复苏时间。

2. 脑死亡的诊断要点

1）有明确病因，且为不可逆性。

2）深昏迷，对任何刺激无反应，GCS 评分 3 分。

3）24 小时无自主呼吸，需靠呼吸机辅助通气。

4）脑干反射消失（如角膜反射、头眼反射等）。

5）脑生物电活动消失，EEG 呈电静息，诱发电位各波消失。

6）排除抑制脑功能的可能因素，如低温、严重代谢和内分泌紊乱、肌松剂和其他药物（如巴比妥类中毒）的作用。持续 6 ~ 24 小时观察，重复检查无变化。

六、护理要点

患者复苏成功后病情尚未稳定，需继续严密监测和护理，稍有疏忽或处理不当即有呼吸心跳再度停止而死亡的危险。护理中应注意以下方面：

1. 紧急抢救护理配合

协助医生进行"CAB"步骤 CPR，立即穿刺开放两条静脉通路，遵医嘱给予各种药物。建立抢救特护记录，严格记录出入量、生命体征，加强医护联系。

2. 密切观察体征

如有无呼吸急促、烦躁不安、皮肤潮红、多汗和二氧化碳潴留而致酸中毒的症状，并及时采取防治措施。

3. 维持循环系统的稳定

复苏后心律不稳定，应予心电监护。同时注意观察脉搏、心率、血压、末梢循环

（通过观察皮肤、口唇颜色，四肢温度、湿度，指、趾甲的颜色及静脉的充盈情况等）及尿量。

4. 保持呼吸道通畅，加强呼吸道管理

注意呼吸道湿化和清除呼吸道分泌物。对应用人工呼吸机患者应注意：呼吸机参数（潮气量、呼吸比及呼吸频率等）的及时调整；吸入气的湿化；观察有无导管阻塞、衔接松脱、皮下气肿、通气不足或通气过度等现象。

5. 加强基础护理

预防压疮及肺部感染和泌尿系统感染，保证足够的热量，昏迷患者可给予鼻饲高热量、高蛋白饮食。定期监测水、电解质平衡。

6. 防止继发感染

注意保持室内空气新鲜，患者及室内清洁卫生；注意严格无菌操作，器械物品需经过严格消毒灭菌；如患者病情容许，应勤拍背，及时擦干皮肤、更换床单，防止压疮及继发感染；注意口腔护理。

7. 防治复苏后心脏再度停搏

心跳呼吸恢复后，应警惕复苏后的心脏再度停搏。例如，在 CPR 中，尚未恢复窦性节律即停止按压、降温过低（27℃以下）引起心律失常、脱水剂停用过早、脑水肿未能控制而发生脑疝、呼吸道堵塞和通气不足、人工呼吸器使用不当或机械故障、应用抗心律失常药物或冬眠药物用量过大过速而抑制心血管功能、输血补液过多过速或血容量补充不足、肺部感染、呼吸功能衰竭等，均能使复跳的心脏再度停搏，故对心搏骤停的患者在复苏过程中，需密切观察病情，医护配合，全面分析病况，以取得 CPR 成功。

七、预后评估

预后评估的标准：心搏骤停后 72 小时行正中神经诱发电位测试有助于判断昏迷患者的神经学预后，临床体征可参照以下 5 项来预测死亡或神经系统不良后果：

1. 24 小时后仍无皮质反射。

2. 24 小时后仍无瞳孔反射。

3. 24 小时后对疼痛刺激仍无退缩反应。

4. 24 小时后仍无运动反射。

5. 72 小时后仍无运动反射。

（宋红）

第三章　休　克

第一节 概 述

休克是机体有效循环血容量减少、组织灌注不足、细胞代谢紊乱和功能受损的病理过程，它是一个由多种病因引起的综合征。氧供给不足和需求量增加是休克的本质，产生炎症介质是休克的特征，因此，恢复对组织细胞的供氧、促进其有效利用、重新建立氧的供需平衡和保持正常的细胞功能是治疗休克的关键环节。现代观点将休克视为一个序惯性事件，是一个从亚临床阶段的组织灌注不足向多器官功能障碍综合征（MODS）或多器官功能衰竭（MOF）发展的连续过程。因此，应根据休克不同阶段的病理生理特点采取相应的防治措施。

一、病因、分类和发病机制

（一）病因和分类

休克的种类很多，分类也不统一，最常用的分类方法是按病因分类。按病因休克可分为失血性、烧伤性、创伤性、感染性、过敏性、心源性、神经源性和内分泌性。前3种休克均伴有血容量降低，可统称为低血容量性休克。而按血流动力学变化分类，又可分为以下四类：

1. 低血容量性休克

包括失血、失液、烧伤、毒素、炎性渗出等。

2. 心源性休克

包括急性心肌梗死、心衰、严重心律失常、室间隔破裂等，即所谓心脏泵衰竭。

3. 血流分布性休克

包括感染性、神经源性、过敏性、内分泌性等。临床上可见高排低阻、低排高阻、低排低阻等类型。

4. 阻塞性休克

包括腔静脉压迫、心包压塞、心房黏液瘤、大块肺栓塞、张力性气胸、动脉瘤分离等。

上述分类较为简明，但由于休克病因不同，可同时具有两种以上血流动力学变化，如严重创伤的失血和剧烈疼痛引起的休克，可同时具有血流分布异常及低血容量，并随病情发展而发生变化，故休克的分型是相对的，是可变的。

尽管发生休克的病因各不相同，但组织有效灌流量减少是不同类型休克的共同特点。保证组织有效灌流的条件是：①正常的心泵功能；②足够数量及质量的体液容量；③正常的血管舒缩功能；④血液流变状态正常；⑤微血管状态正常。

（二）发病机制与病理生理改变

1. 发病机制

根据血流动力学和微循环变化的规律，休克的过程分为三期。

1）微循环缺血期

（1）在低血容量、内毒素、疼痛、血压下降等因素作用下，通过不同途径导致交感—肾上腺髓质系统兴奋，使儿茶酚胺大量释放。

（2）交感神经兴奋、儿茶酚胺增多及血容量减少均可引起肾缺血，使肾素—血管紧张素—醛固酮系统活性增高，产生大量的血管紧张素Ⅲ，使血管强烈收缩。

（3）血容量减少，可反射性地使下丘脑分泌抗利尿素，引起内脏小血管收缩。

（4）增多的儿茶酚胺可刺激血小板，立即产生更多的缩血管物质血栓烷 A_2，引起小血管发生收缩。

（5）胰腺在缺血、缺氧时，其外泌腺细胞内的溶酶体破裂，释放出蛋白水解酶。毛细血管内静水压下降、组织间液回吸收增加，有助于恢复有效循环，并优先保证了心脑等器官代谢和功能活动。

2）微循环淤血期

（1）微循环持续性缺血使组织缺氧而发生乳酸中毒。

（2）组织缺氧、内毒素可激活凝血因子Ⅻ、Ⅻa促进凝血，同时可激活补体系统形成 C3b，形成大量的激肽物质。激肽物质具有较强的扩张小血管和使毛细血管增高的作用。

（3）休克时，内啡肽在脑和血液中增多，对心血管系统有抑制作用。

（4）由于缺氧、组织内某些代谢产物增多对微血管有扩张作用，使多数或全部毛细血管同时开放，扩大了血管床的总容积，导致回心血量、心排血量和血压进一步下降。

3）微循环衰竭期：若病情继续发展，便进入不可逆性休克。淤滞在微循环内的黏稠血液在酸性环境中处于高凝状态，红细胞和血小板容易发生聚集并在血管内形成微血栓，甚至引起弥散性血管内凝血（DIC）。此时，由于组织缺少血液灌注，细胞处于严重缺氧和缺乏能量的状况，细胞内的溶酶体膜破裂，溶酶体内多种酸性水解酶溢出，引起细胞自溶并损害周围其他的细胞。最终引起大片组织、整个器官乃至多个器官功能受损。

2. 病理生理的改变

1）微循环的改变：当循环血量锐减时，血管内压力发生变化，主动脉弓和颈动脉窦压力感受器所感知，通过反射延髓心跳中枢，血管舒缩中枢和交感神经兴奋，作用于心脏、小血管、肾上腺，使心跳加快，提高心排血量。肾上腺髓质和交感神经节纤维释放大量儿茶酚胺，毛细血管的血流减少，使管内压力降低，血管外液体进入管内，血量得到部分补偿，当循环血量继续减少时，长时间的、广泛的微动脉收缩和动静脉短路及直接通道开放，使进入毛细血管的血量继续减少，乏氧代谢产生的乳酸、丙酮酸增多，直接损害调节血液通过毛细血管的前括约肌。微动脉及毛细血管前括约肌舒张，引起大量血液滞留在毛细血管网内，同时组织缺氧后，全部毛细血管同时开放，毛细血管容积大增，血液停滞在内，使回心血量锐减，心排血量降低，血压下降，在毛细血管内形成微细血栓，出现 DIC，消耗了各种凝血因子，且激活了纤维蛋白溶解系统。结果出现严重的出血倾向。

2）体液代谢改变：儿茶酚胺能促进胰高血糖素的生成，抑制胰岛素的产生和其外周作用，加速肌肉和肝内糖原分解，以及刺激垂体分泌促肾上腺皮质激素（ACTH），故休克时血糖升高。丙酮酸和乳酸增多引起酸中毒、蛋白质分解代谢增加，以致血尿素、肌酐和尿酸增加，肾上腺分泌醛固酮增加，可使垂体后叶增加抗利尿激素的分泌，使血浆量增加，由于细胞缺氧，三磷酸腺苷减少，细胞被消化，产生自溶现象，造成组织坏死。特殊的代谢产物，如组胺、5－羟色胺、肾素—血管紧张素、醛固酮、缓激肽、前列腺素、溶酶体酶产生增加。

3）内脏器官的继发性损害：在严重休克时，可出现多种器官损害，心、肺、肾的衰竭是造成休克死亡的三大原因。

（1）肺：休克时缺氧可使肺毛细血管内皮细胞和肺泡上皮受损，表面活性物质减少，复苏过程中，如大量使用库存血，则所含较多的微聚物可造成肺微循环栓塞，使部分肺泡萎陷和不张、水肿，部分肺血管嵌闭或灌注不足，引起肺分流和无效腔通气增加，严重时导致急性呼吸窘迫综合征（ARDS）。高龄患者发生 ARDS 的危险性更大，超过 65 岁的老年患者病死率相应增加。具有全身性感染的 ARDS 患者死亡率也明显增加。ARDS 常发生于休克期内或稳定后 48～72 小时。

（2）肾：因血压下降、儿茶酚胺分泌增加使肾的入球血管痉挛和有效循环容量减少，GFR 降低，尿量减少，肾皮质内肾小管上皮变性坏死，引起急性肾衰竭。

（3）心：当心排血量和主动脉压降低，舒张期血压也下降，可使冠状动脉灌流量减少，心肌缺氧受损。低氧血症、代谢性酸中毒及高钾血症也可损害心肌，引起心肌坏死。

（4）肝脏及胃肠：内脏血管发生痉挛，肝脏血流减少，引起肝脏缺血、缺氧、血液淤滞，肝血管窦和中央静脉内微血栓形成引起肝小叶中心坏死，导致肝衰竭。

（5）脑：持续性低血压引起脑的血液灌流不足，使毛细血管周围的胶质细胞肿胀，毛细血管的通透性升高，血浆外渗至脑细胞间隙，引起脑组织和颅内压增高。

（6）对内分泌的影响：休克早期 ACTH、促甲状腺素、升压素分泌增加，晚期可发生肾上腺皮质功能不全。

（7）对血液系统的影响：休克晚期，微循环的功能障碍加重，同时可释放白三烯、蛋白溶酶、血小板激活因子等，使 DIC 形成。

二、病情评估

（一）病史

注意病史的收集，如有喉头水肿、哮鸣音以及用药或虫咬史，则应高度怀疑过敏性休克；有晕厥史且血红蛋白进行性下降应考虑失血性休克；有明确呕吐、腹泻史，失液量大或有急腹症合并休克者应考虑低血容量性休克；有颈静脉怒张、心音低、肝大者应考虑心源性休克；有颈椎损伤、四肢瘫痪，应考虑神经源性休克。

（二）临床表现

根据休克的发病过程，将休克分为代偿期和抑制期。

1. 休克代偿期

交感—肾上腺髓质系统兴奋可引起心率加快，心肌收缩力增强，心脑血流可不减少，但此期由于内脏血管收缩，血流减少，毛细血管前括约肌收缩，微循环灌流不足，所以组织缺氧已经存在。临床可表现为：精神兴奋，心率快，脉搏细弱，血压正常或稍低或略升，脉压降低，尿量减少，体温降低，面色苍白，皮肤湿冷等症状。在此期如能及时消除休克病因，并采取措施以补充有效循环血量，使交感—肾上腺髓质系统兴奋状态逐渐缓解，从而机体血管调节和内环境的自稳定状态逐渐恢复，休克过程可停止发展，否则，将继续发展而进入休克进展期。

2. 休克抑制期

患者表现为神情淡漠、反应迟钝，甚至出现意识模糊或昏迷、皮肤和黏膜发绀、四肢厥冷、脉搏细数或模糊不清、血压下降、脉压缩小、尿量减少甚至无尿。若皮肤和黏膜出现紫斑或消化道出血，则表示病情发展至 DIC 阶段。若出现进行性呼吸困难、烦躁、发绀，虽给予吸氧仍不能改善者，当警惕并发 ARDS。此期患者常继发 MOF 而死亡。

（三）实验室及其他检查

1. 血常规

大量出血后数小时，红细胞、血红蛋白和血细胞比容即有明显下降。由失水引起的休克则相反。白细胞总数和原虫、螺旋体等可对病因提供线索。有出血倾向和 DIC 者，血小板计数可减少。

2. 尿常规

有酸中毒时尿呈酸性。比重高为失水，比重低而固定多为肾衰竭等。

3. 血液生化

血气分析可有低氧血症及酸中毒表现；肾功能减退时有 BUN、肌酐升高；DIC 时凝血酶原时间延长，纤维蛋白原定量减少，以及纤维蛋白原降解产物升高等。

4. 微生物学检查

疑有细菌感染时，应在使用抗生素前行血培养、痰培养等，并做药敏试验。

5. ECG 检查

ECG 对各种心脏、心包疾病及电解质紊乱和心律失常的诊断，皆有价值。

6. 放射线检查

放射线检查对诊断心、肺、胸腔、心包、纵隔、急腹症等疾病有帮助。

7. 其他检查

如血流动力学、动脉压、CVP、PCWP、心排血量、心脏指数、外周血管阻力测定等。

（四）诊断要点

休克是由一组临床症状组成的综合征。各型休克既有其特殊临床表现，也有共同的临床表现。当患者在严重创（烧）伤、感染、过敏、急性心衰或神经（精神）等因素作用下，有效循环血量不足，导致组织灌流及回心血量减少而出现面色苍白、大汗淋漓、四肢厥冷、脉搏细速、血压下降、尿量减少、神志淡漠等症状时，即可诊断为休克，此时须分析引起休克的病因，并将其分类后进行治疗。

三、处理

（一）休克的监测

1. 一般监测

1）精神状态：精神状态的变化能反映脑组织血液灌流情况和缺氧程度。休克早期，脑细胞轻度缺氧，患者烦躁不安；当缺氧加深时，即转为抑制，患者表情淡漠，反应迟钝，或意识模糊，甚至昏迷。

2）皮肤色泽和温度：可反映出体表灌流的情况。休克时，四肢皮肤常苍白、湿冷，轻压指甲或口唇时颜色变苍白，松压后恢复红润缓慢或呈发绀。若皮肤由苍白、发绀转为红润，肢端由厥冷转为温暖，说明微循环灌流好转。

3）脉搏和血压：休克早期即有脉搏细速，收缩压降为 80 mmHg 以下，脉压低于 30 mmHg，即可诊断为休克。在休克代偿期，血压可略高于正常或接近正常。血压在下降过程中常出现波动，须反复测量。血压回升，脉压增大，表明休克有好转。

4）尿量变化：尿量可反映出肾的灌流情况，是诊断休克不可缺少的一项指标。正常成人尿量平均每小时大于 30 ml；小儿平均每小时大于 20 ml。如果少于上述情况，即提示有休克可能。

5）呼吸变化：注意呼吸频率及强度。代谢性酸中毒时呼吸深而快；发生休克肺或心衰时，呼吸更加困难。

2. 特殊监测

1）CVP：CVP 系指近右心房的上、下腔静脉压力（正常值为 6 ~ 12 cmH$_2$O*）。和血压结合观察，则能反映出患者的血容量、心功能和血管张力的综合状况。CVP 低于 5 cmH$_2$O 时，表示血容量不足，需要加速输血或输液；如高于 15 cmH$_2$O 而血压低者，则提示心功能不全，静脉血管床过度收缩或肺循环阻力增加在 20 cmH$_2$O 以上时，则有心衰，应控制输液量。

2）PCWP：应用 Swan - Ganz 飘浮导管可测得肺动脉压（PAP）和 PCWP，可反映肺静脉、左心房和左心室压。PAP 的正常值为 10 ~ 22 mmHg；PCWP 的正常值为 6 ~ 15 mmHg，与左心房内压接近。PCWP 低于正常值反映血容量不足（较 CVP 敏感）；PCWP 增高常见于肺循环阻力增高，如肺水肿时。因此，临床上当发现 PCWP 增高时，即使 CVP 尚属正常，也应限制输液量以免发生或加重肺水肿。此外，还可在做 PCWP 时获得血标本进行混合静脉血气分析，了解肺内动脉分流或肺内通气/灌流比的变化情况。但必须指出，肺动脉导管技术是一项有创性检查，有发生严重并发症的可能（发生率3% ~5%），故应当严格掌握适应证。

3）其他指标：休克时通过 Swan - Ganz 导管和相应的计算公式，还能测得多个血

---

* 1 cmH$_2$O ≈ 0.1 kPa。

流动力学参数。在休克的诊治中，特别是严重的休克患者，具有重要的参考价值。如心排血量、心脏指数、体循环（周围循环）阻力和体循环（周围循环）指数等。

（二）急救

1. 一般紧急措施

取平卧位，不用枕头，腿部提高 30°；心衰患者可采用半卧位；注意保暖和安静。建立静脉通道，周围静脉萎陷而穿刺有困难时，可考虑做周围大静脉穿刺插管。有条件尽快行血流动力学监测指导治疗。

2. 供氧

大多数休克患者一开始即应给氧，但必须采用高流量法给氧，临床有效的高流量法包括未插管患者的 Venturi 面罩与插管患者的呼吸器。随休克的进展患者常需机械通气支持增加氧供。休克患者处理中机械通气的适应证如下：①无呼吸或通气衰竭（急性呼吸性酸中毒）；②用高流量法不能充分氧合；③装有机械夹板的连枷型胸壁；④作为其他干预的辅助治疗。精神状态的改变也是气管插管的指征，重要的晚期体征（发绀、严重呼吸急促/过缓、呼吸时需要辅助呼吸、精神反应迟钝）常表明此时需要通气支持治疗。

3. 疼痛控制

休克患者常有疼痛，因而可能惊恐或不安，通常，审慎地给予可逆性麻醉剂，如吗啡（2～4 mg 静脉注射）极易控制严重的疼痛。但要注意由此所带来的血流动力学影响。

4. 病因治疗

消除引起休克的原因是治疗休克的关键。首先找出发生休克的原因，予以积极的处理，才能使休克向好的方向转化。

1）出血性休克：外出血应立即进行创口止血。内出血一经确诊，一边进行输血补液以补充失血量，增加血容量，同时选择有利时机进行手术。不同的伤者具体对待，如内出血速度慢，原则上应在血容量基本补足，伤者休克初步纠正之后进行手术；但如内出血速度快，估计不除去原发病因，无法纠正休克时，应在积极补充血容量同时，果断地进行手术，以免失去抢救时机。

2）感染性休克：必须积极处理感染病灶，脓胸、腹膜炎、化脓性胆管炎、肠扭转坏死和软组织严重感染，应明确感染部位后，尽早给予手术及应用细菌培养敏感的、针对性强的抗生素，否则不能完全抗休克。

3）心源性休克：心源性休克是泵衰竭或者心功能不全、心肌梗死的主要病因。急性心肌梗死时的剧痛对休克不利，剧痛本身即可导致休克，宜用吗啡、哌替啶等止痛，同时用镇静剂以减轻患者紧张和心脏负担，其次是适当地保持冠状动脉血流量和氧的供应。必要时可采用高压氧治疗。也可使用机械循环辅助，如主动脉内气囊反搏术及体外反搏术，也可使用抗休克裤。对急性心脏压塞，可做心包穿刺和手术等。

4）过敏性休克：应立即皮下注射 0.1% 肾上腺素 0.3～0.5 ml，肾上腺素对抗部分 I 型速发反应的介质，有快速舒张气管痉挛作用。及早静脉注射琥珀氢化可的松 200～400 mg，或甲泼尼龙 100 mg，或地塞米松 10～30 mg。肌内注射抗组胺药如氯苯那敏

10 mg或异丙嗪 25 ~ 50 mg。

5）其他：对呼吸道梗阻、呼吸障碍昏迷的伤者，应吸出呼吸道分泌物，疏通气管，做气管插管或气管切开术。对胸壁严重受伤、有多根多处骨折、肋骨胸壁浮动者，必须纠正反常呼吸，可做肋骨牵引。对大量血胸、血气胸、张力性气胸者，应尽快做胸腔穿刺排气或闭式引流。

5. 补充血容量

任何原因引起的休克，血容量总是相对不足，要尽快恢复循环血量。发生休克时间不长，特别是低血容量性休克，通过及时补充血容量，可较快得到纠正，不需再用其他药物。不仅要补充已丧失的血容量（全血、血浆和水电解质丧失量）还要补充扩大的毛细血管床所需的液体，故补充的血液和液体量有时很大。休克时间愈长，症状愈严重，需要补充血容量的液体也愈多。确定补液量、速度和液体的成分必须根据临床表现、CVP和实验室有关检查结果，补液不足不能纠正休克，补液过多、过快可引起心衰和肺水肿。

6. 血管活性药物的应用

血管活性药物是指血管扩张剂和收缩剂两类。如何选择应用，一般根据休克类型及微循环情况而定。对温暖型休克或表现为外周血管扩张为主，以及部分早期休克者，选用血管收缩剂，反之选用血管扩张剂。对于暂时难以弄清楚休克类型和微循环情况者，可采用血管扩张剂与收缩剂联用。

1）血管收缩剂：能迅速增加周围血管阻力和心肌收缩以提高血压，然而又可使心肌耗氧增加，甚至心搏出量减少。各种器官的血管对这些药物效应不一，血液分布发生变化，心、脑等的灌流可保持，而肾、肠胃等的灌流常降低。缩血管药物的选择如下。

（1）间羟胺：为首选药物，每次 10 ~ 20 mg，肌内注射；必要时 30 分钟后重复 1 次肌内注射。继之给予 10% 葡萄糖液 500 ml 加间羟胺 50 ~ 100 mg 静脉点滴，每分钟 30 滴，极量每次 100 mg。

（2）多巴胺：大剂量兴奋 β 受体使血管收缩及血压回升。一般剂量兴奋 β 受体使心肌收缩力增强，心输出量增加，肾血管扩张，肾血流量增加，即使心肾功能改善，又可回升血压。10% 葡萄糖液 500 ml 加多巴胺 20 ~ 40 mg 静脉点滴，每分钟 20 滴，极量每分钟 0.5 mg。

（3）去甲肾上腺素：2 ~ 16 mg 加 10% 葡萄糖液 250 ~ 500 ml 静脉点滴。

（4）去氧肾上腺素：每次 2 ~ 10 mg，肌内注射，必要时 30 分钟重复 1 次，继之10% 葡萄糖液 500 ml 加去氧肾上腺素 10 ~ 50 mg 静脉点滴。

（5）美芬丁胺：每次 15 ~ 20 mg，肌内注射，必要时 30 分钟重复 1 次，继之 10% 葡萄糖液 500 ml 加美芬丁胺 50 ~ 150 mg 静脉点滴。

（6）升压素（血管紧张素 Ⅱ）：1 ~ 2.5 mg 加 10% 葡萄糖液 500 ml 静脉点滴。

2）血管扩张药

（1）多巴胺：不但有血管收缩作用，也有扩血管作用，主要与剂量有关。小剂量时每分钟 2 ~ 5 μg/kg（40 mg 加入 500 ml 液体中，每分钟 20 ~ 50 滴），主要表现为扩张内脏血管，同时兴奋 $β_1$ 受体，有强心作用，特别适于心功能不全和少尿的患者；中等剂量每分钟 5～10 μg/kg，有兴奋 α 受体和 β 受体作用，适用于休克伴有心衰者。

（2）多巴酚丁胺：是多巴胺类新药，特别适用于心源性休克。用量：每分钟 5～20 μg/kg，最大量不大于每分钟 40 μg/kg（250 mg 加入 5% 葡萄糖液 250～500 ml，每分钟 25～50 滴）。

（3）抗胆碱能药：可改善微循环，主要用于感染性休克。

山莨菪碱：成人每次 10～20 mg，肌内注射，必要时 15～30 分钟重复 1 次至血压回升稳定后为止。

对山莨菪碱中毒者（高热、皮肤潮红、心率快、抽搐）给予毛果芸香碱每次 0.5～1 mg 肌内注射，必要时 10～20 分钟重复 1 次，1～2 小时可以缓解。

东莨菪碱：对呼吸中枢有兴奋作用，更适合有中枢性呼吸衰竭的患者，每次 0.6～1.2 mg，静脉注射，每 5～15 分钟 1 次。心率每分钟高于 100 次、体温超过 40℃、青光眼、前列腺肥大者，禁用抗胆碱能类药物。

（4）异丙肾上腺素：1～2 mg 加入 10% 葡萄糖液 500 ml 静脉点滴，原则上慎用或不用，因易诱发心动过速及严重的心律失常，故当心率 >120 次/分时禁用。

（5）α 受体阻滞剂：酚妥拉明每分钟 0.3mg 静脉滴注，用药后立即起效，但持续时间短（30 分钟）。酚苄明比酚妥拉明起效慢，但作用时间长，按 0.5～1 mg/kg 的剂量加入5%～10% 葡萄糖液 250～500 ml 中 1 小时滴完。本类药物有扩血容改善微循环作用，在补足血容量基础上，可增加心输出量，并有间接拟交感作用。但本类药物有明显而迅速的降压作用，故临床用于治疗休克应谨慎。

（6）吡布特罗：是一种相对选择的 β₂ 受体兴奋剂。因为对心脏有正性肌力作用，使心输出量增加，降低心室充盈压，所以特别适用于心源性休克患者。用法：20 mg 口服，每日 3 次。

3）两种血管活性药物的联合应用临床可以酌情两种血管活性药的联合应用，取长补短。例如，先用中等剂量的多巴胺，以增加心搏出量和组织灌流，如血压仍较低，则可加用间羟胺，如收缩压上升为 90 mmHg 以上，但肢端循环不良，尿量很少，则可加用硝普钠，维持血压低于原有水平的 4.5～9.8 mmHg，仍能改善组织灌流。也可用酚妥拉明 10 mg、间羟胺 20 mg、多巴胺 40 mg 加入 100 ml 液体中静脉滴注，每分钟 15～30 滴；或酚妥拉明 10 mg、去甲肾上腺素 3 mg 合用。其优点是阻断 α 受体兴奋，保留 β 受体兴奋，既改善微循环，又有强心作用，对严重低血压、少尿患者尤为适宜，常取得满意的疗效。

应用血管活性药物应注意如下问题：

（1）除非患者血压极低，一时难以迅速补充血容量，可先使用血管收缩剂暂时提高血压以保证重要脏器供血外，无论何种类型休克首先必须补充血容量，在此前提下才酌情使用血管活性药物，特别是应用血管扩张剂更应如此，否则会加剧血压下降，甚至加重休克。

（2）必须在使用血管活性药物的同时进行病因治疗及其他治疗措施。

（3）必须及时纠正酸中毒，因为血管活性药物在酸性环境下，不能发挥应有的作用。

（4）使用血管收缩剂用量不宜过大。

（5）原无高血压者维持收缩压在 90 ~ 100 mmHg，高血压病史者收缩压维持在 100 ~ 120 mmHg 为好，脉压维持在 20 ~ 30 mmHg 为宜，切忌盲目加大剂量，导致血压过度升高。

（6）在应用血管扩张剂的初期可能有血压下降，常降低 10 ~ 20 mmHg，若休克症状并无加重，可稍待观察，待微循环改善后血压多能逐渐回升，如观察 0.5 ~ 1 小时，血压仍偏低，患者烦躁不安，应适当加用血管收缩剂。

7. 纠正酸碱紊乱

纠正酸碱紊乱的根本措施是恢复有效循环血量。常用药物为 5% 碳酸氢钠，可直接提供碳酸氢根，作用迅速、确切。首次可于 0.5 ~ 1 小时静脉滴入 100 ~ 200 ml，以后再酌情决定是否继续应用。输碱性药物过多、过快时，可使血钙降低，发生手足搐搦，可补以 10% 葡萄糖酸钙。

8. 肾上腺皮质激素

尤其对过敏性休克用肾上腺皮质激素可改善机体反应能力，提高升压疗效，改善血管通透性，解除血管痉挛及抗过敏作用。方法：氢化可的松 200 ~ 600 mg 或地塞米松 20 ~ 40 mg 加 10% 葡萄糖液 500 ml 静脉滴注。若停用升压药时应同时停用激素。因易诱发水、电解质紊乱，故一般连续用药不超过 3 天。

9. 改善心功能

根据心电监测情况选择用药，注意补液速度及有无心血管疾病史。窦性心动过速可用普萘洛尔或毛花苷 C，室性心动过速可用利多卡因或普鲁卡因胺，心房颤动可用毛花苷 C 或胺碘酮，室颤可用利多卡因或电除颤法。近年来用维拉帕米或硫氮草酮，可改善冠状动脉血流，降低外周血管阻力和延长房室传导。对左室衰竭者要用多巴酚丁胺，以改善心输出量。血压低而 CVP 增高 15 cmH$_2$O 或 PCWP18 mmHg，提示心功能不全或输液相对过多，此时应用呋塞米或依他尼酸，以降低心的前负荷，同时联合用毛花苷 C、多巴胺等，但应注意血钾水平。

10. DIC 的防治

脓毒性休克易发生血管内凝血，应及早发现和治疗。如血小板减少，虽无临床特殊表现和其他化验异常，即应警惕凝血系统改变，及早恢复有效循环血量，输入小分子右旋糖酐，以改善微循环，如血小板低于 50 × 10^9/L，出现某些意识和呼吸方面的症状，但未发生纤维蛋白原溶解加速和出血现象，应考虑使用肝素，如果肝素使用后发生出血，可以鱼精蛋白拮抗。除了肝素，可用抗凝血酶Ⅲ0.2 ~ 0.7 U/kg，以提高血中抗凝血酶的活性，如发生出血症状，则应用 6 - 氨基己酸或氨甲苯酸等，并适当输入新鲜血液和纤维蛋白原。此时若有肺、脑、胃肠等器官的衰竭，需进行相应的治疗。

11. 预防肾衰竭

急性肾衰竭的基本原因是缺血和肾毒物质作用。为此，在扩容的基础上，可选用 β$_2$ 受体激动剂，如小剂量多巴胺、普萘洛尔、普鲁卡因以增加肾灌流，用呋塞米或依他尼酸钠增加尿量，用碳酸氢钠使尿液碱化，以利毒物排出。

12. ARDS 预防

治疗中应注意以下几点：

1）输液不可过量，无论电解质液和白蛋白都不应过多输入。

2）输血（尤其是库血）超过 4 000 ml，最好用 40 μm 滤器，以减少微栓输入。

3）老年人或原有心功能不全的患者，扩容过程中要控制输液速度。

4）患者呼吸频率每分钟 25 次以上，并有呼吸窘迫感时，及时地加吸氧气比分和施行间歇性强制通气。

13. 抗生素的应用

休克为危重表现，机体抵抗力降低，适当采用抗生素对防治局部和全身感染均有益，当肾功能不全而出现少尿时，应减少剂量，以防蓄积中毒，并应选用对肝、肾、造血、胃肠道和神经系等无损害的抗生素。应用广谱抗生素需警惕霉菌二重感染。

14. 纳洛酮的应用

近年报道，吗啡受体阻滞剂——纳洛酮有提高血压与增加心排血量作用，可作为治疗严重感染性休克患者的权宜药物，并可应用于 CPR。一般首次 0.4 mg 溶于 1 ml 生理盐水中静脉推注，每 5 分钟 1 次直至总剂量为 8 mg。该药不良反应很少，值得临床推广应用，并不断总结临床经验。此外，新鲜冷冻血浆可提高纤维连接蛋白水平和单核巨噬细胞的吞噬功能。自由基清除剂和钙通道阻滞剂在实验动物中也具抗休克作用。

四、护理要点

（一）一般护理

1. 不同病因引起的休克患者有不同的心理状态，如突然发病或创伤引起的休克，起病突然、凶险，患者多缺乏心理准备，有强烈的求生欲望，同时也容易出现对急性起病转归不利的心理反应，因此，掌握休克患者心理护理的时机很重要。因为只有患者意识清楚时（休克早期）才有可能接受心理护理。要求护士在抢救休克过程中，做到情绪稳定，技术熟练，以取得患者的充分信赖，减轻患者心理压力，稳定患者情绪。用通俗易懂的语言解释休克的可治性和采取各项护理措施的必要性，使患者克服依赖心理，以良好的心态安全度过休克兴奋期。

2. 及时清理气道分泌物，帮助翻身、拍背，鼓励患者深呼吸和咳嗽，呼吸道梗阻时，应及时行气管插管或气管切开。严重低氧血症（$PaO_2 < 60$ mmHg）、高碳酸血症（$PaCO_2 < 50$ mmHg）、合并颅脑伤者宜及早在监护下应用机械辅助呼吸，并调整好呼吸机参数。

3. 饮食上可给高热量、高维生素的流质饮食，不能进食者可给予鼻饲。消化道出血休克时，应禁食，出血停止后给温流质饮食。

4. 对神志不清患者应摘除义齿，防止误吸。每日做口腔护理，动作要轻柔，棉球吸水不可过多，严防将溶液吸入呼吸道，对所用纱布或棉球要清点数目，防止遗留在口腔内。对长期应用抗生素患者，必须警惕口腔黏膜霉菌感染。

5. 保持床铺清洁、干燥，定时翻身，受压处可用气圈、棉垫等保护，防止发生压疮。

（二）病情观察与护理

1. 一般情况的观察

注意观察患者的神志变化，早期休克患者处于兴奋状态，烦躁而不合作，应耐心护理，并注意患者的安全，必要时加以约束。当缺氧加深，从兴奋转为抑制，出现表情淡漠、感觉迟钝时，应警惕病情恶化。如经过治疗，患者从烦躁转为安静，由昏迷转为清醒，往往是休克好转的标志。

2. 观察体温

休克时体温大多偏低，但感染性休克可有高热。应每小时测量 1 次，对高热者应给予物理降温，一般要降为 38℃ 以下即可，不要太低。注意药物降温不宜采用，以防出汗过多，加重休克。体温低于正常应予保温，但不要在患者体表加温（如热水袋），因体表加温将使皮肤血管扩张，破坏了机体的调节作用，减少生命器官的血液供应，对于抗休克不利。

3. 观察血压与脉搏

根据病情每 15～30 分钟测 1 次脉搏，注意脉搏的频率、节律与强度。脉搏过快提示血中儿茶酚胺增多；脉搏快而细，血压低，表示心脏代偿失调，趋向衰竭。相反，脉搏由快变慢，脉压由小变大，说明周围循环阻力降低，表示休克好转。

血压应每 15～30 分钟测量 1 次，加以记录。休克最早表现之一为脉压缩小，如收缩压降至 90 mmHg，或脉压至 30 mmHg 时，应引起注意。

4. 观察尿量的变化

尿量能正确反映组织灌流情况，是观察休克的重要指标。危重及昏迷患者需要留置尿管（注意经常保持通畅，预防泌尿系统逆行感染），记录每小时尿量。成人尿量要求每小时 30 ml（小儿每小时 20 ml），如能达 50 ml 则更好；若尿量不足 30 ml 时，应加快输液；如过多，应减慢输液速度。若输液后尿量持续过少，且 CVP 高于正常，血压正常，则必须警惕发生急性肾衰竭。

5. 观察周围循环情况

观察面颊、耳垂、口唇、甲床、皮肤，如患者皮肤由苍白转为发绀，表示从休克早期进入中期。从发绀又出现皮下淤点、淤斑，则提示有 DIC 可能；反之，如发绀程度减轻并转为红润、肢体皮肤干燥温暖，说明微循环好转。如四肢厥冷表示休克加重，应保温。

6. 其他

根据休克类型及病情还需进行心电监测、电解质、肝肾功能以及有关 DIC 的各项检查，有些项目需动态监测才能及时了解病情，以指导治疗。

（三）用药护理

根据医嘱给药。因休克时用药较多，须注意配伍禁忌；由于循环不良、吸收障碍，为保证疗效及防止药物蓄积中毒，一般不宜采用肌内及皮下注射，而采用静脉给药法；及时记录输入药物的名称、输入通路、滴速及患者的情况。

1. 血管活性药物

使用时从小剂量、慢滴速开始；准确记录给药时间、剂量、速度、浓度及血压变化；保证液体的均匀输入，停药时要逐步减量，不可骤停以防血压波动过大；患者平卧，每 15 分钟观察 1 次血压、脉搏、呼吸，据此调整滴速；使用血管收缩剂时要防止药物外渗，以免引起局部组织坏死，尽量选择大静脉给药，外周给药时应经常更换静脉，一旦发生外渗，可用盐酸普鲁卡因或扩血管药物局部封闭。

2. 强心苷类药物

使用前了解患者近 2 周内是否有强心苷类药物服用史；准确把握药物剂量；密切观察心率和心律的变化；严防低血钾发生。

3. 抗生素

抗生素的选用须考虑对肾功能的影响；青霉素类药物使用前要询问过敏史并做过敏试验；严格按给药方法使用，保证药物在血液中的有效浓度以充分发挥疗效；注意观察使用过程中的不良反应。

（霍红梅）

第二节　低血容量性休克

低血容量性休克是指各种原因引起的急性大量失血、失液而导致的循环衰竭。当有效循环血量急剧减少 20% 以上，超过机体的代偿能力，又未得到及时补充时，组织灌注不足，即发生失血性休克。休克的程度与失血量和速度有关，血容量减少约 20%，失血量在 800 ~ 1 000 ml，为轻度休克；血容量减少 20% ~ 40%，失血量在 1 200 ~ 1 700 ml，为中度休克；血容量减少大于 40%，失血量在 1 700 ~ 2 000 ml，可致重度休克。

失血性休克

失血性休克属于低血容量性休克，是外科最常见的休克。多见于大血管损伤所致的肝、脾破裂，胃、十二指肠溃疡出血，门静脉高压症并发胃底、食管曲张静脉破裂出血等。

一般来说，突然丧失血量为全身血容量的 20%（约 800 ml）时，即可发生休克。其失血的速度与休克发生有密切关系，若在数天内出血 1 000 ml 或更多，常不发生休克。严重的失水，如大面积严重烧伤后有效循环血流量减少，也可引起低血容量性休克。

一、病情评估

（一）临床表现

有各种引起急性大出血的疾病。一般成人失血量在 800 ~ 1 000ml，可出现面色苍白、口干、烦躁、出汗，收缩压缩降为 80~90 mmHg，心率约每分钟 100 次（轻度休克）；失血量在 1 200~1 700 ml，上述症状加剧。表情淡漠、四肢厥冷、尿少，收缩压降为 60~70 mmHg，脉压小，心率每分钟 100~120 次（中度休克）。失血量在 1 700~2 000 ml，即面色灰白、发绀、呼吸急促、四肢冰冷、表情极度淡漠，收缩压降为 40~60 mmHg，心率超过每分钟 120 次，脉细弱无力。失血量超过 2 000 ml，收缩压在 40 mmHg 以下或测不到，CVP 极度下降或呈负值，脉微弱或不能扪及、意识不清或昏迷、无尿、四肢冰冷、唇指明显发绀。红细胞、血红蛋白早期可正常，以后下降，尿比重升高。重度休克者 BUN、转氨酶、乳酸升高，血小板下降。

（二）诊断要点

1. 诊断标准

1）有体内、外急性大量失血病史。

2）有口渴、兴奋、烦躁不安，进而出现神情淡漠、神志模糊至昏迷等。

3）表浅静脉萎陷、肤色苍白至发绀、呼吸浅快。

4）脉搏细速、皮肤湿冷、体温下降。

5）收缩压低于 80 mmHg，或高血压者血压下降20%以上，脉压在 20 mmHg 以下，毛细血管充盈时间延长，尿量减少（每小时尿量少于 30 ml）。

2. 鉴别诊断

应与其他类型休克鉴别。

二、处理

治疗的最主要环节为止血和补充血容量，须根据失血、失水或失血浆情况补充相应的液体。

（一）补充血容量

根据血压和脉率变化估计失血量。补充血容量是指快速扩充血容量，可先经静脉在 45 分钟内快速滴注等渗盐水或平衡盐溶液 1 000~2 000 ml，观察血压回升情况。然后，再根据血压、脉率、CVP 及血细胞比容等监测指标情况，决定是否补充新鲜血或浓缩红细胞。

（二）止血

积极的止血处理对失血性休克患者极为重要。否则，尽管补充了晶体液、胶体液，仍难以维持循环稳定，休克不可能被纠正。有效的、迅速的止血措施具有重要的临床意义。一般可先采用暂时的止血措施，待休克初步纠正后，再进行根本的止血措施。例如，用指压法控制体表动脉大出血，用三腔双气囊管压迫控制门静脉高压症、食管静脉曲张破裂大出血等，可为进行彻底的手术治疗赢得宝贵的时间。

对于多数内脏器官出血，手术止血才是根本性的处理。对已处在休克状态下的患者来说，手术无疑是一个打击，可使危险性增加。但是不止血，休克将无法纠正。因此，不能只看到手术可使休克加重的一面，还应看到出血不止时休克将难以控制的一面。遇到此种情况时，应在积极补充血容量的同时做好手术准备，及早施行手术止血，决不能因患者血压过低、状态不好便犹豫不决，以致失去抢救时机。

（三）呼吸循环功能的维持

严重休克、昏迷者应给予气管插管正压人工呼吸，并注意保持呼吸道通畅。心泵和血管张力的维持对稳定血压至关重要。失血性休克时，血管活性药物的应用须适时适当，在补充血容量的同时，应尽量选用兼有强心和升压作用，同时兴奋 α 和 β 受体的药物，如间羟胺、多巴胺。当血容量已补足、休克好转时，为改善微循环和组织灌注量可应用扩张血管药物，如酚妥拉明、氯丙嗪、海得琴等。出现心衰时，应给予强心药物，如毛花苷 C、毒毛花苷 K。快速扩容引起肺水肿、心衰时，应给予利尿药物，如呋塞米。

（四）纠正酸中毒

失血性休克历时较长而严重者，同样有内脏、血管和代谢的变化，多有酸中毒。在休克比较严重时，可考虑输碱性药物，以减轻酸中毒对机体的损害。酸中毒的最终纠正，依赖于休克的根本好转。常用碱性药物为 4% 或 5% 的碳酸氢钠溶液。

创伤性休克

创伤性休克也属于低血容量性休克，多见于严重的外伤，如复杂性骨折、挤压伤或大手术等。与失血性休克相比，创伤性休克的病理生理过程有一定的复杂性。此时，可有血液或血浆的丧失，加之损伤处又有炎性肿胀和体液渗出，这些体液不再参与循环。另外，受损机体内可产生组胺、蛋白酶等血管活性物质，引起微血管扩张和通透性增高，又使有效循环血量进一步降低。损伤还可刺激神经系统，引起疼痛和神经内分泌系统反应，影响心血管功能。有的创伤本身可使内环境紊乱，如胸部伤可直接影响心肺功能，截瘫可使回心血量暂时减少，颅脑伤可使血压下降等。

一、病因和发病机制

一般认为与下列因素有关：

1. 剧烈疼痛，除皮肤痛觉敏感外，胸膜、腹膜、骨膜都是非常灵敏的内感受器；受刺激后产生的剧痛，可引起反射性血管扩张，使有效循环血量锐减，常导致创伤后原发性休克。

2. 血容量丧失，伤后外出血、内出血、创面渗出，以及伤处肿胀（属"第 3 间隙异常"，肿胀部位聚集的体液，暂时不能加入有效循环），均可造成血容量减少。

3. 组织坏死产物和细菌毒素的作用，受伤组织坏死和崩解后生成的组胺、缓激肽等，能引起微血管扩张及管壁通透性增加，有效循环血量因而进一步下降。其机体抵抗力往往减退，一旦并发感染，特别是革兰阴性菌产生的内毒素直接损害，将使创伤后继发性休克易于发生或不断变深。

二、病情评估

患者有严重创伤的病史。与失血性休克相似，属低血容量性休克。但情况复杂多样，易有 ARDS、应激性溃疡、肾功能衰竭及 DIC、并发感染等并发症。

据损伤不同，有血钾升高、尿少、肾功能不全时尿比重低。血小板减少、凝血酶原、纤维蛋白原异常可提示 DIC。大面积烧伤可有血液浓缩，白细胞升高。

三、处理

（一）一般治疗

保暖、吸氧、记录尿量、监测生命体征，做好一切术前准备。剧痛者可选用强有力的镇痛剂如哌替啶等，但对意识不清或昏迷者禁用。局部疼痛可使用封闭疗法。

（二）补充血容量

对创伤性休克者的低血容量程度的判断有一定难度，除可见的外出血之外，创伤区域的组织内出血、水肿和渗出等都是导致血容量降低的原因。因此，常常会对实际的失液量估计不足。为此，应强调对补充血容量后的结果做认真的监测和分析，然后修正治疗方案。这样才能避免因休克时补液不足而产生的不能纠正的问题。至于补充血容量的具体方法和成分，与失血性休克基本相同。

（三）纠正酸碱失调

创伤后早期因患者疼痛所致的过度换气以及神经内分泌反应所致的排钾，常会发生碱中毒。但在后期，由于组织缺氧和继发感染，产生大量酸性代谢产物，代谢性酸中毒转而替代了早期的碱中毒。临床上有时会对创伤患者早期应用碱性药物，以对抗酸中毒，这种做法是不恰当的，因为当时实际上很可能并不存在酸中毒。所以，有 1 个原则必须强调：凡应用碱性药物，都应具有动脉血气分析的依据。

（四）手术治疗

首先应根据创伤的性质和种类，决定是否需要进行手术；其次是选择手术时间，如果不需紧急手术，可待休克纠正后进行手术；如果需要紧急手术，则手术时间的选择与纠正休克的关系，可参照失血性休克的治疗。

（张超）

第三节　感染性休克

感染性休克是外科多见和治疗较困难的一类休克。本病常继发于以释放内毒素为主的革兰阴性杆菌的感染，如急性腹膜炎、胆道感染、绞窄性肠梗阻及泌尿系统感染等，称为内毒素性休克。内毒素与体内的补体、抗体或其他成分结合后，可刺激交感神经引起血管痉挛并损伤血管内皮细胞。同时，内毒素可促使组胺、激肽、前列腺素及溶酶体酶等炎性介质释放，引起全身性炎症反应，结果导致微循环障碍、代谢紊乱及器官功能不全等。

一、病因和发病机制

引起感染性休克的最常见病原体是革兰阴性菌，其分泌的内毒素在休克的发生发展中起重要作用，又称内毒素性休克。革兰阳性菌的外毒素也可诱发感染性休克综合征。此外，其他的病原体包括真菌、病毒、立克次体、原虫、支原体、衣原体等也可引起感染性休克。

病原体及其毒素激活多种炎症细胞（单核吞噬细胞、中性粒细胞、内皮细胞等）和体液成分（补体、激肽、凝血和纤溶系统）而产生大量的内源性炎症介质、细胞因子，激活凝血系统，由此，引发外周血管阻力增高、心排血量降低的低排高阻型休克。感染性休克是机体防御能力与微生物病原体相互作用的结果。其轻重程度由微生物的数量、毒力与机体免疫反应能力的强弱决定。

二、病情评估

（一）临床表现

感染患者有下列情况时，应警惕有发生休克的可能：①老年体弱与婴幼患者；②原来患有白血病、恶性肿瘤、肝硬化、糖尿病、尿毒症、烧伤等严重疾病者；③长期应用肾上腺皮质激素等免疫抑制药物发生感染者；④感染严重者；⑤并非胃肠道感染而吐泻频繁或胃肠道出血，非中枢神经系统感染而有神志改变、大量出冷汗、心率快或出现心房颤动者。

按程度大致可分为早、中、晚3期。

1. 早期

早期表现为交感神经活动兴奋，如面色苍白、口唇和肢端轻度发绀、湿冷、脉速、烦躁、精神紧张等，血压正常或偏低，尿量减少。部分患者可表现为暖休克。

2. 中期

意识尚清醒，表情淡漠，表浅静脉萎陷，口渴，心音低钝，脉细速，收缩压60～80 mmHg，呼吸浅表，急促，尿量每小时少于20 ml。

3. 晚期

意识和表现由兴奋转为抑制，甚至昏迷，面色青灰，口唇及肢端发绀，皮肤湿冷和出现花斑，脉细弱或摸不清，血压低于60 mmHg或测不出，脉压差显著缩小，尿闭，呼吸急促或潮式呼吸，可发生DIC、出血倾向、酸中毒以及心、脑、肝、肾等重要器官衰竭。

（二）实验室及其他检查

1. 血常规

可见白细胞计数增多，以中性粒细胞增多尤为明显，核左移严重，可见中毒颗粒、核变性等。细菌感染时白细胞的硝基四唑氮蓝试验阳性，尤其是细菌性脑膜炎。

2. 病原学检查

可根据病情具体进行血、痰液、尿、胆汁、创面分泌物、体液等培养，必要时做厌氧菌及特殊培养，并做药敏试验。若怀疑内毒素性休克可做鲎溶解试验。

3. 其他

根据需要选择做尿常规、肝功能、肾功能、电解质、血气分析以及有关血液流变学、微循环各项指标、凝血因子及 ECG 检查等。

（三）诊断要点

诊断感染性休克的主要依据如下：

1. 有明确的感染灶，或实验室检查有病原微生物存在的证据。

2. 有系统性炎症反应综合征的临床表现。

3. 有低血压、外周血管阻力降低、微循环灌注不足等休克的症状和体征。

三、处理

救治感染性休克的关键是在救治休克的同时，要进行积极有效地抗感染治疗。

（一）一般紧急处理

主要是呼吸、循环支持和血流动力学监测，包括吸氧、建立静脉通道、补液、血压和血气分析监测。

（二）补充血容量

感染性休克的患者，休克发生前往往因血容量不足出现发热、呕吐、不能进食等。休克发生后，微血管扩张，部分血液滞留在末梢，其水分可能进入组织间隙，血容量更显减少，故迅速纠正有效循环血量不足是治疗的关键。输液一般以平衡盐溶液为主，有时也可输血浆或新鲜血，血容量补充不足时休克难以纠正，但由于细菌或毒素可能对心肌和肾功能造成损害，故补液过多又会导致不良后果。因此，一般应监测血压、CVP 和尿量，以调节输液量和输液速度。

（三）病因治疗

①积极处理原发性感染病变；②静脉合理应用抗生素；③改善患者一般情况，增强抵抗力。感染病灶的存在是感染性休克发生的关键，原发病灶的尽早处理（如急性梗阻性化脓性胆管炎的减压引流、坏死肠管切除、腹膜炎引流等）是纠正休克和巩固治疗效果的基础。因此，经短期积极抗休克治疗后，即使休克未见好转，也应手术治疗。首先，可根据感染的种类、部位、脓液性状和涂片结果，大剂量、广谱和联合应用抗生素。此后，再根据细菌培养和药物敏感试验结果调整药物，但应注意防治二重感染，尽量避免对肝、肾功能有损害的药物。

（四）纠正酸碱失衡

感染性休克的患者，常伴有严重的酸中毒，且发生较早，需及时纠正。一般在补充血容量的同时，经另一静脉通路滴注 5% 碳酸氢钠 200 ml，并根据动脉血气分析结果，再做补充。

（五）心血管药物的应用

经补充血容量、纠正酸中毒而休克未见好转时，应采用血管扩张药物治疗，还可与以 α 受体兴奋为主兼有轻度兴奋 β 受体的血管收缩剂和兼有兴奋 β 受体作用的 α 受体阻滞剂联合应用，以抵消血管收缩作用，保持、增强 β 受体兴奋作用，而又不致使心率过于增速。如山莨菪碱、多巴胺等或者合用间羟胺、去甲肾上腺素，或去甲肾上腺素和酚妥拉明的联合应用。

感染性休克时心功能常受损害。改善心功能可给予毛花苷 C 和 β 受体激活剂（多巴酚丁胺）。

（六）糖皮质激素治疗

糖皮质激素能抑制多种炎性介质的释放和稳定溶酶体膜，但应用限于早期、用量宜大，可在正常用量的 10~20 倍，维持不宜超过 48 小时。否则有发生急性胃黏膜损害和免疫抑制等严重并发症的危险。

（七）抗内毒素疗法

抗内毒素疗法可分为特异性抗内毒素抗体和非特异性拮抗内毒素疗法 2 大类。

1. 特异性抗内毒素抗体疗法

国外报告用抗生素加抗毒血清以灭活或中和内毒素。Shine 用抗革兰阴性杆菌内毒素血清作为抗生素的辅助疗法，降低了感染性休克的病死率。还有应用多克隆或单克隆抗体直接对抗内毒素的研究报告。

2. 非特异性拮抗内毒素疗法

1）黏菌素：已证实对内毒素有拮抗作用，但因其对神经系统及肾有损害，临床应用受限。

2）鹅去氧胆酸：有抗内毒素作用，口服 250~750 mg/d。胆盐亦有抗内毒素作用，并可保护肾功能，无明显不良反应。

3）西咪替丁：已证明其有抗内毒素作用，可口服或静脉给药。

4）纳洛酮：为阿片类药物和内源性阿片样物质（β 内啡肽）的特异拮抗剂。Holaday 等给大鼠注入 4 mg 内毒素使血压下降，发生休克后静脉注射纳洛酮，5 分钟内血压回升。如预先注入纳洛酮再注射内毒素，休克不致发生。Reymold 在狗的内毒素休克实验中也取得类似结果。以上实验结果表明：纳洛酮有良好的抗内毒素作用。一般用 0.8~2 mg 静脉注射，血压回升后以同量加入 5% 葡萄糖液 500 ml 中静脉滴注，可有效纠正休克。

5）前列腺素 E_2（PGE_2）：具有阻断内毒素对微血管的损害作用，舒张血管和稳定溶酶体膜减轻溶酶的损害作用等多项生理活性。PGE_2 用无水乙醇灭菌液 2 mg 和 1 mg 碳酸氢钠溶液及 10 ml 等渗盐水，混合摇匀后加入 5% 葡萄糖溶液中静脉滴注。

6）糖皮质激素：糖皮质激素已被证明有抗内毒素作用，常用氢化可的松或地塞米松。

（八）其他治疗

包括营养支持，对重要器官功能不全的处理等。

（张超）

第四章　体液平衡失常

第一节 体液代谢失调

体液是人体的重要组成部分，是维持生命的基本物质。它的主要成分为水和所含的溶质，无机物类溶质有 Na^+、K^+、Ca^{2+}、Mg^{2+}、Cl^-、HCO_3^-、HPO_4^{2-}、SO_4^{2-} 等电解质；有机物类溶质有蛋白质、脂肪、糖类、激素、酶等。

人体总体液占体重的 50% ~ 70%，随年龄、性别和胖瘦而异。由于脂肪组织含水量少，所以人体脂肪含量影响总体液与体重的比例，女性所占比例低，约 50%，成年男性约占 60%，新生儿可达 70%。

机体进行正常的新陈代谢，必须要有一个稳定的内环境，在正常情况下，体液有一定的容量、分布和电解质的离子浓度，并由人体的调节功能加以控制，使细胞内和细胞外的容量、电解质浓度、渗透压等能够维持在一定的范围内，这就是水与电解质的平衡。但是，这种平衡可以受到创伤、严重感染、手术应激等因素的影响，导致机体无能力进行调节或超过了机体可以代偿的程度，便会发生水与电解质的平衡失调。

高渗性缺水

高渗性缺水又称原发性缺水或单纯性缺水。其特点是失水多于失钠，血清钠浓度升高，大于 150 mmol/L。由于细胞外液高渗，刺激下丘脑口渴中枢，引起患者口渴感而饮水，使体内水分增加，以降低渗透压。同时高渗可引起抗利尿激素分泌增加，以增强肾小管对水的再吸收，尿量减少，使细胞外液的渗透压降低，恢复其容量。如继续缺水，则因循环血量显著减少，引起醛固酮分泌增加，加强对钠和水的重吸收，以维持血容量。严重缺水时，细胞外液的高渗状态使细胞内液逸至细胞外间隙，结果是细胞内液、细胞外液量都减少。最后，细胞内液缺水程度超过细胞外液缺水程度，脑细胞因缺水而导致脑功能障碍的严重后果。

一、病因和发病机制

（一）进水不足

在特殊情况下如在沙漠、坑道和海上作业时水源缺乏，可因进水不足而发生缺水。此外，在吞咽困难、重伤者和昏迷患者不能主动饮水等情况下，也可因水摄入不足而引起缺水。

（二）失水过多

在炎热的气候下从事重体力劳动、行军或作战，大量出汗（汗是低渗性液体，约含钠 70 mmol/L）而又未补充足够的水分，可发生高渗性缺水。高热的患者水从肺和皮肤蒸发增多，尿崩症患者每天大量排尿，若补水不足也可发生缺水。此外，鼻饲浓缩的高蛋白饮食或接受静脉高价营养（静脉输注高渗葡萄糖、水解蛋白和氨基酸等）的患者，如入水量不足，也可引起细胞外液高渗，血液内溶质浓度过高，产生溶质性利尿而失水，这时患者尿量不少，缺水容易被忽略。

当水分不足时，每天至少仍然要排出 500 ml 的尿量以排泄废物，仍要从皮肤和肺蒸发 850 ml 左右的水分以散热。这样进水不足而又不断地自然排水，液体出多入少，发生失水。这一型缺水钠离子丧失较少，以水分的丧失为主。

二、病情评估

（一）病史

有摄入水量不足和水分丧失过多病史。

（二）临床表现

据症状轻重分 3 度。

1. 轻度

缺水量占体重 2% ~4%；口渴或尿少。

2. 中度

缺水量占体重 4% ~6%；极度口渴、汗少、尿少、尿比重升高、唇舌干燥、乏力，常有烦躁。

3. 重度

缺水量占体重 7% 以上；除上述症状外，出现躁狂、幻觉、谵妄，甚至昏迷。

（三）实验室及其他检查

1. 尿比重高。

2. 血清钠 >150 mmol/L，血液浓缩，红细胞计数、血红蛋白、红细胞压积升高。

（四）诊断要点

根据上述临床表现，结合实验室检查可诊断。应与低渗性脱水和等渗性脱水相鉴别。

三、处理

1. 尽早去除病因，使患者不再失液。

2. 以补充水分为主，饮水。不能口服或失水程度严重者，应从静脉输给 5% 葡萄糖液，估计补液量的方法有两种。

1）根据临床表现的严重程度来测算，每丧失体重的 1%，补液 500 ml 。

2）根据血钠浓度计算：补液量（ml）＝ ［血钠测得值（mmol/L）－血钠正常值（mmol/L）］×体重（kg）×4。计算所得量分 2 日补给，当日先给计算量的一半，余下的一半次日补给。

四、护理要点

（一）一般护理

1. 积极去除病因，鼓励患者多饮水。

2. 加强皮肤护理，定时擦洗、清洁皮肤，保持口、鼻、唇的清洁与湿润。

3. 输液时，注意检查输液速度与入液量。

（二）病情观察与护理

观察生命体征的变化，每日测定体重，记录 24 小时出入量，记录脉搏、血压改变以及外周血管充盈情况。注意皮肤弹性、黏膜干燥程度。

（三）健康教育

1. 饭前、饭后和就寝前注意口腔卫生，以预防感染。

2. 多摄取水分，采取高纤维饮食。

3. 建立正常的排便形态，定时如厕。

4. 鼓励患者多下床活动，避免长期卧床。

低渗性缺水

低渗性缺水又称慢性缺水或继发性缺水。水和钠同时缺失，但缺水少于缺钠，细胞外液渗透压降低。血清钠低于 135 mmol/L。

一、病因和发病机制

（一）胃肠道持续丢失消化液

如反复呕吐、长期胃肠减压、肠梗阻、腹泻、肠瘘等。

（二）大面积创面的大量渗液

如大面积烧伤、广泛撕脱伤等。

（三）长期使用排钠利尿剂

如使用呋塞米、依他尼酸、氢氯噻嗪而未及时补钠。

当失钠多于失水时，细胞外液呈低渗，其水分从小便排出。如进一步发展，则细胞外液进入细胞内，导致细胞外液减少，血容量降低，醛固酮和抗利尿激素分泌增加，使肾脏减少排钠，Cl⁻ 和水的再吸收增加，导致少尿，以保持血容量。

二、病情评估

（一）病史

各种原因体液丧失，补充不当，只补水或钠补充不足。

（二）临床表现

根据缺钠程度分为 3 度。

1. 轻度

疲乏、头晕、厌食、手足麻木。约每千克体重缺氯化钠 0.5 g。

2. 中度

除上述表现外，有恶心、呕吐、站立性晕倒、血压不稳或降低、脉细速、脉压缩小、浅静脉萎缩、视物模糊、皮肤弹性降低、尿少等。约每千克体重缺氯化钠 0.50 ~ 0.75 g。

3. 重度

患者神志不清、木僵休克，甚至昏迷。约每千克体重缺氯化钠 0.75 ~ 1.25 g。

（三）实验室及其他检查

1. 血液浓缩，BUN 升高。

2. 血清钠 < 135 mmol/L（轻度），130 mmol/L（中度），120 mmol/L（重度）。

3. 尿少、尿钠、氯减少或阙如；比重低于 1.010。

（四）诊断要点

根据上述临床表现，结合实验室检查可诊断，应与高渗性和低渗性脱水鉴别。

三、处理

低渗性缺水主要功能代谢变化是血钠降低、血容量不足，因此补充含钠液，以恢复细胞外液容量和渗透压是治疗的基本原则。对于轻、中度病例一般给以等渗电解质即可。对于重度病例应补充高渗盐水，以迅速提高细胞外渗透压，恢复体液平衡。

四、护理要点

（一）一般护理

1. 保持环境安静，减少噪声及其他刺激源，免除患者受影响而急躁不安。

2. 注意饮食应含高热量、高蛋白成分，减少纯水量或钠的摄取，以免水分过度滞留。

3. 患者过于疲倦者，应协助进食。

（二）病情观察与护理

1. 注意在大量出汗或有显著消化液丢失情况下，应及时记录丢失量，并适当补充电解质，不应单纯补充水分，以免导致失钠多于失水的情况。

2. 长期使用利尿剂及低盐饮食的患者，应当注意定期检查血电解质，适当补充钠盐，以免造成缺钠及低渗性脱水。

3. 密切观察脉搏、血压及尿量的改变，如有疲乏、头晕及直立性眩晕时应注意患者安全，以免因晕厥、摔倒而导致意外损伤。心率增速、脉压下降、四肢厥冷常提示休克，应及早给予等渗盐水以补充血容量，恢复组织灌流。

等渗性缺水

等渗性缺水又称急性缺水或混合性缺水，水、钠等比例丢失，血清 Na^+ 在 135 ~ 150 mmol/L。

一、病因和发病机制

（一）病因

任何等渗体液大量丢失所造成的缺水，在短期内均为等渗性缺水。常见于大量呕吐、腹泻、胃肠减压之后，或出现在大量抽放胸、腹水，大面积烧伤早期，肠梗阻、肠瘘以及弥散性腹膜炎等情况下。

（二）发病机制

等渗性缺水主要是细胞外液的丢失，血容量与组织间液均减少，但细胞内液量变化不大。细胞外液容量的减少，促使醛固酮与抗利尿激素的分泌，肾脏对钠与水的吸收增加。患者尿量减少，尿钠含量低。细胞外液量明显减少时，患者软弱无力，脉搏增速，可出现体位性低血压。如体液丢失迅速而未及时纠正，可在数小时内出现血容量明显下降。

二、病情评估

（一）病史

多见于消化液的急性大量丧失，如呕吐、肠梗阻、肠瘘、弥漫性腹膜炎及大面积烧伤早期的患者。

（二）临床表现

丢失的等渗的细胞外液致血容量明显减少，临床症状发展较快，患者可有尿少、口渴、乏力、皮肤和黏膜干燥、弹性差及头晕、血压下降等高渗性脱水与低渗性脱水的混合表现。

（三）实验室及其他检查

血清钠在 136～145 mmol/L。

（四）诊断要点

依据病史和临床表现常可作出诊断。应与高渗性脱水和低渗性脱水相鉴别。

三、处理

应以等渗盐溶液补充已丧失量。缺水量的计算，可按临床脱水缺钠程度，即根据临床表现、血清钠测量结果，动态观察后不断完善修正补液计划。

四、护理要点

首先是防治原发疾病。对于等渗性脱水的患者，一般可用等渗盐水及平衡盐溶液尽快补充血容量，除了根据临床缺水、缺钠的程度补给之外，还需输入当日液体的需求量。等渗性脱水患者如单纯补充水分而不补充钠盐，则可转变为低渗性缺水。如临床出现低血压、休克，则应积极地进行抗休克治疗。其护理措施如下：

1. 对有频繁呕吐、腹泻或有消化道外瘘的患者，应及时记录体液丢失的情况，以作为液体补充的依据。

2. 随时评估有无低血容量的表现，定时测量脉搏、血压、尿量，注意有无颈静脉充盈不足及防止发生体位性低血压。

3. 经静脉途径快速输注等渗盐水或平衡盐溶液，以补充体液丢失，以避免休克、肾衰竭并发症的出现。

4. 注意液体输注的速度，在心、肾功能不全的患者中，速度需加控制，以免出现循环负荷过重或肺水肿。

低钾血症

血清钾低于 3.5 mmol/L，称为低钾血症。低钾血症时，体内钾总量多数减少，但也偶有不减少。

一、病因和发病机制

引起低钾血症的常见原因有以下几种：

（一）摄入不足

一般饮食中所含的钾能满足机体的需要，所以正常进食不会因摄入不足而产生低钾血症。但长期食欲减退、进食困难（如食管狭窄）及手术后禁食等情况下，可发生钾摄入不足。此时肾脏每天仍然排出 20 ~ 40 mmol 的钾，所以引起低钾血症。几天以后，肾脏排钾才逐渐减少。

（二）丧失过多

1. 大量消化液丧失

消化液中以胃液含钾最多，约为血浆的 2 倍。其他消化液的钾浓度大致与血浆的相等。严重的腹泻、呕吐及胃肠减压可使钾大量丢失。上述情况还常常伴有钾吸收减少，所以容易产生低钾血症。

2. 从尿中失钾

长时间使用利尿剂（氢氯噻嗪类、依他尼酸、呋塞米等），不仅从尿中排出大量的水和钠，而且还排出大量的钾，若不注意补充钾，常常引起低钾血症。

长时间服用肾上腺皮质激素或肾上腺皮质功能亢进的患者，因激素的保钠排钾作用，使大量钾从尿中丧失，若未适当补充也可发生低血钾。有原发性或继发性醛固酮分泌增多的病理情况，常常伴有低血钾。

3. 钾转移到细胞内

见于：①注射大量葡萄糖和胰岛素时，糖原合成增加，钾随葡萄糖进入细胞内，引起血钾降低，因此，给患者大量输入葡萄糖时，应特别注意补充钾；②家族性周期性麻痹症发作时，细胞外液的钾突然进入细胞内液而引起血钾降低，出现肢体瘫痪；③碱中毒时，细胞外液 H^+ 浓度减少，细胞内的 H^+ 出细胞以资补充，同时伴有细胞外的 K^+ 和 Na^+ 进入细胞以维持电中性。另外，碱中毒时，肾小管分泌 H^+ 减少，分泌 K^+ 即增多，因此引起低血钾。

二、病情评估

（一）病史

有钾摄入不足或钾丢失过多病史。

（二）临床表现

低钾血症的主要临床表现为心肌、骨骼肌、平滑肌收缩无力和腱反射迟钝。血钾低于 2.5 mmol/L 可有软瘫、恶心、呕吐、腹胀甚至肠麻痹。患者神志淡漠，但也有表现为烦躁不安者。血钾低于 2.0 mmol/L 时，出现嗜睡、神志不清。血钾越低，心肌应激性越高，可有第一心音低沉、心律不齐、低血压。

（三）实验室及其他检查

血清钾 <3.5 mmol/L，严重低钾者常伴有代谢性碱中毒致 CO_2CP、血 pH 值、标准碳酸氢盐（SB）升高，但尿呈酸性。心电图示 T 波低平、ST 段降低、QT 间期延长及出现 U 波。

（四）诊断要点

根据上述临床表现和实验室及其他检查可诊断。

三、处理

补充钾，如患者能口服，应分次给予，最好在餐后给予。静脉补钾时，应注意如下原则：无尿不补钾（每日尿量应在 500 ml 以上），钾溶液浓度不过高（0.3% 左右），滴速不过快，补钾不过量。采用静脉滴注补钾方法是：10% 氯化钾 15 ~ 30 ml 加入 5% ~ 10% 葡萄糖液 1 000 ml 中静脉滴注。一般每日补钾 40 ~ 80 mmol（相当于氯化钾 3 ~ 6 g），第 1 天可用 80 ~ 134 mmol（相当于氯化钾 6 ~ 10 g）。如因缺钾发生严重心律失常、呼吸肌麻痹危及生命时，补钾量可增大，速度可加快。补钾溶液浓度可在 0.5% ~ 1.0%，静脉滴注速度氯化钾可在每小时 1.0 ~ 1.5 g，但不宜超过 1.5 g。钾缺乏而合并酸中毒或不伴低氯血症者，可用 31.5% 谷氨酸钾溶液 20 ml 加入 5% 葡萄糖液 500 ml 静脉滴注。

注意事项：①切不可将 10% 氯化钾做静脉内直接注射，以免造成血钾突然升高导致心搏骤停；②补钾过程中需密切监测 ECG 和血清钾；③钾进入细胞内较缓慢，完全纠正缺钾最少也要 4 天，故静脉滴注 1 ~ 2 天能口服者宜改为口服，或静脉和口服补钾相结合，补钾时宜保守、勿冒进，以免造成致死性高血钾症；④低钾伴有低镁和碱中毒时，常使低钾难以纠正，因此，补钾的同时应注意补镁和纠正碱中毒；⑤补钾前还需了解肾功能，肾衰竭时补钾易致高血钾；⑥对伴有低钙血症的患者，应同时静脉注射葡萄糖酸钙，以免补钾后诱发手足抽搐。

四、护理要点

护理的目标是预防有血钾过低倾向的患者发生血钾过低。评估时不仅应了解是否服用利尿药、糖皮质激素；有无呕吐、腹泻、胃肠减压以及消化液丢失量；尿量如何，血液酸碱平衡有无异常。在有禁食或大量消化液丢失以及使用利尿剂情况下，还应及时补充钾。口服氯化钾或枸橼酸钾。由于钾盐会刺激胃黏膜引起恶心、呕吐等反应，服钾盐后应嘱患者喝水，或改服缓释钾制剂。新鲜水果如橘汁、西瓜含钾量多，应鼓励摄食。如患者无法口服，则考虑静脉补充。为防止出现高血钾，必须在肾功能正常，有尿时补充。静脉滴注钾的浓度不宜超过 40 mmol/L，即 1 L 液体中氯化钾含量不超出 3.0 g。钾浓度较高时静脉注射部位常会有严重疼痛及刺激现象，引发静脉炎，应降低滴速或浓度。绝对禁止以高浓度含钾液静脉注射，以防导致心搏骤停。钾的毒性及引起心搏骤停的危险可从 ECG 的 T 波以及 QRS 波形改变上观察到，故在大剂量补钾时，应施行 ECG

监测。补钾量一般每日氯化钾不超出 6~8 g，严重缺钾时常需数日逐步纠正。

对于使用洋地黄制剂的低血钾患者，应特别注意，因为低钾情况下极易导致洋地黄中毒。

高钾血症

血清钾超过 5.5 mmol/L，称为高钾血症。

一、病因和发病机制

引起高钾血症的原因常见于下列情况：

1. 严重创伤，特别是大量肌肉组织被挫伤的挤压伤以及大面积烧伤。

2. 严重缺氧、酸中毒，细胞内钾释放至细胞外。

3. 溶血或感染。大量红细胞或组织分解，K^+ 从细胞内释出，而又有肾功能障碍或脱水，K^+ 未能及时排出。

4. 休克、脱水、感染而致的急性肾功能不全。

5. 短时间内静脉输注的钾盐过多、过快，或应用大剂量某些含钾药物（如青霉素钾盐、羧苄西林）。

虽然高钾血症可以有上述的诱因，但是与肾功能不全有关，如肾功能良好，又有足够的尿量，很少发生严重的高钾血症。

二、病情评估

（一）病史

有钾输入、摄入过多病史。

（二）临床表现

主要表现为心脏传导系统紊乱，如室性期前收缩、室颤、心动过缓，甚至心搏骤停。另外高血钾也可出现四肢无力及软瘫、呼吸肌麻痹。有的患者伴有恶心、呕吐、腹痛。

（三）实验室及其他检查

血清钾 >5.5 mmol/L，常伴有 CO_2CP 降低，血 pH 值 <7.35；ECG 特征为早期 T 波高尖，QT 间期延长，随后出现 QRS 波群增宽，PR 间期延长，出现传导阻滞等。

（四）诊断要点

根据上述临床表现，结合实验室检查可诊断。

三、处理

早期识别和积极治疗原发病，控制钾摄入。高钾血症对机体的主要威胁是心脏抑制，治疗原则是保护心脏，降低血钾。

1. 积极治疗原发病，去除高血钾原因。如纠正酸中毒、休克，有感染或组织创伤应及时使用抗生素及彻底清创等。

2. 立即停止补钾，积极改善，保护肾功能。

3. 有明显高血钾临床表现及 ECG 异常者，应紧急处理。

（1）立即用 10% 葡萄糖酸钙 10～20 ml 加入 50% 葡萄糖液 20～40 ml 中静脉缓慢注射，可根据情况重复应用，或有效后用 2～4 g 葡萄糖酸钙加入 10% 葡萄糖液 1 000 ml 中静脉滴注维持。氯化钙含钙量为葡萄糖酸钙的 4 倍，如同时存在严重低血钙者，则选用氯化钙为宜。

（2）静脉滴注 50% 葡萄糖 100 ml，内加胰岛素 10 U，1 小时滴完。或在 10% 葡萄糖液 500 ml 中，按 4 g 葡萄糖加 1 U 的比例加入胰岛素静脉滴注，以促进钾向细胞内转移。

（3）静脉快速滴入 5% 碳酸氢钠 100～200 ml，或 11.2% 乳酸钠 60～100 ml，以纠正酸中毒促使钾进入细胞内，可根据病情重复应用，以不出现严重碱中毒为原则。

4. 促使钾从体内排除：①肾功能良好者，使用排钾性利尿剂如呋塞米及氢氯噻嗪；②阳离子交换树脂，可用聚磺苯乙烯 15 g 每日 3 次，饭前服，并口服 25% 山梨醇 20 ml 导泻，不能口服者可改用树脂 25～50 g 加入温水中或 25% 山梨醇 100～200 ml 中保留灌肠，每日 2～3 次。树脂在肠道吸附钾而释放出钠，每克树脂能除去 1 mmol 钾。

5. 给予足够热量及高蛋白饮食，以减少蛋白质分解释放出钾离子。

6. 当用上述方法仍不能控制高血钾时，应及时给予腹透或血透，尤其适用于肾功能不全伴高血钾者。

四、护理要点

1. 首先是防止高血钾发生，积极治疗原发病，去除高血钾的病因。如纠正酸中毒、休克，有感染或组织创伤应及时使用抗生素及彻底清创等。停用一切含钾药物和食物，以免血钾浓度进一步增高。

2. 患者应卧床休息，直到症状缓解。重度高血钾极易出现严重心律失常及导致心搏骤停，应密切监测患者生命体征，记录出入量，如尿量每小时 <30 ml 或每 24 小时 < 500 ml，应立即报告医生。

3. 对应用葡萄糖胰岛素治疗的患者，应注意防止出现低血糖或高血糖。

4. 注意患者尿量及肾脏功能，在有肾衰竭，需经口服或灌肠使用离子交换树脂时，应向患者做适当的解释。需行腹透或血透者应解释这些措施的重要性，消除患者不安心情，以期患者配合。术前应做好皮肤及器械准备，操作应严格遵循无菌原则，术后需注意观察有无感染征象或出血倾向，及时汇报主管医生。

（薛明）

第二节　酸碱平衡失调

人体的酸碱平衡是通过复杂的生理调节来完成的，使血浆 pH 值维持在 7.35 ~ 7.45。如果某些致病因素使体内酸和碱发生过多或不足，超过了机体的生理调节能力，此时即出现酸碱平衡失调。

当任何一种酸碱失调发生之后，机体都会通过代偿机制以减轻酸碱紊乱，尽量使体液的 pH 值恢复至正常范围。

根据 Henderson – Hasselbalch 方程，正常动脉血的 pH 值为：

$$pH\ 值 = pKa + \lg \frac{\left[HCO_3^- \right]}{\alpha \times PaCO_2} = 6.1 + \lg \frac{24}{0.03 \times 40} = 7.40$$

式中 pKa 是常数，相当于溶质 50% 离解时的 pH 值；α 是 CO_2 溶解系数。从上述公式可见，pH 值、HCO_3^-、$PaCO_2$ 是反映机体酸碱平衡的三大基本要素。其中 HCO_3^- 反映代谢性因素，HCO_3^- 原发性减少或增加，可引起代谢性酸中毒或代谢性碱中毒；$PaCO_2$ 反映呼吸性因素，$PaCO_2$ 原发性增加或减少，则引起呼吸性酸中毒或呼吸性碱中毒。

一、正常动脉血气分析项目及意义

（一）pH 值

正常值 7.35 ~ 7.45，平均 7.4，表示血液中氢离子浓度的指标，直接反应酸碱度。

（二）PaO_2

正常值 75 ~ 100 mmHg，是血液中物理溶解氧分子所产生的压力。

（三）$PaCO_2$

正常值 35 ~ 45 mmHg，是血液中物理溶解 CO_2 分子所产生的压力。

（四）实际 HCO_3^-（AB）

正常值 22 ~ 27 mmol/L，是指用与空气隔绝的全血标本测得血浆中 HCO_3^- 的实际含量。

（五）SB

SB 是全血在标准条件下（即血红蛋白的氧饱和度为 100%，温度为 37℃，$PaCO_2$ 为 40 mmHg）测得的血浆中 HCO_3^- 的含量，不受呼吸性成分影响，是代谢性成分的指标，正常值和 AB 的正常值相同。

（六）缓冲碱（BB）

正常值为 45 ~ 52 mmol/L，是血液中所含缓冲碱的总和。全血 BB 不受呼吸性成分的影响，属于血液代谢性成分的指标。

（七）剩余碱（BE）

BE 可由测得的缓冲碱减去缓冲碱的正常值得出，也可以在标准条件下用酸或碱滴定全血至 pH 值为 7.4 时所需碱或酸的量（用 mmol/L 表示）。正常值范围为 $-3 \sim +3$ mmol/L。BE 不受血液中呼吸性成分的影响，是代谢性成分的指标。

（八）CO_2CP

正常值 $23 \sim 31$ mmol/L。测定血浆中 HCO_3^- 中的 CO_2 含量，间接了解血中 HCO_3^- 的增减情况。

二、代谢性酸中毒

代谢性酸中毒是体内 HCO_3^- 减少引起的酸碱平衡紊乱。临床上最常见。

（一）病因和发病机制

引起代谢性酸中毒常见原因有以下几个方面：

1. 有机酸产生过多

多由以下情况引起。

1）乳酸酸中毒：见于肺部疾患、休克、心搏呼吸骤停等，这些疾患都引起缺氧，使葡萄糖有氧氧化不全，无氧酵解增强而使乳酸生成增加。

2）酮症酸中毒：发生于糖的氧化障碍，脂肪大量消耗的情况。例如，糖尿病患者因胰岛素相对不足，使葡萄糖氧化不全，脂肪酸代谢到乙酰辅酶 A 处进入三羧酸循环发生障碍，转而产生酮体增多，超过了外周组织氧化的能力而在血中积聚。此外，长时间饥饿时，体内糖的消耗殆尽，转而大量分解脂肪；持续高热时，进食少而能量消耗过多，也会大量动用脂肪，产生过多的酮体，引起酸中毒。

2. 肾排酸减少

多见于急性和慢性肾功能不全，由于 GFR 降低，硫酸、磷酸等不能经肾脏排出而在血中潴留。同时，肾小管因有病变以致上皮细胞分泌 H^+ 和 NH_3 的能力减退，使 $NaHCO_3$ 重吸收减少。

在肾小管性酸中毒的病例，其远曲小管分泌 H^+ 或近曲小管对 $NaHCO_3$ 的重吸收障碍，使血浆 $NaHCO_3$ 减少而尿中 $NaHCO_3$ 排出增多，可发生代谢性酸中毒。

3. $NaHCO_3$ 丧失过多

肠液、胆汁和胰液等消化液内含有多量 $NaHCO_3$ 而呈碱性，正常本应重吸收入血，但若因腹泻、肠瘘、引流等原因而使碱性消化液大量丧失，体内 $NaHCO_3$ 减少，则发生代谢性酸中毒。

4. 酸摄入过多

服用酸性药物水杨酸、稀盐酸和氯化铵等过多也可引起酸中毒。

（二）病情评估

1. 病史

有引起代谢性酸中毒的原因存在。

2. 临床表现

有原发病表现，呼吸深快，呼吸有酮味。面潮红，心率加快，周围血管扩张，血压偏低。中枢神经系统改变会有疲乏、嗜睡、昏迷等症状。对称性肌张力减退，腱反射减弱。

3. 实验室及其他检查

血 pH 值 <7.35，CO_2CP 下降，SB 下降。尿液呈酸性。

4. 诊断要点

根据上述临床表现，结合实验室检查可诊断。

（三）处理

1. 积极病因治疗

这是治疗的根本问题。注意纠正同时伴随或酸中毒纠正后引起的水、电解质平衡失调。

2. 适当补液以纠正脱水

轻度代谢性酸中毒往往可随之纠正。

3. 重度代谢性酸中毒需补充碱性液

一般认为血 HCO_3^- > 18 mmol/L 者只需治疗病因，不必补充碱性药。而血浆 HCO_3^- <10 mmol/L 时，应快速补给碱性液。临床上常用碱性药为碳酸氢钠，等渗液的 $NaHCO_3$ 浓度为 1.25%，在急需纠正酸中毒时采用 5% $NaHCO_3$ 溶液。

（四）护理要点

首先要懂得重点在于治疗原发疾病及增加机体的代偿功能。酸中毒患者常因呕吐、腹泻而造成严重脱水，应注意恢复血容量。需要仔细记录 24 小时出入液量及患者体重改变，输注等渗盐水或平衡盐溶液纠正水、电解质紊乱。重症酸中毒常需静脉输注 5% 碳酸氢钠液或乳酸钠溶液，以纠正碱基丢失。必须注意，在使用碱性药物纠正酸中毒后，血中钙离子浓度降低，可出现手足搐搦，应经静脉给予葡萄糖酸钙治疗。钙剂不能与碳酸钠液混合给予，混合后可形成钙盐沉积。

护理上应注意观察呼吸频率与深度的变化。注意神志状况改变，保护患者避免发生潜在损伤。酸中毒常合并有高血钾，可引起心律失常。对此情况应密切监测。在纠正酸中毒过程中，还应注意可能出现的医源性碱中毒情况。

三、代谢性碱中毒

因体内酸丢失或潴留，致血浆中 HCO_3^- 升高而 H^+ 降低，血 pH 值升高，称为代谢性碱中毒。

（一）病因和发病机制

引起代谢性碱中毒的原因有以下几方面：

1. 丧失胃酸过多

剧烈呕吐或胃液引流致 H^+ 和 Cl^- 丧失，多见于幽门梗阻或高位肠梗阻的患者。

2. 失氯失钾过多

长期使用利尿剂，如呋塞米、依他尼酸、氢氯噻嗪等，在促进 Na^+、K^+ 排泄的同时，伴 Cl^- 的丢失，Cl^- 的丢失导致 HCO_3^- 增加。

3. 低钾血症

见于各种原因引起的低钾血症，细胞内钾不足时，H^+ 进入细胞内，造成细胞内酸中毒和细胞外碱中毒。肾小管细胞中 K^+ 含量减少，$Na^+ - H^+$ 交换增多，$NaHCO_3$ 回吸收增多而引起碱中毒。H^+ 在尿中增多，故尿呈酸性。

4. 碱性药物的摄入或输入过多

溃疡病长期口服可溶性碱性药物或治疗代谢性酸中毒时补碱过多，长期输血带入过多碱性抗凝剂等，如超过肾脏的调节能力，则产生碱中毒。

5. 肾上腺皮质激素过多

如原发性醛固酮增多症、Cushing 综合征等，使肾小管重吸收 Na^+ 增加，H^+、K^+、Cl^- 则排出增多，导致代谢性碱中毒。

（二）病情评估

1. 病史

根据病史中各种病因，如含有盐酸的胃液丢失过多，摄入碱性药物过量，继发于各种原因引起的钾缺少和低钾血症等。

2. 临床表现

呼吸浅慢，严重者呼吸暂停；神经肌肉应激性增强，出现腱反射亢进及手足搐搦。此外，尚有头痛、失眠、嗜睡、谵妄、惊厥、心律失常等。如为低血钾所致，则兼有低钾的临床表现。

3. 实验室及其他检查

血气分析示：血 pH 值 > 7.45，SB、AB、BB 均升高，BE 呈正值增大，$PaCO_2$ 不成比例增高（一般 60 mmHg）。$CO_2CP > 29$ mmol/L，血清钾、氯常降低，血钠正常或升高。低钾性代碱，尿呈酸性，尿氯常 > 20 mmol/L。低氯者尿氯 < 10 mmol/L。ECG 常示低钾、低钙的表现，典型改变为 ST 段压低，T 波平坦、增宽或倒置，QT 间期延长。

4. 诊断要点

根据病史、临床表现，结合实验室检查可诊断。

（三）处理

着重于原发疾病的积极治疗。对丧失胃液所致的代谢性碱中毒，可输注含有 Cl^- 的等渗盐水或葡萄糖盐水，不但能恢复细胞外液量，而且可纠正低氯性碱中毒，使 pH 值恢复正常。同时补给 KCl，能加速纠正碱中毒。对重症患者（血浆 HCO_3^- 45 ~ 50 mmol/L、pH 值 > 7.65），可应用盐酸的稀释溶液迅速排除过多的 HCO_3^-。

（四）护理要点

了解治疗原则，积极配合医生治疗原发病，减少碱剂摄入，控制呕吐或胃肠减压导致的体液丢失。纠正代谢性碱中毒，对轻症者在补充等渗盐水与氯化钾后多可矫正；等渗盐水中含较多的 Cl^-，故可纠正低氯性碱中毒。重症患者可以给予 NH_4Cl，但对肝肾功能不全者忌用。紧急情况下可使用 0.1 mol/L 的盐酸溶液经中心静脉滴入，但必须注意滴速，以免造成溶血等不良反应。治疗过程中应当注意血钾水平，在碱中毒纠正后可出现血钙水平改变，有手足搐搦时，可给予钙剂纠正。

应注意患者的呼吸状况，监测患者血液、尿液中的电解质情况。测量患者体重。根据情况决定输液速度并记录出入液量以评估患者对治疗的反应。向患者解释控制服用碱性药物的意义。采取积极措施，避免发生潜在损伤。

四、呼吸性酸中毒

呼吸性酸中毒是由于肺泡通气功能不足致使体内产生的 CO_2 不能充分排出或 CO_2 吸入过多而引起的高碳酸血症。

（一）病因和发病机制

引起呼吸性酸中毒的原因有以下几方面：

1. 呼吸中枢抑制

如麻醉过深、颅脑损伤、药物或乙醇中毒等。

2. 肺支气管疾病

以肺气肿最常见，术后肺不张及肺炎也可引起，此外，还可见于肺水肿、肺纤维化、慢性支气管病变等。

3. 呼吸道梗阻

如大咯血、溺水、白喉、气管异物、昏迷患者呕吐物吸入等引起窒息。

4. 其他

胸部损伤，呼吸肌麻痹及胸膜、胸腔病变等。

（二）病情评估

1. 病史

有引起呼吸性酸中毒的病因存在。

2. 临床表现

急性呼吸性酸中毒患者以呼吸困难和缺氧为主。表现为气促、烦躁不安、发绀、呼吸节律改变，严重者呼吸骤停，血压下降，心律失常和心衰，甚至出现室颤、心脏停搏。慢性呼吸性酸中毒者常感倦怠、乏力、头痛，随后兴奋、失眠、躁动、面部肌束和手指震颤。当 $PaCO_2 > 75$ mmHg 时，可出现 CO_2 麻醉即肺性脑病。

3. 实验室及特殊检查

血气分析示：血 pH 值 < 7.35，$PaCO_2 > 48$ mmHg，SB 及 AB 升高，AB > SB。CO_2CP 一般升高（代谢性碱中毒除外），血清钾升高，血清氯降低。尿 pH 值下降。眼底检查：肺性脑病时眼底血管扩张，可有视盘水肿。

4. 诊断要点

根据上述临床表现，结合实验室检查可诊断。

（三）处理

尽快治疗原发病和改善患者的通气功能，去除呼吸道及其他妨碍气体交换的因素，恢复呼吸道畅通并及时给氧。如气管插管、气管切开、用呼吸机进行人工呼吸等。如因使用呼吸机不当而发生酸中毒，则应调整呼吸机的频率、压力或容量。

（四）护理要点

解除呼吸道梗阻，恢复与维持有效通气是治疗护理的关键。紧急时需通知医生，并做气管切开准备，或行辅助呼吸。对有肺不张的患者，应鼓励多做深呼吸，改善换气。

其他改善呼吸状况的治疗，如使用抗生素控制呼吸道感染、体位引流、雾化吸入、支气管扩张剂等，应根据患者原发病的情况采用。呼吸性酸中毒时通过改善通气、换气功能，促使 CO_2 排出，高浓氧吸入治疗可抑制呼吸中枢，使用时应小心。

呼吸性酸中毒通过改善呼吸功能即可矫正酸中毒，通常情况下不使用碳酸氢钠等碱剂。呼吸性酸中毒可同时存在其他电解质紊乱，应加以监测。

对有气急、胸闷、呼吸困难而烦躁、焦虑的患者，应给予精神安慰，并及时给予吸氧等。在改善了通气状况后，焦虑、烦躁常明显改善。呼吸困难的患者应给予软枕、靠垫或摇高床头。尽量使患者处于较为舒适的体位。有慢性呼吸道疾病的患者，常有排痰困难。应协助其更换体位、拍背，指导患者做好体位排痰。重症患者如有定向障碍、昏迷时，应有专人护理，定时翻身，预防压疮及坠床等意外发生。在慢性呼吸衰竭引起的呼吸性酸中毒患者，如果使用呼吸器不当，动脉血 CO_2 下降过速，可出现手足抽搐等碱中毒的改变，应予以注意。

五、呼吸性碱中毒

呼吸性碱中毒主要是由于肺的换气过度增加，体内失去过多 CO_2，H_2CO_3 减少，而致 pH 值上升所致，又称低碳酸血症。

（一）病因和发病机制

引起呼吸性碱中毒的原因有以下几方面：

1. 呼吸系统疾病

如肺炎、支气管哮喘、肺栓塞、早期间质性肺病、肺淤血、气胸等肺部疾病可通过反射机制引起通气过度。

2. 过度通气综合征

如癔症、神经质及过度兴奋患者可出现过度通气综合征，表现深而大的呼吸，使 CO_2 呼出过多。

3. 中枢神经系统病变

颅脑损伤、脑血管疾病、脑炎、脑膜炎等病变也可出现过度通气。

4. 药物中毒

水杨酸等药物中毒时可刺激呼吸中枢，发生过度通气。

5. 使用人工呼吸机不当

使用人工呼吸机或手术麻醉进行辅助呼吸时，呼吸过频，潮气量过大且持续时间长。

6. 其他

如休克、高热、昏迷（败血症、肝昏迷等）、高温作业、高山缺氧、妊娠、肝硬化腹水等。

（二）病情评估

1. 病史

任何原因引起肺换气过度，CO_2 排出过多，血中 H_2CO_3 减少而 HCO_3^- 相对增加，导致 pH 值升高，均可引起呼吸性碱中毒。

2. 临床表现

眩晕、手足麻木或针刺感、肌肉震颤、肌张力增高、手足抽搐、心跳加快或心律失常等。

3. 实验室及其他检查

血气分析示：pH 值 > 7.45，$PaCO_2$ < 35 mmHg，AB 和 SB 降低，AB < SB。COS_2CP < 22 mmol/L（代谢性酸中毒除外），血清钾、氯降低，尿 pH 值 > 6。ECG 示：ST 段压低，T 波倒置，QT 间期延长（这些变化和心肌缺血，细胞内低钾有关）。EEG 异常（脑组织缺氧所致）。

4. 诊断要点

根据病史、临床表现，结合实验室检查可诊断。

（三）处理

1. 积极治疗原发病，轻症及癔症者可随着原发病的改善而纠正。

2. 重症呼吸性碱中毒可用纸袋罩于患者口鼻行重复呼吸，使其吸回呼出的 CO_2，或吸入含 5% CO_2 的氧气（注意避免发生 CO_2 急剧升高造成高碳酸血症）。危重患者可先用药物减慢呼吸，然后行气管插管进行辅助呼吸，以降低呼吸频率和减少潮气量。

3. 抽搐者可用 10% 葡萄糖酸钙 10 ~ 20 ml 稀释后静脉注射。

4. 可试用乙酰唑胺，以增加尿中 HCO_3^- 排出。

（四）护理要点

积极去除病因，注意监测生命体征，观察呼吸频率、深度及神经肌肉兴奋的症状和体征。病室应安静，减少对患者的刺激。注意保持水、电解质及酸碱平衡。

（薛明）

第五章　重要脏器功能衰竭

第一节　急性心力衰竭

急性心力衰竭（简称急性心衰）是指由于短时间内心肌收缩功能障碍和（或）舒张功能障碍，使心脏泵血功能降低而导致心排血量减少，不能满足机体组织代谢需要的一种病理过程或临床综合征。

急性心衰可以表现为急性起病或慢性心衰急性失代偿状态。临床上急性左心衰竭较为常见，急性左心衰竭是以急性肺水肿和心源性休克为主要表现的急危重症，是此部分讨论的主要内容。

一、病因和发病机制

心脏结构或功能的突发异常，使心脏收缩力突然严重减弱，或左室瓣膜急性反流，心排血量急剧降低，左室舒张末压迅速升高，肺静脉回流不畅，肺静脉压突然升高，导致急性左心衰竭的发生。常见的病因有：

1. 与冠心病有关的急性广泛前壁心肌梗死、室间隔破裂穿孔、乳头肌或腱索断裂等。

2. 原有心脏病的基础上快速心律失常或严重缓慢性心律失常，高血压心脏病血压急剧升高，输液过多过快等。

3. 感染性心内膜炎引起乳头肌功能不全、腱索断裂、瓣膜穿孔等所致瓣膜性急性反流。

二、病情评估

（一）临床表现

急性左心衰竭以肺水肿或心源性休克为主要表现。突然发生极度的呼吸困难，强迫坐位，呼吸频率可在 30～40 次/分，频繁咳嗽，咳粉红色泡沫痰，面色灰白、烦躁、发绀、大汗，极重者神志模糊。发病开始可有一过性血压升高，以后可持续下降直至休克。听诊时两肺满布湿性啰音和哮鸣音，心尖部第一心音减弱，频率增快，闻及舒张期奔马律，肺动脉瓣第二心音亢进。

（二）实验室及其他检查

1. X 线检查

X 线可见肺门有蝴蝶形大片阴影并向周围扩展，心界扩大，心尖冲动减弱等。

2. ECG

窦性心动过速或各种心律失常，心肌损害，左房、左室肥大等。

三、处理

急性左心衰竭严重威胁患者生命，一旦确诊应立即予以治疗。缓解缺氧、重度呼吸困难和纠正心衰是急性左心衰竭治疗的关键。

（一）体位

患者取坐位或半卧位，双腿下垂，以增加肺容量和肺活量，减少回心血量。

（二）吸氧和消除气道泡沫

迅速充分供氧能缓解呼吸困难，降低肺动脉压和肺毛细血管通透性，减少肺血管渗出。常用纯氧面罩和高流量（6~8 L/min）鼻导管吸氧，以尽快使 SpO_2 达95%，严重缺氧者可采用面罩正压供氧或双相气道正压（BiPAP）供氧，氧浓度以40%~60%为宜。吸入高浓度氧后缺氧仍不能纠正，PaO_2 仍低于 50 mmHg，或有进行性 $PaCO_2$ 增高，应采取气管内插管和机械通气，予间歇正压通气或呼气末正压通气。

为消除气管内泡沫，改善肺通气功能，可吸入二甲硅油消泡剂，或将氧气先通过50%~70%乙醇湿化瓶后吸入，以降低泡沫的表面张力而使之破裂，有利于肺顺应性和肺泡通气的改善。

（三）镇静剂

首选吗啡，5~10 mg，皮下或肌内注射；必要时 30 分钟后重复。对老年、神经不清、休克和已有呼吸抑制者慎用。次选哌替啶，50~100 mg，皮下或肌内注射，可用于有慢性阻塞性肺疾病（COPD）或休克的肺水肿，以及有颅内病变者。一般镇静药和地西泮药疗效不如吗啡和哌替啶。

（四）快速利尿

呋塞米 20~40 mg 或依他尼酸钠 25~50 mg 静脉注射，可大量快速利尿，减少血容量。呋塞米在利尿发生前即有扩张血管作用，更能迅速见效。但并发于急性心肌梗死的左心衰竭，由于血容量增多不明显，应慎用，以免引起低血压。氨茶碱 0.25 g 加入50% 葡萄糖溶液 20~40 ml，缓慢静脉注射，可解除支气管痉挛，减轻呼吸困难。此外尚可增强心肌收缩力和扩张周围血管。

（五）血管扩张剂

上述治疗心衰未控制，可静脉滴注酚妥拉明、硝酸甘油、硝普钠等。

（六）洋地黄制剂

急性左心衰竭或慢性心衰急性加重时宜选用快作用洋地黄制剂，特别是由快速室上性心律失常如伴有快速心室率的心房颤动、心房扑动诱发，或已知心脏增大伴左室收缩功能不全者。常用毛花苷 C 0.4 mg、地高辛 0.25 mg 或毒毛花苷 K 0.25 mg 稀释后静脉注射，必要时 4 小时后可重复 1 次。对冠心病、高血压心脏病引起的急性左心衰竭，选用毒毛花苷 K 较好，对风湿性心脏病合并心房颤动者，则选毛花苷 C 较好。如发病前两周内曾用洋地黄者，剂量宜从小剂量开始。重度瓣膜狭窄伴窦性心律或由急性心肌梗死引起的肺水肿，洋地黄制剂应禁用或慎用。

急性左心衰竭合并低血压时，也可选用环磷酸腺苷（cAMP）依赖性正性肌力药物，常用多巴胺 2~5 μg/（min·kg），或多巴酚丁胺 2.5~7.5 μg/（min·kg），静脉滴注，多巴酚丁胺可与多巴胺合用，也可单独应用。

（七）氨茶碱

氨茶碱为磷酸二酯酶抑制剂，通过其明显的支气管扩张作用以及温和周围血管扩张、利尿和正性肌力作用，改善呼吸困难。多在心源性哮喘和支气管哮喘不易鉴别时应用，常用量 250 mg 以葡萄糖液稀释后缓慢（10~15 分钟）静脉注射，必要时 6 小时后可重复 1 次。由于其治疗安全窗较窄，并可引起低血压，诱发心律失常等不良反应，故急性心肌梗死及心肌缺血不宜使用。

（八）肾上腺皮质激素

由于能解除支气管痉挛、降低 PCWP 和毛细管通透性、减少渗出、稳定细胞溶酶体和线粒体、促进利尿等作用，对急性肺水肿有一定治疗价值。常用地塞米松 5~10 mg 或琥珀酸氢化可的松 100 mg 或甲泼尼龙 80~160 mg 静脉注射或加入5%葡萄糖液内静脉滴注。

（九）静脉穿刺放血

可用于上述治疗无效的肺水肿患者，尤其是大量快速输液或输血所致的肺水肿，放血 300~500 ml，有一定效果。

（十）确定并治疗诱因

急性肺水肿常可找到诱因，如急性心肌梗死、快速心律失常及输液过多过快等。由高血压危象引起者应迅速降压，可用硝普钠。如器质性心脏病伴快速性心律失常对抗心律失常药物无效，而非洋地黄引起，应迅速电击复律。

（十一）基本病因、诊断和治疗

经初步急诊处理后，应及时对基本病因和基础心脏病作出诊断。如重度二尖瓣狭窄，感染性心内膜炎伴瓣膜穿孔及梗阻性肥厚型心肌病等，并给予相应的处理。

四、护理要点

（一）即刻护理措施

1. 将患者置于坐位或半卧位，双腿下垂，以减少静脉回流。

2. 立即给予高流量鼻导管或面罩吸氧，如经上述方法给氧后 PaO_2 仍 < 60 mmHg 时，应做好使用机械通气治疗的准备。

3. 进行心电、血压、血氧饱和度监测。

4. 开放静脉通路，准备按医嘱给药。

5. 按医嘱描记 12 导联 ECG，留取动脉血气、脑钠肽、血常规、血糖、电解质和心肌损伤标记物等各种血标本。

6. 协助患者接受 X 线胸片、超声心动图等检查。

（二）病情观察与护理

1. 观察体温、脉搏、呼吸、血压的变化。注意心衰的早期表现，夜间阵发性呼吸困难是左心衰竭的早期症状，应予警惕。当患者出现血压下降、脉率增快时，应警惕心源性休克的发生，并及时报告医生处理。

2. 观察神志变化，由于心排血量减少，脑供血不足缺氧及二氧化碳增高，可导致头晕、烦躁、迟钝、嗜睡、晕厥等症状，及时观察以利于医生综合判断及治疗。

3. 观察心率和心律，注意心率快慢、节律规则与否、心音强弱等。有条件时最好能做心电监测并及时记录，以便及时处理。出现以下情况应及时报告医生：①心率＜40次/分或＞130次/分；②心律不规则；③心率突然加倍或减半；④患者有心悸或心前区痛的病史而突然心率加快。

4. 注意判断治疗有效的指标，如自觉气急、心悸等症状改善，情绪稳定，发绀减轻，尿量增加，水肿消退，心率减慢，原有的期前收缩减少或消失，血压稳定。

5. 注意观察药物治疗的效果及不良反应，如使用洋地黄类药物时，应注意观察患者心率、心律的变化，观察药物的毒性反应，并协助医生处理药物的毒副反应。此外，迅速建立良好的静脉通道，以保证药物的顺利应用，严格控制静脉输液速度。做好各种记录，发现异常及时报告医生，配合处理。备好一切抢救药品、器械。洋地黄制剂毒性反应的处理：

1）立即停用洋地黄类药物，轻度毒性反应如胃肠道神经系统和视觉症状、一度房室传导阻滞、窦性心动过缓及偶发室性期前收缩等心律失常表现，停药后可自行缓解。中毒症状消失的时间，地高辛为24小时内，洋地黄毒苷需7～10天。

2）酌情补钾，钾盐对治疗由洋地黄毒性反应引起的各种房性快速心律失常和室性期前收缩有效，肾衰竭和高血钾患者忌用。

3）苯妥英钠：是治疗洋地黄中毒引起的各种期前收缩和快速心律失常最安全有效的常用药物，但有抑制呼吸和引起短暂低血压等不良反应，应注意观察。

（三）健康教育

1. 向患者及家属介绍急性心衰的诱因，积极治疗原有心脏疾病。急性肺水肿发作过后，如原发病因得以去除，患者可完全恢复；若原发病因继续存在，患者可有一段稳定时间，待有诱因时又可再发心功能不全症状。

2. 嘱患者在静脉输液前主动告诉护士自己有心脏病史，便于护士在输液时控制输液量及速度。

（刘英姿）

第二节　急性呼吸衰竭

急性呼吸衰竭是指因突发因素引起短时间内肺通气或换气功能严重障碍而发生的呼吸衰竭，多表现为Ⅰ型呼吸衰竭。因病变发展迅速，机体尚未建立有效的代偿，如不及时抢救，会危及患者的生命，是一种临床急症，需及时诊断和治疗。

一、病因和发病机制

急性呼吸衰竭的病因很多，大多来自肺及气道自身原因。凡能阻碍外界空气与肺内血液进行气体交换的任何病因，都可引起低氧血症或伴高碳酸血症导致呼吸衰竭。

（一）呼吸道病变

COPD 急性加重（AECOPD）是最主要原因，占 80%～90%，其次为支气管哮喘、支气管扩张、异物阻塞、肿瘤或肿大淋巴结压迫、气道灼伤、烧伤等，引起通气功能障碍和气体分布不匀，导致通气与血流比例失调。

（二）肺组织病变

各种重症肺炎、ARDS、重度肺结核、弥漫性肺间质纤维化、各类肺泡炎、肺尘埃沉着病（尘肺）、放射性肺炎、侵及肺的结缔组织病、各种吸入性损伤、氧中毒和广泛肺切除、急性高山病、复张性肺水肿、误吸、淹溺、电击等均可引起肺容量、通气量、有效弥散面积减少、通气与血流比例失调，造成严重气体交换障碍，发生缺氧。

（三）肺血管病变

肺血栓栓塞性疾病、肺血管炎、肺毛细血管瘤、DIC，以及原因不明的肺动脉高压等均可引起肺血管阻力增加，此外，肺血流障碍减少使肺换气损害，肺内右至左分流增加，导致缺氧等均可引起肺动脉高压。

（四）胸廓病变

严重脊柱后凸或侧凸畸形、类风湿性关节炎、广泛胸膜肥厚粘连、大量胸腔积液或气胸、胸廓畸形、胸壁外伤等。

（五）神经中枢及神经肌肉疾患

多发性肌炎、重症肌无力、脊髓灰质炎、多发性神经炎、严重低血钾等影响呼吸肌收缩、镇静剂或麻醉剂中毒、脑血管病变、脑外伤、脑炎和脑肿瘤等影响呼吸驱动和调节，最终都可导致呼吸衰竭。

二、病情评估

（一）临床表现

急性呼吸衰竭的临床表现主要是低氧血症所致的呼吸困难和多器官功能障碍。

1. 缺氧

1）中枢神经系统：大脑耗氧量较大，为 30 ml/（min·kg），停止供氧达 6 分钟即可发生脑组织不可逆损伤。缺氧表现：轻度，烦躁；中度，谵妄；重度，昏迷。

2）心血管系统：轻度缺氧时，出现代偿性心率增快、心排血量增加、血压升高。严重缺 O_2 时可出现各种类型的心律失常如窦性心动过缓、期前收缩等。如进一步加重，可发展为周围循环衰竭、心颤甚至心脏停搏。缺氧时内脏、皮肤血管收缩，而脑血管和冠状动脉扩张，同时肺血管收缩，肺循环阻力增加，导致急性肺动脉高压，加重右心负荷，甚至导致右心衰竭。

3）呼吸系统：PaO_2 下降可刺激外周化学感受器（主动脉体、颈动脉体），兴奋呼吸中枢，使呼吸加深加快来进行代偿。患者可表现为兴奋、烦躁不安、喘息性呼吸困难、端坐呼吸等，同时呼吸频率明显增快，每分钟可在 30 次以上，还可出现明显的"三凹"征，即吸气时胸骨上窝、锁骨上窝和肋间隙下陷。与此同时，呼吸节律紊乱，出现呼吸变浅、变慢，甚至呼吸停止。

当 PaO_2 低于 50 mmHg 时，患者口唇黏膜、甲床部位可出现发绀，但因受血红蛋白含量、皮肤色素、心功能状态及观察者判断能力等因素的影响，发绀虽是低氧血症的一项可靠体征，但并不敏感。

4）血液系统：慢性缺氧可刺激造血，而急性缺氧常无此代偿，反可造成凝血机制障碍、造血系统衰竭、DIC。

5）消化系统：呼吸衰竭引起缺氧及脑反射性的微血管痉挛，加重胃肠道组织缺血、缺氧，常发生应激性溃疡出血及肝细胞功能损害。

6）肾脏：缺氧使肾血管收缩，血流量减少，易发生肾功能不全，致尿素氮、肌酐增高及代谢性酸中毒等。

7）细胞代谢及电解质：可导致代谢性酸中毒、高钾血症和细胞内酸中毒。

2. 二氧化碳潴留

1）中枢神经系统：急性二氧化碳潴留可使脑血管扩张，血流量增加，颅内压升高，因而出现头痛、扑翼样震颤、嗜睡、昏迷等表现。

2）酸碱失衡和电解质紊乱：血中二氧化碳潴留产生呼吸性酸中毒，导致细胞外液 H^+ 与细胞内 K^+ 互换，使血清 K^+ 升高，细胞内 H^+、Na^+ 增加。过量补充碱性药物和应用呼吸兴奋剂或机械辅助呼吸及激素、利尿剂，可引起血 K^+ 和 Cl^- 减低，此时易发生呼吸性酸中毒 + 代谢性酸中毒。

3）心血管系统：当缺氧合并二氧化碳潴留时，可出现肺动脉收缩，肺动脉高压，右室肥厚、扩大，心率快，心衰，血压上升，脉洪大，外周血管扩张，皮肤潮红、温暖、出汗等。

4）呼吸系统：吸入 <15% 二氧化碳时，二氧化碳每升高 1 mmHg，则每分通气量可升高 2 L。中枢对二氧化碳刺激常呈抑制状态，而呼吸兴奋性主要靠缺氧维持。

（二）实验室及其他检查

血气分析：动脉血 PaO_2 < 60 mmHg、$PaCO_2$ > 50 mmHg，动脉血氧含量接近正常，动脉血氧饱和度减少，pH 值 <7.30，CO_2CP 根据酸碱紊乱情况有所变化。

（三）诊断

急性呼吸衰竭的临床表现明显且典型，临床诊断并不困难。由于急性呼吸衰竭发病急骤，病情进展迅速，因此早期诊断特别重要。急性呼吸衰竭早期诊断的关键首先在于提高警惕，对于可能出现呼吸功能不全的高危患者应有密切的临床观察。其次应充分利用现有的监护手段，尤其是 SpO_2 监测和血气分析技术，监测 SpO_2 和动脉血气的变化规律。一般而言，若鼻导管吸氧 3 L/min 时，SpO_2 <95%，就已经出现低氧血症，应查动脉血气以明确诊断。呼吸衰竭的诊断标准如下：

1. 急性呼吸衰竭

1）有急性呼吸衰竭的基础病史。

2）有缺氧和（或）CO_2 潴留的临床表现。

3）动脉血气分析，在海平面水平、静息状态下且呼吸空气时，若 PaO_2 < 60 mmHg，$PaCO_2$ 正常或低于正常时即为低氧血症或 I 型呼吸衰竭；若 PaO_2 < 60 mmHg，$PaCO_2 \geq 50$ mmHg 时即为高碳酸血症或 II 型呼吸衰竭。

2. 慢性呼吸衰竭急性发作

1) 有慢性呼吸系统疾病的基础病史。

2) 有缺氧和 CO_2 潴留的临床表现。

3) 动脉血气分析同急性呼吸衰竭。

三、处理

急性呼吸衰竭的治疗以改善通气、纠正缺氧、防止重要脏器功能的损害为主。

（一）改善通气

急性呼吸衰竭大多突然发生，故应及时采取抢救措施，防止和缓解严重缺氧、二氧化碳潴留和酸中毒，注意保护心、脑、肾等重要系统和脏器的功能。纠正缺氧的主要方法是改善通气，迅速清理口腔分泌物，保持呼吸道通畅，并立即开始人工呼吸，可行口对口人工呼吸、胸外按压人工呼吸、经面罩或气管插管接简易人工呼吸器，必要时做气管插管行机械通气，如发生心搏骤停，还应采取有效的体外心脏按压等有关 CPR 的抢救措施。

（二）高浓度氧疗

对 I 型呼吸衰竭，如急性肺水肿、ARDS、重症肺炎等应给予高浓度氧疗，以便尽早将 PaO_2 提高到大于或等于 60 mmHg，减轻缺氧对各脏器的损伤。可短期采用 FiO_2 0.5～0.6 或更高的氧浓度，待血氧升至安全水平后，即将 FiO_2 降至 0.4 或更低，以防止氧中毒。这类患者呼吸中枢兴奋性主要由 $PaCO_2$ 调节，PaO_2 迅速提高不致引起呼吸抑制。

低浓度氧疗可用鼻塞或鼻导管法，双鼻孔细塞给氧患者感觉较舒适，不影响进食和说话。高浓度氧疗则以通气面罩法或经机械通气给氧为宜。

持久高浓度吸氧对肺有肯定的毒性作用，可造成肺间质水肿、肺泡膜增厚、肺出血、肺不张及透明膜形成，支气管黏液—纤毛清除功能也受抑制。正常人吸 55% 氧可耐受数天至数周；吸大于 60% 氧 1～2 天便可见肺损伤；吸纯氧 6～30 小时就可出现症状，48～72 小时症状明显加重，表现为胸骨后疼痛和压迫感、恶心、呕吐、感觉异常、疲乏和呼吸困难等。

PaO_2 升高并不完全代表组织氧合改善，后者还取决于心输出量、血红蛋白量及氧解离曲线等。因此，改善心功能、纠正贫血和氧解离曲线偏移（如碱中毒）亦很重要。

（三）机械通气

对于严重的呼吸衰竭的患者；机械通气是抢救患者生命的重要措施，机械通气的目的：

1. 维持合适的通气量。

2. 改善肺的氧合功能。

3. 减轻呼吸做功。

4. 维护心血管功能的稳定。

凡是出现下列情况者，应尽早建立人工气道、进行机械通气：

1. 意识障碍，呼吸不规则。

2. 气道分泌物多、排痰障碍的患者。

3. 呕吐误吸可能性大的患者，如延髓性麻痹或腹胀呕吐者。

4. 全身状况较差，极度疲乏者。

5. 严重低氧血症或（和）二氧化碳潴留达危及生命的程度。

（四）高压氧治疗

在急性呼吸衰竭中应用机会较少，而在一氧化碳中毒应用较多，在肺部厌氧菌感染引起的低氧血症中偶有应用。

（五）膜肺

以膜式氧合器在体外进行气体交换，替代严重损害的肺，为组织提供氧。但由于操作较复杂，花费较大，目前尚不能广泛开展。

（六）监测血气

以此指导临床呼吸机的各种参数调整和酸碱紊乱的处理。

（七）肾上腺皮质激素

在急性呼吸衰竭中应用较广泛，能有效防止诱发 ARDS 的补体激活、中止白细胞裂解、防止氧自由基的产生和释放、避免毛细血管损伤导致渗漏等，但在复杂创伤、严重感染时需同时采取有效抗感染措施，防止二重感染。故肾上腺皮质激素剂量要适当，使用时间宜短。

（八）控制感染

严重感染、败血症、感染性休克及急性呼吸道感染等往往是引起呼吸功能衰竭的主要原因。不仅如此，在急性呼吸衰竭病程中，常因气管切开、机体抵抗力下降等原因而并发肺部感染，甚至全身感染。因此，控制感染是急性呼吸衰竭治疗的一个重要方面。

（九）一般支持疗法

电解质紊乱和酸碱平衡失调的存在，可以进一步加重呼吸系统乃至其他系统器官的功能障碍，并可干扰呼吸衰竭的治疗效果，因此应及时加以纠正。急性呼吸衰竭较慢性呼吸衰竭更易合并代谢性酸中毒，应积极纠正。重症患者常需转入 ICU，集中人力物力积极抢救。危重患者应监测血压、心率，记录液体出入量。采取各种对症治疗，预防和治疗肺动脉高压、肺源性心脏病、肺性脑病、肾功能不全和消化道功能障碍等。特别要注意防治 MODS。

四、护理要点

（一）一般护理

1. 给患者安排安静的病房，嘱患者绝对卧床休息。

2. 助患者保持最佳舒适体位，身体尽量坐直，以利呼吸。

3. 保持呼吸通畅，防止舌根后坠，有义齿应将义齿取出。

4. 有计划地安排各种护理和治疗的操作时间。保证患者的充足休息时间，以增强机体的抗病能力。

5. 安排专人陪护患者，减轻患者的焦虑与不安。

6. 对神志清的患者进行简单的解释。必要时经气管插管吸痰。

7. 对一般治疗无效的患者，准备做气管插管、气管切开或辅助呼吸。备好各种抢救物品，如气管插管、气管切开包、人工呼吸器、吸痰器、呼吸兴奋剂、强心剂、氧气等。

（二）病情观察与护理

1. 加强病情观察

注意观察患者神志和唇、趾、指发绀等变化。注意观察患者咳嗽是否有力，痰液咳出的难易、痰量及其颜色、气味和黏稠度等皆有助于病情的判断。积极寻找病因及诱因，尤其是感染病原体（细菌、病毒、真菌及支原体等）。给氧过程中应观察效果，如呼吸困难缓解、心率下降、发绀减轻，表示给氧有效；如呼吸过缓或意识障碍加重，提示二氧化碳潴留加重，应通知医生并准备呼吸兴奋剂和辅助呼吸器。

2. 加强呼吸循环功能监测

呼吸功能监测包括呼吸频率、潮气量，有条件可做床旁肺功能测定（如肺活量、第一秒钟用力呼气量、最大吸气压力），定时测定动脉血气，还可行 SpO_2 监测；呼出气二氧化碳浓度的监测是判断有无二氧化碳潴留及其程度的良好方法。

3. 应用药物观察

应用呼吸兴奋剂时应观察其药效和药物反应，如患者出现颜面潮红、面部肌肉颤动、烦躁不安等，应减慢滴速或停用，同时通知医生。

（三）治疗护理

1. 氧疗护理

呼吸衰竭早期即给予氧气吸入。氧疗原则是 I 型呼吸衰竭按需给氧，氧浓度为 40% ~50%；面罩或呼吸机给氧，氧浓度一般不超过 50%，使 PaO_2 在 60 mmHg 以上，但应注意长时间高浓度吸氧可能会发生氧中毒。II 型呼吸衰竭持续低流量给氧，氧浓度控制在 25% ~29%，防止高浓度吸氧使 PaO_2 迅速提高，解除缺氧对呼吸中枢的兴奋作用而抑制自主呼吸。在氧疗的同时注意改善通气功能，保持气道通畅，注意不可随意中断给氧。同时应密切观察病情及血气分析的变化，吸氧前检查 PaO_2 和 $PaCO_2$ 水平，吸氧 2.5 小时后复查血气分析，若 $PaCO_2$ 未增高或增高不超过 10 mmHg，可适当加大吸氧浓度，若 $PaCO_2$ 上升 >10 mmHg，可维持吸氧浓度，并注意观察患者神志、呼吸频率及幅度的变化，若神志由清醒转为意识不清、呼吸变浅变慢，表明病情恶化，若 $PaCO_2$ 继续上升，应积极采取措施，增加通气量。

2. 控制感染

呼吸道感染是呼吸衰竭的诱发因素，控制感染是治疗呼吸衰竭的重要措施，应针对感染菌种选择抗生素，及时做痰、血培养或痰涂片检查，以明确菌类或菌种。在应用抗生素治疗时，应遵医嘱按时定量准确给药，以保持满意的血药浓度，同时注意观察治疗效果及不良反应。在全身用药的同时还应局部给药，如经气管滴入、超声雾化吸入等，增加局部抗菌效应。

3. 药物选择

呼吸衰竭患者在未用机械通气治疗时，应慎重使用镇静剂，忌用麻醉药，防止呼吸中枢抑制。II 型呼吸衰竭患者根据病情可以使用呼吸兴奋剂，使呼吸中枢兴奋性增加，应缓慢持续静脉给药，因中断给药可使呼吸中枢兴奋性降低而抑制呼吸。使用呼吸兴奋剂时可与支气管扩张剂配伍，并同时氧疗，增加治疗效果。

4. 机械通气

自主呼吸无效、病情严重的患者需行机械通气治疗时，可选用 BiPAP 呼吸机或多功能呼吸机；治疗中应正确选择通气方式，严密观察病情及血气分析变化。根据各项指标及时调整呼吸参数。对于建立人工气道（口、鼻腔气管插管或气管切开）的患者，应做好人工气道的护理，加强湿化，及时吸痰，保证呼吸道通畅，使机械通气治疗能顺利进行。

（刘英姿）

第三节 急性肾衰竭

急性肾衰竭是一组临床综合征，以 GFR 在短时间内（数小时至数天）骤然减少，含氮代谢产物尿素氮和肌酐积聚为特征。目前尚缺乏诊断急性肾衰竭的统一标准，一般认为在基础肾功能正常情况下，内生肌酐清除率下降至正常值 50% 以下。若急性肾衰竭发生在原有慢性肾脏疾病肾功能不全基础上，水平又较原水平下降 15%。

一、病因和发病机制

（一）病因

导致急性肾衰竭的原发疾病涉及临床多种学科；肾毒物质亦有药物及毒物之分。为便于诊断、治疗，常将急性肾衰竭的病因分为 3 类：肾前性、肾实质性、肾后性（梗阻性）。

1. 肾前性

多种疾病引起的血容量不足或心排血量减少，导致肾血流量减少、灌注不足、GFR下降，出现少尿。这方面的原发病有胃肠道疾病（吐、泻）、大面积创伤（渗出液）、严重感染性休克（如败血病）、重症心脏病（如心肌梗死、心律失常、心力衰竭）等。

此型肾衰竭有可逆性，如能及时识别，经积极处理，肾缺血得到及时改善，肾脏功能恢复，则少尿症状随之消失。反之，可因病情恶化，演变成肾实质性肾衰竭。

2. 肾性

由肾脏本身的病变引起。常见病因分肾实质病变和肾外病理因素两种。肾实质病变多为肾小球肾炎、肾盂肾炎等；肾外病理因素包括：药物类如庆大霉素、卡那霉素、新霉素、两性霉素、磺胺类、氯仿、甲醇、四氯化碳等；重金属类如汞、砷、铅、银、锑、铋等；生物毒素如蛇毒、蕈毒、斑蝥等；内生毒素如挤压伤、烧伤、误输异型血等。大量肌红蛋白、血红蛋白、肌酸及其他酸性代谢产物释出并进入血循环，造成肾小管堵塞，引起上皮细胞坏死。

3. 肾后性

1）先天性：输尿管疝、膀胱憩室、后尿道瓣膜、神经源性膀胱等。

2）获得性尿路病：良性前列腺增生、尿路结石、肾乳头坏死、误扎输尿管等。

3）恶性肿瘤：前列腺、膀胱、宫颈、结肠、乳腺（肿瘤转移）等。

4）腹膜后纤维化：特发性、伴主动脉瘤、外伤、医源性、药物等。

5）泌尿生殖系统非恶性病变：前列腺相关、子宫脱垂、子宫内膜异位症等。

6）急性尿酸性肾病。

7）药物：亮氨酸、磺胺类等。

8）感染：血吸虫病、结核、念珠菌病、曲菌病、放线菌病等。

9）其他：尿道意外、导管堵塞等。

上述各种病因中，以急性肾小管坏死为引起急性肾衰竭最常见的类型。各种病因引起急性肾小管缺血性或肾毒性损伤，导致肾功能急骤减退，其中大多数为可逆性肾衰竭，治疗得当，可获临床痊愈。

（二）发病机制

急性肾小管坏死的发病机制尚未完全阐明，目前认为主要有以下几种学说：

1. 肾小管阻塞学说

急性肾缺血、肾中毒可直接损害肾小管上皮细胞，坏死的上皮细胞及血红蛋白或肌红蛋白等可阻塞肾小管，阻塞部近端小管腔内压升高，继之肾球囊内压增高，当压力与胶体渗透压之和等于肾小球毛细血管内压时，导致肾小球滤过停止，引起少尿、无尿。如肾小管基膜完整，数日数周后基膜上可再生出上皮细胞，使小管功能恢复。

2. 反漏学说

肾小管上皮损伤后坏死脱落，管壁破坏失去了完整性，管腔与肾间质相通，小管腔中原尿反流扩散至肾间质，引起肾间质水肿，压迫肾单位，加重肾缺血，使肾小球滤过更降低。

3. 肾血流动力学改变

急性肾衰竭时，由于神经体液调节因素，肾内血流重新分布，肾皮质部血流量降至正常的 50% 以下，导致 GFR 明显下降，出现少尿、无尿。引起这种改变的机制为：①有学者认为与肾内肾素—血管紧张素系统活性增高有关。由于入球小动脉收缩，肾灌注不足，肾小球滤过减少；②肾缺血时，毛细血管内皮细胞肿胀，管腔狭窄，血管阻力增加，肾小球滤过降低；③由于出球小动脉舒张，肾毛细血管内静水压降低，肾小球滤过减少。如果做肾动脉造影可显示自弓形动脉以下的分支均不显影，表示供应肾皮质肾小球的动脉收缩，这与肾素—血管紧张素系统激活有关，同时也与肾内前列环素减少、血栓烷 A_2 增高有关。

4. DIC

DIC 多见于创伤、休克、败血症、出血热、产后出血等原因引起的急性肾小管坏死。由于肾血管收缩、肾缺血、毛细血管内皮损伤，易发生血栓形成，同时凝血过程激活、纤溶过程障碍，致纤维蛋白及血小板沉积，聚集在肾小球毛细血管壁阻碍肾血流，加重肾缺血，严重者可发生肾皮质坏死。

二、病情评估

（一）病史

对病情的判断有非常重要的意义。

1. 肾前性急性肾衰竭原因

1）血容量不足：出血；皮肤丢失（烧伤、大汗），胃肠道丢失（呕吐、腹泻），肾脏丢失（多尿、利尿、糖尿病），液体在第3间隙潴留（腹膜炎、胸膜炎）等。

2）心输出量减少：充血性心衰、心律失常、低流量综合征、肺动脉高压、败血症、过敏性休克等。

2. 肾实质性急性肾衰竭原因

由于各种原因所致的肾实质病变均可发生急性肾衰竭。可以急性，也可在肾脏疾病中突然恶化。多见于急性肾小管坏死和急性肾皮质坏死、急性肾小球肾炎和细小血管炎、急性肾大血管疾病、急性间质性肾炎等。

1）肾小管病变：急性肾小管坏死（占40%）。常由肾脏缺血、中毒、肾小管堵塞（血红蛋白、肌红蛋白）引起。

2）肾小球疾病：占25%～26%，见于各种类型急性肾炎，包括狼疮性肾炎、紫癜性肾炎等。

3）肾间质疾病：约占90%，由药物过敏引起急性间质性肾炎，多由磺胺类、新型青霉素、氨基青霉素、止痛药、非激素类抗炎药等引起。

4）肾血管疾病：约占25%。诸如坏死性和过敏性血管炎、恶性高血压、肾动脉闭塞、肾静脉血栓形成、妊娠子痫、DIC等。

5）其他：移植肾的肾排斥，或慢性肾炎急性发作等。

3. 肾后性急性肾衰竭原因

尿路单侧或双侧梗阻（结石、肿物、血凝块），单侧或双侧肾静脉堵塞（血栓形成、肿物、医源性）等。

（二）主要症状和体征

1. 起始期

此期患者常遭受一些已知急性肾小管坏死的病因，如低血压、缺血、脓毒病和肾毒素等，但尚未发生明显的肾实质损伤。

2. 维持期

又称少尿期。典型的为7～14天，但也可短至几天，长至4～6周。GFR保持在低水平，许多患者可出现少尿。

1）急性肾衰竭的全身并发症

（1）消化系统症状：食欲减退、恶心、呕吐、腹胀、腹泻等，严重者可发生消化道出血。

（2）呼吸系统症状：除感染并发症外，因过度容量负荷，尚可出现呼吸困难、咳嗽、憋气、胸痛等症状。

（3）循环系统症状：多因尿少和未控制饮水，以致体液过多，出现高血压及心衰、肺水肿表现；因毒素滞留、电解质紊乱、贫血及酸中毒引起各种心律失常及心肌病变。

（4）神经系统症状：出现意识障碍、躁动、谵妄、抽搐、昏迷等尿毒症脑病症状。

（5）血液系统症状：可有出血倾向及轻度贫血现象。

2）水电解质和酸碱平衡紊乱

（1）代谢性酸中毒。

（2）高钾血症。

（3）低钠血症。

3. 恢复期

少尿型患者开始出现利尿，可有多尿表现，每日尿量可在 3 000 ~ 5 000 ml，或更多。通常持续 1 ~ 3 周，继而恢复正常。

（三）实验室及其他检查

1. 血液检查

少尿期可出现：

1）轻、中度贫血。

2）血浆肌酐每日升高 44.2 ~ 88.4 μmol/L，多在 353.6 ~ 884 μmol/L 或更高；BUN 每日升高 3.6 ~ 10.7 mmol/L，多在 21.4 ~ 35.7 mmol/L。

3）血清钾浓度升高，部分可正常或偏低。

4）血 pH 值常低于 7.35，碱储负值增大。

5）血清钠浓度可正常或偏低。

6）血清钙可降低，血磷升高。

7）血氯低、血镁高。

2. 尿液检查

1）尿量改变，少尿期尿量在 400 ml/d 以下，非少尿型可正常或增多。

2）尿常规检查：外观多混浊，尿色深，尿蛋白多 + ~ + +，部分可为 + + + ~ + + + +，以中小分子蛋白质为主。尿沉渣检查可见肾小管上皮细胞、上皮细胞管型，颗粒管型及少许红、白细胞。

3）尿比重低而固定，多在 1.015 以下。

4）尿渗透浓度低于 350 mOsm/（kg·H$_2$O），尿与血渗透浓度之比低于 1.1。

5）尿钠含量增高，多在 40 ~ 60 mmol/L。

6）尿尿素与血尿素之比降低，常低于 10。

7）尿肌酐与血肌酐之比降低，常低于 10。

8）肾衰指数 > 2。

9）滤过钠排泄分数（FeNa），FeNa > 1 为急性肾小管坏死致肾衰竭；FeNa < 1 为肾前性少尿性肾衰竭。

3. 影像学检查

包括 B 超、肾区腹部平片、CT、尿路造影、放射性核素扫描等，应结合患者具体情况，权衡检查本身对病情影响后选择进行。B 超可观察到肾脏的大小、肾脏结石，同时提示有无肾盂积水。但如果检查肾大小正常，有轻度肾盂积水，也可能仅反映为输尿管或肾盂蠕动无力。反流性肾病或者尿崩症尿量过多伴失水而致的肾前性肾衰竭，有时也能观察到肾盂积水，必须予以注意。腹部平片也可观察到肾脏大小，同时能发现阳性结石。CT对判断结石、肾盂积水、有无梗阻及梗阻原因，特别是对确定有无后腹膜病变引起急性肾衰竭等有帮助。有时常需配合膀胱镜、逆行肾盂造影或静脉肾盂造影等检查结果来判断。

4. 肾穿刺

使用于可以完全排除肾前、肾后性引起的急性肾衰竭，而肾内病变不能明确者，特别是各型急进性肾炎、血管炎、溶血尿毒综合征及急性间质性肾炎等。

（四）诊断要点

根据原发病因，急骤进行性氮质血症（即短期内血肌酐每日上升50%）伴少尿，结合相应临床表现和实验室检查，一般不难作出诊断。

1. 诊断

1）肌酐清除率在1~2天从正常范围急剧降低到每分钟10 ml/1.73m^{2}左右。

2）血清肌酐和BUN，每日增高44 μmol/L和3.6 mmol/L或以上，连续4天以上。

3）尿肌酐/血清肌酐比值<20。

4）尿比重和渗透压低于1.015和350 mOsm/（kg·H$_2$O）。

5）尿钠>40 mmol/L。

6）FeNa>2%。

7）B超显像，双肾体积不缩小。

2. 鉴别诊断

1）肾前性少尿：该病有血容量不足或心衰病史，补充血容量后尿量增加，氮质血症较轻，尿比重>1.020，尿渗透浓度>550 mOsm/（kg·H$_2$O），尿钠浓度<15 mmol/L，尿、血肌酐和尿素氮之比分别在40:1和20:1以上，据此易于鉴别。

2）肾后性尿路梗阻：有泌尿系结石、肿瘤或外伤史、尿量突然减少，间歇性无尿，尿常规多无异常，经B超和X线检查可找到原发病灶而明确诊断。

3）急性肾间质病变：有引起急性肾间质性肾炎的依据，如药物过敏等，易于鉴别。

三、处理

（一）病因治疗

明确病因尽早区分急性肾衰竭是肾前性、肾性或肾后性。早期肾前性急性肾衰竭在纠正病因、恢复肾脏有效血液灌注后可迅速逆转。肾后性急性肾衰竭在解除梗阻后，肾功能也能迅速恢复。对于怀疑为肾小球、小血管受累、急性间质性肾炎或系统性疾患所致的肾脏病变应尽早肾活检，明确诊断，分别给予相应的治疗。对于缺血、中毒介导的急性肾小管坏死应及时去除诱因。

（二）初发期的治疗

1. 一般治疗

初发期如能及时正确处理，肾衰竭往往可以逆转，即使不能完全逆转，亦可使少尿型肾衰竭转变为非少尿型。可输注 ATP、辅酶 A 及细胞色素 C 等高能物质，许多学者还报道应用 ATP – $MgCl_2$ 混合液的疗效较单用 ATP 为优。卡托普利治疗早期急性肾衰竭，既能阻断管球反馈，又能抑制血管紧张素 II 的生成，使缓激肽浓度增高而增加肾血流量。维拉帕米、硝苯地平可分别通过阻止钙内流及减少肾素分泌，增加肾血流量和 GFR。

2. 扩充血容量

扩容治疗对肾毒性急性肾衰竭前期，可促进毒素排泄，但扩容治疗限于急性肾衰竭前期，宜测定 CVP 作为监护。若 CVP 和血压均降低，说明有效血容量不足，患者处于肾前性氮质血症或为急性肾衰竭前期，可于 30 ~ 60 分钟输液 500 ~ 1 000 ml，补液后尿量每小时增至 30 ml 以上或超过补液前 2 小时尿量，则应继续补液。若 CVP 增加 5 cmH_2O 或达到 10 cmH_2O，应减慢或停止补液。并注意观察患者神志、心率、血压、尿量等变化。

3. 利尿剂的应用

目前用以防治急性肾衰竭的利尿剂仍是甘露醇和呋塞米。

1）甘露醇：甘露醇是一种渗透性脱水剂，借其高渗作用能迅速将细胞内液水分移至细胞外，增加血容量。它易从肾小球滤过，几乎不被肾小管吸收而发挥利尿效果。上述机制能维持肾小管内的静水压，其高渗作用使肾间质液体被吸入，防止了肾间质水肿。肾小管内因有大量水分通过，故减少了管型阻塞。甘露醇尚可使红细胞变形和缩小，降低血液黏度，减少血管阻力和增加肾血流量。若患者 CVP 正常或补足血容量后 CVP 恢复正常而尿量每小时仍小于 17 ml，为应用甘露醇的适应证。一般用 20% 甘露醇 100 ~ 200 ml 在短时间内快速静脉滴注，输后尿量达每小时 30 ml 或超过前 2 小时的尿量，则可每 4 ~ 8 小时重复 1 次。若第 1 次无效，也可重复 1 次，如仍无效则停用，以免诱发急性左心衰竭。对于 CVP 高或心功能不全者，应慎用或不用，可选用呋塞米。

2）呋塞米：能增加肾皮质血流，减少髓质充血，抑制肾组织对糖的酵解，增加 GFR，抑制袢段升支对钠的重吸收，使钠、水、钾的排出增加。初发期使用大剂量呋塞米能阻止肾衰竭发生，即使急性肾衰竭已经确立，也可使部分少尿型急性肾衰竭转变为非少尿型急性肾衰竭。首剂用量 200 ~ 500 mg，缓慢静脉注射，观察 2 小时如无尿量增加，立即加倍重复应用。呋塞米每次静脉注射超过 200 mg 时，最好稀释使用以减轻或避免消化道的不良反应。药物的不良反应少，少数人可出现过敏反应、恶心、呕吐、视物模糊、体位性低血压、低血糖、眩晕，个别出现血白细胞、血小板减少，抑制尿酸排出，并可引起暂时性神经性耳聋。注药速度每小时不超过 250 mg 可减少其毒性。目前认为，呋塞米对功能性肾衰竭和器质性肾衰竭的早期是很有效的利尿剂。

4. 血管扩张剂

近年来不少血管扩张剂试用于急性肾衰竭，尚有一些药物仍处于动物实验阶段。血管扩张剂是否终止急性肾衰竭的发生和发展，目前无肯定结论。在急性肾衰竭早期应用可能有效，当发生肾小管坏死和肾小管回漏时则无效，故主张早期应用。

1）多巴胺：多主张与呋塞米联合应用。动物实验证明二者有协同保护作用，使肾血管明显扩张。有报告对大量甘露醇和呋塞米无效的 24 例少尿性急性肾衰竭，用多巴胺每分钟 3 μg/kg 加速每小时 10～15 mg/kg 静脉滴注，19 例经 6～24 小时尿量从每小时（11±7）ml 增加到每小时（85±15）ml。许多学者认为二药合用治疗急性肾衰竭早期是非常有效的方法。常用量：多巴胺 10～20 mg 和呋塞米 500 mg 加入 100～200 ml 液体中 1 小时内静脉滴注，每日 2～4 次。

2）α 受体阻滞剂：此类药物可解除肾微循环痉挛，改善心功能，预防肾小管坏死，改善肾功能。尤适于伴有高血压及左心衰竭的患者。文献报道以大剂量酚妥拉明（每日 40～80 mg）为主治出血热急性肾衰竭患者 40 例，治愈率 95%，与单用呋塞米比各项指标有非常显著差异。酚妥拉明也可与多巴胺、呋塞米合用以增加疗效。使用时应密切观察血压变化。也可选用酚苄明口服，每日 10～20 mg。

3）卡托普利：治疗早期急性肾衰竭，既能阻断管球反馈，又能抑制血管紧张素 Ⅱ 的生成，使缓激肽浓度增高而增加肾血流量。

4）前列腺素：前列腺素中前列环素具有较强的血管扩张作用。近年有人报告用前列环素治疗急性肾衰竭可使急性肾缺血改善，GFR 增加，制止了急性肾衰竭的发生，推荐用量为每分钟 8 ng/kg 静脉滴注。

此外，文献报道山莨菪碱（10～20 mg）、罂粟碱（90 mg）、普鲁卡因（1 g）等血管扩张剂治疗急性肾衰竭具有一定疗效。

（三）少尿期的治疗

重点在于维持水、电解质平衡，控制感染，控制氮质血症，治疗原发病。

1. 饮食和营养疗法

每日摄入热量 >1 045 kJ 可使内源性蛋白质分解降低，有利于肾组织修复、再生。碳水化合物量不应少于每日 100 g，同时给予胰岛素。限制蛋白质入量每日 <0.6 g/kg，供应的蛋白质至少要有 1/3～1/2 为高效生物效价的优质蛋白。氨基酸溶液已广泛用于急性肾衰竭治疗。氨基酸既可增加营养，又能促使病变的修复，必需氨基酸还能促进体内尿素氮重新被利用以合成蛋白质。饮食中限钠及钾入量。

2. 控制补液量

以量出为入为原则，严格控制入水量，防止体液过多所致的肺水肿并发症。每日液体入量应为前 1 天液体出量（包括尿、大便、呕吐、引流及伤口渗出）加 300～500 ml 为宜。体温增加 1℃ 每日酌增 1.2 ml/kg。以下指标可判断补液量是否适当。

1）如每日体重减少 0.3～0.5 kg，血钠为 140～150 mmol/L，CVP 正常，表示补液适当。

2）如体重不减或增加，血钠 <140 mmol/L，CVP 升高，则表示补液过多，易发生急性肺水肿或脑水肿。

3）如体重下降每日 >1 kg，血钠 >145 mmol/L，CVP 低于正常，提示脱水，补液不足。

3. 保持电解质平衡

主要电解质紊乱是高血钾、低血钠、低血钙、高镁血症。

1）高钾血症：含钾高的食物、药物和库血均应列为严格控制的项目。积极控制感染，纠正酸中毒，彻底扩创，可减少钾离子的释出。当出现高钾血症时，可用下列液体静脉滴注：10%葡萄糖酸钙 20 ml，5%碳酸氢钠 200 ml，10%葡萄糖液 500 ml 加胰岛素 12 U。疗效可维持 4~6 小时，必要时可重复应用。严重高血钾应做透析治疗。

2）低钠血症：绝大部分为稀释性，故一般仅需控制水分摄入即可。如出现定向力障碍、抽搐、昏迷等水中毒症状，则需予高渗盐水滴注或透析治疗。如出现高钠血症，应适当放宽水分的摄入。

3）代谢性酸中毒：对非高分解代谢型肾小管坏死，在少尿期，补充足够热量，减少体内组织分解，一般代谢性酸中毒并不严重。但高分解代谢型往往酸中毒发生早，程度严重。如血浆 HCO_3^- 低于 15 mmol/L，可根据情况选用 5%碳酸氢钠治疗，剂量可自 100 ml 开始，以后酌情加量。对于顽固性酸中毒患者，宜立即进行透析治疗。酸中毒纠正后，常有血中游离钙浓度降低，可致手足抽搐，可予 10%葡萄糖酸钙 10~20 ml 稀释后静脉注射。

4）低钙血症、高磷血症：对于无症状性低钙血症，不需要处理，如出现症状性低钙血症，可临时予静脉补钙。中重度高磷血症可给予氢氧化铝凝胶 30 ml，每日 3 次口服。

4. 心衰的治疗

最主要原因是水钠潴留，致心脏前负荷增加。由于此时肾脏对利尿剂的反应很差，同时心脏泵功能损害不严重，故洋地黄制剂疗效常不佳，合并的电解质紊乱和肾脏排泄减少，则使洋地黄剂量调整困难，易于中毒，应用时应谨慎。内科保守治疗以扩血管为主，尤以扩张静脉、减轻前负荷的药物为佳。透析疗法在短时间内可通过超滤清除大量体液，疗效确实，应尽早施行。

5. 贫血和出血的处理

急性肾衰竭的贫血往往较慢性肾衰竭为轻，血红蛋白一般在 80~100 g/L，可不予特殊处理。中重度贫血应注意引起肾衰竭原发病的诊断和肾衰竭合并出血的可能。治疗以输血为主。急性肾衰竭时消化道大量出血的治疗原则和一般消化道大量出血的处理原则相似，但通过肾脏排泄的抑制胃酸分泌药（如西咪替丁、雷尼替丁等）在较长期应用时，需减量使用。

6. 感染的预防和治疗

开展早期预防性透析疗法以来，在少尿期死于急性肺水肿和高钾血症者显著减少。少尿期主要原因是感染，常见为血液、肺部、尿路、胆道等感染。应用抗生素时，由肾脏排泄的抗生素在体内的半衰期将延长数倍至数十倍，极易对肾脏引起毒性反应。因此，需根据细菌培养和药物敏感试验，合理选用对肾脏无毒性的抗菌药物治疗，如第二或第三代头孢菌素、各种青霉素制剂、大环内酯类、氟喹诺酮类等。原则上氨基糖苷类、某些第一代头孢菌素及肾功能减退易蓄积而对其他脏器造成毒性的抗生素，应慎用或不用。但近年来，耐甲氧西林金黄色葡萄球菌、肠球菌、假单胞菌属、不动杆菌属等耐药菌的医院内感染渐增多，故有时也需权衡利弊，选用万古霉素等抗生素，但需密切观察临床表现。有条件时，应监测血药浓度。许多药物可被透析清除，透析后应及时补充，以便维持有效血药浓度。

7. 血透或腹透治疗。

（四）多尿期的治疗

当 24 小时尿量超过 400 ml 时，即可认为多尿期开始，表示肾实质开始修复，肾小管上皮细胞开始再生，肾间质水肿开始消退，但并不预示脱离了危险。

1. 加强营养

此期应营养充分，给予高糖、高维生素、高热量饮食，并给予优质蛋白、必需氨基酸制剂等。一切营养尽可能经口摄入。

2. 维持水及电解质平衡

出现大量利尿后要防止脱水及低血钾、低血钠。应根据每日体重、血钠及血钾变化及时补充。进水量宜控制在尿量的2/3，以免恢复期延长。

（五）恢复期的治疗

注意补充营养，逐渐增加体力劳动，适当进行体育训练。尽量避免一切对肾脏有害的因素如妊娠、手术、外伤及对肾脏有害的药物。定期查肾功能及尿常规，以观察肾脏恢复情况。

四、护理要点

（一）一般护理

1. 绝对卧床休息，以减轻肾脏负担，昏迷患者应防止坠床。

2. 指导患者进食富含优质蛋白质而含钾量和含水量少的食物，提供可口的食品保证能量的供给。能进食的非透析患者蛋白质的摄入量为每日每千克体重 0.55～0.6 g，透析患者应增加至每日每千克体重 1.0～1.2 g；避免食用含钾较多的食物，对需输血的患者不用库存血；适当摄取钠盐，每日摄入量为 1～2 g。

3. 预防感染，包括以下措施：

1）清洁病室环境，每日早晚通风 1 小时。

2）病床环境每日紫外线消毒 1 次。

3）患者每日早晚 1 次口腔护理和会阴部冲洗。每次所用创口换药，所有静脉导管拔除后应做血培养。每日 2 次用呋喃西林行膀胱冲洗。每 2 周更换 1 次尿管。

4）由于患者病情较重，长期卧床应帮助患者翻身、擦背、按摩，减少皮肤受压时间，保持床单的平整、无渣、无皱折，不拖拉患者，避免发生压疮和皮肤感染。

5）年老体弱患者注意保持呼吸道通畅，避免发生上呼吸道感染及肺炎。

4. 做好心理护理，解除患者的恐惧、忧虑情绪。

（二）病情观察与护理

1. 做好生命体征的观察，定时测量体温、呼吸、脉搏、血压并记录，密切观察神志，注意有无嗜睡、感觉迟钝、呼吸深而大、昏迷等酸中毒表现。注意有无高血压脑病及心衰征象。发现异常，及时报告医生。

2. 急性肾衰竭临床最显著的特征是尿的变化。凡是有引起急性肾衰竭的病因存在，都应密切观察尿量及尿比重的变化，必要时查血生化，以期尽早发现急性肾衰竭初期患者。

3. 水与电解质平衡的观察，严格记录 24 小时出入量，包括尿液、粪便、引流液、呕吐物、出汗等，如条件允许，每日应测体重 1 次。每日测定电解质及肌酐，密切观察补液量是否合适，可参考下列指标：

1）每日体重 0.2 ~ 0.5 kg。

2）血钠保持在 130 mmol/L。如血钠明显降低，则提示可能有水过多。

3）CVP > 10 cmH_2O、颈静脉怒张、水肿急剧加重、血压增高、脉压增宽、心搏增强等表现，提示体液过多。

4. 高血钾是急性肾衰竭患者常见的致死原因，应密切监测心电变化。一旦出现嗜睡、肌张力低下、心律失常、恶心、呕吐等高血钾症状时，应立即建立静脉通路，备好急救药品，并根据医嘱准备透析物品。

5. 水中毒是急性肾衰竭的严重并发症，也是引起死亡的重要原因之一。如发现患者有血压增高，头痛、呕吐、抽搐、昏迷等脑水肿表现，或肺部听诊闻及肺底部啰音伴呼吸困难、咳血性泡沫痰等肺水肿表现时，应及时报告医生，并采取急救措施。

（三）对症护理

水肿是急肾衰最突出的症状，应严格控制液体入量，限制钠盐、钾盐摄入和口服水量。高钾血症是急性肾衰竭患者死亡的重要原因之一，应按时监测血生化，控制钾的摄入，对一些含钾较高的食物如鲜蘑菇、橘子、香蕉、红枣、果汁等应限制摄入，禁止输库存血。密切注意心律、心率、ECG 的改变，并准备好碱性药物如 5% 碳酸氢钠、10% 葡萄糖酸钙、25% 葡萄糖、胰岛素等，以便在紧急情况下应用。对接受透析方法的患者，应注意随时调节透析液中钾的含量，或采用无钾透析液。合并心衰是少尿期的致死原因之一。

（四）健康教育

指导患者及家属应注意饮食的合理性、积极预防各种感染、避免劳累和使用损肾药物。注意口腔及皮肤卫生，不断增强机体抵抗能力。告知患者要积极治疗原发病，延缓肾功能不全的进展，严密监测肾功能的改变，需血透者应按时进行，定期门诊随访。

（尚志荣）

第六章　常见临床危象

第一节　超高热危象

发热是多种疾病的常见症状。若腋温超过 37℃，且一日间体温波动超过 1.2℃ 以上，即可认为发热。腋温为 37.5～38℃ 称为低热、38.1～39℃ 称中度热、39.1～40℃ 称高热、41℃ 以上则为超高热。发热时间超过 2 周为长期发热。持续高热对身体损害很大，尤其是对脑组织有严重损伤，可引起脑细胞不可逆性损害。超高热危象系指高热同时伴有抽搐、昏迷、休克、出血等，是临床常见的危急重症之一，稍有疏忽，即可导致严重后果。

一、病因

（一）感染性发热

感染性发热为常见的病因。病毒、肺炎支原体、立克次体、细菌、螺旋体、真菌、寄生虫等各种病原体所致的感染，均可引起。

1. 传染病

多数急症患者的高热是由传染病引起，其中多半是上呼吸道感染，如普通感冒和流行性感冒、菌痢、疟疾、伤寒、传染性肝炎、粟粒性肺结核、急性血吸虫病、传染性单核细胞增多症、流行性脑脊髓膜炎、乙脑等均可引起发热或高热。

2. 器官感染性炎症

常见有急性扁桃体炎、鼻窦炎、中耳炎、支气管炎、肺炎、脓胸、肾盂肾炎、胆道感染、肝脓肿、细菌性心内膜炎、败血症、淋巴结炎、睾丸或附睾炎、输卵管炎、丹毒、深部脓肿等。

（二）非感染性发热

1. 结缔组织疾病及变态反应

如系统性红斑狼疮、皮肌炎、风湿热、荨麻疹、药物热、输血输液反应等。

2. 无菌性坏死

如广泛地组织创伤、大面积烧伤、心肌梗死、血液病等。

3. 恶性肿瘤

如白血病、淋巴瘤、恶性网状细胞增多症，肝、肺和其他部位肿瘤等。

4. 内分泌及代谢障碍

如甲状腺功能亢进（产热过多）、严重失水（散热过少）。

5. 体温调节中枢功能障碍

如中暑、重度安眠药中毒、脑血管意外及颅脑损伤等。

二、病情评估

发热的原因复杂，临床表现千变万化，往往给诊断带来困难，因此，对一些非典型的疑难病例，除仔细询问病史，全面的体格检查和进行一些特殊实验室检查外，更应注意动态观察，并对收集来的资料仔细进行综合分析，才能及时得出确切的诊断。

（一）病史

现病史和过去史的详细询问，常常对发热性疾病的诊断要点能提供重要的线索。例如黑热病、血吸虫病、丝虫病、华支睾吸虫病等有相对严格的地区性；疟疾、流行性乙型脑炎、流行性脑脊髓膜炎、细胞性痢疾等有一定的季节性；麻疹、猩红热、天花患者痊愈后有长期免疫力；食物中毒多见于集体发病，有进食不洁食物史；有应用广谱抗生素、激素、抗肿瘤药物及免疫抑制剂病史者，经应用抗生素治疗无效，要考虑二重感染的可能性；有应用解热镇痛药、抗生素、磺胺等药物，要警惕药物热；如果同时有皮疹出现，药物热的可能性更大；输血后发热时间长，要考虑疟疾、病毒性肝炎、巨细胞病毒感染的可能性；既往有肺结核或有与肺结核患者密切接触史者，要警惕结核或结核播散的可能；有恶性肿瘤史，不管是手术后或化疗后，再次发热不退要警惕肿瘤转移。例如：有1例患者，10年前有鼻腔恶性肉芽肿，经化、放疗后，10年后出现高热不退，多种抗生素治疗无效，最后证实是恶性组织细胞病。

（二）发热伴随症状

详细观察分析发热的伴随症状，对分析发热原因及严重程度均有重要价值。主要包括有无淋巴结肿大、结膜充血、关节肿痛、出血、皮疹（疱疹、玫瑰疹、丘疹、荨麻疹等），有无肝脾肿大、神经系统症状、腹痛等。

（三）超高热危象早期表现

凡遇高热患者出现寒战、脉搏快、呼吸急促、烦躁、抽搐、休克、昏迷等，应警惕超高热危象的发生。

（四）实验室及其他检查

1. 血常规

以白细胞总数和分类计数最具初筛诊断意义。白细胞总数偏低，应考虑疟疾或病毒感染；白细胞总数增高和中性粒细胞左移者，常为细菌性感染；有大量幼稚细胞出现时要考虑白血病，但须与类白血病反应相鉴别。

2. 尿粪检查

尿液检查对尿路疾病的诊断有很大帮助。对昏迷、高热患者而无阳性神经系统体征时，应作尿常规检查，以排除糖尿病酸中毒合并感染的可能。对高热伴有脓血便或有高热、昏迷、抽搐而无腹泻在疑及中毒性菌痢时应灌肠做粪便检查。

3. X线检查

常有助于肺炎、胸膜炎、椎体结核等疾病的诊断。

4. 其他检查

对诊断仍未明确的患者，可酌情做一些特殊意义的检查如血培养、抗"O"、各种穿刺及活组织检查。还可依据病情行B超、CT、内镜检查等。

5. 剖腹探查的指征

如果能适当应用 CT 检查、超声检查以及经皮活检，一般不需要剖腹探查。但对 CT 的异常发现需要进一步阐明其性质，或制订准确的处理方案，或需做引流时，剖腹术可作为最后确诊的步骤而予以实施。

6. 诊断性治疗试验

总的说来，不主张在缺乏明确诊断的病例中应用药物治疗，但是，如果在仔细检查和培养后，临床和实验室资料支持某种病因诊断但又未能完全明确时，诊断性治疗试验是合理的。

（1）血培养阴性的心内膜炎：有较高的死亡率，如果临床资料表明此诊断是最有可能的，抗生素试验治疗可能是救命性的，常推荐应用广谱抗生素 2 种以上，联合、足量、早期、长疗程应用，一般用药 4～6 周，人工瓣膜心内膜炎者疗程应更长，培养阳性者应根据药敏给药。

（2）结核：对有结核病史的患者，应高度怀疑有结核病的活动性病灶，2～3 周的抗结核治疗很可能导致体温的下降，甚至达到正常。

（3）疟疾：如果热型符合疟疾（间日疟或三日疟）改变，伴有脾大，白细胞减少，流行季节或从流行区来的患者，而一时未找到疟原虫的确切证据，可试验性抗疟治疗，或许能得到良好的疗效，并有助于诊断。

（4）疑为系统性红斑狼疮，而血清学检查未能进一步证实的患者，激素试验性用药可获良效而进一步证实诊断。

由于多数不明原因的高热是由感染引起，所以一般抗生素在未获得确诊前是常规地使用以观疗效。

三、处理

（一）一般处理

将患者置于安静、舒适、通风的环境。有条件时应安置在有空调的病室内，无空调设备时，可采用室内放置冰块、电扇通风等方法达到降低室温的目的。高热惊厥者应置于保护床内，保持呼吸道通畅，予足量氧气吸入。

（二）降温治疗

可选用物理降温或药物降温。

1. 物理降温法　利用物理原理达到散热目的，临床上有局部和全身冷疗两种方法。

1）局部冷疗：适用于体温超过 39℃者，给予冷毛巾或冰袋及化学制冷袋，将其放置于额部、腋下或腹股沟部，通过传导方式散发体内的热量。

2）全身冷疗：适用于体温超过 39.5℃者，采用乙醇擦浴、温水擦浴、冰水灌肠等方法。

（1）乙醇擦浴法：乙醇是一种挥发性的液体，擦浴后乙醇在皮肤上迅速蒸发，吸收和带走机体的大量热量；同时乙醇和擦拭又具有刺激皮肤血管扩张的作用，使散热增加。一般选用 25%～35% 的乙醇 100～200 ml，温度为 30℃左右。擦浴前先置冰袋于头部，以助降温，并可防止由于擦浴时全身皮肤血管收缩所致头部充血；置热水袋于足底，使足底血管扩张有利散热，同时减少头部充血。擦浴中应注意患者的全身情况，若有异常立即停止。擦至腋下、掌心、腘窝、腹股沟等血管丰富处应稍加用力且时间稍长些，直到皮肤发红为止，以利散热。禁擦胸前区、腹部、后颈、足底，以免引起不良反应。擦拭完毕，移去热水袋，间隔半小时，测体温、脉搏、呼吸，做好记录，如体温降至39℃以下，取下头部冰袋。

（2）温水擦浴法：取 32～34℃ 温水进行擦浴，体热可通过传导散发，并使血管扩张，促进散热。方法同乙醇擦浴法。

（3）冰水灌肠法：用于体温高达 40℃ 的清醒患者，选用 4℃ 的生理盐水 100～150 ml 灌肠，可达到降低深部体温的目的。

2. 药物降温法

应用解热剂使体温下降。

1）适应证：①婴幼儿高热，因小儿高热引起"热惊厥"；②高热伴头痛、失眠、精神兴奋等症状，影响患者的休息与疾病的康复；③长期发热或高热，经物理降温无效者。

2）常用药物：有吲哚美辛、异丙嗪、哌替啶、氯丙嗪、激素如地塞米松等。对于超高热伴有反复惊厥者，可采用亚冬眠疗法、静脉滴注氯丙嗪、异丙嗪各 2 mg/（kg·次）。降温过程中严密观察血压变化，视体温变化调整药物剂量。

必要时物理降温与药物降温可联合应用，注意观察病情。

（三）病因治疗

诊断明确者应针对病因采取有效措施。

（四）支持治疗

注意补充营养和水分，保持水、电解质平衡，保护心、脑、肾功能及防治并发症。

（五）对症处理

如出现惊厥、颅内压增高等症状，应及时处理。

四、护理要点

（一）一般护理

做好患者皮肤、口腔等基础护理，满足患者的基本需要，尽可能使患者处于舒适状态，预防并发症的发生；做好发热患者的生活护理，如发热患者的衣被常被汗液浸湿，应及时更换。

（二）心理护理

患者由于疾病和高热的折磨，容易出现烦躁、焦虑等心理变化，需要更多的关心、抚慰和鼓励。护士要多接近患者，耐心解答患者提出的各种问题，使患者从精神、心理上得到支持。

（三）病情观察与护理

1. 严密观察体温、脉搏、呼吸、血压、神志变化，以了解病情及观察治疗反应。在物理降温或药物降温过程中，应持续测温或每5分钟测温1次，昏迷者应测肛温。体温的突然下降伴有大量出汗，可导致虚脱或休克，此种情况在老年、体弱患者尤应注意。

2. 观察与高热同时存在的其他症状，如是否伴有寒战、大汗、咳嗽、呕吐、腹泻、出疹或出血等，以协助医生明确诊断。

3. 观察末梢循环情况，高热而四肢末梢厥冷、发绀者，往往提示病情更为严重。经治疗后体温下降和四肢末梢转暖、发绀减轻或消失，则提示治疗有效。

（四）健康教育

1. 饮示指导

告知患者发热是一种消耗性疾病，饮食中注意高热量、高蛋白、高维生素的摄取是必要的。鼓励患者多食一些营养丰富、易消化、自己喜爱的流质或半流质饮食，保证每日总热量不低于 3 000 kcal *；同时注意水分和盐分补充，保证每日入水量在 3 000 ml 左右，防止脱水，促进毒素和代谢产物的排出。

2. 正确测量体温

体温测量的正确性对于判断疾病的转归有一定的意义。应教会患者正确测量体温的方法，应告知成人口腔温度和腋下温度测量的方法、时间及测量中的注意事项；应向婴幼儿家属说明婴幼儿肛温测量的方法、时间及注意事项。

3. 加强自我保健教育

指导患者建立有规律的生活；适当的体育锻炼和户外活动，增加机体的耐寒和抗病能力；在寒冷季节或气候骤变时，注意保暖，避免受凉，预防感冒、流行性感冒等；向患者和家属介绍有关发热的基本知识，避免各种诱因；改善环境卫生，重视个人卫生；告诫患者重视病因治疗，如系感染性发热，当抗生素使用奏效时，体温便会下降。

（尚志荣）

第二节　高血压危象

高血压危象是指在高血压病程中，由于某些诱因，外周小动脉发生暂时性强烈收缩，血压急剧升高引起的一系列临床表现。高血压危象可见于急进型和缓进型高血压病，也可见于由其他疾病引起的继发性高血压。

一、病因

任何原因引起的高血压均可发生血压急剧升高，正规降血压治疗不能控制者尤为多见；另外某些疾病如急性肾小球肾炎、嗜铬细胞瘤、妊娠高血压综合征和服用某些药物，可以使血压在短时间内突然上升，机体的某些器官一时来不及代偿，也比较容易发生高血压危象。

---

* 1 kcal＝4. 186 kJ。

二、诱发因素

（一）疾病及药物因素

慢性高血压突然升高（最为常见）、肾血管性高血压、妊娠子痫、急性肾小球肾炎、嗜铬细胞瘤、抗高血压药物撤药综合征、头部损伤和神经系统外伤、分泌肾素肿瘤、服用单胺氧化酶抑制剂的患者、肾实质性疾病，口服避孕药、三环抗抑郁药、阿托品、拟交感药（节食药和苯丙胺样药）、皮质固醇类、麦角碱类等药物引起的高血压。

（二）其他因素

极度疲劳特别是用脑过度时、精神创伤、精神过度紧张或激动、吸烟、寒冷刺激、更年期内分泌改变等。

三、病情评估

（一）病史

详细询问病史，慢性原发性高血压患者中 1%～2% 发展为急进型—恶性高血压，多见于 40～50 岁者。男女之比约为 3:2。肾血管性或肾实质性高血压进展为急进性—恶性高血压的速度最快，多见于 30 岁以下或 60 岁以上者。此外，多有诱发因素存在。

（二）临床表现

本病起病迅速，患者有剧烈头痛、耳鸣、眩晕或头晕、恶心、呕吐、腹痛、尿频、视力模糊或暂时失明等，并常出现自主神经功能失调的一系列表现。每次发作为时短暂，多持续几分钟至几小时，偶可达数日，且易复发。体检时可发现心率增快，血压明显增高，以收缩压升高为主，常 ≥200 mmHg，但舒张压也可高达 140 mmHg。重症者可出现高血压脑病、心绞痛、急性左心衰、急性肾衰竭等相应的临床症状与体征。

（三）实验室及其他检查

1. 肾功能损害指标

血电解质改变和血肌酐、尿素氮升高；尿常规常存在异常（如血尿、蛋白尿）。

2. ECG

缺血或心肌梗死的证据。

3. X 线胸片

观察有无充血性心力衰竭、肺水肿的征象。

4. 头颅 CT

有神经系统检查异常者用以发现有无颅内出血、水肿或栓塞。

5. 心脏超声心动图、经食管超声、胸部 CT、主动脉造影

这些检查重要用于临床怀疑有主动脉夹层动脉瘤和存在其他心血管病变的高血压急症患者。

四、处理

（一）迅速降压

应尽快将血压降至安全水平。无心、脑、肾等并发症者，血压可降至正常水平。而

存在重要脏器功能损害的患者，降压幅度过大，可能会使心、肾、脑功能进一步恶化。一般将血压控制在 160～180/100～110 mmHg 较为安全。常用的降压药物有硝普钠、酚妥拉明、硝酸甘油、呋塞米、利血平等。

（1）硝普钠：作用强而迅速。用法 50～400μg，静脉滴注，适用于高血压脑病，主动脉夹层动脉瘤、恶性高血压及高血压危象合并左心衰竭。连用一般不超过 1 周，以避免硫氰酸盐引起的神经系统中毒反应。

（2）硝酸甘油：近来有人证明，大剂量静脉滴注硝酸甘油不仅扩张静脉，而且扩张动脉。用法：25 mg 加于 500 ml 液体内静脉滴注。不良反应较硝普钠少，对合并冠心病和心功能不全者尤为适宜。

（3）二氮嗪：属小动脉扩张剂，静脉注射后 1 分钟起效，3～5 分钟疗效最大，维持降压时间最短 30 分钟，一般维持 6～12 小时。用法：每次 200～300 mg，必要时 2 小时后重复。长期用可致高血糖和高尿酸血症。

（4）酚妥拉明：5 mg，静脉注射，可重复使用每次 5 mg 至总量 20 mg，有效后静脉滴注维持。适用于各类高血压急症，嗜铬细胞瘤时为首选。

（5）肼屈嗪：为小动脉扩张药，直接松弛血管平滑肌，降低外周血管阻力，降低舒张压大于降低收缩压，反射性地使心率加快，心排血量增加，并可改善肾血流量。适用于急慢性肾炎引起的高血压。一般常规剂量是 10～20 mg 加入 5% 葡萄糖溶液 20 ml 内，以每分钟 1 mg 速度缓慢静脉推注。在 20 分钟内出现血压下降，维持作用 2～9 小时，需要时以 50 mg 加入 500 ml 溶液内持续静脉滴注，视血压情况调整速度。有头痛、心动过速及水钠潴留等不良反应。有冠心病心绞痛及心功能不全者忌用。

（6）血管紧张素转换酶抑制剂（ACEI）：卡托普利为一种 ACEI，是强有力的口服降压药。近年来，许多医院舌下含服卡托普利或硝苯地平作为高血压急症的急诊治疗。一般前者用量 12.5～25.0 mg/次，后者 10 mg/次，每日 3～4 次，根据病情变化适当增减剂量或口服次数。亦有报道用卡托普利 25 mg 与硝苯地平 10 mg 同时舌下含服，15～30 分钟无效可重复一次。总有效率达 96.4%。国内现有依那普利、培哚普利，后者作用强、维持时间长。该类药物不仅阻断循环 RAS，更重要的是阻断组织 RAS，抑制局部自分泌和旁分泌作用、改善器官和细胞功能。还认为 ACEI 治疗高血压，与激肽释放酶—激肽系统（KKS）活性增加有关。另外，有人认为可增加机体对胰岛素的敏感性，改善胰岛素抵抗状态。它比其他降压药物能更有效地逆转左心室肥厚，并改善心泵功能、改善肾血流动力学，降低肾小球内压，减少蛋白尿。适用于急进型高血压，尤其对高血压急症伴心力衰竭者更为适宜。可用本品 25～50 mg 舌下含服。5 分钟后，血压平均下降 62/24 mmHg，一般在 30～60 分钟血压可降至预期水平。维持疗效 3 小时左右。有效率可在 90% 以上。

（7）硝苯地平：直接作用于血管平滑肌，使血管扩张，同时有选择性扩张冠状动脉、脑小动脉，从而改善心、脑血流的灌注。适用于急进型高血压，恶性高血压，尤其适用于高血压性心脏病等。常用剂量为 10～20 mg 舌下含服。5～10 分钟开始显效。最大效应为 30～40 分钟，其收缩压、舒张压和平均压分别下降（48±24）mmHg、（30±18）mmHg 和（40±20）mmHg。血压下降到理想水平后，可用 10～20 mg 每日 3 次维持。对老年患者，肾性高血压及肾功能不全患者均适用。

（8）尼卡地平：为第二代钙拮抗剂代表性药物。动物实验证明它有高度趋脂性，对细胞膜具有膜稳定作用；可浓集于缺血细胞；可刺激 Ca^{2+} 从线粒体外流；阻滞钙通道。从而起到对脑和心肌缺血的保护作用。临床上选择地作用于脑血管和冠状动脉，是其他钙拮抗剂的 2 倍。对外周血管也有强的扩张作用。扩冠作用强。

（9）尼群地平：为第二代钙拮抗剂，直接作用于平滑肌扩张周围小动脉，从而使血压下降。有人对高血压急症 30 例进行观察，舌下含服 30 mg 者，10 ~ 30 分钟开始降压，平均 18 分钟，1 ~ 2 小时达高峰，收缩压平均下降 41.25 mmHg，舒张压平均下降 33 mmHg，无明显不良反应。

（10）伊拉地平：是第二代钙拮抗剂，静脉给药，从 1.2、2.4、4.8 和 7.2 μg/（kg·h）逐渐增量，每个剂量都用 3 小时。结果：当输入 7.2 μg/（kg·h）时，血压明显下降，安全无不良反应，对轻度心力衰竭亦无不良反应。适用于治疗高血压急症的患者。

（11）阿替洛尔：心脏选择性 $β_1$ 受体阻滞剂，适用于血压高心率偏快者。口服每次 25 ~ 50 mg，血压下降后每次 25 mg，每日 2 次维持。维持量应个体化。

（12）25% 硫酸镁：10 ml，深部肌内注射；或 25% 硫酸镁溶液 10 ml，加于 10% 葡萄糖液 20 ml 内缓慢静脉注射。

（13）人工冬眠：全剂量或半剂量，前者用氯丙嗪 50 mg，异丙嗪 50 mg 和哌替啶 100 mg，加于 10% 葡萄糖 500 ml 内静脉滴注。

若药物疗效不佳，必要时考虑静脉放血。治疗过程中，要注意不宜使血压下降过快、过多。血压降低后，以口服降压药继续治疗。

（二）控制脑水肿

可用脱水剂如甘露醇、山梨醇或快作用利尿剂呋塞米或依他尼酸钠注射，以减轻脑水肿。

（三）制止抽搐

地西泮、巴比妥钠等肌内注射，或给水合氯醛保留灌肠。

五、护理要点

（一）一般护理

1. 休息

嘱患者绝对卧床休息，床头抬高 30°，减少搬动、刺激，使之情绪安定，对烦躁不安者，可服用少量镇静剂。坠床或意外伤。昏迷者头偏向一侧。

2. 吸氧

给予鼻导管或面罩吸氧，流量为每分钟 2 ~ 4 L。

3. 饮食

以低盐、清淡、低胆固醇和低动物脂肪食物为宜；肥胖者需适当控制进食量和总热量，以控制体重；禁止吸烟和饮酒；昏迷者应给予鼻饲饮食。

4. 病室

环境整洁、安静、温湿度适宜。

5. 防止便秘

避免便秘排便时过度用力。应调节饮食以防大便秘结，必要时给予缓泻药。

6. 加强皮肤护理及口腔护理

意识不清者，易发生压疮，应2小时翻身1次，保持床铺清洁、干燥、平整。注意协助做好口腔护理。

（二）病情观察与护理

（1）注意神志、血压、心率、尿量、呼吸频率等生命体征的变化，每日定时测量并记录血压。血压有持续升高时，密切注意有无剧烈头痛、呕吐、心动过速、抽搐等高血压脑病和高血压危象的征象。给予氧气吸入，建立静脉通路，通知病危，准备各种抢救物品及急救药物，详细书写特别护理记录单；配合医生采取紧急抢救措施，如快速降压，制止抽搐，以防脑血管疾病的发生。

（2）患者如出现肢体麻木、活动欠灵，或言语含糊不清时，应警惕高血压并发脑血管疾病。对已有高血压心脏病者，要注意有无呼吸困难、水肿等心力衰竭表现；同时检查心率、心律，注意有无心律失常的发生。观察尿量及尿的化验变化，以发现肾脏是否受累。发现上述并发症时，要协助医生相应的治疗及做好护理工作。

（3）迅速准确按医嘱给予降压药、脱水剂及镇痉药物，注意观察药物疗效及不良反应，严格按药物剂量调节滴速，以免血压骤降引起意外。

（4）出现脑血管意外、心力衰竭、肾衰竭者，给予相应抢救配合。

（三）健康教育

（1）向患者提供有关本病的治疗知识，注意休息和睡眠，避免劳累。

（2）对拟出院患者做好保健指导，劝告患者严格控制盐的摄入量，适当参加体育锻炼，注意保证充足的睡眠时间，正确掌握饮食、忌烟酒，按医嘱服药，定期复查。

（尚志荣）

第三节　高血糖危象

高血糖危象指糖尿病昏迷。根据其发生机制不同，可分为两类，一是糖尿病酮症酸中毒，1型糖尿病患者中比较常见；另一类是糖尿病高渗性非酮症性昏迷，在2型糖尿病患者中更为多见。

糖尿病酮症酸中毒

糖尿病酮症酸中毒（DKA）是由于体内胰岛素缺乏，胰岛素的反调节激素增加，引起糖和脂肪代谢紊乱,以高血糖、高血酮和代谢性酸中毒为主要特点的临床综合征。

一、病因和发病机制

(一)诱因

诱发本症的原因主要是急性化脓性感染,胰岛素中断或不适当地减量,各种手术、创伤、麻醉、呕吐、腹泻、食欲减退或饮食不节及过量,妊娠及分娩,强烈精神刺激,以及对胰岛素产生抗药性等。临床上往往有几种诱因同时存在。

(二)发病机制

本症的主要发病机制是胰岛素绝对或相对性分泌不足,导致糖、脂肪及蛋白质的代谢紊乱,并继发性引起水、电解质及酸碱平衡失调。此外拮抗胰岛素的激素,包括胰高血糖素、生长激素、儿茶酚胺、肾上腺皮质激素同时分泌过多,亦为产生酮症酸中毒的重要因素。

二、病理生理

(一)酸中毒

糖尿病代谢紊乱加重时,脂肪动员和分解加速,大量脂肪酸在肝经 β 氧化产生大量乙酰乙酸、β－羟丁酸和丙酮,三者统称为酮体。当酮体生成量剧增,超过肝外组织的氧化能力时,血酮体升高称为酮血症,尿酮体排出增多称为酮尿,临床上统称为酮症。乙酰乙酸和 β－羟丁酸均为较强的有机酸,大量消耗体内储备碱,若代谢紊乱进一步加剧,血酮体继续升高,超过机体的处理能力,便发生代谢性酸中毒。

(二)高酮体血症

脂肪大量分解后的终末代谢产物乙酰辅酶 A,在肝脏不能被氧化为丙酮酸,生成大量酮体(如乙酰乙酸、β－羟丁酸、丙酮),当生成量超过肾脏排泄速度时,体内就会形成高酮体血症。

(三)水、电解质代谢紊乱

酮症酸中毒时,由于血糖增高,大量的糖带着水从肾脏丢失,患者厌食、恶心、呕吐,水的摄入量减少,使脱水加重。大量蛋白质分解,产生酸根,排出时又带走不少水分。严重脱水使细胞外液容量减少,血压下降,可引起循环衰竭及急性肾衰竭。

血钠、氯、磷、镁都有大量丢失。血钾初期体内已下降,但由于酸中毒,大量的氢离子进入细胞内,钾离子交换到细胞外,此期血清钾可正常或偏高。随着酸中毒的纠正,氢离子从细胞内到细胞外,大量钾离子进入细胞内,此时可引起严重的低血钾,如不及时纠正,可致心律失常,严重时可发生心搏、呼吸骤停。

(四)带氧系统异常

酸中毒时,体内不出现缺氧,但当酸中毒纠正后,糖化血红蛋白高,2,3－二磷酸甘油酸降低,血氧解离曲线左移,两者均使氧释放减少,可造成组织缺氧。

(五)周围循环衰竭和肾功能障碍

严重失水,血容量减少,加以酸中毒引起的微循环障碍,若未能及时纠正,最终可导致低血容量性休克,血压下降。肾灌注量的减少,引起少尿或无尿,严重者发生肾功能衰竭。

（六）中枢神经功能障碍

在严重失水、循环障碍、渗透压升高、脑细胞缺氧等多种因素综合作用下，引起中枢神经功能障碍，出现不同程度的意识障碍、嗜睡、反应迟钝，甚至昏迷，后期可发生脑水肿。

三、病情评估

（一）病史

有糖尿病病史。可发生于任何年龄，以 30～40 岁多见，有明确糖尿病病史及使用胰岛素史、反复出现酮症的病史，大多为胰岛素依赖型糖尿病。本症性别差异不显著。

（二）临床表现

早期患者仅表现为原有糖尿病的症状加重，多饮、口渴、乏力、嗜睡等症状，随着病情发展患者出现食欲减退、恶心、呕吐，或有腹痛；呼吸深大，呼气有酮臭味（或烂苹果味）；脱水貌，皮肤黏膜干燥、弹性差，眼球下陷；心动过速，脉搏细数；血压下降，甚至休克或心肾功能不全；神志由烦躁不安、嗜睡逐渐发展为昏迷。

（三）实验室检查

1. 尿

尿糖、尿酮体强阳性。当肾功能严重损害而阈值增高时，尿糖、尿酮体阳性程度与血糖、血酮体数值不相称。可有蛋白尿和管型尿。

2. 血

血糖多数为 16.7～33.3 mmol/L，有时可达 55.5 mmol/L 以上。血酮体升高，多在 4.8 mmol/L 以上，二氧化碳结合力降低，轻者为 13.5～18.0 mmol/L，重者在 9.0 mmol/L以下。$PaCO_2$ 降低，pH 值 <7.35。碱剩余负值增大（> −2.3 mmol/L）。阴离子间隙增大，与碳酸氢盐降低大致相等。血钾正常或偏低，尿量减少后可偏高，治疗后可出现低钾血症。血钠、血氯降低，血尿素氮和肌酐常偏高。血清淀粉酶升高可见于 40%～75% 的患者，治疗后 2～6 天降至正常。血浆渗透压轻度上升，白细胞数升高，即使无并发感染，也可达 10×10^9/L，中性粒细胞比例升高。

（四）诊断要点

对昏迷、酸中毒、失水、休克的患者，均应考虑本病的可能性，尤其对原因不明意识障碍，呼气有酮味、血压低而尿量仍多者，应及时做有关化验以争取及早诊断，及时治疗。少数患者以本病作为糖尿病的首发表现，某些病例因其他疾病或诱发因素为主诉也容易让医务人员误诊。

要注意与急性胃炎、急腹症、糖尿病患者并发其他致昏迷疾病（如脑血管意外等）相鉴别，更要注意与低血糖昏迷、高渗性非酮症糖尿病昏迷及乳酸性酸中毒之间的鉴别。

四、处理

治疗原则是应用速效胰岛素迅速纠正代谢紊乱，纠正酸中毒和水、电解质失衡。

（一）治疗过程中的检验

全部病例均应住院救治，并立即做血糖、血酮、尿糖、尿酮，此后每 2 小时复查 1 次，待血糖下降至 14 mmol/L 后，改每 6 小时复查 1 次。同时在治疗前做血气分析、血电解质、二氧化碳结合力、尿素氮、心电图，以后每 4~6 小时复查 1 次。

（二）足量补液

补液是救糖尿病酮症酸中毒首要的、极其关键的措施。患者常有重度失水，可达体重 10% 以上。只有在有效组织灌注改善、恢复后，胰岛素的生物效应才能充分发挥。补液时通常宜用等渗氯化钠注射液。开始时补液速度应较快，在 2 小时内输入 1 000~2 000 ml，第 3~6 小时再输入 1 000~2 000 ml，第 1 天输液总量 4 000~5 000 ml，严重失水者可为 6 000~8 000 ml。根据血压、心率、每小时尿量及末梢循环情况，决定输液量和速度，有心功能不全的患者应强调监测中心静脉压，以防止发生心力衰竭。血钠浓度过高（＞160 mmol/L）时，可用 5% 葡萄糖注射液（必须加入一定量的胰岛素）代替等渗氯化钠注射液，此时宜保持血浆渗透压平稳下降，血糖水平可保持相对稳定。如治疗前已有低血压或休克，快速输入晶体液不能有效升高血压，应输入胶体溶液并采用其他抗休克措施。

（三）小剂量胰岛素治疗

大量基础研究和临床实践证明，小剂量胰岛素治疗方案（即每小时每千克体重 0.1 U，加入生理盐水中持续静脉滴注），能使血糖平稳下降，每小时降低 3.9~6.1 mmol/L，还有较少引起脑水肿、低血糖、低血钾等优点。治程中应强调监测血糖，更应注意观察一般状况、生命体征及综合生化指标，如 2 小时后病情无改善，综合生化指标无好转，血糖无明显下降，应酌情增加胰岛素剂量。当血糖下降速度较快或降至较低水平（＜13.9 mmol/L）时，宜将胰岛素加入 5% 葡萄糖氯化钠注射液中继续静脉滴注，至食欲恢复后可改为肌内或皮下注射，每 4~6 小时 1 次，直至酮症消失后再改为常规治疗。

（四）电解质紊乱的纠正

糖尿病酮症酸中毒时，低钠低氯已通过补充生理盐水得到补充。体内钾缺失常较严重，治疗前因酸中毒影响血钾可正常甚至增高，血钾不能反映体钾缺失真实程度，治疗 4~6 小时血钾常明显降低，尤其在胰岛素与碱剂同时应用时，细胞摄钾功能异常增高，有时可达危险程度。如治疗前血钾低于正常，开始治疗时即需补钾，一般在治疗开始 1~4 小时补钾。每小时补钾 1.0~1.5 g，或 1 000 ml 液体中 3~4 g 氯化钾于 4~6 小时内输完。此外，低钾常伴有低镁血症，当补钾后临床症状不见好转时，应该镁剂治疗。检测血镁用药。一般可用 25%~50% 硫酸镁 10ml，深部肌内注射，或重症给 10% 硫酸镁 20 ml 加入 10% 葡萄糖 200 ml 中缓慢静脉滴注。低磷时可补磷酸钾。

（五）谨慎补碱

轻症患者经输液和注射胰岛素后，酸中毒可逐渐纠正，不必补碱。一般认为，血 pH 值 ＞7.1 或 HCO_3^- ＞10 mmol/L，无明显酸中毒大呼吸时，可暂不予补碱；如血 pH 值 ≤7.1 或 HCO_3^- ≤5 mmol/L 时，宜小剂量补碱（避免使用乳酸钠）。静脉滴注 5% 碳酸氢钠 50~100 ml，2 小时后，如酸中毒无明显改善，可重复补碱，至血碳酸氢根浓度达到 15 mmol/L 时，即应停止补碱。

（六）处理诱发病和防治并发症

1. 休克

如休克严重且经快速输液后仍不能纠正，应详细检查分析其原因，如有无并发感染或急性心肌梗死，给予相应措施。

2. 严重感染

是本症的常见诱因，亦可继发于本症。因 DKA 可引起低体温和血白细胞升高，故此时不能以有无发热或血常规改变来判断，应积极处理。

3. 心力衰竭、心律失常

年老或并发冠状动脉病变，尤其是急性心肌梗死，补液过多可导致心力衰竭和肺水肿，应注意预防。可根据血压、心率、中心静脉压、尿量等情况调整输液量和速度，并视病情应用利尿剂和正性肌力药。血钾过低、过高均可引起严重心律失常，宜用心电图监护，及时治疗。

4. 肾功能衰竭

应强调早期发现，脱水症状已改善，尿量不见增加，血尿素氮趋于增高时，即应按急性肾衰竭处理。

5. 脑水肿

死亡率甚高，抢救过程中要注意避免诱发本病的因素。若血糖已降低，酸中毒已改善时，昏迷反而加重，并出现颅内压增高的征象，应及早给予甘露醇、呋塞米、地塞米松等治疗。

五、护理要点

（一）一般护理

1. 休息

患者绝对卧床休息，注意保暖、吸氧。有休克者使患者的头和腿均抬高 30°的卧位和平卧位交替使用。保持呼吸道通畅，防止舌后坠堵塞喉头，适当吸痰。

2. 饮食护理

严格和长期执行饮食管理，禁止食用含糖较高的食物，按一定比例分配糖、蛋白、脂肪，对患者饮食进行检查，督促、教育患者遵守饮食规定。

3. 皮肤护理

因糖尿病患者易生疖、痈，故应保持皮肤清洁，勤换内衣裤，勤洗澡，保持床单清洁；如发生疖、痈，应及时处理，必要时抗生素治疗。

4. 口腔护理

糖尿病患者抵抗力降低，进食量减少，细菌易在口腔内迅速繁殖，并分解为糖类，使发酵和产酸作用增强，导致口腔局部炎症、溃疡等并发症。可用2%～3%硼酸溶液（可改变细菌的酸碱平衡起抑菌作用）。霉菌感染时，可用 1%～4%碳酸氢钠溶液漱口。通过口腔护理保持口腔清洁、湿润，使患者感觉舒适。

5. 记录 24 小时出入量

定时留尿测定尿糖量。

6. 胰岛素治疗的护理

定时注射胰岛素 30 分钟后保证患者进食。收集小便，检查尿糖，防止发生低血糖。

（二）病情观察与护理

1. 严密观察体温、脉搏、呼吸、血压及神志变化，通过观察生命体征能及时反映出病情好转及恶化。低血钾患者应做心电图监测，为病情判断和判断治疗反应提供客观依据。

2. 遵医嘱及时采血、留尿，送检尿糖、尿酮、血糖、血酮、电解质及血气等。

3. 认真按医嘱查对胰岛素类型及用量，注意观察，避免出现低血糖昏迷。

4. 昏迷患者应保持呼吸道通畅。应密切观察和详细记录患者意识状态、瞳孔、血压、脉搏、呼吸等变化，还应注意呼吸道、口腔、泌尿道、皮肤、眼睛、大便、肢体等的护理，防止并发症的发生。

5. 快速建立两条静脉通道，纠正水、电解质失调，维护酸碱平衡，纠正酮症，抗感染等。一条为扩容治疗，按医嘱给予适宜、适量的液体及足量的抗生素，以疏通微循环增加心肌收缩力，恢复正常的血流；另一条作为维持稳定血压，输入血管活性药物等。

6. 因患者血液中酮体堆积，呼吸中枢兴奋出现深呼吸，造成换气过度，二氧化碳排出增多；由于酸性代谢产物大量堆积，使血中碳酸氢钠浓度降低，二氧化碳结合力降低脱水，使血容量减少，组织灌注不良，组织缺氧。因此，应快速纠正缺氧，在短时间内用鼻导管或面罩给予高浓度的氧气吸入，但不宜超过 24 小时，待二氧化碳结合力恢复正常，呼吸转为平稳后，可给低浓度、低流量持续吸氧，每分钟氧流量为 1~2 L，浓度为 24%~28%。

高渗性非酮症昏迷

高渗性非酮症性糖尿病昏迷是糖尿病急性重症并发症的另一特殊类型，又称高渗性昏迷。本症起病隐匿，病情凶险，死亡率高（50% 以上）。发病率占糖尿病的 1.5%~2.0%。血糖异常增高，多超过 33 mmol/L，常见 56.0 mmol/L 以上，造成血液高渗、利尿失水是本症的基本病理生理。血浆酮体一般不高，或仅轻度增高。起病多有诱因。

一、病因和发病机制

多种临床情况可成为本症的诱因。

（一）感染

见于肺炎、泌尿道感染、胰腺炎、急性胃肠炎、亚急性细菌性心内膜炎等。

（二）应激因素

严重烧伤、中暑、脑外伤、心脏直视手术、脑血管意外、心肌梗死、淋巴瘤、某些急诊伴发病等。

（三）摄水不足

是诱发本症的重要因素，可见于口渴中枢敏感性下降的老年患者，不能主动进水的幼儿或卧床患者、精神失常或昏迷患者，以及胃肠道疾病患者等。

（四）失水过多

见于严重的呕吐、腹泻及大面积烧伤患者。

（五）高糖的摄入

见于大量服用含糖饮料、静脉注射高浓度葡萄糖、完全性静脉高营养，以及含糖溶液的血液透析或腹膜透析等。值得提出的是，本症被误认为脑血管意外而大量注射高渗葡萄糖液的情况在急诊室内并不少见，结果造成病情加剧，危及生命。

（六）治疗用药

使用肾上腺皮质激素、呋塞米及噻嗪类利尿剂、苯妥英钠、普萘洛尔、氯丙嗪、降压片、左旋多巴、免疫抑制剂等。

（七）中枢神经损害

见于儿童中枢神经系统发育不良、脑外科疾病及手术等所致的中枢性渗透压调节功能障碍。

以上诸因素均可使机体对胰岛素产生抵抗、升高血糖、加重脱水，最终导致本症的发生。

二、病情评估

（一）病史

患者有糖尿病病史，发病前数天或数周，常有糖尿病逐渐加重的临床表现，如烦渴、多饮、多尿、乏力、头晕、食欲下降或呕吐等。

（二）临床表现

起病比较缓慢，通常需数天甚至数周。常先有多尿、烦渴、多饮，但多食不明显，或反而食欲减退，厌食，以致常被忽视。失水程度逐渐加重，出现神经精神症状，表现为嗜睡、幻觉、定向障碍、偏盲、上肢拍击样震颤、癫痫样抽搐（多为局限性发作）等。本症容易并发脑血管意外、心肌梗死或肾功能不全等。

（三）实验室检查

尿糖强阳性，但无酮症或较轻，血尿素氮及肌酐升高。血糖常高至 33.3 mmol/L 以上，血钠升高可达 155 mmol/L，但也有正常，甚或偏低者。血浆渗透压显著增高为 $330 \sim 460$ mOsm/（kg·H_2O），一般在 350 mOsm/（kg·H_2O）以上。

根据高血糖、高血浆渗透压状态、无明显酮症酸中毒、重度脱水和突出的精神神经系统表现，结合病史不难诊断，但患者多为老年，多无糖尿病史，可继发于各种严重疾病，临床表现复杂多变，误诊漏诊率较高。因此，临床上应提高对本病的警惕性。并注意与酮症酸中毒、乳酸性酸中毒、低血糖性昏迷、脑炎、脑瘤、脑血管意外鉴别。

三、处理

高渗性昏迷治疗原则与酮症酸中毒相似。

（一）尽快输液纠正失水及血容量不足

失水、血容量不足是本症一系列临床表现的病理生理基础。故纠正失水宜较酮症酸中毒更积极一些。可按体重 10%～15% 估计给液量。除非并有心功能不全，否则应快速输注。前 4 小时输入液量的 1/3，12 小时内输入补液量的一半加尿量，余下 1/2 在以后的 12 小时内输完。如血压正常，血钠大于 155 mmol/L，可先用 0.45% 低渗盐水，但不宜太多，先输 1 000 ml 后视血钠含量酌情决定，血浆渗透压 <320 mmol/L 时改为等渗溶液。低渗溶液输入太快应注意脑水肿并发症。血压低者宜采用生理盐水。

（二）胰岛素的应用

本症对胰岛素可能较酮症酸中毒敏感，所需胰岛素用量较少。仍主张以小剂量持续滴注。每小时 5～6 U。如血压偏低首剂可给 14～20 U 静脉推注。血糖下降至 14.0～16.8 mmol/L 时改用 5% 葡萄糖液加胰岛素 6～8 U 维持，方法与酮症酸中毒相同。

（三）碱性药物的应用与电解质补充

本症一般无须使用碱性药物。如二氧化碳结合力 <11.23 mmol/L 可酌情给 5% 碳酸氢钠溶液 200～400 ml 滴注。虽然血钾可能正常，但体内总体钾含量减少。经充分补液和使用胰岛素后，血钾将下降。治疗开始后 2 小时即应予补钾。原则也与酮症酸中毒同。应密切注意治疗过程中由于输液太快、太多及血糖下降太快，造成脑细胞从脱水转为脑水肿的可能。其发生机制可能由于长时间组织缺氧，细胞内外渗透压持续不平衡，血浆高渗状态的骤然下降，水分向细胞内转移而造成。此时患者意识障碍加深或一度好转后又昏迷。应及时采用脑细胞脱水剂如甘露醇、地塞米松静脉滴注或静脉注射。

（四）积极治疗诱发病，去除诱因

选用恰当的抗生素预防和治疗感染。防止心力衰竭，肾功能衰竭。二氧化碳结合力 <11.23 nmol/L 时应注意乳酸性酸中毒可能。

四、护理要点

同糖尿病酮症酸中毒。

（史玉梅）

第七章 急性脑血管疾病

第一节　脑血栓形成

脑血栓形成是脑部动脉粥样硬化和血栓形成，使血管腔变窄或闭塞，产生急性脑供血不足所引起的脑局部组织软化、坏死，引起急性或亚急性脑的局灶性神经功能障碍。本病占全部急性脑血管病的50%～60%。

一、病因

脑梗死病变最常见的病因是动脉粥样硬化，其次为各种原因的脑动脉炎（钩端螺旋体病、结核、红斑性狼疮、结节性多动脉炎、大动脉炎和其他非特异性脑动脉炎等），以及少见的血管外伤、先天性动脉狭窄、真性红细胞增多症等。脑梗死的形成常在血管壁病变的基础上，伴有血流动力学（脑灌注压的突然降低）改变、血液成分异常和血液黏滞度升高或血压与黏度比值异常的条件下发生。

脑的任何血管均可发生血栓形成，但以颈内动脉、大脑中动脉为多见，基底动脉和椎动脉分支为次之。当血压降低、血流缓慢和血液黏稠度增高时，血小板，纤维蛋白，血液红、白细胞逐渐发生沉积，而形成血栓。其次，各种原因的脉管炎，可引起内膜增厚，管腔变窄，亦可引起血栓形成，如常见的钩端螺旋体脉管炎，闭塞性动脉内膜炎，胶原纤维病的血管损害等，此外颈部外伤、感染、先天性血管变异也可造成脑血栓形成。

二、病理

动脉闭塞后6小时内其组织改变不明显，为可逆性。通常在12小时后大体检查才能较明显地看出。血管壁出现大量结缔组织，包括胶原纤维、弹力纤维、糖蛋白。细胞内外脂质堆积，并可有钙质沉积。动脉管腔内可见大量血小板、红细胞，血管壁向血栓内生长的纤维细胞。陈旧的血栓内尚可机化及管腔再通。梗死发生后缺血最重的中心部位，脑组织坏死，神经元、轴索、髓质及胶质细胞均遭受破坏。后期坏死组织液化，被吸收后形成小腔。一种多见于皮质下，基底核等处小动脉硬化引起的梗死，形成多个不同时期的小腔，称为腔隙性梗死。在坏死组织周围为水肿区，其间部分神经元的损害可能是可逆的，若能及时抢救，其功能有望恢复，此区称缺血半暗带或半影区。

脑血栓形成一般为供血不足引起的白色梗死，少数近皮质梗死区，由于血管丰富，于再灌流（血管再通）时可继发出血，称出血性梗死。

病理解剖检查见各主要血管血栓形成的发生率：颈内动脉起始处及虹吸部29%，大脑中动脉43%，二者共占2/3以上，大脑前动脉5%，椎动脉7%，基底动脉7%，大脑后动脉9%。

三、临床类型

（一）依据症状体征演进过程

1. 完全性卒中

发生缺血性卒中后神经功能缺失症状体征较严重、较完全，进展较迅速，常于数小时内（<6 小时）达到高峰。

2. 进展性卒中

缺血性卒中发病后神经功能缺失症状较轻微，但呈渐进性加重，在 48 小时内仍不断进展，直至出现较严重的神经功能缺损。

3. 可逆性缺血性神经功能缺失

缺血性卒中发病后神经功能缺失症状较轻，但持续存在，可在 3 周内恢复。

（二）依据临床表现

1. 大面积脑梗死

通常是颈内动脉主干、大脑中动脉主干或皮质支完全性卒中，表现为病灶对侧完全性偏瘫、偏身感觉障碍及向病灶对侧凝视麻痹。椎基底动脉主干梗死可见意识障碍、四肢瘫和多数脑神经麻痹等，呈进行性加重，出现明显的脑水肿和颅内压增高征象，甚至发生脑疝。

2. 分水岭脑梗死

是相邻血管供血区分界处或分水岭区局部缺血，也称边缘带脑梗死。多因血流动力学障碍所致，典型发生于颈内动脉严重狭窄或闭塞伴全身血压降低时，亦可源于心源性或动脉源性栓塞。常呈卒中样发病，症状较轻、恢复较快。CT 可分为以下类型：

（1）皮质前型：病灶位于额中回，可沿前后中央回上部带状走行，直达顶上小叶，是大脑前、中动脉分水岭脑梗死，出现以上肢为主的偏瘫及偏身感觉障碍，情感障碍、强握反射和局灶性癫痫，主侧病变出现经皮质运动性失语。

（2）皮质后型：病灶位于顶、枕、颞交界区，是大脑中、后动脉或大脑前、中、后动脉皮质支分水岭区梗死，常见偏盲，下象限盲为主，可有皮质性感觉障碍，无偏瘫或较轻；半数病例有情感淡漠、记忆力减退或 Gerstmann 综合征（角回受损），主侧病变出现经皮质感觉性失语，非主侧可见体象障碍。

（3）皮质下型：病灶位于大脑深部白质、壳核和尾状核等，是大脑前、中、后动脉皮质支与深穿支分水岭区，或大脑前动脉回返支与大脑中动脉豆纹动脉分水岭区梗死，出现纯运动性轻偏瘫或感觉障碍、不自主运动等。

（三）出血性脑梗死

是脑梗死灶的动脉坏死使血液漏出或继发出血，常见于大面积脑梗死后。

（四）多发性脑梗死

是两个或两个以上不同供血系统脑血管闭塞引起的梗死，是反复发生脑梗死所致。

四、病情评估

（一）病史

动脉硬化性脑梗死的发生与年龄及动脉硬化的程度有密切关系，95%的患者在50岁以后发病，65~74岁年龄组发病率可达到每年1%，高于脑出血，男性较女性多见。约有60%的患者起病有过度疲劳、兴奋、愤怒和气温突变等诱因，80%在安静状态下发病、其中约1/5在睡眠中发病。

（二）症状和体征

1. 发病症状

常为肢体无力、麻木、言语不清、头晕等，25%~45%有意识障碍，头痛、恶心、呕吐等症状较少见。

2. 局灶症状

脑局灶损害症状主要依赖病损血管的分布和供应区脑部功能而定。

1）颈内动脉：在眼动脉分出之前闭塞时，常见症状为对侧偏瘫，偏身感觉障碍，优势半球病变时可有失语。如颈内动脉近端血栓影响眼动脉，可出现特征性的病变，即同侧一过性视力障碍和Horner征。

2）大脑中动脉：大脑中动脉主干闭塞出现对侧偏瘫、偏身感觉障碍和同向性偏盲。优势半球受累可出现失语，当梗死面积大症状严重时，可引起颅内压增高、昏迷，甚至可导致死亡。皮质支闭塞时，偏瘫及偏身感觉以面部及上肢为重，优势半球受累可出现失语，非优势半球受累可出现对侧感觉忽略等体象障碍。深穿支闭塞时，内囊部分软化，出现对侧偏瘫，一般无感觉障碍及偏盲，优势半球受损时，可有失语。

3）大脑前动脉：近端阻塞时因前交通支侧支循环良好可无症状。前交通支以后阻塞时，额叶内侧缺血，出现对侧下肢运动及感觉障碍，因旁中央小叶受累，排尿不易控制。深穿支阻塞时，内囊前肢和尾状核缺血，出现对侧中枢性面舌瘫及上肢轻瘫。双侧大脑前动脉闭塞时，可出现淡漠、欣快等精神症状及双侧脑性瘫痪。

4）大脑后动脉：大脑后动脉供应大脑半球后部、丘脑及上部脑干，梗死时常见对侧同向性偏盲及一过性视力障碍。优势半球受累除有皮质感觉障碍外，还可出现失语、失读、失认、失写等症状。深穿支阻塞累及丘脑和上部脑干，出现丘脑综合征，表现为对侧偏身感觉障碍，如感觉异常、感觉过度、丘脑痛；锥体外系症状，如手足徐动、舞蹈、震颤等；还可出现动眼神经麻痹、小脑性共济失调。

5）椎基底动脉：常出现眩晕、眼震、复视、构音障碍、吞咽困难、共济失调、交叉瘫等症状。基底动脉主干闭塞时，出现四肢瘫、延髓性麻痹、意识障碍，常迅速死亡。脑桥基底部梗死，可出现闭锁综合征，患者意识清楚。

6）小脑下后动脉：此处梗死临床表现为突然眩晕，恶心呕吐，眼球震颤，吞咽困难，病灶侧软腭及声带麻痹，共济失调，面部痛觉、温度觉障碍，Horner综合征，对侧半身痛觉、温度觉障碍。

7）腔隙性梗死：慢性高血压患者，脑内穿通动脉病变易发生闭塞，病变主要位于脑部深部核团（豆状核37%、丘脑14%、尾状核10%、脑桥16%和内囊后肢10%）；

较少见于深部的白质、内囊前肢和小脑。其发病是渐进的（数小时或数天），头痛少见，无意识改变，预后可完全或近于完全恢复。临床表现多样，但可分为以下临床类型：

（1）纯运动轻偏瘫：对侧面、上肢和下肢的瘫痪，程度基本相当，不伴感觉障碍、视觉和语言障碍。通常病变位于对侧内囊或脑桥，有时颈内动脉或大脑中动脉闭塞、硬膜下出血和颅内占位病变也可以表现纯运动轻偏瘫。

（2）纯感觉性卒中：对侧丘脑损害呈偏身感觉缺失，可以伴有感觉异常。易误为大脑后动脉闭塞和丘脑或中脑小量出血。

（3）共济失调性轻偏瘫：纯运动轻偏瘫伴同侧共济失调，多影响下肢。损害多累及对侧脑桥、内囊和皮质下白质。

（4）构音障碍—笨拙手综合征：累及对侧脑桥或内囊时，出现构音障碍、吞咽困难、面瘫伴轻偏瘫和面瘫侧的笨拙手。

（三）实验室及其他检查

1. 腰穿查脑脊液

多数正常，压力不高，清晰。大面积梗死时压力升高。

2. CT 检查

发病 24 小时后可见到相应部位低密度梗死灶，梗死后 2～3 周脑软化坏死，CT 平扫呈等密度不易显示，需做增强扫描。后颅窝梗死病灶由于骨伪影响 CT 影像显示欠佳。

3. MRI

比 CT 具有一定优越性。梗死后任何时候都能显示病灶异常信号影，可以提供更多的切面影像，脑血管造影无骨性伪影干扰，并能显示后颅窝脑干内的较小病灶。

4. 血液流变学指标

血液流变学指标异常。

5. 单光子发射型计算机断层摄影（SPECT）

发病后即可见病灶部位呈灌注或减退区或缺损区。

6. 经颅多普勒超声（TCD）

根据收缩峰流速、平均流速、舒张期末流速及脉动指数等衡量颅内主要动脉血管的血流状况，梗死区常出现相应血管多普勒信号减弱或消失。

（四）诊断要点

1. 50 岁以上，有动脉硬化、糖尿病、高脂血症或既往有 TIA 发作史。

2. 常于休息时突然发病，症状多在几小时或更长时间内逐渐加重。

3. 意识清楚或轻度障碍，大多数无明显头痛或呕吐，但偏瘫、失语等神经系统局灶体征明显。

4. 无脑膜刺激征，脑脊液多正常。

5. 脑部 CT 或 MRI 检查可显示梗死部位和范围。

（五）鉴别诊断

本病应与下列疾病鉴别：

1. 脑出血

发病更急，常在动态下起病，常有头痛、呕吐等颅内压增高症状及不同程度的意识障碍，血压显著增高，头 CT 检查示高密度灶等可相鉴别。

2. 脑栓塞

起病急骤，常有心脏病史，特别有心房纤颤、细菌性心内膜炎、心肌梗死或其他原因易产生栓子来源时，应考虑脑栓塞。

五、处理

（一）急性期治疗

入院前应争分夺秒，将脑梗死患者在最短时间内送至相应的医疗机构，以做恰当处理。治疗原则是维持患者生命需要，调整血压，防止血栓进展，增加侧支循环，减少梗死范围，挽救半影区，减轻脑水肿，防治并发症。

由于脑血栓患者致病原因各异，病情轻重及就诊时间不同，治疗时应遵循个体化原则。

1. 一般处理

急性期应静卧休息，头放平，以改善脑部循环。对于脑水肿明显、伴意识障碍者，可立即予以吸氧及降颅压治疗，如静脉滴注地塞米松、甘露醇等。对血压偏高者，降压不宜过快、过低，使血压逐渐降至发病前水平或 150/90 mmHg 左右。血压偏低者头应放平或偏低，可输胶体物质或应用升压药维持上述水平，吞咽困难者给予鼻饲。预防压疮，保持口腔卫生。

2. 控制血压

除非血压过高，一般在急性期不使用降压剂，以免血压过低而导致脑血流灌注量的锐减，使梗死发展及恶化。维持血压比患者病前平日血压或患者年龄应有的血压稍高水平。

3. 控制脑水肿

急性脑梗死中颅内压增高并不常见。大脑中动脉主干、颈内动脉梗死者可产生急性颅内压增高，但几乎所有的脑梗死者均有脑水肿，并以发病后 2~5 天为量明显。常用的脱水制剂有以下几种。

（1）甘露醇：20% 甘露醇 125 ml，静脉滴注，每 8~12 小时 1 次，脑水肿明显者可用 20% 甘露醇 250 ml 静脉滴注，6~8 小时 1 次。治疗中应随访尿常规和肾功能，血尿和尿中见到管型应当减量或停用。

（2）甘油果糖：10% 甘油果糖 250~500 ml，静脉滴注，每日 2 次。

（3）20% 人体白蛋白 10~20 g 静脉滴注，每日 1~2 次。适用于发病 24 小时后的严重脑水肿患者。

（4）糖皮质激素：可用于常规脱水剂不能控制的脑梗死者，但应注意高血压、高血糖等并发症的发生。

4. 控制高血糖

脑梗死后，急性期 20% ~ 30% 的患者出现血糖升高。不管是糖尿病，还是应激性血糖升高，都与脑梗死的预后直接相关。因此，除了血糖升高用降血糖药物控制高血糖外，脑梗死后 24 ~ 48 小时，不输葡萄糖液体，而用生理盐水、羟甲淀粉等。

5. 溶栓治疗

近年来，根据临床和实验研究证明，正常体温下脑组织完全缺血 4 ~ 8 分钟将产生不可逆的结构改变，即中心坏死区，难以救治。周围的缺血半暗带或半影区是治疗的焦点。可以肯定缺血时间窗对急性脑血栓形成的治疗具有重要指导意义。脑血栓形成发生后要像对待急性心肌梗死一样早期溶栓，尽快恢复血供是"超早期"的主要处理原则。

目前国内外常见的溶栓剂有以下几种。

（1）尿激酶（UK）：可促进纤溶酶活性，使纤维蛋白溶解，使血栓崩解消散。可用 6 万 ~ 30 万 U 溶于 250 ml 生理盐水中静脉滴注，每日 1 次，可连用 5 天，需注意出血并发症。

（2）链激酶（SK）：能使纤维蛋白酶原转变为有活性的纤维蛋白酶，而使血栓溶解。用法：首次剂量 20 万 ~ 50 万 U 加入生理盐水 100 ml 中静脉点滴，30 分钟滴完。维持剂量为每小时 5 万 ~ 10 万 U 加入生理盐水或葡萄糖溶液中持续静脉滴注，直至血栓溶解或病情不发展为止，一般用 12 小时至 5 天。主要不良反应为出血，少数患者有发热、寒战、头痛等反应，可对症处理。为减少反应，在应用之前，先应用地塞米松 2 mg 或抗组胺药物。

（3）组织型纤溶酶原激活剂（t - PA）：该药是纤溶系统的主要生理激活剂，是一种能迅速消除血栓的第二代溶栓剂。研究表明，它对血凝块有专一性，能选择性作用于血栓局部，不引起全身性纤溶状态；可静脉大剂量使用，无出血并发症。t - PA 是一种人类天然蛋白质，无抗原性，重复使用安全，无过敏反应等优点，认为是一种十分理想的溶栓新药。由于药源缺乏，使用甚少。

6. 抗凝治疗

适用于非出血性梗死，尤其进展型中风，亦可预防再次血栓形成。在治疗开始前及治疗中需多次监测凝血时间及凝血酶原时间。

（1）肝素：成人首次剂量以 4 000 ~ 6 000 U 为宜。以后一般以肝素 12 500 ~ 25 000 U 溶于 10% 葡萄糖液 500 ~ 1 000 ml，静脉滴注，每日 1 次，使用 1 ~ 2 天。以后根据病情及实验室检查结果调整药量。出血性疾病、活动性溃疡病、严重肝肾疾患、感染性血栓及高龄患者忌用。

（2）双香豆素：可在用肝素的同时口服，第 1 天 200 ~ 300 mg，以后维持量每日 50 ~ 100 mg，治疗天数依病情而定。治疗中应使凝血酶原指数在 20% ~ 30%，或凝血时间（试管法）维持在 15 ~ 30 分钟。应经常检查有无血尿及其他出血倾向，如有出血立即停药，并用鱼精蛋白静脉滴注对抗。

（3）华法林：第 1 天给药 4 ~ 6 mg，以后每日 2 ~ 4 mg 维持。

（4）藻酸双酯钠：研究表明该药具有抗凝，降低血黏度，降血脂和改善微循环作用。常用剂量为每日 1 ~ 3 mg/kg 静脉滴注，10 天 1 个疗程。目前认为，该药疗效确切、显著，无明显不良反应及出血倾向，是治疗脑血栓形成比较理想的药物。

7. 脑保护剂的使用

常用的有钙离子通道阻滞剂、亚低温治疗及自由基清除剂（甘露醇、维生素 E、维生素 C、糖皮质激素和巴比妥类等）。

8. 抗血小板聚集治疗

阿司匹林 100～300 mg/d，噻氯匹定 250 mg/d。

9. 降纤治疗

目的是降解血中纤维蛋白原，增强纤溶系统活性。常用药物有巴曲酶、降纤酶和蚓激酶等。

10. 中药治疗

可应用复方丹参、川芎嗪、三七总苷、疏血通、刺五加、银杏制剂等。

11. 其他治疗

包括右旋糖酐－40、羟甲淀粉、培他司汀、胞磷胆碱、奥托格雷纳、马来酸桂哌齐特等。

12. 手术治疗和介入治疗

如颈动脉内膜切除术、颅内外动脉吻合术、开颅减压术、脑室引流术等对急性脑梗死患者有一定疗效（大面积脑梗死和小脑梗死而有脑疝征象者，宜行开颅减压治疗）。另近年国内开展的颅内外血管经皮腔内血管成形术及血管内支架置入等介入治疗，尚处于研究阶段。

13. 高压氧治疗

可增加脑组织供氧，清除自由基，提高脑组织氧张力，并具有抗脑水肿，提高红细胞变形能力，控制血小板聚集率，降低血黏度和减弱脑血栓形成等作用。

（二）恢复期康复治疗

常见的康复训练方式：运动疗法、物理治疗、作业疗法、日常生活动作训练、言语及吞咽功能治疗、认知功能训练、心理治疗、矫形支具使用、传统康复治疗等。恢复期康复治疗一般在病后 3 天至 3 周，即患者意识清醒、无进行性卒中表现、生命体征稳定了便可进行康复训练应按照人类运动发育时的规律，由简到繁，由易到难顺序进行。运动时间由短到长，运动强度由低到高顺序进行。

1. 运动疗法

运动方式由被动、辅助到自主运动顺序进行。顺序如下；床上移动翻身→坐位→坐位平衡→双膝立位平衡→单膝立位平衡→坐到站→站立平衡→步行→上下楼梯。在康复训练过程中，应强调的是重建正常运动模式，其次才是加强软弱肌力训练。训练中应包含患侧恢复和健侧代偿。

（1）床上训练：包括翻身和上下左右移动体位，腰背肌、腹肌及呼吸肌训练，上下肢活动（例如为端正骨盆，在床上进行单侧和双侧桥式运动）以及洗漱、穿衣、进餐、使用便器等日常生活活动训练。

（2）坐起和坐位平衡训练：先从半坐位（30°～40°角）开始逐渐增加角度、次数和时间→从床上坐→床边坐→椅子或轮椅坐。因患者坐位时，不能控制，常向患侧偏斜，接着应进行坐位平衡训练，从无依靠不能坐稳→躯干向不同方向摆动能坐稳→在他人一定外力推动下能坐稳。

（3）站立和站立平衡训练：先做站立准备活动（如坐位提腿踏步，患侧下肢肌力训练等，有条件可利用站立床训练），然后扶持站立→平衡杠间站立→徒手站立→站立平衡训练，要达到在他人一定外力推动下仍能保持站立平衡。

（4）步行训练：步行是偏瘫患者生活自理的重要一环。先做步行前准备活动（如扶持立位下患肢前后摆动、踏步、负重等）→扶持步行或平行杠间步行→扶拐步行→徒手步行。在步行训练中应强调，必须注意改善步态训练。

2. 物理治疗

主要是指使用声、光、电、磁热等物理因子促进康复。

3. 作业疗法

主要是采取生活，工作或生产劳动，休闲游戏，社会交往等活动形式，使用工具/设备进行训练，多数是指促进精细动作的恢复，工具多种多样，如滚筒、磨砂板、木钉板等。

4. 日常生活动作训练

包括穿脱衣服、穿脱鞋袜、进食、个人卫生、如厕等。

5. 言语治疗

是指针对言语障碍的患者，如失语症、构音障碍，所进行的训练，如果病情严重，经训练达不到理想效果，可以加强非言语交流方式训练，或借助于替代言语交流的方式达到目的。首先教会患者及家属运用数字（1~10）和简单的字重复训练。采用口形法向患者示范口形，让其仔细观察每一个音的口形变化，纠正错误口形进行正确发音等训练。从简单数字、句子说起，再循序渐进地加深复杂的语句，鼓励其经常与家人进行语言交流，为患者创造良好的语言环境，让患者完成单一的课题，增强患者的信心，逐步提高患者的语言表达 能力。

6. 心理治疗

脑卒中偏瘫患者常伴有抑郁、焦虑情绪，需要给予适当的心理干预。

7. 康复工程

对于偏瘫肢体可以配置适当的矫形支具，以阻止肢体变形，辅助功能活动。

8. 传统康复治疗

按照中医理论，偏瘫属于"筋失所养，经络阻滞"，采用针刺和按摩治疗可以通经络。在脑卒中偏瘫康复治疗中，针灸和按摩确实发挥了重要作用，使康复治疗更具中国特色。但是，针灸和按摩不能代替现代康复治疗。

9. 脑卒中的康复目标

脑卒中康复的目标是：通过以运动疗法、作业疗法等为主的综合措施，最大限度地促进功能障碍的恢复，防治废用和误用综合征，减轻后遗症；充分强化和发挥残余功能，通过代偿和使用辅助工具等，以争取患者达到生活自理；通过生活环境改造，精神心理再适应等使患者最大限度地回归家庭和社会。

六、监护

（1）急性期患者应卧床休息，取头低位，以利脑部的血液供给。有眩晕症状的患者，头部取自然位，避免头部急转动和颈部伸屈，以防因脑血流量改变而加重头晕和产生不稳感。病情稳定后鼓励患者早期于床上或下地活动。

起病 24～48 小时，仍不能自行进食的患者应给予鼻饲。对有高血压、心脏病的患者，可根据病情给低脂或低盐饮食。

（2）昏迷患者按昏迷护理常规护理。

（3）由于患者长期卧位，要加强皮肤、口腔及大小便的护理，防止压疮的发生。早日进行被动、主动运动，按摩患肢，以促进血液循环。

（4）加强心理护理，由于老年人在病前曾看到过脑梗死后遗症对健康的危害，都存有不同程度的恐惧感，瘫痪和失语造成自理能力的丧失，给患者增加了精神上的负担，要做好精神护理，给予安慰、照顾患者，使其积极配合治疗。

（5）密切观察病情变化，注意患者的意识改变、呼吸循环状况、瞳孔大小及对光反射、体温、脉搏、血压等，并详细记录。发现异常，及时报告医生。

（6）应用双香豆素类或肝素等药物抗凝治疗时，应严格执行医嘱，密切观察皮肤、黏膜、大小便、呕吐物，注意有无出血倾向，如有出血立即通知医生。

（7）观察血压变化，备好止血药物，做好输血准备。

（8）使用链激酶或尿激酶溶栓治疗者，注意有无发热、头痛、寒战或其他过敏反应，观察有无出血倾向。发现异常，及时报告医生处理。

（贾世英）

第二节　脑栓塞

脑栓塞是指栓子被血液循环带入颅内，阻塞脑动脉，引起相应供血区的脑功能障碍。

一、病因和发病机制

心源性栓塞是本病最常见的病因，特别是风湿性心脏病二尖瓣狭窄伴心房纤维性颤动时，左心房壁血栓脱落最为多见，占 50% 以上。亚急性细菌性心内膜炎赘生物、二尖瓣脱垂、心肌梗死的附壁血栓、心脏黏液瘤、反常栓塞、心脏手术后等也常引起。其次为主动脉弓及其大血管的粥样硬化斑块的脱落。少见的病因有肺部感染引起脓栓、长骨骨折所致的脂肪栓；肿瘤细胞栓子；空气栓子等。另外有些病例虽经过仔细检查，也未找到栓子来源。

脑栓塞多发生在颈内动脉系统，特别是大脑中动脉，而左侧大脑中动脉又更为多见，椎基底动脉较少，占10%左右。栓子进入血液循环，一方面阻塞脑血管，刺激血管痉挛，另一方面侧支循环一时难以建立，因而常引起脑梗死区的急性坏死及不同程度的脑水肿甚至脑疝。当血管痉挛减轻、侧支循环形成，栓子破裂溶解移向远端，脑缺血范围随之减小，症状亦相应减轻。

二、病理

基本同于脑血栓形成，所不同者是可多发且出血性梗死发生率高，占50%～60%，这是因为栓塞时血管壁破坏，当血流恢复时而产生渗出性出血所致。其次栓子性质不同，又形成不同的特点。炎性栓子，可发生动脉炎、脑脓肿；肿瘤细胞栓子可扩散为转移性脑肿瘤等。另外还可能有其他器官组织的栓塞，如肺、脾、肾等。

三、病情评估

（一）病史

发病年龄多数较轻，起病急骤，多在活动时，但也可在安静休息时。常有心脏病或肺部外伤、手术或长骨骨折等病史。

（二）临床表现

有头痛、呕吐，常有短暂昏迷、癫痫样发作。可有其他部位的血管栓塞现象。脑缺血性局灶症状视阻塞血管部位而异。有时可出现多个脏器栓塞的症状和体征。带有细菌的栓子阻塞脑血管后，如发展为脑脓肿，则可有颅压增高或化脓性脑炎、化脓性脑膜炎。脂肪栓塞常有12～48小时无症状期，临床症状有呼吸困难、发热、心动过速、皮肤常有褐色小淤点；有局限性神经系统症状，可有烦躁不安、谵妄、精神错乱，可发生抽搐、昏迷。但很少有局灶症状，重症可死亡。空气栓塞的患者，发病后即时面色苍白，然后发绀，迅速昏迷、抽搐、偏瘫和失明。

（三）实验室及其他检查

1. 脑脊液检查

压力不高，多无红细胞，常规化验正常。

2. CT

发病24～48小时CT检查可发现阻塞动脉供血区低密度影。

3. MRI

起病后数小时可见病灶区异常信号影，T_1WI呈低信号，T_2WI呈高信号。

4. 单光子发射型计算机断层摄影（SPECT）检查

发病后即可见病灶部位出现灌注减退区或缺损区。

5. 经颅多普勒超声（TCD）检查

梗死区出现相应血管多普勒信号的减弱或者消失。

6. 颈动脉超声检查

可显示颈动脉及颈内、外动脉分叉处的血管情况及有无管壁粥样硬化斑及管腔狭窄等。

7. 心脏超声

能证实心源性栓子，但阴性者不能排除心源性栓塞。二维超声对左心室大型血栓比较敏感，对诊断心房血栓不可靠。

8. 动态心电图

可查出间歇性心房颤动，而心房颤动是诱发心源性脑栓塞的最常见原因。

四、处理

处理应包括三个方面：①治疗脑栓塞；②治疗引起脑栓塞的原发疾病；③治疗并发症。一般治疗原则与脑血栓形成大致相同，但应有个体差异。

（一）治疗脑栓塞

1. 一般治疗

一般患者应采取平卧位或头稍低位，以利脑部血液供应。气体栓塞应取头低位、左侧卧位。如患者意识不清，其一般治疗同脑出血。

2. 药物治疗

（1）脱水剂：伴有颅内高压者可选用脱水剂，由于栓子来源常由于心脏病，应用甘露醇、山梨醇时应慎重，有心力衰竭或肾功能不全者禁用；利尿剂或高渗葡萄糖，可用50%葡萄糖40 ml，静脉注射，每日4次。呋塞米20 mg，肌内注射，每日2~3次。或依他尼酸25 mg 口服，每日3次。

（2）抗凝治疗：治疗原则与动脉硬化性脑梗死相同。已被证明有梗死灶出血者及无症状性二尖瓣脱垂症等不宜抗凝治疗。由亚急性细菌性心内膜炎所致的脑栓塞，抗凝治疗也被禁止，因为有导致颅内出血的危险。此外，要求有良好的实验室条件，而且要多次检查，以防止出血。现临床常用精制蝮蛇抗栓酶及藻酸双酯钠。

（3）抗血小板聚积药物的应用：如低分子右旋糖酐、阿司匹林、双嘧达莫、复方丹参、曲克芦丁等均可酌情选用。

（4）血管扩张药：同动脉硬化性脑梗死。但注意输液速度及液体量，尤其有心力衰竭者。

（5）脑细胞营养剂：如三磷腺苷、辅酶A、细胞色素C、胰岛素、10%氯化钾、脑活素、喜德镇、都可喜、胞磷胆碱等。

（6）其他：脂肪栓塞除用扩容剂、血管扩张药、抗凝治疗外，还用90%去氢胆酸钠5~10 ml，静脉缓慢注入或5%乙醇葡萄糖液1 000 ml 静脉滴注，每日1次。空气栓塞引起癫痫发作，应使用抗癫痫药物治疗。

3. 高压氧

缺血性脑血管病，脑组织的氧供减少是造成神经损害的重要原因。高压氧疗法就是利用在高气压下吸入纯氧，以提高动脉血中的氧含量及氧分压，从而促进氧由血管向组织细胞中弥散。一般压力不超过2.5个大气压*，一次进行治疗约2小时，每10天为1个疗程，气栓亦为适应证。

---

* 1个大气压=0.1 MPa。

（二）治疗原发病

即病因治疗，可预防脑梗死再发。如感染性栓塞及亚急性心内膜炎应积极抗感染治疗。减压病高压氧舱治疗。病因不明者，应尽早查明病因，并及时治疗。

（三）治疗并发症

如抽搐，应予苯妥英钠0.1 g，每日 3 次，并按抗癫痫治疗原则处理。其他并发症出现后应及时处理。

五、护理要点

（一）一般护理

1. 休息

急性期应绝对卧床休息，气体栓塞的患者取头低位，并向左侧卧位，预防更多的空气栓子到脑部与左心室。恢复期视病情逐渐适当活动。

2. 饮食

给予富有营养，易于消化的食物，若合并心脏疾患应给予低盐饮食，如有吞咽障碍可给予鼻饲。

（二）病情观察与护理

1）严密观察有无新的栓塞如突然失语、瘫痪肢体加重、意识逐渐不清、肢体皮肤变色、疼痛及所属动脉是否搏动等，如有异常及时报告医生。

2）注意心率、心律、血压变化，对合并心力衰竭的患者，按医嘱给予强心剂和利尿剂。

3）药物反应观察

（1）抗凝治疗时应准确给药，注意药物剂量，根据各种不同药物的作用，观察其不良反应，注意观察出血先兆，如皮肤、黏膜下有无出血点，定期检查凝血酶原时间及尿常规，如有异常及时通知医生。

（2）使用血管扩张剂及改善微循环药物时，因此类药物有扩张血管的作用，常见的不良反应有皮肤潮红、发痒、恶心，一般短时即过，可减量用之。盐酸罂粟碱直接作用于血管平滑肌，可使脑血管扩张，脑血管阻力减低，脑血流增加从而改善氧供量，注射前应先稀释，静脉滴入须缓慢，过速可致心室纤颤，甚至心搏停止。

（三）症状护理

1. 头痛

头痛，烦躁不安者应注意安全，床边加床栏防止坠床，按医嘱给予止痛剂。

2. 抽搐

脑栓塞伴有抽搐的患者，大多意识不清，不能自主，需加床栏，备缠有纱布的压舌板，插入上下臼齿之间，防止舌咬伤。一切治疗操作应集中，避免光刺激及触动诱发抽搐，应由专人护理，严密观察抽搐的部位、持续的时间和次数，并立即采取有效的措施终止抽搐。

（刘英姿）

第三节 脑出血

脑出血（ICH）是指原发性非外伤性脑实质内出血，又称原发性或自发性脑出血。原发性脑出血的病理机制复杂，病因多样，绝大部分是因高血压伴发的小动脉病变在血压骤变升高时破裂所致，称为高血压性脑出血。常形成大小不等的脑内血肿，有时穿破脑实质形成继发性脑室内出血和（或）蛛网膜下隙出血。据我国 6 个城市调查，其患病率为 112/10 万，年发病率为 81/10 万，大多发生于 50～70 岁，男性多于女性，以冬、春季好发。该病起病急骤，主要临床表现为头痛、呕吐、意识障碍、偏瘫、偏身感觉障碍和偏盲等。

一、病因

高血压和动脉粥样硬化是脑出血最常见的病因，多数高血压和动脉粥样硬化同时并存。其他少见的原因如先天性脑血管畸形、先天性动脉瘤、血液疾病及脑动脉炎等。持续的高血压可使脑内小动脉硬化，发生脂肪玻璃样变，可形成微动脉瘤。另外，因脑内动脉外膜不发达，且无外弹力层，中层肌细胞少，故管壁较薄。再者大脑中动脉所发出的深穿支（豆纹动脉）呈直角，在用力、激动等外加因素使血压骤然升高的情况下，可造成动脉破裂出血，所以脑出血最好发的部位是基底节区，约占 80%；其次是脑叶的白质、脑桥和小脑，约占 20%。

基底节区的出血按其与内囊的关系可分为三种类型：①外侧型：出血位于壳核、带状核和外囊附近；②内侧型：出血位于内囊内侧和丘脑附近；③混合型：为外侧型或内侧型扩延的结果。脑桥出血多发生于被盖部与基底部交接处。小脑出血好发于小脑半球。

二、病情评估

（一）病史

了解起病的方式、速度及有无明显诱因。是否在白天活动中发病，是否因情绪激动、过分兴奋、劳累、用力排便或脑力过度紧张。起病前有无头昏、头痛、肢体麻木和口齿不利。起病后主要的症状特点，是否存在头痛、呕吐、打呵欠、嗜睡等颅内高压症状。既往有无高血压、动脉粥样硬化、血液病和家族脑卒中病史。了解目前的治疗与用药情况，是否持续使用过抗凝、降压等药物。评估患者及家属心理状态，有无焦虑、恐惧、绝望等心理。

（二）症状和体征

起病急骤，绝大多数患者出现不同程度的意识障碍，并伴有头痛、恶心、呕吐等急性颅内压增高症状。重症者迅速进入深昏迷，呕吐咖啡状胃内容物，面色潮红或苍白，双侧瞳孔不等或缩小，呼吸深沉，鼾声大作，大小便失禁或潴留。

根据出血部位可相应的出现神经系统症状和体征。

1. 内囊出血

最多见，典型表现为三偏综合征：对侧偏瘫、偏身感觉障碍及同向偏盲。出血侧如为主半球则可出现失语。

2. 脑桥出血

重症常迅速波及双侧，瞳孔呈针尖样，中枢性高热，双侧面瘫和四肢强直性瘫痪。出血破入第四脑室呈深昏迷、高热、抽搐、呼衰死亡。轻症常累及单侧，表现交叉性瘫痪，即病灶侧面瘫、外展麻痹或面部麻木，对侧上下肢瘫痪，头和双眼偏向健侧，双眼凝视。

3. 小脑出血

暴发型者突然死亡。多数突感后枕部剧痛、眩晕、呕吐、复视、步态不稳、眼震，而无肢体瘫痪，病情常迅速恶化进入昏迷。后期因压迫脑干可有去大脑强直发作，或因颅内压急剧升高产生枕大孔疝而死亡。

4. 脑室内出血

昏迷加深，体温升高，瞳孔缩小，呼吸不规则，并常有上消化道出血。

（三）实验室及其他检查

1. 脑脊液检查

脑出血常破入脑室系统而呈血性脑脊液，可占全部脑出血病例的86%～90%，有15%左右的患者脑脊液清晰透明，蛋白增高。脑出血影响下丘脑，可有血糖及尿素氮升高。醛固酮分泌过多可致高血钠症，血液中免疫球蛋白增高。一周后脑脊液为澄黄或淡黄色，2～3周后脑脊液为清亮。

2. 尿

常可发生轻度糖尿与蛋白尿。有人报道脑出血病例中有16%出现暂时性尿糖增加，38%出现蛋白尿。

3. 颅脑CT检查

CT显示的特征是出血区密度增高，据此可确定脑出血的部位、大小、程度及扩散的方向。急性期可显示脑实质或脑室内血肿，呈高密度块影，血液可扩散至蛛网膜下隙，血肿周围脑水肿呈低密度改变，血肿和脑水肿引起脑瘤效应，以及脑室扩大等脑积水表现。

（四）诊断要点

50岁以上的高血压患者，突然起病，有较多的全脑症状，病情进展快，伴局灶性神经症状应疑及本病。血性脑脊液有助于诊断，但脑脊液无血不能排除脑出血，头颅CT可以确诊。

1. 诊断

（1）发病前或发病时常有头痛、恶心、呕吐。

（2）多数呈完全性卒中，也可有进行性卒中。

（3）常有偏瘫等脑的局灶性体征。

（4）多有意识障碍。

（5）脑脊液多为血性。

（6）CT可完全证实。

2. 鉴别诊断

应与下列疾病鉴别。

（1）蛛网膜下隙出血：起病急骤，伴剧烈头痛、呕吐，明显的脑膜刺激征，很少有神经系统局灶体征，血性脑脊液等以相鉴别。

（2）脑梗死：病前多有TIA发作史，意识障碍轻或无，头痛轻或无，一般无生命体征变化，脑脊液无色透明，压力多不高，CT检查为低密度影等可以相鉴别。

（3）其他：脑出血昏迷应与肝昏迷、糖尿病昏迷、低血糖昏迷、尿毒症昏迷鉴别。

三、处理

脑出血急性期颅内压急剧升高危及生命，应积极抢救。处理原则是降低颅内压，防治脑水肿、脑缺氧，治疗心血管、呼吸、消化与泌尿系统并发症，预防感染、压疮，维持营养、水、电解质平衡等。

（一）一般治疗

1. 为防止出血加重，首先要保持患者安静，避免不必要的搬运。要保持呼吸道通畅，勤吸痰。昏迷患者通常需要做气管插管或气管切开术。

2. 严密观察意识、瞳孔、血压、心律及血氧饱和度等生命体征。保持血压稳定和心功能正常。高血压患者作降压治疗时，应使平均动脉压保持不高于130 mmHg为妥。

3. 要重视基础护理，防治泌尿道、呼吸道感染及压疮等并发症。昏迷患者需安置鼻饲管，以利抽吸胃内容物，防止呕吐引起的窒息。若无消化道出血，可予胃管内补给营养品及药物。保持电解质平衡，维持营养及适当的入水量。

4. 若并发感染应选用适当的抗生素。

（二）控制血压

血压应维持在150～158/90～98 mmHg，降低血压要慎重，要参考原来的血压水平选用适当的药物，使血压逐渐降低至脑出血前原有水平或稍偏高即可。

（三）控制脑水肿，降低颅内压

1. 抬高头位

为控制颅内压力增高，常规采用20°～30°头高位。研究表明，头位每增高10%颅内压力平均下降0.13 kPa。同时注意补足够的液体，避免使用对平均动脉压有影响的药物，使脑灌注压保持在10 kPa或更高。

2. 过度换气

过度换气可降低血中$PaCO_2$，使脑血管收缩，颅内压力下降。脑疝发生致呼吸停止时，应立即开始过度换气，尽可能用呼吸机，给纯氧，流量11～12 L/min，人工呼吸频率为20次/分，维持$PaCO_2$ 3.33～4.67 kPa，PaO_2 13.3 kPa。

3. 高渗脱水剂

（1）甘露醇：静脉给药可提高血浆渗透压，有强烈的渗透性利尿作用。用量为

20%甘露醇250 ml 快速静脉滴注，每4～6 小时1 次，注意其可加重心脏的负担，促进排钾、排钠。

（2）甘油：10%甘油溶液为高渗脱水剂，不发生反跳作用，体内代谢能产生热量，脱水作用维持8～12 小时。

（3）呋塞米：用20～40 mg 静脉推注或肌内注射，有抑制脑脊液生成的作用，对脑水肿作用好。

（4）高渗盐水：用5%高渗盐水20 ml 静脉注射，10 分钟内完成，降颅压作用可维持12 小时。

（5）高渗葡萄糖：常用50%高渗葡萄糖液60～100 ml，于5～10 分钟内静脉注射，每4～6 小时1 次。

（四）糖皮质激素的应用

可减少脑脊液生成与毛细血管通透性，抑制垂体后叶抗利尿激素分泌，稳定溶酶体而减轻脑水肿。在脑出血最初3 天内防治脑水肿有利，远期疗效并不理想，且有引起应激性溃疡的不良反应。可选地塞米松10～20 mg，每日1 次，最好与甘露醇、呋塞米联合应用。目前多数学者主张地塞米松可用5～7 天。此外可配成激素利尿合剂，如5%或10%葡萄糖500 ml 加地塞米松10～15 mg 加25%硫酸镁8～10 ml 加氨茶碱0.25 g 静脉滴注，每日1 次，效果较好。

（五）止血剂

多数患者凝血机制无障碍，一般认为止血剂无效。但对脑实质内多发点状出血或渗血，特别是合并消化道出血时，可用西咪替丁0.4 g 静脉滴注，每日1～2 次；亦可选用6－氨基己酸、酚磺乙胺等。

（六）营养、水和电解质的补充

昏迷时第1～2 天，禁食，静脉补液，每日补1 500～2 000 ml，如高热、多汗加量，注意速度要慢，注意补充钾盐。1～2 天后，如仍昏迷不能进食，可给以鼻饲低盐流质饮食，注意补充热量、维生素，纠正水、电解质酸碱平衡。

（七）抗生素

对于昏迷时间较长，部分患者并发感染者，针对可能查明的致病菌正确地选用抗生素。

（八）防治并发症

定时翻身、拍背、吸痰，加强口腔护理。尿潴留可导尿或留置导尿管，加强呼吸系统、循环系统、消化系统、泌尿系统、压疮等并发症的防治。

（九）手术治疗

在CT、MRI 引导下作颅内血肿吸除术。此法仅在局麻下施行，手术本身损害少，对各年龄组及有内脏疾病者均可进行。抽出血肿后，用尿激酶或精制蝮蛇抗栓酶反复冲洗，从CT 结果看，血肿、脑水肿及脑占位效应可在短期消失，效果显著优于保守治疗，是一个有前途的手术方法。对小脑、脑叶、外囊出血应及时争取手术治疗。对脑干的出血禁用。

（十）恢复期治疗

主要是瘫痪肢体的功能恢复锻炼，失语者应积极进行言语训练，应用改善脑循环及代谢的药物，并配合针灸、理疗、按摩、推拿等治疗。

四、护理要点

（一）一般护理

1. 患者症状无论轻或重，为避免再出血，均应卧床休息 4～6 周。卧位宜取头高斜坡位，可减轻颅内高压和头痛，昏迷患者取侧卧位，头稍向后仰，保持下颌角向前，以防舌根后坠，且可防止吸气时呼吸困难。为预防再出血，急性期的患者不宜搬动，更换体位要视病情权衡利弊，开始可做小幅度翻身，病情稳定后常规护理。注意头部不宜过屈或过度转动，以免影响脑部的血液供应。

2. 各种护理操作如吸痰、按胃管均需轻柔，防止因患者烦躁、咳嗽而加重或诱发脑出血。

3. 意识障碍不能经口进食的患者，起病 3 日内可依靠静脉输液维持营养。过早插胃管或因留置胃管等刺激会引起患者躁动不安、呕吐或使呕吐物反流入气管内，引起窒息或发生再出血。一般起病 3 日后，无呕吐、腹胀、肠鸣音良好，无明显消化道出血，可予鼻饲。液体摄入量每日约 2 500 ml，限制食盐摄入每日 5 g 左右，以免加重脑水肿。意识清醒的患者，进食应从健侧入口，不可过急，避免呛咳。饭后漱口，防止食物残渣存留在瘫痪侧齿颊之间引起口腔炎。

（二）病情观察与护理

1. 密切观察病情变化，详细记录患者意识、瞳孔、体温、呼吸、血压、脉搏的变化。定时观察瞳孔、意识改变，如昏迷加深、病灶侧瞳孔散大、对光反应迟钝或消失，即为脑疝症状，应立即静脉滴注脱水降颅压药物，同时通知医生进行抢救。

2. 注意呼吸频率、节律及形式。如呼吸由深而慢变为快而不规则或呈双吸气、叹息样、潮式呼吸，提示呼吸中枢受到严重损坏，按医嘱给呼吸兴奋剂。呼吸过速者，注意可能引起碱中毒。

3. 观察心率、心律变化。观察呕吐物及大便的颜色及性质，如呕吐物为咖啡色及大便呈柏油样，应密切观察血压、脉搏变化，并做好输血准备。

4. 密切观察药物疗效及反应，如甘露醇要保持滴速不宜太慢，药液不要外渗。另外，还要及时查血、尿常规及血生化，防止发生水、电解质紊乱及肾功能障碍。同时输液速度不宜太快，以免增加心脏负担，影响颅内压。

5. 需开颅手术清除血肿者，要做好术前准备及术后护理。

6. 恢复期应配合针灸、按摩、理疗等，加强局部肌肉及关节的功能锻炼。

（三）对症护理

1. 意识清醒的患者头痛、呕吐为常见症状。应取头高位，减轻颅内高压，利于止血。并应按时应用降低颅内压的脱水剂，忌用吗啡制剂，以防抑制呼吸。呕吐频繁的患者，应及时清除口腔内呕吐物，预防吸入性肺炎，必要时应用止吐剂。

2. 降温可使大脑耗氧量减少，增强脑组织对缺血、缺氧时发生坏死的耐受力，也可增强大脑皮质的保护性。物理降温可用温水、50%乙醇擦澡或用冰帽、冰枕、医用制冷袋等置于患者头、颈和四肢大血管处。如用人工冬眠降温，则应做好相关的护理，如系合并感染需积极应用抗生素等。

3. 患者有呼吸困难、发绀时，应给氧、吸痰，氧流量每分钟 2 ~ 4 L，流量过大易使血中氧分压增高引起脑血流量减低。

4. 意识障碍，呈昏迷状态的患者应按昏迷常规进行护理。

（刘英姿）

第八章　理化因素所致疾病

第一节 概 述

有毒化学物质进入人体，达到中毒量而产生损害的全身性疾病称中毒。短时间内进入大量毒物，迅速引起严重症状称急性中毒。急性中毒起病急剧，症状严重，变化迅速，常危及生命，因此需及时诊断和抢救。

一、病因和发病机制

（一）病因

1. 职业性中毒

有毒物质的生产、包装、运输、使用过程中，因防护不当或发生意外，毒物经消化道、呼吸道、皮肤黏膜等进入机体而发病，可以导致急性或慢性中毒。

2. 生活性中毒

由于生活中误食、意外接触、自杀、谋杀、用药过量等，毒物进入机体而发生中毒，多数情况下造成急性中毒。

（二）发病机制

1. 中毒的机制

不同性质的毒物具有不同的中毒机制，少数毒物导致急性中毒是多机制多途径的。

（1）局部刺激、腐蚀作用：如强酸、强碱中毒，导致毒物接触部位损伤。

（2）缺氧：通过阻碍氧的吸收、转运、利用，导致机体严重缺氧，如一氧化碳、硫化氢、氰化物等。

（3）抑制体内酶的活性：毒物本身或其代谢产物抑制体内某些酶的活性，导致中毒，如有机磷农药抑制胆碱酯酶、氰化物抑制细胞色素氧化酶、重金属抑制含巯基的酶类等。

（4）干扰细胞功能：某些毒物可导致细胞的重要结构发生异常，甚至导致细胞死亡。如四氯化碳、棉酚等可导致脏器细胞线粒体损害。

（5）与受体竞争：如阿托品可阻断毒蕈碱受体。

（6）麻醉作用：亲脂性毒物可透过血脑屏障并与脑组织及其细胞膜上的脂质结合，从而抑制脑功能。

2. 毒物的吸收和代谢

有毒物质可经呼吸道、消化道、皮肤黏膜等途径进入人体。有的毒物主要以粉尘、烟、雾、蒸汽、气体的形态由呼吸道吸入。大多数毒物经口食入，由呼吸道进入的毒物较少，后者主要是一氧化碳。少数脂溶性毒物如苯胺、硝基苯、四乙铅、有机磷农药等可通过完整的皮肤和黏膜侵入。毒蛇咬伤时，毒液经伤口进入体内。

毒物吸收后入血液，分布于全身。主要通过肝脏以氧化、还原、水解、结合等方式进行代谢。大多数毒物经代谢后毒性降低，这是解毒过程。少数在代谢后毒性反而增强。如对硫磷氧化为毒性大得多的对氧磷。

气体和易挥发的毒物吸收后，少部分以原形由呼吸道排出，大多数经肾脏排出。很多重金属如铅、汞、锰等，以及生物碱由消化道排出，少数经皮肤排出。铅、汞、砷等也可由乳汁排出。有些毒物排出缓慢，蓄积在体内可产生慢性中毒。

3. 影响毒物作用的因素

（1）毒物的理化性质：化学物的毒性与其化学结构有密切关系，空气中毒物的颗粒越小，挥发性越强，溶解度越大，则吸入肺内的量越多，毒性也越大。

（2）个体的易感性：个体对毒物的敏感性不同，这与性别、年龄、营养、健康状况、生活习惯等因素有关。

二、病情评估

临床表现

1. 急性中毒

1）皮肤黏膜症状

（1）皮肤及口腔黏膜灼伤：见于强酸、强碱、甲醛、苯酚、甲酚等腐蚀性毒物灼伤。硝酸痂皮呈黄色，盐酸痂皮呈棕色，硫酸痂皮呈黑色。

（2）发绀：引起氧合血红蛋白不足的毒物可产生发绀。麻醉药、有机溶剂抑制呼吸中枢，刺激性气体引起肺水肿等都可产生发绀。亚硝酸盐和苯胺、硝基苯等中毒能产生高铁血红蛋白血症而出现发绀。

（3）黄疸：四氯化碳、毒蕈、鱼胆中毒可损害肝脏而致黄疸。

2）眼部症状

（1）瞳孔扩大：见于阿托品、莨菪碱类中毒。

（2）瞳孔缩小：见于有机磷类杀虫药、氨基甲酸酯类杀虫药中毒。

（3）视神经炎：见于甲醇中毒。

3）神经系统症状

（1）谵妄：见于阿托品、乙醇等中毒。

（2）精神失常：见于二硫化碳、一氧化碳、有机溶剂、阿托品等中毒。

（3）肌纤维颤动：见于有机磷农药、氨基甲酸酯杀虫剂等中毒。

（4）惊厥：见于有机氯杀虫剂、异烟肼及窒息性毒物等中毒。

（5）昏迷：见于多种毒物中毒，如麻醉剂、安眠药中毒，有机溶剂中毒，窒息性毒物（如一氧化碳、氰化物等）中毒，产生高铁血红蛋白血症的毒物中毒及农药中毒。

4）呼吸系统症状

（1）呼吸加快：见于引起酸中毒的毒物（如甲醛、水杨酸等），马钱子、樟脑等也可使呼吸加快。

（2）呼吸抑制：见于安眠药、吗啡等中毒。

（3）肺水肿：见于刺激性气体、一氧化碳、有机磷杀虫剂等中毒。

（4）呼吸气味：常见于有特殊气味的有机溶剂，如乙醇有酒味，有机磷杀虫药有蒜味，氰化物有杏仁味。

5）循环系统

（1）心律失常：洋地黄、夹竹桃、乌头、蟾蜍等兴奋迷走神经，拟肾上腺素药、三环类抗抑郁药等兴奋交感神经，以及氨茶碱等中毒，均可引起心律失常。

（2）心脏骤停：可能由于①毒物直接作用于心肌，见于洋地黄、奎尼丁、氨茶碱、依米丁等中毒。②缺氧，见于窒息性毒物中毒。③低钾血症，见于可溶性钡盐、棉酚、排钾性利尿剂等中毒。

（3）休克：原因有①剧烈的吐泻导致血容量减少，见于三氧化二砷中毒。②严重的化学灼伤，由于血浆渗出而血容量减少，见于强酸、强碱等中毒。③毒物抑制血管舒缩中枢，引起周围血管扩张，有效血容量不足，见于三氧化二砷，巴比妥类等中毒。④心肌损害，见于依米丁、锑、砷等中毒。

6）消化系统：消化道是毒物侵入人体的主要途径，也是毒物吸收和排泄的主要场所。中毒时消化系统症状主要有：①口腔炎。②急性胃肠炎。③中毒性肝病。

7）血液系统：中毒引起的血液系统损害可表现为：①溶血性贫血。②白细胞减少。③出血。

8）泌尿系统：主要表现为急性肾衰竭。常见于：①中毒性肾小管坏死。②肾缺血。③肾小管阻塞。

2. 慢性中毒

长期接触较小剂量的毒物，可引起慢性中毒。慢性中毒多见于职业中毒和地方病。

（1）神经系统：①痴呆，见于四乙铅、一氧化碳等中毒。②震颤麻痹并发症，见于锰、一氧化碳、吩噻嗪等中毒。③周围神经病，见于铅、砷、铊、二硫化碳、正己烷、氯丙烯、丙烯酰胺、有机磷杀虫药等中毒。

（2）消化系统：中毒性肝病见于砷、四氯化碳、三硝基甲苯、氯乙烯等中毒。

（3）泌尿系统：中毒性肾病见于镉、汞、铅等中毒。

（4）血液系统：白细胞减少和再生障碍性贫血见于苯、三硝基甲苯等中毒。

（5）骨骼系统：氟可引起氟骨症；黄磷可引起下颌骨坏死。

三、处理

根据毒物的种类进入途径和临床表现进行积极地抢救和治疗。

（一）治疗原则

①立即脱离中毒现场，终止接触有害物质。②迅速清除进入人体已被吸收或尚未吸收的毒物。③选用特效解毒药。④对症支持疗法。

（二）急性中毒的治疗

危重中毒患者，首先应迅速对呼吸、循环功能和生命指征进行检查，并采取有效的紧急抢救治疗措施。

1. 立即终止接触毒物

有吸入或接触中毒者，应立即把患者抬离中毒现场，移至空气新鲜的地方，脱去污染的衣服，彻底清洗接触部位的皮肤和黏膜。

2. 清除胃肠道内尚未吸收的毒物

（1）催吐：用压舌板等刺激咽后壁而催吐，对神志不清者禁用。

（2）洗胃：可以针对毒物的种类选用相应的洗胃液。常用洗胃液有鞣酸、0.2‰（1:5 000）高锰酸钾等。对深昏迷、服毒时间达 6 小时以上、强腐蚀剂、挥发性烃类化合物、血压未纠正的休克患者一般不应洗胃。

（3）导泻与灌肠：导泻药物应选用硫酸钠，15～30 g/次加水 200 ml，口服。灌肠适用于导泻未发挥作用者，尤其是抑制肠蠕动的毒物中毒。

3. 促进已吸收的毒物排出

（1）利尿：主要的方法为①积极补液，以 200～400 ml/h 的速度静脉滴注 5% 葡萄糖，可加适量氯化钾，同时静脉注入呋塞米 20～40 mg。②碳酸氢钠与利尿剂合用，可碱化尿液，使水杨酸盐、异烟肼、巴比妥酸盐离子化，而不易在肾小管重吸收。③维生素 C，8 g/d，使尿液 pH 值 <5，促使苯丙胺等毒物排出。

（2）吸氧：可以使一氧化碳中毒者碳氧血红蛋白解离，使一氧化碳排出。

（3）透析：如有必要进行，应于中毒 12 小时内施行，效果好。

（4）血液灌流：一般多用于严重中毒、有并发症、血液中毒物浓度明显增高者。

4. 解毒

1）一般解毒剂

（1）中和剂：强碱中毒可用 1% 醋酸、淡醋、柠檬水或橘子汁等弱酸中和。强酸中毒可用氧化镁、镁乳、肥皂水或氢氧化铝凝胶等中和，但不用碳酸氢钠，因遇酸后可生成二氧化碳，使胃肠胀气，有胃穿孔的危险。

（2）氧化剂：1:5 000 高锰酸钾液，使有机化合物氧化解毒。

（3）保护剂：牛奶、蛋清、米糊、植物油等保护黏膜，能减低腐蚀性毒物的腐蚀性。

（4）吸附剂：活性炭可用于吸附生物碱、水杨酸、苯酚、砷、氯化汞等。

（5）沉淀剂：2%～5% 硫酸镁或硫酸钠洗胃适用于钡、铅中毒。作用主要是沉淀毒物，使之不易吸收，有利于排出体外。

（6）通用解毒剂：活性炭、镁、奶浓度以 2:1 混合物 15 ml 加水至 200 ml 饮服或由胃管灌入，随后再催吐或洗胃而排出。

2）特殊解毒剂的应用

（1）金属中毒解毒药物：①依地酸钙钠，主要用于铅中毒；二乙烯三胺五醋酸：促铅排泄较依地酸钙钠效果好。②二巯丙醇，用于治疗砷、汞中毒。急性砷中毒时，第 1～2 天，2～3 mg/kg，肌内注射，1 次/（4～6 小时），第 3～10 天，2 次/天。③二巯丙磺酸钠，用于治疗汞、砷、铜、锑中毒。汞中毒时，用 5% 二巯丙磺酸钠 5ml，肌内注射，1 次/天。3 天为 1 个疗程，休息 4 天后可再用药。④二巯丁二钠，用于治疗锑、铅、汞、砷、铜中毒。急性锑中毒出现心律失常时每小时静脉注射 1 g，可连用 4～5 次，急慢性铅、汞中毒时，1 g/d，静脉注射，3 天为 1 个疗程，休息 4 天后可再用药。⑤D–青霉胺，有促铅、汞、铜排泄作用，0.3 g，3 次/天，口服。

（2）高铁血红蛋白血症解毒药物：亚甲蓝：用于治疗亚硝酸盐、苯胺、硝基苯等中毒。1%亚甲蓝5～10 ml（1～2 mg/kg）静脉注射。应注意大剂量（10 mg/kg）反而产生高铁血红蛋白血症。

（3）氰化物中毒解毒药物：一般采用亚硝酸盐—硫代硫酸钠疗法。前者使血红蛋白氧化，产生一定量的高铁血红蛋白，后者与血液中氰化物形成氰化高铁血红蛋白。用法：亚硝酸异戊酯吸入，3%亚硝酸钠溶液10 ml缓慢静脉注射，随即用25%硫代硫酸钠50 ml缓慢静脉注射。

（4）有机磷农药中毒解毒药物：硫酸阿托品、碘解磷定、氯磷啶等。

（5）中枢神经抑制剂解毒药：①纳洛酮，是阿片类麻醉药的解毒药，对麻醉镇痛药引起的呼吸抑制有特异的拮抗作用。近年来临床发现纳洛酮不仅对急性乙醇中毒有催醒作用，而且用于各种镇静催眠药如地西泮等中毒时，皆取得一定疗效。当机体处于应激状态时，促使垂体前叶释放β内啡肽，可引起心肺功能障碍。纳洛酮是阿片受体拮抗剂，能拮抗β内啡肽对机体产生的不利影响。剂量：0.4～0.8 mg静脉注射。重症患者必要时，可1小时后重复一次。②氟马西尼，本药是苯二氮䓬类中毒的拮抗药。

5. 对症及支持治疗

很多急性中毒并无特效解毒疗法，毒物经过机体自身解毒和排泄，其浓度逐渐降低和消失。因此，及时有效的对症处理和维护重要脏器的功能就十分重要。①低血压休克除病因治疗外，应补充血容量，酌情输注生理盐水，右旋糖酐－40，血浆或全血。②呼吸困难者给予吸氧保持呼吸道通畅，根据病情给予支气管解痉药，呼吸兴奋剂必要时行呼吸机辅助呼吸。③烦躁不安或谵妄状态，一般可肌内注射异丙嗪12.5～25 mg，轻者可口服地西泮、氯氮等。④惊厥者吸氧，可试用速效巴比妥类，或用水合氯醛等。

（三）慢性中毒治疗

1. 解毒疗法

慢性铅、汞、砷、锰等中毒可采用金属中毒解毒药。

2. 对症疗法

有周围神经病、震颤麻痹综合征、中毒性肝病、中毒性肾病、白细胞减少、血小板减少、再生障碍性贫血的中毒患者，治疗参见有关章节。

四、护理要点

（一）一般护理

1. 平卧位或侧卧位

平卧时头偏向一侧，保留胃管者需左侧卧位，以防止舌后坠阻塞气道。昏迷者体温易下降，应给予患者保暖。

2. 保持呼吸道通畅

呕吐物及痰液应及时吸出，有舌根后坠时用舌钳拉出，发现呼吸不畅，缺氧加重应及时报告医生，必要时做气管切开。

3. 吸氧

由于脑组织缺氧可促进脑水肿，加重意识障碍，故持续吸入氧是必要的，氧流量应为每分钟2～4 L。

4. 饮食

昏迷时间超过 3 天，患者营养不易维持，可由鼻饲补充营养及水分。一般给予高热量、高蛋白易消化的流质饮食。鼻饲饮食温度不可过高，灌注速度适中。鼻饲管每周更换一次。

（二）生命体征监护

很多中毒无特殊解毒疗法，对症治疗及精心护理是抢救成功的关键，维持及保护生命活动器官的功能，护理时应注意以下几方面：

（1）密切观察患者的临床症状、呼吸、脉搏、血压及瞳孔变化，详细观察并记录中心静脉压及出入量等；昏迷患者要做好皮肤护理，防止发生压疮；为了避免静脉血栓形成及肌肉僵直，要经常为患者做被动运动，如有皮肤溃疡及破损应及时处理，预防感染。

（2）保持呼吸道通畅，及时清除呼吸道分泌物，给予氧气吸入，必要时气管插管等。

（3）做好心脏监护，以便及早发现心脏损害，及时进行处理。

（4）维持水及电解质平衡：急性中毒者常易产生水电解质失衡，其原因多为继发性，如昏迷患者无法摄入，频繁呕吐、腹泻、高热出汗等液体丢失过多，或由于急性肾衰竭造成机体严重代谢紊乱。护理人员密切观察病情，及时给予适量的输液，可有效地防治水、电解质的紊乱。护士应注意观察患者每日进食量；口渴及皮肤弹性情况，老年人应注意口腔黏膜有无干燥及静脉充盈有无不良；呕吐、腹泻情况，严重吐泻者应详细记录颜色和量；尿量及血压与尿量的关系；测定肝、肾功能，血、尿常规及凝血机制；进行血气分析，测定血液渗透压和血清 Na^+、K^+、Cl^-。检查呕吐物、尿、粪中排出的毒物及有关生化项目；观察尿量、CVP、心电图及脑电图等。

（三）健康教育

1. 普及防毒知识

结合厂矿、城市、农村地区居民实际情况进行防毒健康教育。如我国北方初冬向居民宣传预防煤气中毒；农村使用农药季节宣传预防农药中毒；毒蛇咬伤常见于我国南方农村、山区、沿海一带，夏秋季发病较多，在毒蛇分布地区，夜间外出时要穿厚长裤、长袜及鞋子，头戴帽子，并携带防卫工具如手拿木棒及手电筒等。

2. 不吃有毒或变质的食品

新鲜腌制咸菜或变质韭菜、菠菜等含较多硝酸盐，进入肠道被细菌还原为亚硝酸盐，吸收后使血红蛋白氧化为高铁血红蛋白，后者无携氧能力致全身缺氧青紫，故新鲜腌制咸菜或变质韭菜、菠菜、萝卜等蔬菜不可食用。苦井水含较多硝酸盐和亚硝酸盐，应禁止食用。有些野蕈类（俗称蘑菇）不易辨认有无毒性，故野蕈不可食用。河豚在我国从北向南大江河均产，水产部门已严禁出售，教育产地居民捕捉到不可食用。棉籽油含有棉酚，为工业用油不可食用。未长熟（青紫皮马铃薯）或发芽马铃薯含龙葵素很高，致胃肠道症状及中枢神经系统抑制，大量食用可引起急性中毒，少许发芽马铃薯应深挖去发芽部分，并浸泡半小时以上，才可煮炒后食用。

3. 生产及使用毒物部门应严格管理

生产、使用有毒物品的工厂，使用有毒杀虫剂的农村等地区，要大力宣传严格遵守操作规则及加强毒物保管制度。生产设备密闭化，防止毒物外漏。厂矿有毒物车间和岗位应加强局部通风和全面通风，以达排出毒物目的。必须遵守车间空气中毒物最高容许浓度规定，工作人员定期查体。农药杀虫剂和杀鼠剂毒性很大，要加强保管，装杀虫剂容器要加标记，投放鼠药也应有标记，以免误服。

（刘英姿）

第二节　急性有机磷杀虫药中毒

有机磷类农药是目前使用最多的一种农药，我国常用的达数十种，大多为杀虫剂；少数为杀菌剂、杀鼠剂、植物生长调节剂或除草剂；个别品种还被用作战争毒剂。

有机磷杀虫剂具有毒力大、用药量小和杀虫谱广等特点，其杀虫方式有触杀、胃毒、熏杀及内吸等多种方式，对人畜较易引起中毒。目前，经常发生的农药中毒仍以急性有机磷农药所致最多见。由于该类农药应用广、数量和品种多，又容易获取，常因误服、自服或生产接触过多而中毒。农药中毒 90% 以上为有机磷类农药。因此，除应首先做好预防中毒外，不断提高其中毒救治水平至关重要。

一、病因和发病机制

（一）病因

1. 职业性中毒

主要原因是生产设备不够完善或生产管道发生故障，以及制造、包装、运输、保管时防护不严格，杀虫剂可通过皮肤、呼吸道吸收所致。

2. 使用性中毒

其常见的原因是配药或施药时，药液污染皮肤或湿透衣服由皮肤吸收，以及吸入空气中杀虫药所致。

3. 生活性中毒

主要由于误服、自服，或摄入被杀虫药污染的水源和食物；也有误用有机磷农药灭蚤、治癣等原因引起中毒者。

（二）发病机制

有机磷杀虫药毒性作用很多，能抑制多种酶，但对人畜的毒性主要是抑制胆碱酯酶所致。进入体内的有机磷毒物，与胆碱酯酶结合成磷酰化胆碱酯酶，失去分解乙酰胆碱的能力，造成乙酰胆碱在体内大量积聚，从而产生中枢神经系统和胆碱能神经兴奋，再由过度兴奋转入抑制。

乙酰胆碱为中枢神经细胞突触间及胆碱能神经的递质，胆碱能神经分 4 种：交感与副交感神经节前纤维；副交感神经节后纤维；部分交感神经节后纤维，如支配汗腺分泌及横纹肌血管舒张的神经；运动神经。有机磷杀虫药中毒时，上述神经功能紊乱，故出现一系列的症状和体征。

二、病情评估

（一）临床表现

生产性中毒，接触史较明确，非生产性中毒有的隐瞒服农药史，有的为误服，有的间接接触或摄入，要注意询问陪伴人员，患者近来情绪、生活、工作情况，现场有无药瓶、呕吐物气味等。

1. 潜伏期

与有机磷的品种、剂量、入侵途径及人体健康状况等因素有关。经皮肤吸收中毒者潜伏期较长，可在 12 小时发病，但多在 2～6 小时始出现症状。口服中毒发病较快，多在 10 分钟至 2 小时，服量大或空腹时，可在数分钟内发病。呼吸道吸入中毒时潜伏期也短。通常发病越快病情越重。

2. 毒蕈碱样症状

主要由于有机磷农药中毒后蓄积的乙酰胆碱（ACh）作用于腺体和平滑肌 M 受体所致，汗腺、涎腺、泪腺、鼻黏膜腺和支气管腺体等分泌增多，出现多汗、流涎、口鼻分泌物增多及肺水肿等；由于支气管、胃肠道及膀胱逼尿肌痉挛，出现呼吸困难、恶心、呕吐、腹痛、腹泻及大小便失禁等；因动眼神经末梢 ACh 堆积引起虹膜括约肌收缩使瞳孔缩小；由于可抑制心血管，出现心动过缓、血压偏低及心律失常。但常被烟碱样作用所掩盖。

3. 烟碱样症状

有机磷农药中毒后蓄积的 ACh 作用于交感神经节、肾上腺髓质和运动神经引起兴奋，可出现皮肤苍白、血压升高及心动过速，常掩盖毒蕈碱样作用下的心动过缓和血压偏低。运动神经兴奋时，表现肌束震颤、肌肉痉挛，进而由兴奋转为抑制，出现肌无力、肌肉麻痹（包括呼吸肌麻痹）等。

4. 中枢神经系统症状

有机磷农药易通过血脑屏障进入中枢神经系统，引起中毒症状，轻度及早期出现头晕、头痛、倦怠、乏力等，重度可出现烦躁不安、语言不清及不同程度的意识障碍。严重者可发生脑水肿，出现抽搐或惊厥、呼吸循环中枢麻痹等。

5. 中毒程度分级

为了便于观察病情，决定治疗方案，急性有机磷农药中毒可分为轻度、中度、重度三级。

（1）轻度中毒：表现为毒蕈碱样症状及轻度中枢神经系统症状，如头晕、头痛、恶心、呕吐、流涎、多汗、视物模糊等，瞳孔缩小不很明显。全血胆碱酯酶活力在 50%～70%。

（2）中度中毒：除有明显的毒蕈碱样症状，尚伴有烟碱样症状，如尚有肌束颤动、瞳孔中度缩小、呼吸困难、精神恍惚、语言不清。血胆碱酯酶活力降低至正常值

30%～50%。

（3）重度中毒：除上述症状外，瞳孔极度缩小、心率快、呼吸困难、口唇发绀、肺水肿、呼吸衰竭、二便失禁、血压下降、抽搐、昏迷。血中胆碱酯酶活力在30%以下。

为便于掌握上述分度的重点，一般以只有轻度副交感神经兴奋症状和中枢神经症状者列为轻度中毒，有肌肉束颤动即属中度中毒；出现肺水肿、昏迷或呼吸抑制时则属重度中毒。若诊断有困难，可用阿托品做诊断性治疗；阿托品1 mg加入50%葡萄糖液20 ml静脉注射。若是有机磷农药中毒，症状将有所好转；若不是，则出现颜面潮红、口干、口渴等不适感觉。

（二）实验室检查

1. 全血胆碱酯酶活力测定

此是诊断有机磷杀虫药中毒和判断中毒程度、疗效和预后的依据。健康人全血胆碱酯酶活力值为100%；急性有机磷杀虫药中毒时，胆碱酯酶活力有不同程度的下降。

2. 尿中有机磷杀虫药分解物的测定

此可反映毒物吸收程度，有助于诊断。例如，对硫磷和甲基对硫磷在体内分解后，由肾脏排出硝基酚；敌百虫中毒时，尿中出现三氯乙醇。

三、处理

有机磷杀虫药中毒治疗原则为紧急处理、清除毒物、应用解毒药消除乙酰胆碱蓄积和恢复胆碱酯酶活力。轻度中毒者去除污染毒物，监测24小时，观察病情有无发展；重度中毒者，症状消失后停药，并至少观察3～7天。

（一）紧急处理

重度中毒出现呼吸抑制者迅速进行气管内插管，清除气道内分泌物，保持气道通畅，给氧。呼吸衰竭者，应用机械通气支持。肺水肿时，静脉给予阿托品，不能应用氨茶碱和吗啡。心脏停搏时立即进行体外心脏复苏。脑水肿昏迷时，静脉输注甘露醇和糖皮质激素。

（二）清除毒物

立即将患者撤离有毒环境，脱去染毒衣物，对沾有毒物的皮肤，立即用微温的肥皂水或淡碱水或1%～5%碳酸氢钠溶液彻底洗涤。眼睛内溅有毒液时，可立即用2%碳酸氢钠溶液或生理盐水冲洗。

对口服中毒者，立即进行彻底有效的洗胃，这是抢救成功与否的关键环节。以前的提法是服后6小时以内应洗胃，目前认为，无论中毒时间长短，病情轻重，均应洗胃，即使中毒已达24小时仍应进行洗胃，并且要反复清洗，力求达到彻底清洗。因为有机磷进入消化道后，由于保护性反应，加上阿托品的作用，胃排空时间延长，同时在胃黏膜皱襞的毒物是不容易被排空的，如不能及时、反复彻底的洗胃，则毒物将继续不断地被吸收而加重中毒症状。有关文献报道，中毒20小时后呼出的气味仍有敌敌畏味，而另一报道为一服毒的患者，已11天胃肠道内仍有敌敌畏和大蒜臭味。也有报道后治疗已4天，症状仍有反复，再次洗胃，仍有敌敌畏的大蒜臭味。最后是手术切开直视洗胃才彻底。

洗胃方法有胃管洗胃、切开洗胃、导泻与洗肠。其中胃管洗胃最常用，并尽量选择较粗的胃管且有多个进出水孔以防堵塞，插入深度以 50 cm 左右为宜，太深有可能滑进幽门而起不到洗胃作用。患者最好是左侧卧位，头低位，反复进行，然后变动体位洗胃。每次注入量以 300～500 ml 为宜，过少延误洗胃时间，过多易使毒物进入小肠，增加毒物吸收。液体温度以 25～30℃ 为宜，因温度太低会引起寒战，过热则使黏膜血管扩张而加速毒物吸收。洗胃液总量需用 15 000～20 000 ml，以洗胃液澄清透明为度。洗胃液以清水或生理盐水洗胃最合适。由于危重型有机磷农药中毒时，摄入量大、时间久，故首次洗胃后应保留洗胃管 12～24 小时，每隔 2～4 小时吸出胃内容物后，再用上述洗胃液 2000 ml 反复冲洗。洗胃后给予大量药用炭（活性炭）和硫酸镁（30～60 g）导泻，昏迷者不宜用硫酸镁，以硫酸钠为宜。此外，如果服毒前是饱食的，应先行催吐，将胃内容物吐出后再行洗胃，以免食物堵塞胃管而致洗胃失败。对于饱餐服毒或昏迷抽搐或喉头水肿及食管贲门口痉挛水肿或胃管反复堵塞及服毒量大者可行切开洗胃。

（三）特效解毒药的应用

1. 阿托品

可抗蓄积过多的乙酰胆碱，缓解临床症状。对轻度中毒者可单独给阿托品或胆碱酯酶复活剂；重度中毒者应两者并用；中度中毒者可单独使用两者中的一种或合并使用，以适量配合使用效果较佳。剂量：轻者给阿托品 1～2 mg，皮下或肌内注射，每隔 1～2 小时重复用药。中度中毒者予阿托品 2～5 mg，静脉注射每 15～20 分钟重复 1 次。重度者给阿托品 5～10 mg，每 10～15 分钟重复 1 次，待达到阿托品化以后或症状明显缓解时，可酌情减少药量或延长用药间隔时间，达到阿托品化的临床依据为瞳孔散大，但对光反射存在。患者面色渐潮红，心率稍增快，但低于每分钟 140 次，口及皮肤趋于干燥，肺水肿减轻，患者对刺激有一定的反应。严防上述临床表现转向过分，否则容易阿托品过量或中毒，待治疗达到阿托品化后，经过减量，尚需予以维持治疗，以免出现中毒表现的反复（小儿阿托品剂量以每次 0.03～0.05 mg/kg 计算）。总之，使用阿托品解救严重有机磷中毒应注意四项原则：早期用药；足量给予；静脉注射；反复用药。若由于阿托品过量而发生中毒，应停用阿托品，给巴比妥类药物对症处理，必要时可给予阿托品对抗药毛果云香碱（不宜使用毒扁豆碱和新斯的明，因为这种药也可以抑制胆碱酯酶）。

2. 长托宁（盐酸戊乙奎醚）

该药不但具有较强的外周和中枢抗胆碱作用，并且对神经肌肉接头也具有作用，因此抗毒作用全面，与阿托品相比，它对胆碱能受体 M 受体亚型具有选择性（阿托品对 M 受体亚型无选择性），因而其比阿托品毒副反应少或轻，有效剂量小，应用简便，抗胆碱作用强而全面及其持续作用时间长。长效托宁为新型有选择性的抗胆碱药，该药主要针对 M 受体中 3 个亚型 M_1、M_3、M_4，能和乙酰胆碱争夺胆碱受体，其主要作用部分是脑、腺体和平滑肌等，而对心脏或神经元突触前膜 M_2 受体无明显作用。其优点对中枢作用强，M 样与中枢症状消失快、长效、用药次数少，药物总量少，无心脏等不良反应，毒性低，治愈时间缩短，减少并发症，提高抢救成功率。

轻度首次 1~2 mg，重复 1~2 mg；中度 2~4 mg，重复 1~2 mg；重度 4~6 mg，重复 2~3 mg；可多次应用，但间隔时间多在 30 分钟至 1 小时，"化量"指标主要观察肺水肿和神志，心率增快不明显。

3. 胆碱酯酶复活剂

目前常用的有解磷定、氯解磷定、双复磷和解磷注射液，但此类应尽早使用，中毒 4 天后由于有机磷和胆碱酯酶结合牢固，不易水解，复活剂的效能明显减弱。剂量应根据轻、中、重 3 种不同病情调整。

（1）解磷注射液：疗效迅速、效佳。轻度中毒 1/2~1 支，肌内注射。中度 1~2 支、重度 2~3 支，静脉注射。1/2~1 小时后复查胆碱酯酶活力，若未恢复在 60% 以上，则中度中毒 1 支，重度中毒 2 支，肌内注射。1~2 小时后再复查胆碱酯酶活力，以确定是否再重复应用。

（2）氯解磷定：轻度用 0.25~0.5 g，中度 0.5~0.75 g，肌内注射。重度 0.75~1 g，静脉注射。视病情于 0.5~2 小时可按原量重复 1 次。

（3）解磷定：轻度 0.4 g，中度 0.8~1.2 g，重度 1.2~1.6 g，静脉注射。

（4）双复磷：轻度 0.125~0.25 g，肌内注射。中度 0.5 g，肌内注射或静脉注射。重度 0.5~0.75 g，静脉注射。视病情于 0.5~2 小时可按原量重复 1~3 次。

（四）对症治疗

（1）躁动时应注意区别是否因阿托品过量所致，必要时可给予水合氯醛、地西泮等镇静药，但禁用吗啡，以免加重呼吸抑制。

（2）高热时应立即行物理降温并注意阿托品用量，必要时可慎用氯丙嗪降温。

（3）昏迷患者注意保持呼吸道通畅，吸氧，并及早给予抗生素，预防肺部感染。

（4）有心律失常、心力衰竭及休克时，均应采取措施及时纠正。

（5）应适量补液以利于毒物排出，但须防范脑水肿及肺水肿，一旦出现脑水肿征兆时，应控制液量，并及时行脱水治疗。

（6）有水、电解质平衡紊乱时，应及时纠正。

（7）对某些重危患者应给予糖皮质激素、输血亦常获得满意疗效。

（8）有呼吸循环衰竭时，给尼可刹米、洛贝林、毛花苷 C 等，禁用吗啡等麻醉剂。休克时给予升压药。

（五）换血疗法

当胆碱酯酶复能剂无效或酶已老化时，可采用换血疗法。其适应证为：①昏迷已超过 1 天或更长的患者；②需用大量阿托品而无法减轻的危重患者；③已知对胆碱酯酶复能剂反应差的患者；④已知酶已老化或需迅速提高胆碱酯酶活性的患者。方法：一般以 400 ml 为一换血单元，可先放血后输血，也可边输边放，每换 400 ml 后观察 2~4 小时，如无效则更换 400 ml。换血后，血胆碱酯酶活性明显增高，阿托品用量明显减少，绝大多数垂危的患者经换 2 个单元血后即可获救。换血疗法也可防止反跳。

（六）血液净化疗法

严重有机磷中毒，特别是就诊较晚的病例，经上述治疗后常难奏效，中毒本身及长时间的昏迷引起的各种并发症常可致命，借助换血、血液灌流、血浆置换等血液净化技术，从血液中直接迅速去除毒物，可减少毒物对组织器官的损害，输注鲜血可补充胆碱酯酶。因此，被认为是积极的疗法，可降低病死率，有条件时采用。

四、护理要点

（一）一般护理

1. 立即脱去患者污染的衣服并保存。

2. 大量清水或肥皂水冲洗污染皮肤，特别注意毛发、指甲部位。禁用热水或乙醇擦洗。腿部污染可用2%碳酸氢钠溶液、生理盐水或清水连续冲洗。

3. 口服中毒者要立即用清水、2%碳酸氢钠（敌百虫忌用）或1∶5 000高锰酸钾（硫酸忌用）反复洗胃，直至清洗后无大蒜气味为止。

4. 患者躁动不安，精神运动兴奋时，要及时安好床栏，或用约束带等安全保护措施。患者尿失禁时，应留置导尿管，按时排放尿液，冲洗膀胱，以防止尿路感染。

5. 对大小便失禁者，要及时更换污染物，保持患者清洁和床铺清洁干燥。

6. 为患者及时更换体位，按时翻身，按摩受压部位。

7. 及时为患者清除呼吸道分泌物，防止患者发生误吸。

8. 患者情绪稳定后，选择适当时机讲解有机磷类农药的作用，鼓励患者树立信心，认识再发生的危害性，使患者提高自身认识。

（二）病情观察与护理

1. 密切观察呼吸情况，及时纠正缺氧。有机磷中毒所致呼吸困难较常见，在抢救过程中应严密观察呼吸情况，若发现痰量增多，应及时吸痰。若发现辅助呼吸肌收缩、呼吸不规则、呼吸表浅等呼吸衰竭先兆征象，患者出现咳嗽、胸闷、咯大量泡沫样痰时，提示有急性肺水肿。应立即报告医生并按医嘱做好抢救准备，协助医生进行气管内插管或气管切开，用正压人工辅助呼吸，有条件的可选用同步压力控制型呼吸器维持有效呼吸。使用呼吸器进行人工辅助呼吸时，必须有专人在床旁监护，以保持高流量氧气吸入，纠正缺氧。

2. 注意观察血压变化，中毒早期，患者血压多有升高；而到中毒晚期血压则下降，甚至发生休克。恢复期患者血压升高是反跳的先兆。重度中毒患者血压下降是危险征象。因此，应密切观察血压的变化，发现异常，应通知医生，并按医嘱采取相应的措施。

3. 注意观察有无喷射样呕吐、头痛、惊厥、抽搐等脑水肿征象，发现后及时报告医生，并按医嘱用20%甘露醇液200～400 ml快速静脉滴注或呋塞米40～60 mg溶于25%葡萄糖液中静脉推注。必要时可重复使用。

4. 注意观察瞳孔变化，多数患者中毒后即出现意识障碍，瞳孔缩小为其特征之一。因此，应注意如瞳孔扩大表示阿托品用量已足，瞳孔再度缩小是病情反复的征象，应通知医生并按医嘱采取治疗措施。

5. 及时测量体温，注意观察体温变化。有机磷农药中毒患者，由于中毒后肌肉震颤和强力收缩而致产热增加，大量使用阿托品可引起散热障碍及可能继发感染，体温升高是常见的。当体温高达38.5℃以上时，应给予物理降温，同时应检查瞳孔、肺部啰音、皮肤、神志等变化，以了解是否阿托品化。如已阿托品化，则应报告医生按医嘱减少阿托品用量。若有感染征象，则应按医嘱给予抗感染治疗。

6. 应注意观察有无尿潴留，若有尿潴留则需安置保留导尿管，到患者清醒后即刻拔除。注意呕吐物、粪便的性质和量，必要时留取标本，若发现有出血征象，应报告医生并按医嘱采取相应措施。若出现昏迷，则应按昏迷患者进行护理。

7. 要注意观察药物不良反应及"反跳"现象，使用阿托品过程中应及时、准确记录用药时间、剂量及效果。严格交接班，严密观察有机磷反跳现象，及时处理。

8. 详细记录出入量，对频繁呕吐或腹泻引起脱水及电解质紊乱者，应及时送验血标本，按医嘱给予补液，严重者应做好输血准备。

9. 对恢复期患者的护理绝对不能放松，尤其是病情观察更应细致。如发现流涎增多、胸闷、冷汗、呼吸困难、瞳孔缩小等"反跳"的早期征象，应立即通知医生并做好抢救准备。对易发生反跳的乐果、氧化乐果、久效磷、敌敌畏等农药中毒的恢复期护理，不能少于 7 日。最近有人认为恢复期观察应以流涎情况为重点，这可避免有的患者瞳孔变化不准确和正常出汗误诊为反跳的弊端。

（三）对症护理

除按中毒的一般护理外，还需针对以下临床表现进行护理。

1. 急性有机磷中毒一旦发生呼吸肌麻痹，多在较短时间内发生呼吸停止，故依病情在继续解毒治疗的基础上，早期气管插管或气管切开，给予呼吸机辅助通气，有助于改善患者的预后。机械通气后应加强呼吸道管理，防止痰栓窒息，定时监测血气分析，保证呼吸机正常运转。加强气道湿化，补充足够的血容量，及时吸痰，按时翻身、拍背，以助排痰。

2. 重度中毒患者会出现休克、脑水肿，甚至心搏骤停，应连接生命体征监护仪密切观察，如有异常及时通知医生做相应处理。

3. 达到阿托品化后患者表现为烦躁、谵语，应加强保护措施，专人看护，固定好各管道，保证其通畅，防止滑脱，禁止用力约束患者的肢体，以免造成骨折。

（四）健康教育

1. 普及预防有机磷农药中毒的有关知识，向生产者、使用者特别是农民广泛宣传各类有机磷农药都可通过皮肤、呼吸道、胃肠道吸收体内，进入体内可致中毒。喷洒农药时应遵守操作规程，加强个人防护，穿长袖衣裤及鞋袜，戴口罩、帽子及手套，下工后用碱水或肥皂洗净手和脸，方能进食、抽烟，污染衣物及时洗净。农药盛具要专用，严禁装食品、牲口饲料等。

生产和加工有机磷化合物的工厂，生产设备应密闭化，并经常进行检修，防止外溢有机磷化合物。工人应定期体检，测定血胆碱酯酶活力，慢性中毒者，全血胆碱酯酶活力尚在 60% 以下，不宜恢复工作。

2. 患者出院时应向家属交代，患者需要在家休息 2～3 周，按时服药，不可单独外出，以防发生迟发性神经症。急性中毒除个别出现迟发性神经症外，一般无后遗症。

3. 因自杀致中毒者出院时，患者已学会如何应对应激原的方法，争取社会支持极为重要。

（刘英姿）

第九章　危重病手术的麻醉

危重病患者由于病情危重，且缺乏充分术前准备，因而危重病手术麻醉死亡率比择期手术高 2~3 倍。因此，对于危重病手术，麻醉医生面临的是病理生理严重紊乱且又未能及时纠正的患者，除应常规实施麻醉，还应及时有效地维持患者生命器官功能，包括休克治疗、严重电解质紊乱纠正，以及急性肾功能衰竭、DIC 和 ARDS 等的预防和处理。

第一节　危重病手术患者的特点

危重病手术患者可来自临床各手术科室，手术种类虽互不相同，其共同特点如下。

（一）情况紧急

危重病患者如严重创伤出血、消化道出血、胸腹腔脏器破裂出血、异位妊娠破裂出血、急性呼吸道梗阻、急性心脏压塞、张力性气胸等严重呼吸循环功能障碍，患者进医院后必须争先夺秒进行抢救，经过初步检查，对危及生命的情况要立即进行处理，待病情稳定后再做进一步全面检查，有时须在手术中边了解病情边处理。

（二）病情危重

严重创伤和失血患者，多数存在明显水、电解质和酸碱平衡失调。胸部外伤、颅脑外伤、复合性外伤等病情发展迅速，可因呼吸循环衰竭而死亡。所以要充分了解病情的危重程度，重视早期的呼吸循环复苏，尽可能纠正低血容量和代谢紊乱，为麻醉创造有利条件。

（三）病情复杂

外伤患者均有可能是多处损伤，老年人还可能并存慢性心肺疾病。因此，对任何一个急症患者要做到尽可能全面的了解病史，体格检查和必要的特殊检查，是准确判断病情与恰当而及治疗的基础。

（四）疼痛剧烈

创伤、烧伤、急腹症等急症患者均有严重疼痛，骨关节损伤的疼痛尤为剧烈。疼痛不仅增加患者痛苦，而且能加重创伤性休克，并促使某些并发症的发生。因此急症患者术前即需良好的止痛，但术前镇痛、镇静药的用量较大，有可能影响术中和术后麻醉处理，应予以重视。

（五）饱胃

创伤患者多为饱胃。严重创伤后由于疼痛、恐惧、休克等引起强烈应激反应，使交感神经功能亢进，迷走功能抑制，胃肠排空时间显著延长。正常胃排空时间为 4~6 小时，有人研究发现创伤后胃的排空及为缓慢，24 小时后胃内仍有食物残留，所以对创伤患者饱胃程度的判断须以进食后到受伤前的一段时间为准。胃肠穿孔、肠扭转梗阻、胰腺炎均可因饱胃而诱发，所以急症患者应一律按饱胃对待。

（杨宇）

第二节 危重病患者术前评估与准备

一、术前伤情评估和病情分级

在处理危重病患者时麻醉医生需对患者一般情况和伤情做出全面评估，除了解损伤情况外，尤应重视全身情况和重要器官功能状况。

为了对患者的全身情况和麻醉耐受力做出全面的评估，美国麻醉医生学会（ASA）将患者的全身状况进行了分级：1～2级患者麻醉耐受力良好，麻醉经过一段较平稳；3级患者麻醉存在一定危险性，麻醉前须作好充分准备，对可能发生的并发症要采取有效措施进行预防。4～5级患者危险性极大，麻醉中随时有死亡的危险。急症患者在每级数字前标注"急"或"E"字。

危重病患者由于发病突然，病情变化迅速，因此 ASA 分级判断病情尚存一定困难。用创伤患者分级法判断急症患者病情，可能更具有临床价值。创伤分级包括动脉收缩压、脉搏及毛细血管充盈、呼吸频率、呼吸运动、Glasgow 昏迷评分等五项评估标准，总分共 16 分，评分越低说明创伤越严重，麻醉危险性亦越大。

自 20 世纪 80 年代以来，美国健康服务中心推荐使用急性生理和慢性健康状况评估法（APACHE）。发展至今，APACHE－Ⅱ 和 APACHE－Ⅲ 被广泛用于危重病患者的病情分类和预后的预测。它可对患者病情做出定量评价，分值越高，表示病情越重，预后越差。

二、失血量估计和血容量补充

失血量估计和血容量补充是急症患者术前、术中及术后处理的重点问题之一。创伤失血与受伤部位、损伤程度有关，一个手掌大小的表面性伤口失血可按 500 ml 计，大血管损伤者更甚。大腿、骨盆、胸腔或腹腔创伤，失血量可为 1 000～4 000 ml。血细胞比容或血红蛋白浓度在急性失血时下降并不明显；在肠梗阻、腹膜炎或烧伤等失液为主的低血容量患者反而会升高。

血容量的补充以能迅速恢复有效循环血量和保持血液携氧能力正常为原则。失血量小于全身血量 15% 时，可用乳酸钠林格液、0.9% 氯化钠液及血浆代用品如羟甲淀粉、右旋糖酐等补充。单纯输注晶体液时，输液量须大于失血量 2～3 倍。为防止输液超负荷，可先输入晶体液 1 000～2 000 ml，再适当补充羟甲淀粉。右旋糖酐和羟甲淀粉在24 小时内用量不宜超过 1 000 ml，以免发生过敏或干扰凝血功能。单纯以输液补充血容量者，须定时监测血细胞比容，以维持其在 25% 以上为宜。失血量超过 20% 或仍有活动性失血者，需补充部分全血。急症患者补充血容量过程应监测血压、中心静脉压、尿量、末梢循环状况等指标作为输液输血的指导。

三、急救设备

（一）呼吸支持设备

1. 开放呼吸道用具

开口器、面罩、口咽通气道、喉镜、喉罩、喷雾器、气管导管、食管气管联合导管、管芯、插管钳、牙垫、注射器、吸引器及吸引管。

2. 给氧及辅助呼吸用具

氧气、简易呼吸器、麻醉机。

（二）循环支持用具

套管针、中心静脉穿刺器具或静脉切开用品、带电脑输液泵及注射泵加压输血器、除颤器及各种急救药品。

（三）其他

导尿管、胃管。

四、监测

（一）循环系统监测

除一般监测项目如血压、心电图、脉搏—血氧饱和度及脉搏以外，急症患者可酌情选用直接动脉测压、中心静脉压、肺动脉压及肺毛细血管楔压、心排血量、体温等监测。

（二）呼吸监测

除呼吸频率、呼吸幅度及呼吸音外，必要时须监测潮气量、分钟通气量、吸入氧浓度、呼气末二氧化碳浓度、呼吸道压力、血气分析。呼气末二氧化碳分压（$P_{ET}CO_2$）反映肺泡气二氧化碳分压，且与 $PaCO_2$ 相关良好，对于判断通气功能、证实气管导管的位置及通畅程度具有重要意义。

（三）其他监测

有血清电解质如血钾、血钙、血乳酸盐浓度、血细胞比容、血小板计数、出凝血时间、凝血酶原时间、3P 试验等。必要时可行肌松监测和脑电监测。

（杨宇）

第三节　危重病手术麻醉处理

一、麻醉前用药

对危重病患者要重视术前止痛，解除患者精神紧张及恐惧心情，因此均应给予麻醉前用药，但用药应以不使血压下降、不引起呼吸抑制为前提。一般可按常规用药，对病情垂危和昏迷患者，可免用镇静、镇痛药物，但不宜省略抗胆碱药。对休克患者均应以小量、分次静脉给药为原则。

危重病饱胃的患者术前给予 H_2 受体拮抗剂，可降低胃液酸度，预防 Mendelson 综合征的发生。甲氧氯普胺作为一种中枢性镇吐药，可抑制延脑的催吐化学感受器而产生镇吐作用。它还能增加食管下段括约肌张力，加速胃排空，减少食物反流。术前用于急腹症患者，有预防呕吐和食物反流作用。

二、麻醉方法选择

选择麻醉方法应以不干扰呼吸、循环代偿功能，不影响复苏，又能符合手术操作要求为原则。

（一）局部麻醉

局部麻醉一般用于耳鼻喉、眼科、口腔科及小范围表浅软组织清创缝合，和简单的骨折闭合整复等手术。但局部麻醉受手术范围、时间和局麻药剂量的限制，对手术范围广、手术时间长、要求患者头部长期固定于特殊体位手术，不宜选用局部麻醉。

（二）神经阻滞麻醉

上臂中 1/3 部以下的损伤，可选用锁骨上、肌间沟或腋入法臂丛神经阻滞。创伤失血并休克未完全纠正的患者，绝对禁用蛛网膜下隙阻滞或硬膜外阻滞。单纯下肢或腹部损伤、妇产科急诊手术等，估计失血量不大，也无任何低血容量表现，经输血输液治疗，血压、脉搏稳定者，尚可慎用连续硬膜外阻滞，但应注意：保证静脉输注通畅；小量分次注射局麻药，尽量控制最小的有效麻醉阻滞范围，局麻药的浓度和剂量必须尽可能减少。

（三）全身麻醉

严重创伤（如多发骨折、头颈、心脏、躯干损伤等），原发疾病恶化或急性发作（如肝癌破裂出血、动脉瘤破裂出血、宫外孕失血性休克等），患者循环、呼吸不稳定，其他麻醉方法不利于手术操作、不利于患者监护等可应用全麻。但使用时须避免深麻醉，只需维持浅麻醉复合肌松药即可。对失血性休克患者应在扩容和吸氧下，行气管内插管浅全麻，加肌松药控制呼吸为原则。

1. 麻醉诱导

危重病患者多为饱胃，麻醉诱导的关键是首先控制呼吸道，插管时须防止胃内容物反流误吸，通常是采用清醒插管或静脉诱导插管。如采用静脉诱导插管须按饱胃原则处理。

2. 麻醉维持

休克与低血容量患者对全麻药的耐量减小，无论吸入、静脉或静吸复合用药，仅需小量就足以维持麻醉，如辅助肌松药用量可更减少。低浓度恩氟烷或异氟烷对循环影响均较小，可选用。异氟烷使心率增快，心排出量增加，外周血管阻力降低，适用于休克患者。氧化亚氮—氧—镇痛药—肌松药复合麻醉对循环影响极轻微，但禁用于气胸，皮下、纵隔气肿或气栓等患者。肌松药可选用对循环影响较小的维库溴铵。氯胺酮可导致颅内压和眼压升高，应慎用于脑外伤和眼外伤的急症患者。

神经安定镇痛麻醉适用于某些危重患者，对血压、脉搏的影响较轻，循环较易维持稳定，但必须在补足血容量的基础上进行。目前依诺伐—氧化亚氮—氧—维库溴铵维持麻醉已逐渐成为急症创伤患者常用麻醉方法。

危重病患者的麻醉方法必须掌握多种麻醉药复合的平衡麻醉原则，以尽量减轻机体对麻醉的负担，尤其于长时间麻醉时，不宜使用单一的吸入麻醉药，否则麻醉药在组织中过饱和，易导致术后肺部并发症。另外，长时间麻醉中为减少全麻药的用量，可采用全麻联合局麻或阻滞麻醉的方式，以减少药物的不良影响。

（张志业）

第四节　全身麻醉

全身麻醉是临床麻醉中使用的主要方法，能满足全身各部位手术需要，较之局部和阻滞麻醉，患者更舒适、安全。在手术技术不断发展的今天，全身麻醉已成为诸如器官移植、心脏大血管等手术顺利开展的基础。

一、吸入麻醉

吸入麻醉在临床麻醉中应用最广泛。由于麻醉药经肺通气进入体内和排出，故麻醉深度的调节较其他麻醉方法更为容易。

根据麻醉气体或蒸汽的吸入方法及 CO_2 复吸入的多寡，吸入麻醉可分为：开放吸入法、半开放法、半紧闭法和紧闭法。

（一）常用药物及分期

1. 吸入全麻常用药物

（1）氧化亚氮：氧化亚氮，化学结构式为 N_2O，是一种不燃烧、不爆炸、作用微弱的气体麻醉药，必须与氧合用，以防缺氧，而且与氧合用时的最高容积应在 70% 以下。其 MAC101.00 vol%，单独以氧化亚氮和氧进行麻醉是不够的，必须和其他吸入麻醉药同用。氧化亚氮于短时内使用，是毒性最小的吸入麻醉药，对循环系统基本上无抑制，不引起心律和血压的变化，对呼吸道无刺激性，不增加分泌物和喉部反射；对肝、肾实质器官也无影响。因此，凡一般状况欠佳，肝、肾功能不良及危重患者，氧化亚氮—氧吸入并复合应用其他麻醉，采用半密闭式装置，是这类患者常用的麻醉方法。

（2）氟烷：氟烷的化学名称氟烷，其结构式为 $CF_3 - CHBrCl$，分子量 197.39，沸点 50.2℃，为无色透明液体，带有苹果香味，无刺激性，用药后无不舒适感觉。不燃烧、不爆炸。其麻醉效能较强，MAC 为 0.77 vol%，有效的安全浓度为 0.5% ~ 2%。氟烷麻醉时咽喉反射消失很快，不易引起喉痉挛或支气管痉挛；也无咳嗽、分泌物增加和呕吐等现象。浅麻醉时对呼吸、循环系统无明显影响。氟烷麻醉时肌肉松弛不全，一般仅用于浅麻醉。颅内压增高患者禁用，肝病患者慎用或禁用。麻醉中不宜用去甲肾上腺素，以防心律失常。肾上腺素可引起严重心律失常，甚至心室纤颤，应谨慎使用。氟烷无明显肌松作用，但能增强非去极化类的肌松药效果。它还具有神经节阻滞作用，因此与筒箭毒碱合用时能引起明显的血压下降。戈碘铵酚使心率增快、血压升高，用于氟烷麻醉较为合适。氟烷对产妇子宫收缩有一定影响，能引起产后出血，故难产与剖宫产患者禁用。

氟烷对肝脏的损害可能与其在体内的代谢有关，尤以在低氧状态下更易发生，因此，凡患者处于低氧状态，均以不用氟烷吸入麻醉为妥。

氟烷使用方法：通常用半密闭法，国内亦常用密闭法。

（3）安氟醚：安氟醚为一种新的含卤素的、在各种浓度都不燃烧的吸入麻醉药，其结构式为 $HCF_2—O—CF_2—CFCLH$。安氟醚化学性能稳定，其麻醉效能好，其 MAC 为 1.70 vol%。本品在世界范围内广泛应用表明，安氟醚具有较好的肌肉松弛和止痛作用，对呼吸、血压、心率影响小，麻醉诱导时间 5~10 分钟，较氟烷快，对呼吸抑制轻微。较少发生恶心、呕吐现象。具有麻醉效果好、苏醒快、安全范围大等特点，是一种理想的麻醉药物。本品适用于全麻的诱导和维持，可与静脉全身麻醉药和全身麻醉辅助药联合使用。肾功能不全者慎用。不能与黄碱或儿茶酚胺类药同时应用。癫痫患者或对含卤素的吸入麻醉剂过敏者禁用。安氟醚在体内代谢数量也少，时间也短，比氟烷安全。它对肝脏基本上不致引起毒害。但为安全起见，肝功能受损害者以不应用此药为好。

（4）乙醚：乙醚是具有强烈刺激味的无色液体，化学结构式为 $C_2—H_5—O—C_4H_5$，沸点 34.6℃，很易挥发。遇光、热、空气会分解，宜用棕色瓶或铜罐贮藏，并需加少量二苯胺或对苯二酚等还原剂减缓其分解。乙醚蒸汽比空气重 2.6 倍，由于其易燃易爆，应用时禁用电灼。乙醚麻醉性能强，其 MAC 为 1.90 vol%，安全界限广，发生逾量的危险小；麻醉分期征象典型而明显，而在兴奋期时患者呼吸、循环系统可有剧烈波动。因此，麻醉诱导时宜先用其他静脉或吸入麻醉药，以减少对患者的刺激和兴奋。乙醚 80%~90% 从肺排出，对呼吸道黏膜和唾液分泌有刺激作用，故会产生呼吸道分泌增多，同时亦会抑制消化道平滑肌而造成术后腹胀。此外，乙醚尚有促进糖原分解、抑制胰岛素分泌、致使血糖升高的作用，故糖尿病患者应用乙醚应慎重。目前乙醚多已不用。

（5）甲氧氟烷：甲氧氟烷为无色透明液体，带有轻度的刺鼻香味，对呼吸道无刺激性。在室温下不燃烧、不爆炸。全麻及镇痛效能极强，但诱导及苏醒较氟烷慢，其 MAC 为 0.16 vol%。有良好的肌肉松弛作用。对循环及呼吸功能的影响较氟烷轻微，但对肝、肾均有毒性，长时间使用有引起肾功能不全的报告。多用于复合麻醉，很少单独作用。

（6）安氟醚：为无色透明挥发性液体，有果香。

（7）异氟醚：本品是一种新的吸入麻醉药，其理化特性与安氟醚相近，其麻醉性能好，其 MAC 为 1.30 vol%，介于氟烷与安氟醚之间。从药理作用来看，异氟醚有许多优点，胜于氟烷和安氟醚。心脏功能维持更好，室性心律失常不易发生；浅麻醉时脑血流量和颅内压增加轻微；对生物降解有抗力，毒性很小。可安全地用于各年龄组、各种身体状况的患者和各类手术；可与临床麻醉中常用的药物并用。突出优点为心血管状态十分稳定，尤其在危重患者；肌肉松弛良好，肌松药用量可减至常用量的30%；由于其溶解度低，诱导和苏醒迅速；本品不良反应和并发症少，未发现毒性反应。本品能导致流产，故孕产妇慎用。

2. 吸入麻醉分期

传统的分期以乙醚为典型，但目前常用静脉和吸入麻醉剂复合应用，难以应用典型分期判断。目前临床将麻醉分为浅麻醉、手术期麻醉和深麻醉。

麻醉深浅变化是一连续的过程，患者的个体差异、病情轻重、手术刺激强弱、麻醉前用药等因素都会影响麻醉分期。所以，麻醉各期各级的征象并非千篇一律。临床实践中，要多方面分析，才能正确判断。

（二）麻醉方法

1. 开放滴入麻醉

将麻醉药液点滴在麻醉口罩的纱布上，患者吸入药液的挥发气体而进入麻醉状态。此法目前少用。

2. 气管内麻醉

是用特制的导管经口腔或鼻腔插入气管，连接麻醉机，通过麻醉机供给氧和麻醉药气体而进入麻醉状态。

二、静脉麻醉

静脉麻醉的优点是诱导迅速，无诱导期兴奋，不污染手术室，麻醉苏醒期也较平稳；缺点为麻醉深度不易调节，容易产生快速耐药，无肌松作用，长时间用药后可产生体内蓄积和苏醒延迟。

（一）常见静脉麻醉剂

1. 硫喷妥钠

为超速效巴比妥类药，是微黄色粉末，易溶于水，呈强碱性。其水溶液在室温下不稳定，容易破坏，临床用粉针剂，溶解后应立即使用。本品主要作用于中枢神经系统大脑皮质和网状结构，产生镇静催眠作用，易于通过血脑屏障，使脑血流减少、降低颅压，有抗惊厥作用。对呼吸有明显抑制作用，可诱发喉及支气管痉挛。对循环系统可使排血量减少。用量过大或注入速度过快可引起血压下降，对心功能不全患者慎用。临床常用2%～2.5%溶液肌内或静脉注射。常用作全麻诱导，维持、基础麻醉和小手术等。溶解后的硫喷妥钠如发现混浊，不可应用。由于它的强碱性，一般不从肘部静脉注射，以防万一漏出血管，易使正中神经受损，通常选用远端的手背静脉注射。

2. γ-羟基丁酸钠（简称γ-OH）

为人体脑组织的正常成分。具有镇静和催眠作用。毒性很小，对循环和呼吸系统无抑制作用。由于此药无明显镇痛作用，很少单独使用，只作为其他麻醉的辅佐药，或作为重危患者、心脏病患者的麻醉诱导剂。常用剂量为50～100 mg/kg，单次和分次静脉注射。维持时间为45～60分钟。此药也常用作小儿基础麻醉用药。

3. 氯胺酮

是一种非巴比妥类速效静脉麻醉药。其水溶液为酸性，pH值为3.5~5.5。主要作用于大脑中的丘脑—新皮质系统，用药后麻醉浅，镇痛完全，并使患者处于浅睡状态。多数患者用药后术中能睁眼，表情淡漠，眼睑或张或闭，眼球有活动，但痛觉消失。本品发挥作用及恢复均较快，安全性大。可使血压、颅内压升高，偶有抑制呼吸，因此高血压、青光眼、颅内压高的患者禁用。麻醉苏醒期常发生精神激动、梦幻现象，给予安定镇静药后可缓解。临床常用5%溶液1~2 mg/kg静脉注射，5~10 mg/kg肌内注射，也可用1%溶液静脉滴注。氯胺酮适用于烧伤换药和浅表手术，特别适合于短小手术的麻醉，也广泛应用于各种复合麻醉中。

4. 异丙酚

本品是一种新型、快速、短效静脉全麻药，与已知的任何一类静脉全麻药均不同。临床应用表明，本品起效快，诱导平稳，苏醒快而完全，没有兴奋现象。静脉滴注或间断注射维持麻醉5小时而未发现明显蓄积现象。初步认为是一种有前途的静脉麻醉药。适用于一般外科、产科和五官科等手术的麻醉。静脉注射：诱导量1 mg/kg；维持量可按每分钟50 μg/kg的速度静脉滴注，同时可吸入氧化亚氮—氧。本品对呼吸有短暂的抑制作用，故麻醉时应密切注意。

5. 依托咪酯

又名甲苄咪唑。本品为非巴比妥类静脉麻醉药。临床资料表明，本品起效快，催眠作用强，但持续时间短，因耗氧量变化小，对冠状动脉有轻度扩张作用，尤适用于心功能受损的患者。本品对血糖、血清胆碱酯酶活性及脂肪代谢均无显著影响，也不引起组胺释放。但因缺乏镇痛作用和诱导麻醉时有不良反应，故临床应用受限。适用于全麻诱导，对其他静脉全麻药过敏或心功能受损的患者；简短手术或检查操作的患者，静脉注射：成人单次0.3 mg/kg，亦可在术中静脉滴注，如用芬太尼辅助，可加强镇痛效果。癫痫患者和严重肝、肾功能不全者禁用。

6. 肌肉松弛剂

按作用方式不同分为去极化和非去极化以及双相肌松剂。临床使用的有氯琥珀胆碱、右旋筒箭毒、潘佩朗宁、左旋氯甲箭毒、泮库溴铵、阿曲库铵注射液等，可酌情选用。

（二）麻醉方法

静脉全麻复合方法较多，在此仅介绍临床应用广泛的普鲁卡因静脉复合麻醉。普鲁卡因原系局部麻醉药，国内应用作为全身麻醉已有40多年历史，单独使用普鲁卡因作静脉麻醉，欲达到一定的麻醉深度，往往用药量过大，缺乏安全性。临床实践证明，巴比妥类、γ-OH、氧化亚氮等均能增加机体对普鲁卡因的耐受性，故常先用硫喷妥钠静脉注射，使患者进入全麻状态后，再用普鲁卡因静脉滴注，维持浅麻醉。如维持期间再配合使用哌替啶、氯胺酮、酚噻类或肌松弛药，则可减少普鲁卡因用量，增强麻醉效果，提高安全性。

术前常规应用镇静、镇痛及抗胆碱药物。

1. 诱导

应用2.5%硫喷妥钠5~8 mg/kg静脉注射，琥珀胆碱1~2 mg/kg，静脉注射。麻醉起效，肌肉已松弛可行气管内插管。

2. 麻醉维持

麻醉诱导后静脉滴注1%普鲁卡因混合液。1%普鲁卡因混合液的组成成分为普鲁卡因，镇静镇痛药和肌松药。常用的1%普鲁卡因复合液的配方为普鲁卡因、哌替啶和琥珀胆碱。500 ml复合液为一单元，由5%葡萄糖溶液、5%普鲁卡因、100 mg哌替啶和200 mg琥珀胆碱组成。根据手术对肌松的要求，可不加或单次静脉注射肌松药。在第二单元的复合液中，哌替啶的用量应酌减，或根据需要单次静脉注射。复合液的用量，一般成人第一小时需200~300 ml，第二小时为100~200 ml，第三小时约100 ml。在与麻醉诱导相衔接时，开始滴速可较快，普鲁卡因1 mg/（kg·min）左右，进入外科麻醉期后即应减慢滴速，一般的维持量为1~0.3mg/（kg·min），随着麻醉时间延长而逐渐减量。

3.1%普鲁卡因复合液的配方

除普鲁卡因、哌替啶和琥珀胆碱外，还有以下几种：

（1）1%普鲁卡因、1%氯胺酮和琥珀胆碱。

（2）1%普鲁卡因、芬太尼和琥珀胆碱。

（3）1%普鲁卡因、依诺伐和琥珀胆碱。

（4）1%普鲁卡因、$\gamma - OH$ 或地西泮和琥珀胆碱。

（5）1%普鲁卡因溶液滴注前或中，辅以冬眠合剂等。

（6）亦可在上述复合液中用阿曲库铵代替琥珀胆碱。

注意事项：普鲁卡因—麻醉性镇痛药静脉复合麻醉的应用适应证广泛，可用于头、颈、胸部、腹部、四肢和脊柱各部位的大、中型手术。对于普鲁卡因过敏、严重心功能不全、房室传导阻滞和严重肝肾功能障碍以及液体输入量受限、重症肌无力等患者，应不用或慎用。

普鲁卡因的麻醉效能较弱，且增加用量并不能加深麻醉。麻醉过程中，应严密观察患者的麻醉体征，切忌以增加普鲁卡因用量的方法来加深麻醉，以免因1%普鲁卡因复合液中镇静镇痛药和肌松药的过量，而产生麻醉过深、心血管功能抑制、术后呼吸抑制延长、惊厥以及其他普鲁卡因所致的不良反应。麻醉减浅时应通过追加辅助药如2.5%硫喷妥钠5 ml或芬太尼0.05 mg或其他药物来加深麻醉。

三、麻醉期间的观察和管理

（一）麻醉期间呼吸管理

麻醉期间易干扰呼吸，随着呼吸的改变，循环及其他功能也可能受到影响，严重时可危及生命。因此，麻醉期间维持和观察呼吸功能极其重要，是保证患者安全的关键。有些心搏骤停的原因就是由于呼吸管理不妥。引起的术后呼吸系统并发症，大多也与此有关。手术的适应证越来越广泛，危重患者不断增多，所以呼吸的管理越来越引起重视。麻醉期间通过视、听、触诊到复杂的肺功能监测，重点了解患者的呼吸频率、呼吸方式、潮气量、通气量、胸廓起伏程度、肺内情况、皮肤颜色、PaO_2 及 $PaCO_2$ 等。对呼吸功能障碍及呼吸紊乱的患者，应及时查明原因，并给予有效的处理，必要时可通过辅助呼吸或机械通气以维持患者的气体交换。其原则是维持呼吸道通畅、维持有效通气量。其具体方法可因人及条件灵活掌握。

（二）麻醉期间循环管理

麻醉期间的循环管理在整个麻醉管理中占重要地位，尤其老年患者在麻醉和手术过程中循环系统的变化较青壮年常见和显著，并且直接影响到患者的生命安全和术后的恢复。麻醉期间发生循环功能紊乱的原因很多，如麻醉药物和方法的影响；手术创伤；出血与刺激；缺氧、二氧化碳蓄积；水、电解质、酸碱失常，术前存在的病理状态等，都足以引起循环紊乱，甚或出现心搏骤停。因此，麻醉中除常规进行动态心电监测之外，还应对脉搏、血压、微循环变化进行仔细地观察，尤其是血压参数应经常测量，以大概了解循环情况的变化。临床常以收缩压与心率乘积（RPP）作为心肌耗氧量的指标。当 RPP > 15 000 时表示心肌耗氧量增加。在心肌供氧不能相应增加的情况下，就有引起心肌缺血的可能。对一些病情较重或手术较复杂的患者还应进行有创血流动力学的监测，如中心静脉压、桡动脉压、平均动脉压、肺毛细血管楔压及各项心功能监测，从而尽早发现严重的心律失常及血流动力学改变及其发生的原因，以便得到及时有效的治疗和处理，使循环功能维持相对稳定的状态。

（三）麻醉期间的其他管理

如尿量监测、体温监测、神经肌肉阻滞监测等。此外，对有些患者和手术还须进行一些特殊监测，如颅脑手术时需监测颅内压，糖尿病和胰岛细胞瘤患者需监测血糖，体外循环下手术的患者需监测凝血功能指标和血清钾等。

四、全身麻醉期间严重并发症的防治

（一）反流与误吸

全麻时容易发生反流和误吸，尤其以产科和小儿外科患者的发生率较高。因反流或误吸物的性质和量的不同，其后果也不同。误吸入大量胃内容物的死亡率可高达 70%。全麻诱导时因患者的意识消失，咽喉部反射消失，一旦有反流物即可发生误吸。各种原因引起的胃排空时间延长，使胃内存积大量胃液或空气，容易引起反流。全麻后患者没有完全清醒时，吞咽呛咳反射未恢复，也易发生胃内容物的反流及误吸。由于误吸入物的性质（胃液、血液或固体）、pH 值、吸入物的量不同，临床表现也有很大差别。无论误吸物为固体食物或胃液，都可引起急性呼吸道梗阻。完全性呼吸道梗阻可立即导致窒息、缺氧，如不能及时解除梗阻，可危及患者的生命。误吸胃液可引起肺损伤、支气管痉挛和毛细血管通透性增加，结果导致肺水肿和肺不张。肺损伤的程度与胃液量和 pH 值相关，吸入量越大，pH 值越低，肺损伤越重。麻醉期间预防反流和误吸是非常重要的，主要措施包括减少胃内物的滞留，促进胃排空，降低胃液的 pH 值，降低胃内压，加强对呼吸道的保护。手术麻醉前应严格禁饮禁食，减少胃内容物。肠梗阻或肠功能未恢复者，应插胃管持续吸出胃内容物以减少误吸的发生率。H_2 受体阻滞剂如西咪替丁、雷尼替丁等，可抑制胃酸分泌，减少胃液量。抗酸药可以提高胃液 pH 值，以减轻误吸引起的肺损害。饱胃患者需要全麻时，应首选清醒气管内插管，可减少胃内容物的反流和误吸。对于麻醉前估计插管不困难者，也可选择快速诱导，但必须同时压迫环状软骨以防发生反流。

（二）呼吸道梗阻

呼吸道是气体进出肺的必经之路，保持呼吸道通畅是进行有效通气的前提。各种原因的呼吸道梗阻和呼吸道高敏反应是造成通气障碍的原因，若处理不及时和不当，可导致不同程度低氧血症与高二氧化碳血症，甚至死亡。麻醉期间呼吸道梗阻多为急性，按其发生部位可分为上呼吸道及下呼吸道阻塞，按阻塞程度可分为完全性和部分性阻塞。呼吸道阻塞后临床表现为胸部和腹部呼吸运动反常，不同程度的吸气性喘鸣，呼吸音低或无呼吸音，严重者出现胸骨上凹和锁骨上凹下陷，以及肋间隙内陷的"三凹征"，患者呼吸困难，呼吸动作强烈，但无通气或通气量很低。常见的呼吸道梗阻有以下几种。

1. 舌后坠

是麻醉期间最常见的上呼吸道阻塞。由于镇静药、镇痛药、全麻药以及肌松药的应用，使下颌骨及舌肌松弛，当患者仰卧时由于重力作用，舌坠向咽部阻塞上呼吸道。舌体过大、身体矮胖、颈短、咽后壁淋巴组织增生以及扁桃体肥大者，更易发生舌后坠。当舌后坠阻塞咽部后，如为不完全阻塞，患者随呼吸发出强弱不等的鼾声；如为完全阻塞，即无鼾声，只见呼吸动作而无呼吸交换，SpO_2 呈进行性下降，用面罩行人工呼吸挤压呼吸囊时阻力很大。放置口咽或鼻咽气道及托起下颌可缓解舌后坠造成的气道阻塞。将患者置于侧卧头后仰位，也可立即缓解舌后坠造成的气道梗阻。

2. 呼吸道异物

麻醉患者的呼吸道也可为过多的分泌物、痰液或血块等堵塞。因而呼吸道有急、慢性炎症，例如上呼吸道感染、支气管炎、肺化脓症、支气管扩张或肺结核空洞等，应在经过充分的术前准备、待炎症得到良好的控制之后再行手术。麻醉前应给予足量的抗胆碱药物，这在接受吸入性全麻、氯胺酮麻醉，特别是小儿患者尤其重要。在健肺有可能被从病肺流出的脓血或坏死脱落的肿瘤组织堵塞（如患与支气管交通的肺癌）的患者，应选用双腔支气管插管，使双肺隔离，分别通气。在口咽腔手术的患者，尤其要注意预防积血和填料阻塞呼吸道，术中要及时吸除创面出血，严防填塞的敷料脱落或丢失。对唇腭裂畸形修补、扁桃体摘除、下颌骨切除等口咽腔手术，宜先行气管内插管。术毕拔管前应行彻底的呼吸道吸引，清除分泌物、积血和填塞物。此外，还应注意严防脱落的牙齿或义齿堵塞呼吸道的意外。麻醉诱导前应取出活动性义齿。注意气管插管术的操作规范化，防止误伤患者的牙齿。

（三）急性肺不张

麻醉过程中痰液堵塞支气管是引起肺不张的主要原因。小区域肺不张，一般临床无明显的症状或体征，易被忽略。急性大面积肺不张时，可突发气急、咳嗽、发绀，以及急性循环功能障碍。肺底部或背部可出现小水泡音，呼吸音和语颤消失。气道梗阻性肺不张，通过 X 线检查多可确诊。预防：①术前禁烟 2 ~ 3 周。②有急性呼吸道感染的患者，至少应延期手术 1 周，待体温恢复正常，气管分泌物显著减少后方可进行。③术前发现有明显危险因素的患者，也应延期手术，经 5 ~ 7 天加强呼吸道的治疗。④对慢性阻塞性肺疾病或慢性支气管炎患者，术前应加强胸部物理治疗（如体位引流、胸壁叩击等），以减少气道的梗阻，增强排痰能力，训练深呼吸和咳嗽，以增加肺容量。⑤麻醉期间保持气道通畅，避免长时间固定潮气量的通气，应定期吹张肺。此外，手术后由于切口疼痛、腹胀或肌肉松弛药的残余作用，可使呼吸通气不足，部分肺泡充气不佳，逐渐形成肺不张。已发生者可行肋间神经阻滞止痛后鼓励咳痰，或行气管镜检吸痰，吸痰后加压呼吸使肺泡重新扩张。其他如雾化吸入、祛痰药、支气管扩张药、糖皮质激素等应用有助于改善通气的功能。也可选用有效抗生素，必要时可行气管造口术。

（四）肺栓塞

多发生于中年以上患者，常见于胸、腹部大手术中或术后短时间内，如血栓栓塞、脂肪栓塞、空气栓塞、羊水栓塞。其促发因素有腹部手术、恶性肿瘤、心脏瓣膜病、血液病、肥胖、下肢静脉曲张、盆腔或下肢肿瘤、长期口服避孕药等。因临床上极易误诊或漏诊，因此对施行大手术或骨折、心脏病患者，突然出现胸痛、咯血、原因不明的气急、窒息感，并出现严重休克的意识障碍，或在麻醉时已有足够的通气和给氧的条件下，患者仍呈进展性发绀、低血压，应考虑有发生肺栓塞的可能。预防：①避免术前长期卧床休息；②下肢静脉曲张患者应用弹力袜，以促进下肢血液循环；③纠正心力衰竭；④血细胞比容过高者，宜行血液稀释；⑤对有血栓性静脉炎患者，可预防性应用抗凝药；⑥保持良好体位，避免影响下肢血液回流；⑦避免应用下肢静脉进行输液或输血；⑧一旦有下肢或盆腔血栓性静脉炎时应考虑手术治疗。处理：对急性大面积栓塞的治疗原则是进行复苏、支持和纠正呼吸与循环衰竭。主要方法包括吸氧、镇痛、控制心力衰竭和心律失常、抗休克和抗凝治疗。若临床上高度怀疑有急性肺栓塞，且又无应用抗凝药的禁忌，则可应用肝素，或链激酶、尿激酶进行血栓溶解。发生气栓时，应立即置患者于左侧卧头低位，使空气滞留于右心房内，防止气栓阻塞肺动脉，再通过心脏机械性活动使气泡成为泡沫状而逐渐进入肺循环；亦可经上肢或颈部静脉插入右心导管来吸引右心内空气。通过高压氧舱治疗，以促进气体尽快吸收并改善症状。

（五）呼吸道痉挛

1. 喉痉挛

喉痉挛常因咽喉局部组织应激性增高时局部或其他部位的刺激而诱发。例如，应用硫喷妥钠浅麻醉后的迷走神经兴奋性增加、缺氧和（或）二氧化碳蓄积等均可使喉头组织的应激性增高。此时咽喉部分泌物、刺激性吸入麻醉药蒸汽或局部刺激，甚或内脏牵拉、扩肛、导尿等远方刺激，均可诱发喉痉挛。

轻度喉痉挛仅有真声带挛缩，声门变窄，吸气时发出典型的高亢尖锐的喉鸣音。中等度喉痉挛时，真假声带同时挛缩，呼吸阻力明显增大，发出粗沉的喉鸣。出现轻、中度喉痉挛时，应立即停止或消除刺激，充分给氧，改善通气，纠正缺氧和二氧化碳蓄积，多能迅速缓解。重度喉痉挛时，声门完全关闭，吸气时肋间和腹部下陷，通气中断，正常呼吸也无法实现。遇有这种情况，必须立即每分钟静脉注射琥珀胆碱 1 mg/kg，解除喉痉挛，正压人工通气。紧急情况下，也可用粗孔针头行环甲膜穿刺气管或紧急气管切开。

2. 支气管痉挛

浅麻醉下行气管内插管，常可引起剧咳及支气管痉挛，患哮喘的患者可诱发或加重支气管痉挛，麻醉中应用硫喷妥钠等相对兴奋副交感神经、箭毒等释放组胺、β 肾上腺素能阻滞剂均可诱发支气管痉挛，分泌物过多、气管内吸引、气管导管过深刺激隆突等均可引起反射性支气管痉挛。支气管痉挛患者临床表现为频繁呛咳，呼气性呼吸困难，肺部闻及哮鸣音，发绀，血压升高，心率加快可伴心律失常。预防：①对既往有呼吸道慢性炎症或哮喘史的患者应进行呼吸功能的检查，术前可用激素、支气管扩张药（包括雾化吸入）、抗生素。②避免应用诱发支气管痉挛的药物。处理：①消除病因：分泌物过多时应吸除，气管插管过深刺激隆突时应拔出少许，停止使用硫喷妥钠、箭毒、吗啡等药物。②药物治疗：以氨茶碱最有效，0.25% 氨茶碱加 50% 葡萄糖 20 ml，缓慢静脉注射防止血压下降。亦可用 0.5% 异丙肾上腺素雾化吸入，过敏者可用地塞米松 10 mg 或异丙嗪静脉注射。③加深麻醉：氯胺酮可加深麻醉、恢复并稳定血压，又可缓解支气管痉挛。小剂量（50 mg）静脉注射能迅速起效。对上述治疗无效的严重支气管痉挛吸入少量氟烷往往即可缓解，它能使支气管更松弛。吸入量少且不良反应小。④实施持续间歇正压通气：正压通气可使支气管痉挛在消除局部刺激及改善缺氧和二氧化碳蓄积后缓解。

（六）低血压

原因：①麻醉药引起的低血压：全身麻醉药对循环功能均有不同程度的抑制作用，如给药相对过量或给药太快，可引起不同程度的血压下降。②血流动力学改变：麻醉中骤然变动体位可致血压降低。剖宫产患者，子宫压迫下腔静脉时可出现严重低血压。③呼吸管理不当：正压呼吸时，压力过高致静脉回流受阻，心排血量减少致血压下降。④术中失血过多，快速输注大量冷库血。⑤迷走神经反射：浅麻醉下气管插管探查胸腔，椎管内麻醉探查腹腔，牵拉腹腔脏器等均可引起反射性血压下降。⑥急性心力衰竭。⑦肾上腺皮质功能衰竭：术前肾上腺皮质功能不全者，麻醉和手术刺激容易诱发肾上腺功能衰竭导致血压下降。⑧患者本身因素：心脏病、高血压长期服用降压药的患者，肾上腺手术（嗜铬细胞瘤），瘤体摘除后的患者，术中均可发生低血压。其他如术中低血糖，水、电解质平衡紊乱，药物过敏均可致低血压。处理：①补充血容量：血容量不足或失血过多者给予输血、补液。慢性贫血者输入红细胞提高血红蛋白。②心脏病患者应给予强心、利尿，改善心功能，提高心肌代偿能力。③长期大量应用激素的患者，术前加大用量。④麻醉过深者应减浅麻醉。⑤术者应力求稳、准、轻、快，以防引起神经反射。⑥保持呼吸道通畅，充分供氧。⑦浅麻醉下或椎管内麻醉下牵拉内脏，往往在低血压同时伴有心动过缓，应给适量阿托品以抑制迷走神经张力过高。⑧应用升压药物：要避免滥用升压药物，根据病情及病因慎重使用。椎管内麻醉所致血管扩张引起的低血压，常用麻黄碱以提高血压。其他升压药如恢多压敏、间羟胺、多巴胺可酌情应用。

（七）高血压

原因：①麻醉过浅，镇痛不全，手术刺激可引起血压骤升。②缺氧和二氧化碳蓄积。③血容量增加，术中输血输液过多。④术中升压药选用不当或用量过大。⑤颅脑手术牵挂额叶或刺激第 Ⅴ、Ⅸ、Ⅹ 对脑神经。⑥其他：原发性高血压、肾上腺肿瘤、妊娠中毒症、甲状腺功能亢进。处理：①麻醉诱导期应保证心肌供氧并防止心肌耗氧量增加。②麻醉浅时，辅以吸入麻醉，如异氟醚、安氟醚、氟烷等。既加深了麻醉又扩张了血管。镇痛不全时，可用芬太尼静脉注射。③充分供氧，保持呼吸道通畅，防止 CO_2 蓄积。④减慢输血、输液速度。⑤手术应尽量减少刺激。⑥降压药应用：高血压持续不降时可静脉滴注 0.01% 硝普钠或静脉滴注酚妥拉明，伴有心动过速者可用普萘洛尔 1~3 mg 静脉注射。

（八）急性心肌梗死

原因：麻醉期间和手术后发生急性心肌梗死，多与术前潜在有冠状动脉供血不足有关。如：①冠心病患者；②高龄；③有动脉硬化患者；④高血压患者，其心肌梗死发病率为正常人 2 倍；⑤手术期间有较长时间的低血压；⑥长时间手术，据文献报告，1 小时手术的发生率为1.6%，6 小时以上手术者则可达 16.7%；⑦手术的大小，心血管手术的发生率为16%；胸部为 13%，上腹部 8%；⑧手术后贫血。此外，患者精神恐惧和疼痛；血压过低或过高均可影响到对心肌的供血、供氧；麻醉药物对心肌收缩力的抑制。麻醉期间供氧不足或缺氧，势必使原冠状动脉狭窄患者的心肌供氧进一步恶化。不同病因所引起的心率增快或心律失常。预防：对手术患者，特别是有高血压或冠状动脉供血不足的患者，要力求心肌氧供求平衡。对原心肌梗死患者的择期手术，尽量延迟到 4~6 个月以后施行。处理：①做好心电及血流动力学的监测，及时请心血管专科医生会诊和协同处理。②充分供氧。③应用主动脉内囊扶助（IABA）即反搏系统，通过降低收缩压、减少左室做功，使心肌氧耗量随之下降，同时还增加舒张压，有利于冠状动脉血流和心肌供氧。④药物治疗：参见心肌梗死章节。

（九）恶性高热

恶性高热是一种麻醉药引起的突发性代谢亢进危象，其死亡率可高达 60%。临床特点：①有自主呼吸的患者呼吸频率及通气量异常增加，完全肌松及控制呼吸的患者呼出的二氧化碳浓度增加（超过 10%），挤压气囊费力，CO_2 吸收器异常发热。②不明原因的心动过速、发绀、出汗。③缺氧、呼吸性及代谢性酸中毒。④用琥珀胆碱后骨骼肌不松弛，全身肌肉呈强直样收缩（首先表现为下颌不松），加大剂量肌肉强直反而加重。⑤体温急剧升高，每数分钟升高 1℃，甚至高达 46℃（常为后期症状）。⑥其他症状如心律失常、血压不稳定、肌球蛋白血症、肌球蛋白尿、血浆 CPK 增高及消耗性凝血障碍、肾功衰竭、脑水肿、脑损害。处理：①立即终止手术，应用纯氧进行过度通气。②积极降温，体表可用乙醇纱布、冰袋等。若是开腹或开胸手术，可用冷却的乳酸钠林格溶液反复冲洗，或经胃管进行冷生理盐水冲洗；在体外循环时，则可用变温器降温。③纠正酸中毒。④用正性变力性药物，维持循环稳定，正确应用抗心律失常药物。⑤补充液体和利尿，保护肾功能，减轻脑水肿。可在 90 分钟内静脉滴注冷却平衡液 1 500~2 500 ml，并应用甘露醇和呋塞米，尿量保持在每小时 2 ml/kg。大剂量地塞米松疗法有大脑保护和降温作用。⑥肝素的应用。⑦应用 ATP、脑活素等促进脑功能恢复的药物。应用特异性药物丹曲林。该药作用于横纹肌终板和肌纤维，防止 Ca^{2+} 从肌浆内质网释放，而不影响其吸收，故使肌肉松弛。首次静脉注射 3 mg/kg，5~10 分钟重复 1 次，总量可达 10 mg/kg，或将丹曲林 1 000 mg 溶解在 1 000 ml 甘露醇中静脉滴注，直至肌强直消失、高体温下降为止。另外需加强各种监测，留 ICU 观察治疗。

对恶性高热易感患者需行手术时，应选用神经安定镇痛术，区域阻滞麻醉，但不能应用酰胺局麻药。必须全麻者，应避免去极化肌松剂、氯胺酮和卤族类全麻药。可用地西泮、巴比妥类、芬太尼和泮库溴铵、阿曲库铵等。麻醉期间必须加强体温、血气和循环功能监测。

（十）术中知晓及术中剧痛

术中知晓发生于下述麻醉方法：①$N_2O - O_2$—肌松药麻醉；②芬太尼—地西泮麻醉；③硫喷妥钠或硫喷妥钠—氯胺酮麻醉；④N_2O—芬太尼麻醉；⑤依托咪酯—芬太尼麻醉；⑥静脉普鲁卡因复合麻醉。单纯氯胺酮或异丙酚麻醉，以及强效吸入麻醉，均未发现有术中知晓。

术中知晓有时对患者精神损害较大，已成为全身麻醉的并发症之一，应努力予以避免。为避免发生术中知晓，麻醉不宜过浅，麻醉医生必须掌握浅麻醉征象。目前认为，监测脏器诱发电位变化，有助于预防术中知晓发生。

术中剧痛多发生在麻醉不当，错误地应用肌松药而未用足够的麻醉药及镇痛药，造成患者术中剧痛而不能说话及躁动。无疑使患者遭受"极刑"痛苦，是非常严重的麻醉事故。如麻醉维持中单纯依靠静脉普鲁卡因—琥珀胆碱达到制动目的的，以致镇痛不全，同时可造成过度应激反应以致出现严重致命后果，必须加以防止。

（十一）苏醒延迟或不醒

现代麻醉的方法使患者在手术结束不久即可清醒。若全身麻醉后超过 2 小时意识仍不恢复。可认为麻醉苏醒延迟。麻醉苏醒延迟可能是麻醉药物过量，也可能是循环或呼吸功能恶化以及严重水、电解质紊乱或糖代谢异常。应针对不同原因进行处理。如对术后苏醒延迟的患者，应常规监测 ECG、SpO_2、$P_{ET}CO_2$、血气、血电解质及肌松弛情况，以帮助确定苏醒延迟的原因。①首先考虑麻醉药的作用：根据患者情况、手术时间及所用麻醉药种类，很易识别苏醒延迟是否为麻醉药的作用，应针对可能的原因，逐一进行处理。即加大通气使吸入麻醉药尽快呼出，给新斯的明拮抗非极化肌松药的作用，给毒扁豆碱对抗地西泮、氟哌利多等的作用。对因静脉麻醉药或其他原因致中枢神经严重抑制者，不宜应用大量中枢神经兴奋剂催醒，以免发生惊厥后反使中枢神经抑制加重。②根据 SpO_2、$P_{ET}CO_2$、血气、血电解质及肌松监测情况分析呼吸抑制的原因，如为低氧血症，应努力改善缺氧；如为 $P_{ET}CO_2$ 及 $PaCO_2$ 极度升高，应加大通气量，使体内蓄积的 CO_2 很快排出；如为 $P_{ET}CO_2$ 或 $PaCO_2$ 明显降低，应在确保 SpO_2 或 PaO_2 正常的情况下采取窒息治疗，窒息的第一分钟 $PaCO_2$ 将升高 10 mmHg，以后每一分钟将升高近于 2.5 mmHg，窒息的每一分钟体内仅保留 CO_2 10 mmol（224 ml）。在行窒息治疗时，勿使 PaO_2 低于 70 mmHg，即 SpO_2 93% 左右；如为严重低钾血症，应在 ECG 及血钾监测下尽快补钾，为使血钾迅速升高，可先给冲击量，如 70 kg 的患者发生严重低钾血症（血钾 1.5 mmol/L）并伴 ECG 异常，处理应在 1 分钟内使血浆钾浓度由 1.5 mmol/L 升至 3 mmol/L，即在 1 分钟内应至少补充 KCl 4.5 mmol。这是因为循环血量为 5 L，其中血浆量为 3 L，即将 3 L 血浆中含钾量由 1.5 mmol/L 提高到 3 mmol/L，输入的钾在到达细胞前首先进入组织间液，间质液量为血浆量的 4 倍。在毛细血管部位，血管内液与间质液的交换量可达 3 L/min 左右，这表明进入血管腔的钾很快即能进入间质间隙。首次冲击量以后，便将补钾速度减慢至 1 mmol/min，在 5 分钟内测血钾一次，如血钾及低于 3 mmol/L，可重复冲击量，当血钾达到 3 mmol/L 后，补钾速度即应减慢。ECG 呈高耸 T 波预示血钾已达生理最高限度 6.5 mmol/L，是应立即停止补钾的信息；如为严重代谢性酸中毒，应根据血气结果给一定量 $NaHCO_3$ 液，以纠正代谢性酸中毒；对气胸或肺不张致通气不足的患者，应行胸腔闭式引流及吹张萎陷肺。对输液逾量致肺水肿的患者，应给一定量呋塞米利尿。③对因脑水肿、颅压高致呼吸功能不全患者，应给甘露醇或呋塞米行脱水治疗，以降低颅内高压，但应注意补钾，一般每利尿 1 L，需补 KCl 1.5 g。④对低体温患者应适当升高体温，一般如体温不低于 34℃，不影响患者术后苏醒。⑤对于术中长期低血压患者，常造成中枢神经系统不同程度损害，对于此类患者除应维持良好的血压水平、SpO₂ 在 96% 以上、血糖在 4.5～6.6 mmol/L 外，应给大剂量皮质激素，行头部轻度降温及行轻度脱水治疗，以促进脑功能尽快恢复。⑥对原来并存脑疾患的患者，麻醉期间应努力做好对脑的预防保护措施，维持良好的血压水平，使血气分析的各项指标始终保持正常，并给较大量糖皮质激素对脑功能进行保护。此外，麻醉药及辅助药用量均应明显减少，以免加重术后苏醒延迟。

（张志业）

第五节　局部麻醉

用局部麻醉药（简称局麻药）暂时阻断某些周围神经的冲动传导，使这些神经所支配的区域产生麻醉作用，称为局部麻醉（简称局麻）。广义的局麻包括椎管内麻醉（在本章第六节中讨论）。局麻是一种简便易行、安全有效、并发症较少的麻醉方法，并可保持患者意识清醒，适用于较表浅、局限的手术，但也可干扰重要器官的功能。因此，施行局麻时应熟悉局部解剖和局麻药的药理作用，掌握规范的操作技术。

（一）局麻药的分类

1. 按化学结构分类

可分为两大类，即酯类局麻药如普鲁卡因、丁卡因；酰胺类局麻药，如利多卡因、丁哌卡因、罗哌卡因等。目前，临床常用局麻药多为酰胺类。

2. 按临床作用时效分类

依局麻药在临床麻醉中的作用持续时间不同可分为长效（如丁哌卡因、罗哌卡因、丁卡因等）、中效（如利多卡因等）及短效局麻药（如普鲁卡因等）。

（二）局麻常用药物

局麻常用药物主要分为两类：①酯类药物，如普鲁卡因、丁卡因、可卡因等；②酰胺类药物，如利多卡因等。

酯类局麻药物中常用普鲁卡因、丁卡因；酰胺类局麻药物常用利多卡因。

1. 普鲁卡因

是一种弱效、短时效但较安全的常用局麻药。它的麻醉效能较弱，黏膜穿透力很差，故不用于表面麻醉和硬膜外阻滞。由于它毒性较小，适用于局部浸润麻醉，成人一次限量为 1 g。

2. 丁卡因

是一种强效、长时效的局麻药。此药的黏膜穿透力强，适用于表面麻醉、神经阻滞、腰麻及硬膜外阻滞，一般不用于局部浸润麻醉，成人一次限量表面麻醉 40 mg、神经阻滞 80 mg。

3. 利多卡因

是中等效能和时效的局麻药。它的组织弥散性能和黏膜穿透力都很好，可用于各种局麻，但使用的浓度不同。最适用于神经阻滞和硬膜外阻滞，成人一次限量表面麻醉为 100 mg，局部浸润麻醉和神经阻滞为 400 mg。反复用药可产生快速耐药性。

4. 丁哌卡因

是一种强效和长时效局麻药。常用于神经阻滞、腰麻及硬膜外阻滞，很少用于局部浸润麻醉。成人一次限量 150 mg。使用时应注意其心脏毒性。

5. 罗派卡因

酰胺类局麻药，其作用强度和药代动力学与丁哌卡因类似，但它的心脏毒性较低。使用高浓度、较大剂量时，对感觉神经和运动神经的阻滞相一致，但低浓度、小剂量时几乎只阻滞感觉神经。硬膜外阻滞的浓度为 0.5%，而 0.75% ~1% 浓度时可产生较好的运动神经阻滞，成人一次限量为 150 mg。

（三）局麻方法

1. 表面麻醉

将穿透力强的局麻药施用于黏膜表面，使其透过黏膜而阻滞位于黏膜下的神经末梢，使黏膜产生麻醉现象，称表面麻醉。眼、鼻、咽喉、气管、尿道等处的浅表手术或内镜检查常用此法。眼用滴入法，鼻用涂敷法，咽喉气管用喷雾法，尿道用灌入法。常用药物为 1% ~2% 丁卡因或 2% ~4% 利多卡因。因眼结合膜和角膜组织柔嫩，故滴眼需用 0.5% ~1% 丁卡因。气管和尿道黏膜吸收较快，应减少剂量。

2. 局部浸润麻醉

沿手术切口线分层注入局麻药，阻滞组织中的神经末梢，称为局部浸润麻醉。操作方法：先用 7 号针头沿切口线一端刺行皮内注药，药液形成一白色橘皮样皮丘，然后再取 7 号长 10 cm 穿刺针经皮丘刺入，分层注药，若需浸润远方组织，穿刺针应经上次已浸润过的皮丘刺入，以减少穿刺疼痛，以此连续进行下去，在切口线形成皮丘带。注射局麻药液时应加压使其在组织内形成张力性浸润，达到与神经末梢广泛接触，以增强麻醉效果。如手术需达深层部位，看到肌膜后，在肌膜下、肌层内、腹膜逐层浸润。常用药物为加肾上腺素的 0.5% 普鲁卡因溶液，最大剂量为 0.8 ~1.0 g；0.25% ~0.5% 利多卡因，最大剂量为 400 ~500 mg。

局部浸润麻醉时应注意：①注入组织内的药液需有一定容积，在组织内形成张力，借水压作用使药液与神经末梢广泛接触，从而增强麻醉效果。②为避免用药量超过一次限量，应降低药液浓度。③每次注药前都要回抽，以免注入血管内。④实质脏器和脑组织等无痛觉，不用注药。⑤药液中含肾上腺素浓度1:（20万～40万）（即2.5～5 μg/ml）可减缓局麻药的吸收，延长作用时间。

3. 区域阻滞麻醉

将局麻药注射在病灶的四周及基底部的组织中，使通向病灶的神经末梢和细小的神经干阻滞，称为区域阻滞麻醉。此法常与局部浸润麻醉合用。

4. 神经干（丛）阻滞麻醉

将局麻药注射到神经干（丛）周围，使所支配的区域无痛的麻醉方法，称为神经干（丛）阻滞麻醉。例如颈丛神经阻滞用于颈部手术，臂丛神经阻滞用于上肢手术，指（趾）神经阻滞用于指（趾）手术等。常选用渗透力较强的局麻药，如利多卡因、丁卡因。若用普鲁卡因时，应取2%的溶液。

1）臂丛神经阻滞：臂丛神经丛由颈$_{5\sim8}$和胸、脊神经前支所组成，有时颈$_4$及胸$_2$脊神经前支分出的小分支也参与。各前支从相应的颈椎和胸椎横突的椎旁沟分出，颈$_{5\sim6}$合并为上干；颈$_7$为中干；颈$_8$和胸$_1$相合为下干，其周围由椎前筋膜和斜角肌筋膜包裹形成鞘膜，于前斜角肌和中斜角肌之间下行，经过颈后三角走向第一肋骨。臂丛神经阻滞常采用以下几种方法。

（1）肌间沟穿刺法：是将局麻药注入颈后三角的前斜角肌和中斜角肌间隙，阻滞臂丛神经的各神经干，阻滞范围广，包括肩关节、上臂、前臂和手，有时可高达颈部。患者取仰卧位，患侧肩下垫一薄枕，头转向对侧，肩尽量下垂，让患者作抬头动作以显露胸锁乳突肌，从该肌后缘向后可摸到一条细长的肌肉。左手固定前斜角肌，右手持针在锁骨上1.5～2 cm处靠前斜角肌后缘刺入。穿刺方向为后、内、下方向。当刺入神经血管鞘并接触神经干时，有时有突破感，患者出现触电样异感，并向前臂或手指放射，回抽无血即可注药。常用2%利多卡因和0.3%丁卡因混合液20～30 ml。优点：①易于掌握，对肥胖或不易合作的小儿较为适用；②小容量局麻药即可阻滞上臂及肩部；③不引起气胸。

（2）锁骨上穿刺法：体位同肌沟法。穿刺点在锁骨中点上方1～1.5 cm处做一皮丘，经皮丘向内、下、后方刺入，进针1～2 cm可刺中第一肋骨表面，紧贴肋骨寻找臂丛神经，当出现异感后固定针头，回抽无血即可注药。在第一肋骨表面寻找异感时，不应刺入过深，以免造成气胸。操作时偶尔可刺中锁骨下动脉造成出血，如发现穿刺针溢出鲜血时，可将针头退出，局部压迫片刻再行穿刺。优缺点：本法的优点仅仅在于定位简便，对肌间沟触不清的患者适用，因有气胸发生率高的缺点，临床上已较少采用。

（3）腋窝穿刺法：是将局麻药注入腋窝顶部的腋鞘内。患者取仰卧位，头偏向对侧，患侧肩下垫一薄枕，患肢外展外旋90°，前臂呈90°屈曲，先在腋窝处触及腋动脉搏动，在其最高点用左示指固定腋动脉，右手持针头直接从动脉上方刺入，针尖通过腋鞘时有突破感，但小儿不明显，找到针头搏动最明显处后，接上注射器，抽吸无回血，即可注药，一般应用2%利多卡因、0.3%丁卡因混合液25～30 ml。优点：①臂丛神经分支均包在腋血管神经鞘内，因其位置表浅，动脉搏动明显，故易于阻滞；②不会引起气胸；③不会阻滞膈神经、迷走神经或喉返神经；④无误入硬膜外间隙或蛛网膜下隙的危险。缺点：①上肢外展困难或腋窝部位有感染、肿瘤或骨折无法移位患者不能应用此法；②局麻药毒性反应发生率较高，多因局麻药量大或误入血管引起，故注药时要反复回抽，确保针不在血管内；③上臂阻滞效果较差，不适用于肩关节手术及肱骨骨折复位等。

2）肋间神经阻滞：$T_{1\sim12}$脊神经的前支绕躯干环行，实际上是$T_{2\sim11}$。在肋骨角处它位于肋骨下缘的肋骨沟内贴着动脉的下面向前伸进。过了腋前线神经血管位于内外肋间肌之间，在腋前线处分出外侧皮神经。肋间神经支配肋间肌、腹壁肌及相应的皮肤。

由于腋前线处已分出外侧皮神经，故阻滞应在肋骨角或腋后线处进行。患者侧卧或俯卧，上肢外展，前臂上举。肋骨角位于距脊柱中线 6～8 cm 处；上面的肋骨角距中线较近，下面的离中线较远。摸清要阻滞神经所处的肋骨后，用左手食指将皮肤轻轻上移，右手持注射器在肋骨接近下缘处垂直刺入至触及肋骨骨质。松开左手，针头随皮肤下移。将针再向内刺入，滑过肋骨下缘后又深入 0.2～0.3 cm，回抽无血或空气后注入局麻药液 3～5 ml，腋后线注射法除穿刺点位置不同外，其余与此相同。

并发症：①气胸；②局麻药毒性反应：药液意外注入肋间血管，或阻滞多根肋间神经用药量过大和吸收过快所致。

3）指（或趾）神经阻滞：用于手指（或脚趾）手术。支配手指背侧的神经是桡神经和尺神经的分支，手掌和手指掌面的神经是正中神经和尺神经的分支。每指有 4 根指神经支配，即左右两根掌侧指神经和背侧指神经，指神经阻滞可在手指根部或掌骨间进行。趾神经阻滞可参照指神经阻滞法。在手指、脚趾以及阴茎等处使用局部麻醉药时禁忌加用肾上腺素，注药量也不能太多，以免血管收缩或受压而引起组织缺血坏死。

（1）指根部阻滞：在指根背侧部进针，向前滑过指骨至掌侧皮下，术者用手指抵于掌侧可感到针尖，此时后退 0.2～0.3 cm，注射 1% 利多卡因 1 ml。再退针恰至进针点皮下注药 0.5 ml。手指另一侧如法注射。

（2）掌骨间阻滞：针自手背部插入掌骨间，直达掌面皮下。随着针头推进和拔出时，注射 1% 利多卡因 4～6 ml。

（四）局部麻醉的一般原则

1. 术前准备和术中辅助用药

术前应向患者介绍手术和麻醉的主要过程，并向患者保证手术不痛，消除一切顾虑。详细询问有否手术、麻醉史，局麻药和其他药物过敏史。术前应注意对心、肺功能的估价，检查有无疑血机能障碍，纠正脱水和血容量不足、贫血、电解质紊乱以及酸碱失衡等。同时注意皮肤有无感染或瘢痕组织，穿刺部位体表解剖标志是否清楚。术前应禁食 6 小时，术前 2 小时肌内注射地西泮成人 5～10 mg，或苯巴比妥钠 0.1 g，可使患者进入手术室前保持安静，减轻局麻药引起中枢神经毒性反应的症状如惊厥等。此外，较大手术时除上述药物外，宜另加吗啡 10 mg 或哌替啶 50 mg 肌内注射。

术中辅助药物的使用要及时，用量不宜过大，以免患者处于昏睡状态反而影响手术进行。若局麻效果安全，而患者情绪紧张不安，宜酌情增加地西泮用量；若麻醉效果不够完善，可以重复局麻穿刺，同时补充小量镇痛药；经上述处理后依然无效，可考虑更改麻醉方法。

2. 局部麻醉的用具准备

用具准备包括 2 ml、5 ml 和 10 ml 注射器各 1 副；6~8 cm 20 G 注射针、24~25 G 皮内小泡注射针和抽局麻药液注射针各 1 根；药杯 1 只，供盛局麻药液用，容量 50~100 ml；镊子、锯刀、血管钳、海绵钳各一把；无菌巾、棉球、纱布等若干。用双层包布包好，经高压蒸汽透热消毒（121℃，15 磅*压力，30 分钟）后备用。临用前必须查看消毒日期，一般不超过一周。

上述的局部麻醉用具包可以根据不同的阻滞部位和方法而增添不同的注射针头和用具。临床上常用的神经阻滞有臂丛神经阻滞术，颈浅神经阻滞术、肋间神经阻滞术等。

3. 局麻的基本操作

（1）检查所用的器材是否消毒、齐全，不同的局麻方法准备不同的消毒器材包。

（2）患者置于舒适体位，防止穿刺过程中因体位移动而发生意外。

（3）根据手术和麻醉方法选择合适的麻醉药，并准备核对局麻药液标签名称和浓度。

（4）穿刺时应熟悉体表解剖标志，选择正确的穿刺点。

（5）注药前须回抽无血、无气、无液体（如脑脊液），然后将局麻药分次注入，并注意有无不良反应，反复测试局麻效果。

（五）局麻药的毒性反应和防治

局麻药大剂量误入血管内，或局部组织血管丰富药物迅速吸收，血清中药物浓度骤然升高，当浓度超过一定阈值时就产生毒性反应，主要表现在中枢神经和循环系统。各种局麻药的毒性反应表现不一，作用愈强，毒性也愈大。为了比较各种局麻药和毒性反应强度，以普鲁卡因的毒性为 1，则利多卡因为 4，丁哌卡因为 10，丁卡因为 12。临床应用时，据此规定各种局麻药的最大限量，如普鲁卡因的最大限量在单位时间（指局麻药应用后维持作用，尚未消失影响的时间，普鲁卡因为 40~60 分钟）内 1 次使用不超过 1 g（14 mg/kg），利多卡因不超过 300 mg（5 mg/kg），丁卡因不超过 60 mg（1 mg/kg），丁哌卡因不超过 150 mg（6.5 mg/kg）等，毒性反应除与药物本身的毒性大小有关系外，还与患者的身体状况（包括肝肾功能状态、脱水、酸中毒等）、中枢神经系统处在兴奋状态者，易引起中毒，若事先给较大量巴比妥药、地西泮，则局麻药的毒性反应可以大为减少。高热患者和脱水患者，可促进药物的吸收，易发生中毒。局麻药的浓度与毒性大小并非呈比例关系。局麻药中加入肾上腺素可以减缓药物的吸收，从而减少中毒的机会。若行气管支气管内表面麻醉，则禁用肾上腺素。因为肾上腺素可使气管支气管扩张，极大地增加局麻药的吸收面积，其作用几乎与静脉注射相同，增加了中毒的机会。此外，局麻药注射部位血管丰富，如头、颈部，或进行黏膜表面麻醉时，局部炎症充血或黏膜已有损伤，如咽喉、尿道则药物吸收较快，易使血浆内的局麻药浓度升高而引起中毒。

1. 毒性反应的症状

（1）兴奋型：主要表现为神经系统兴奋，如多语、心悸、气促、烦躁、心率增加、

　＊　1 磅 = 0.454 kg。

呼吸加深加快、血压升高。病情进一步发展，患者恶心、呕吐、头痛、神志模糊及肌肉抽动。严重时惊厥、缺氧，如不控制则心率下降、心跳停止。

（2）抑制型：主要表现为中枢神经系统及循环功能抑制。轻度反应有嗜睡，神志消失。严重者心率减慢，血压下降，但无惊厥，周围循环迟滞，最后呼吸肌麻痹，心血管虚脱，心跳停止。

2. 毒性反应的预防

（1）严格掌握剂量，尤其是对老年、小儿和病情危重者。

（2）注射时先回抽无血方可注入。

（3）对无心脏病和高血压的患者，局麻药加入 0.1% 肾上腺素。

（4）单位时间内应用局麻药总量不要过大。

（5）术前应用巴比妥类药物。

（6）密切观察患者，如有反应、立即停药。

3. 毒性反应处理

（1）发现后，立即停药。

（2）轻者给予吸氧，无须处理。

（3）肌肉抽动或惊厥时，2.5% 硫喷妥钠静脉注射，此药抑制呼吸，须缓慢注射，惊厥停止时停止注药。必要时用肌松剂，琥珀胆碱 1~1.5 mg/kg 静脉注射，如疗效不持久可重复 1~2 次，必须控制呼吸，充分供氧，维持足够的通气量。

（4）血压下降，心率减慢时，麻黄碱 15~30 mg 静脉注射以升高血压，心率每分钟 <60 次，给阿托品 0.3~0.5 mg 静脉注射。

（5）呼吸抑制给予辅助呼吸或控制呼吸。

（6）心搏停止时，立即进行心肺复苏。

（张志业）

第六节　椎管内麻醉

椎管内麻醉是指将局部麻醉药注入椎管的蛛网膜下隙或硬脊膜外腔，从而使部分脊神经传导功能发生可逆性阻滞的麻醉方法。椎管内麻醉是蛛网膜下隙阻滞、硬脊膜外腔阻滞和腰麻—硬膜外腔联合阻滞（将腰麻与硬膜外腔阻滞联合应用以增强麻醉效果）的统称。椎管内麻醉时，患者意识清醒、镇痛效果确切、肌松弛良好，但对生理功能有一定影响，也不能完全消除内脏牵拉反应。

（一）蛛网膜下隙阻滞麻醉

将局麻药注入蛛网膜下隙从而使脊神经根、背根神经节及脊髓表面部分产生不同程度的阻滞称为蛛网膜下隙阻滞麻醉，又称脊麻或腰麻。

1. 分类

可根据给药方式、麻醉平面和局麻药药液的比重分类。

（1）按给药方式分类：可分为单次蛛网膜下隙阻滞和连续蛛网膜下隙阻滞。

（2）按麻醉平面分类

1）低平面蛛网膜下隙阻滞：脊神经阻滞平面达到或低于 T_{10}。对呼吸循环无影响，适用于盆腔及下肢手术。

2）中平面蛛网膜下隙阻滞：脊神经阻滞平面高于 T_{10} 但低于 T_4。适用于脐区（中腹）和下腹部手术，对呼吸和循环影响轻，且易于纠正。

3）高平面蛛网膜下隙阻滞：脊神经阻滞平面达到或高于 T_4。适用于腹部手术，但可对呼吸和循环产生抑制作用，目前已罕用。

（3）按麻醉药比重分类：药液比重高于、等于或低于脑脊液比重者分别称为重比重、等比重或轻比重腰麻。

2. 适应证

（1）下腹及盆腔手术：如阑尾切除术、疝修补术、膀胱手术、子宫及附件手术等。

（2）肛门及会阴部手术：如痔切除、肛瘘切除术等，如采用鞍区麻醉则更合理。

（3）下肢手术：如骨折或脱臼复位术、截肢术等，其止痛效果比硬膜外阻滞更完全，还可避免止血带不适。

3. 禁忌证

（1）中枢神经系统疾病：特别是脊髓或脊神经根病变，麻醉后有可能长期麻痹，应列为绝对禁忌。对脊髓的慢性或退行性病变，如脊髓前角灰白质炎，也应列为禁忌。疑有颅内高压的患者也应列为禁忌。

（2）全身性严重感染：穿刺部位有炎症或感染者，脊麻穿刺有可能使致病菌带入蛛网膜下隙引起急性脑脊膜炎，故应禁忌。

（3）高血压患者只要心脏代偿功能良好，高血压本身并不构成脊麻禁忌，但如并存冠状动脉病变，早应禁用脊麻。如果收缩压在 160 mmHg 以上，舒张压超过 110 mmHg，应慎用或不用脊麻。

（4）休克患者应绝对禁用脊麻。休克处于代偿期，其症状并不明显，但在脊麻发生作用后，可突然出现血压骤降，甚至心脏停搏。

（5）慢性贫血患者只要血容量无显著减少，仍可考虑施行低位脊麻，但禁用中位以上脊麻。

（6）脊柱外伤或有严重腰背痛病史者，应禁用脊麻。脊柱畸形者，只要部位不在腰部，可考虑用脊麻，但用药剂量应慎重。

（7）老年人由于常并存心血管疾病，循环储备功能差，不易耐受血压波动，故仅可选用低位脊麻。

（8）腹内压明显增高者，如腹腔巨大肿瘤、大量腹水或中期以上妊娠，脊麻的阻滞平面不易调控，一旦腹压骤降，对循环影响剧烈，故应列为禁忌。

（9）精神病、严重神经症以及小儿等不合作患者，除非术前已用基础麻醉。一般不采用脊麻。

4. 腰麻穿刺术

穿刺时患者一般取侧卧位，屈髋屈膝，头颈向胸部屈曲，腰背部尽量向后弓曲，使棘突间隙张开便于穿刺。鞍区麻醉常为坐位。成人穿刺点一般选 $L_{3\sim4}$ 间隙，也可酌情上移或下移一个间隙。在两侧髂嵴最高点作一连线，此线与脊柱相交处即为 L_4 棘突或 $L_{3\sim4}$ 棘突间隙。直入法穿刺时，以 0.5%～1% 普鲁卡因在间隙正中做皮丘，并在皮下组织和棘间韧带逐层浸润。腰椎穿刺针刺过皮丘后，进针方向应与患者背部垂直，并仔细体会进针时的阻力变化。当针穿过黄韧带时，常有明显落空感，再进针刺破硬脊膜和蛛网膜，出现第二次落空感。拔出针芯见有脑脊液自针内滴出，即表示穿刺成功。有些患者脑脊液压力较低，穿刺后无脑脊液流出或流出不畅，可由助手压迫患者的颈静脉，升高脑脊液压力使其流畅。穿刺成功后将装有局麻药的注射器与穿刺针衔接，注药后将穿刺针连同注射器一起拔出。侧入法穿刺时是在棘突中线旁开 1～1.5 cm 处进针，针干向中线倾斜，约于皮肤呈 75° 角，避开棘上韧带而刺入蛛网膜下隙。适用于棘上韧带钙化的老年患者、肥胖患者或直入法穿刺有困难者。

5. 麻醉平面调控

临床上常以针刺皮肤试痛或用冷盐水浸过的棉棒试冷温觉测知阻滞平面。阻滞平面的调控是蛛网膜下隙阻滞操作技术最重要的环节，应在极短时间内，将麻醉平面控制在手术所需要的范围内，从而避免平面过高对患者过多的生理扰乱，或平面过低不能满足手术要求致麻醉失败。影响阻滞平面因素较多，如穿刺脊间隙的高低，患者身高、体位，局麻药的种类、浓度、剂量、容量及比重，以及针口方向和注药速度等。如果局麻药的配制方式和剂量已经确定，则穿刺部位、患者体位、针口方向和注药速度成为主要影响因素：

（1）穿刺部位：正常脊柱生理弯曲，患者仰卧位时最高点为 L_3，最低点为 T_5 和骶椎，当注药后患者转为仰卧位时，从 $L_{3\sim4}$ 注入大部分药液向骶段移动，则麻醉平面偏低，而从 $L_{2\sim3}$ 穿刺注药时大部分向胸段流动，则麻醉平面偏高。

（2）患者体位：由于重比重药液在蛛网膜下隙向低处移动扩散，因此调控患者的体位对麻醉平面起重要作用，一旦平面确定后，则体位影响较小。故注药后一般应在 10 分钟之内调节患者体位，以获适宜阻滞范围。

（3）针口方向和注药速度：这两个因素应统一考虑，如针口方向朝头部，注药速度愈快，药液按针口方向愈向上扩散，麻醉范围愈广；如针口方向朝尾，即使注药速度较快，麻醉平面也不易上升，注药速度愈慢，麻醉平面愈窄。一般以每 5 秒 1 ml 的注药速度为宜。鞍区麻醉时，注药速度可减慢至 30 秒 1 ml，以使药物集中在骶部。

6. 并发症及处理

（1）血压下降、心率减慢：腰麻时血压下降可因脊神经被阻滞后，麻醉区域的血管扩张，回心血量减少，心排出量降低所致。血压下降的发生率和严重程度与麻醉平面有密切关系。麻醉平面愈高，阻滞范围愈广，发生血管舒张的范围增加而进行代偿性血管收缩的范围减小，故血压下降愈明显。一般低平面腰麻血压下降者较少。合并有高血压或血容量不足者，自身代偿能力低下，更容易发生低血压。若麻醉平面超过 T_4，心加速神经被阻滞，迷走神经相对亢进，易引起心动过缓。血压明显下降者可先快速静脉输液 200 ~ 300 ml，以扩充血容量，必要时可静脉注射麻黄碱。心率过缓者可静脉注射阿托品。

（2）呼吸抑制：常出现于高平面腰麻的患者，因胸段脊神经阻滞，肋间肌麻痹，患者感到胸闷气促、吸气无力、说话费力、胸式呼吸减弱、发绀。当全部脊神经被阻滞，即发生全脊椎麻醉，患者呼吸停止、血压下降甚至心脏停搏。此外，平面过高可引起呼吸中枢的缺血缺氧，这也是呼吸抑制的原因。呼吸功能不全时应给予吸氧，并同时借助面罩辅助呼吸。一旦呼吸停止，应立即气管内插管和人工呼吸。

（3）恶心、呕吐：多因呼吸和循环被抑制引起脑低氧所致。常见原因：①麻醉平面过高；②迷走神经亢进，胃肠蠕动增强；③内脏牵拉反应；④患者对术中辅用的哌替啶的催吐作用敏感。

（4）腰麻后头痛：发生率为 3% ~ 30%，常发生于麻醉后 2 ~ 7 天，多见于年轻女性患者。主要因硬脊膜和蛛网膜血供较差，穿刺孔不易愈合，脑脊液漏出导致颅内压降低和颅内血管扩张而引起血管性疼痛。腰麻后头痛的特点是抬头或坐起时头痛加重，平卧后减轻或消失。约半数患者在 4 天内症状消失，多数不超过 1 周，但个别患者的病程可长达半年以上。头痛发生与否与穿刺针粗细和穿刺次数有关，穿刺针较粗或反复穿刺者发生率较高。其防治措施包括：①麻醉时采用细针穿刺；②提高穿刺技术，避免反复多次穿刺；③围手术期足量补液并预防脱水；④腰麻术后常规采取去枕平卧 4 ~ 6 小时，以预防腰麻后头痛的发生；⑤对发生头痛者，予以平卧休息，可按医嘱给予镇痛剂或地西泮类药物，或采取针灸或腹带捆绑腹部。严重者可于硬膜外腔注入生理盐水或 5% 葡萄糖液。

（5）尿潴留：临床较常见。主要因支配膀胱的 $S_{2,3,4}$ 副交感神经纤维很细，且对局麻药很敏感，被阻滞后恢复较迟，以及下腹部、肛门或会阴部手术后切口疼痛和患者不习惯卧床排尿等所致。其防治措施包括：①术前准备，解释术后易出现尿潴留的原因，指导患者练习床上排尿，并嘱术后一旦有尿意，应及时排尿。②促进排尿，鼓励术后患者及时床上排尿，若无禁忌，可协助其下床排尿，以避免膀胱过度充盈、导致尿潴留。若排尿困难，可先予以热敷膀胱区或针刺足三里、三阴交、阳陵泉等穴位，也可按医嘱肌内注射副交感神经兴奋药（如卡巴胆碱）促进排尿。③留置导尿管，若上述措施无效，应予以留置导尿管，解除尿潴留。

（6）心率减慢：阻滞平面超过胸 4 时，心率减慢较著。处理：静脉注射阿托品 0.5 mg；如伴血压下降，可静脉注射麻黄碱 15 ~ 30 mg。

（7）背痛：与其他麻醉方法一样，蛛网膜下隙阻滞后也可发生背痛，其发病率并不比全麻高，主要是由于手术时患者取仰卧位使腰背肌受压，又因术后病床床垫太软，对腰背部缺乏支持的结果。术前患者有腰肌劳损，慢性腰背痛者，术后可复发症状加重。治疗上对症处理即逐渐恢复。

（8）神经系统并发症：蛛网膜下隙阻滞并发神经损害，虽然并不多见，发生率很低，由于后果严重，应引起重视和警惕。但有许多并发症是可以预防的，例如化脓性脑脊膜炎、粘连性软膜蛛网膜炎（化学性、梅毒等）、直接损伤脊髓以及眼展神经麻痹、第八对听神经障碍等。蛛网膜下隙穿刺误伤马尾神经丛，可出现马尾丛综合征。临床表现为会阴或下肢端有固定的灼痛区，有的有明显的感觉或运动障碍，轻症可伴有尿潴留或排尿困难，重症有大小便失禁，一般经几周或几个月自愈。患者体位安置不当，神经局部长时间受压，如盆腔内手术时取截石位，腓总神经受压可引起下肢运动障碍。临床表现为周围神经损伤，但诱因不同，应做出鉴别。

（9）感染：由于消毒或无菌措施不够严密而致，硬膜外脓肿和脊髓炎均可致截瘫，脑膜炎也极其凶险。防治要求严格执行无菌操作，万一发生则须及早给予大量抗生素治疗；硬膜外脓肿的诊断确凿后，即须切开排脓减压。

（10）局部损伤：穿刺时损伤了软组织，事后局部压痛常需历时 3 ~ 4 天才消失；损伤了骨膜或骨质，则不仅痛点明显，而且脊柱扭转时腰痛更烈，历时 2 ~ 4 周才可逐渐好转。

（二）硬膜外腔阻滞麻醉

将局麻药注入硬脊膜外腔，使脊神经根产生暂时的阻滞称为硬膜外腔阻滞麻醉，简称硬膜外麻醉。硬膜外麻醉分为单次法和连续法两种，临床上一般都用连续法。

1. 应用解剖

椎管内的硬膜是硬脑膜的延续，称为硬脊膜。硬脊膜在枕骨大孔边缘与枕骨骨膜密着。从枕骨大孔以下分为内、外 2 层。外层与椎管内壁的骨膜和黄韧带融合在一起；内层则包绕脊髓，抵止于第二骶椎。此 2 层硬脊膜之间的潜在间隙，即为硬膜外腔。该腔在枕骨大孔处闭合，与颅内无直接相通。内有疏松结缔组织和脂肪组织，及丰富的静脉丛。在穿刺及置入导管时，操作要轻柔，避免损伤静脉丛发生出血，对于有出血倾向的患者更应注意。硬膜外腔前方较窄，并与椎管前壁相附着；后方较宽，一般在胸段为 2 ~ 4 mm，在腰段第二腰椎处附近可达 4 ~ 6 mm。硬膜外腔总容积为 100 ml，其中骶部占 25 ~ 30 ml。包绕脊髓的硬膜也包绕脊神经根经相应的椎间孔穿出椎管，一般终止于椎间孔内，偶有沿神经根出脊间孔数厘米者。椎间孔内神经鞘膜远比椎管内神经鞘膜为薄，能被一定的局麻药浸透，而使神经根麻醉硬膜外腔阻滞麻醉和蛛网膜下隙阻滞麻醉的不同点在于，前者用药后药物不会被脑脊液所稀释，因此所用局麻药浓度较蛛网膜下隙麻醉为低。但因局麻药不是直接作用于裸露的神经根，故所用剂量较大，其阻滞范围主要取决于药液容量的大小，硬膜外麻醉为节段麻醉，与腰麻比较其阻滞范围小，因此对循环的干扰也较轻。硬膜外腔穿刺时常呈现负压，一般认为其形成原因是患者采取极度前屈的体位，致使硬膜外腔增大所致。也可能是穿刺针进入硬膜外腔后，针尖将硬脊膜推向前方，使间隙增大而产生负压。硬膜外腔穿刺时，胸段负压发生率高，腰段发生率低，也不明显；而在骶部穿刺时则很少出现负压现象。

2. 适应证

因硬膜外麻醉不受手术持续时间的限制，适用于除头部以外的任何部位的手术，最常用于横膈以下的各种腹部、腰部和下肢手术。

3. 禁忌证

硬膜外麻醉禁忌证与腰麻相似。包括穿刺部位皮肤感染、凝血机制障碍、休克、脊柱结核或严重畸形、中枢神经系统疾病等。

4. 常用局麻药和注药方法

（1）常用药物有：①利多卡因（1.0%~2.0%），起效时间需5~8分钟，维持时间1~1.5小时；②丁卡因（0.2%~0.33%），起效时间10~20分钟，维持时间1.5~2小时；③丁哌卡因（0.5%~0.75%），起效时间7~10分钟，维持时间3.5~5小时；④罗哌卡因（0.5%~0.75%），起效时间10~20分钟，维持时间4~6小时。局麻药用于硬膜外阻滞时，其维持时间较用于神经阻滞为短。

（2）注药方法：①用起效时间短的利多卡因，先注入3~4 ml的试探剂量，观察5~10分钟；②如无腰麻现象，可根据试探剂量所出现的麻醉平面和血压变化决定追加剂量；③试探剂量之和称为首次总量或初量。如麻醉作用完全即可开始手术，在初量作用将消失时，再注入第二次量，其剂量为初量的1/3~1/2。

5. 硬膜外穿刺术

硬膜外穿刺可在颈、胸、腰、骶各段间隙进行。由于硬膜外腔内无脑脊液，药液注入后依赖本身的容积向两端扩散，故一般选择手术区域中央的相应间隙穿刺。硬膜外穿刺有直入法和侧入法两种。穿刺体位、进针部位和针所经过的层次与腰麻基本相同。但硬膜外穿刺时，当针尖穿过黄韧带即达硬膜外腔。硬膜外穿刺成功的关键是不能刺破硬脊膜，故特别强调针尖刺破黄韧带时的感觉，并可采用下列方法来判断硬膜外针尖是否到达硬膜外腔。

（1）阻力消失法：在穿刺过程中，开始阻力较小，当抵达黄韧带时阻力增大，并有韧性感。这时将针芯取下，接上内有生理盐水和小气泡的注射器。推动注射器芯有回弹阻力感，气泡被压小，说明仍未到达硬膜外腔。继续缓慢进针，一旦刺破黄韧带时有落空感，注液无阻力，小气泡不再缩小，回抽无脑脊液流出，表示针尖已达硬膜外腔。

（2）毛细管负压法：穿刺针抵达黄韧带后先用盛有生理盐水和小气泡的注射器试验阻力，然后取下注射器，并在针蒂上连接有液体的毛细管，继续缓慢进针，当针进入硬膜外腔时，除有落空感外，管内液体可被吸入，此即硬膜外腔特有的负压现象。

确定针尖已在硬膜外腔后，可通过针管插入聚乙烯塑料导管，超过针尖3~5 cm，退出穿刺针，留置塑料导管，术中可按需要随时经导管给药。

6. 麻醉平面的调节

主要决定因素有：①局麻药的容积，注入的量愈多，扩散愈广，麻醉范围愈宽；②穿刺间隙，如间隙选择不当有可能上或下，平面不符合手术要求而导致麻醉失败；③导管方向，导管向头侧插时，药液易向胸、颈段侧扩散，向尾侧插，则多向腰骶段扩散；④注药方式，同剂量下，如一次集中注入则麻醉范围较广，分次注入则范围缩小。另外药物浓度、注射速度和患者体位等均可产生一定的影响。

7. 失败原因分析

硬膜外阻滞操作方法比蛛网膜下隙阻滞难度大，且局麻药注入硬膜外腔后作用开始缓慢，麻醉失败率较高。分析失败原因，从中吸取经验和教训，采取有效措施，可以不断提高麻醉效果。

（1）患者选择不当：如患者术前严重脱水、大出血、心肺功能减退等，又未经充分准备，选择硬膜外阻滞，即便局麻药用量小，也可出现严重低血压、呼吸通气不足等，以致不得不改换麻醉方法。

（2）穿刺失败：除少数因患者有脊椎畸形、骨质增生、韧带钙化等外，大多由于技术不够熟练所致。

（3）导管插管问题：如导管插入过长偏于一侧或导管进入椎间孔；或导管进入硬膜外腔发生扭曲及方向改变；或导管过软、硬膜外腔阻力过大，导管不能进入硬膜外腔；导管插入太短或固定不牢；导管腔被血凝块堵塞或导管折曲等。

（4）阻滞的范围和程度不符合手术要求。

（5）用药不合理：如局麻药的种类、浓度、容量选择不够恰当，以致阻滞平面、范围、程度和时效不能满足手术要求。术前用药过量或不足都影响穿刺操作和麻醉效果等。

8. 操作和管理中注意事项

（1）掌握好适应证和禁忌证。

（2）根据手术要求，包括切口、内脏牵拉的神经支配范围，选择好穿刺点。

（3）确定穿刺点后，注意穿刺占的定位，按各单位常规选择直入或侧入法，针尖方向应指向脊柱后正中线。当针尖进入黄韧带后，每次进针应控制于 1～2 mm，切忌进针过深。能否识别黄韧带和感觉过黄韧带的落空感是掌握硬膜外阻滞的关键。

（4）辨别是否是硬膜外腔方法很多，常用的是阻力骤减，即针尖穿过黄韧带进入间隙时，感觉阻力突然消失，而推注射器芯时，阻力也顿时消失。

（5）检查导管的质量，测试导管畅通无阻，导管完整无损。测量从皮肤穿刺点至硬膜外腔的距离，导管插入硬膜外腔的深度不宜超过 3 cm。插管遇有阻力时，不可硬插，穿刺针未拔出前，导管切勿逆向后退。拔出穿刺针时，防止导管也随之带出。操作毕翻身安置体位时，须确切、可靠地固定导管。

（6）测量血压、脉搏后，上胸和颈硬膜外阻滞的患者须先作静脉穿刺输液。接着，于导管内注射局麻药数毫升，注射后 5 分钟内，用针尖刺下肢皮肤，注意有无感觉和运动改变或消失，若确证无蛛网膜下隙阻滞后，才可第二次注射局麻药。

（7）麻醉平面和范围的调节与以下因素有关：①患者情况和个体差异，对下列情况应提高警惕，例如老年患者、血容量不足、贫血、高热、脱水、肠梗阻、妊娠、肥胖等，对局麻药耐量小，局麻药扩散范围广；②局部药浓度、容量、剂量和注射速度；③穿刺点和导管位置，枕骨大孔至 C_2 硬膜外间隙狭小，局麻药液不易扩散，往往向胸椎硬膜外间隙扩散；④体位改变的影响不如蛛网膜下隙阻滞那样明显，调节体位对麻醉范围有所影响，但不是主要的，甚至毫无临床意义。参照上述各项因素，结合患者情况和手术要求，进行综合性调节麻醉平面和范围。

（8）合理使用辅助药，使患者术中保持安静，消除内脏牵拉反应，必要时采用局麻或神经浸润，注意呼吸管理，准备好全身麻醉机、面罩给氧和气管插管等设施。

（9）手术时间较长，根据局麻药的维持时间，于作用消失前 15～20 分钟追加首次量（包括试验剂量在内的切皮前的总量）的 40%～60%。各种局麻药多次反复使用容易产生抗药性，特别是利多卡因。

（10）术毕，根据要求继续留置或拔出导管，检查导管是否完好。

9. 并发症及处理

（1）全脊椎麻醉：是由于硬膜外麻醉所用局麻药大部分或全部意外注入蛛网膜下隙，使全部脊神经被阻滞的现象。患者可在注药后几分钟内发生呼吸困难、血压下降、意识模糊或消失，继而呼吸停止。一旦发生全脊椎麻醉，应立即以面罩加压给氧并紧急行气管内插管进行人工呼吸，加速输液，并以血管加压药维持循环稳定。若处理及时和正确，可避免严重后果，否则可导致心搏骤停。为了防止全脊椎麻醉的发生，施行硬膜外阻滞时，必须严格遵守操作规程，穿刺时仔细谨慎，导管置入硬膜外间隙后应回吸无脑脊液，用药时必须给试验剂量，确定未注入蛛网膜下隙后方可继续给药。

（2）局麻药毒性反应：硬膜外间隙内有丰富的静脉丛，对局麻药的吸收很快；导管可意外进入血管内，使局麻药直接注入血管内；导管损伤血管也可加快局麻药的吸收。以上原因都可引起不同程度的毒性反应。此外，一次用药剂量超过限量，也是发生毒性反应的常见原因。

（3）血压下降：主要因交感神经被阻滞而引起阻力血管和容量血管的扩张，导致血压下降。尤其是上腹部手术时，因胸腰段交感神经阻滞的范围较广，并可阻滞心交感神经引起心动过缓，更易发生低血压。特点：①硬膜外阻滞起效较慢，故血压下降也出现较晚。②硬膜外阻滞的平面虽较高，如能控制麻醉范围比较局限，则血压下降幅度较小。③因局麻药用量较大，吸收后对心血管有直接抑制作用，可加重对循环的抑制。

（4）呼吸抑制：在颈段和上胸段硬膜外麻醉时，因部分呼吸肌麻痹，常有不同程度的呼吸抑制，操作者应经常注意观察患者有无缺氧征象，必要时及时给氧，并做好辅助呼吸的器械准备。

（5）神经损伤：脊神经损伤有2种类型。一种是穿刺针直接刺伤脊髓或脊神经根，造成身体某一区域永久性的运动和感觉障碍，应当绝对避免。另一种是间接压迫脊神经根或脊髓（硬膜外腔出血或脓肿），表现为某一部位有运动障碍或感觉过敏现象。这些症状可于麻醉后数日内得到改善，但完全恢复需数周或数月。症状严重者应及时进行椎板切开探查，以免造成永久性瘫痪。

（6）空气栓塞：行硬膜外穿刺，利用注气试验判断穿刺针是否进入硬膜外间隙，是常用的鉴别手段，也为空气进入循环提供了途径。硬膜外穿刺针粗，针口斜面大，易损伤硬膜外血管，而妊娠或腹部巨大肿瘤患者，硬膜外血管增粗，更增加损伤血管的机会。硬膜外穿刺注气量如仅 2 ml 左右，则不致引起明显症状，若注气速度达 2 ml/（kg·min）或进气量超过 10 ml，则有致死可能。

（7）硬膜外血肿：其发生率为 2% ~6%，多因硬膜外穿刺和置管时损伤血管而致硬膜外出血，血肿压迫脊髓可致截瘫；多见于凝血功能障碍或应用抗凝药物者。患者表现为麻醉后麻醉作用持久不退，或消退后再次出现肌无力、截瘫等。其观察和处理措施包括①完善术前准备：术前纠正凝血功能障碍。对有凝血功能障碍或正在接受抗凝治疗者，禁用硬膜外阻滞。②加强观察：注意观察患者有无进行性肌力减退，甚至肌无力或截瘫表现。③尽早发现和处理：一旦发现血肿压迫征兆，应及时作好手术准备，争取在血肿形成后 8 小时内进行椎板切开减压术，清除血肿、解除压迫。若超过 24 小时，一般很难恢复。

（8）硬膜外脓肿：多因无菌操作不严格或穿刺针经过感染组织，将细菌带入硬膜外腔引起感染而逐渐形成脓肿。患者表现为脊髓和神经根受刺激和压迫的症状，如放射性疼痛、肌无力和截瘫，并伴感染征象。其预防和观察、治疗措施包括①预防感染：严格无菌操作，避免从感染部位穿刺。②加强观察：观察患者体温、脉搏、肌力及白细胞计数等变化，注意有无全身感染征象及肌无力或截瘫表现。③积极处理：一旦明确为硬膜外脓肿，应按医嘱应用大剂量抗生素，并积极做好手术准备，尽早行椎板切开引流术。

（三）骶管阻滞麻醉

经骶裂孔将局麻药注入骶管腔内，阻滞骶脊神经，称骶管阻滞，是硬膜外阻滞的一种。适用于直肠、肛门和会阴部手术。

1. 穿刺体位

患者取侧卧位或俯卧位。侧卧位时髋膝关节尽量屈向腹部，俯卧位时髋关节下垫一厚枕，充分显露骶部，两腿略自然分开使臀肌放松。

2. 穿刺点定位

用手指先摸到尾骨尖，再沿尾骨中线向上（约4 cm）摸，可摸到一呈"V"形或"U"形的弹性凹陷，即为骶裂孔。在孔的两侧可触到蚕豆大的骨质结节即为骶角。在此点向两侧髂后上嵴分别连线及两嵴连线成等边三角形，即为骶管三角区。髂后上嵴连线处在第2骶椎水平，即硬脊膜囊的终止部位，骶管穿刺不得越过此连线水平，否则有误入蛛网膜下隙发生全脊髓麻醉的危险。

3. 穿刺术

皮肤消毒，铺无菌巾后，在骶裂孔中心皮肤作一小皮丘。用22G穿刺针垂直刺进皮肤，穿破骶尾韧带时有阻力消失感觉。此时将针体向尾侧倾斜与皮肤呈30°～45°角，顺势进针2 cm即进入骶管腔。衔接注射器回抽无脑脊液无血液，注射生理盐水或空气无阻力，也无皮肤隆起，证实针尖确在骶管腔内，即可注入试验剂量局麻药液3～5 ml，观察5分钟后如无脊麻现象，即可将全量局麻药分次注入。另外，也可用7号短针作简易骶管穿刺法，穿破骶尾韧带后即可注药。

4. 常用局麻药

骶管阻滞可用1.5%利多卡因或0.5%丁哌卡因（均加适量肾上腺素），成人用药量一般为20 ml。其麻醉时间分别为1.5～2小时和4～6小时。采取分次注药法，先注入试验剂量5 ml，观察5分钟，如无不良反应，再将其余15 ml注入。

5. 并发症

骶管内有丰富的静脉丛，如穿刺时损伤血管，使局麻药吸收加快，可发生毒性反应。如穿刺针插入过深，进入硬膜囊内，则药液可注入蛛网膜下隙而发生全脊椎麻醉。此外，术后尿潴留者也较多见。如患者骶管畸形、穿刺点有感染、穿刺困难或回抽有血液者，可改用鞍区麻醉或硬膜外阻滞。

（四）蛛网膜下隙与硬膜外腔联合阻滞麻醉

蛛网膜下隙与硬膜外腔联合（CSE）阻滞麻醉，简称为脊麻—硬膜外联合麻醉或CSE阻滞。近年来已广泛应用于下腹部及下肢手术，并取得了满意效果。CSE阻滞，显示出脊麻起效迅速，镇痛及运动神经阻滞完善的优点，同时也发挥硬外麻醉可经导管连续间断给药以满足长时间手术的需要并弥补了两者的各自不足。CSE 阻滞有 2 种穿刺方法。

1. 两点穿刺法

先于 $T_{12} \sim L_1$ 或 $L_{1 \sim 2}$ 硬膜外穿刺，置入硬膜外导管；然后再于 $L_{3 \sim 4}$ 或 $L_{4 \sim 5}$ 棘突间隙行蛛网膜下隙穿刺，注局麻药行脊麻。

2. 一点穿刺法

一般选 $L_{2 \sim 3}$ 或 $L_{3 \sim 4}$ 脊间隙用特制的联合穿刺针穿刺，当硬膜外穿刺成功后，用 25G 脊麻穿刺针经硬膜外穿刺针管腔行蛛网膜下隙穿刺，当有脑脊液缓慢流出后，注入所需局麻药于蛛网膜下隙。然后拔出蛛网膜下隙细穿刺针，再经硬膜外穿刺针向头侧置入硬膜外导管 3～4 cm 后，将硬膜外穿刺针拔出，固定好导管。将患者转为仰卧位，调节麻醉平面。25G 脊麻穿刺针很细，注药时间需 45～60 秒，与两点穿刺法相比对患者损伤小，尤其几乎无脑脊液外漏，术后头痛并发症发生率明显减少。已为临床广泛应用。

（张志业）

第七节　麻醉期间和麻醉后的监测

为保证手术患者安全，手术中必须利用各种监测手段连续观测重要生理指标变化趋向，以便指导麻醉实施，并针对发生的病理生理变化及时给予恰当处理。

（一）常规监测

麻醉下的常规监测，基本上还是物理诊断的延伸（视、触、叩、听）和生命体征的连续测定。例如皮肤颜色、毛细血管充盈度、皮疹、水肿、湿润度等；甲床颜色、毛细血管充盈度；黏膜颜色、湿润度、水肿；手术野的组织及血液颜色、出血速度、肌肉松弛度；出血情况：吸引血量、纱布块用量；运动：有意义的活动或反射、胸部呼吸动度；眼睛：结膜颜色、水肿、瞳孔大小、光反应程度；脉搏的充盈度、速率、节律速；肌肉张力；膀胱、胃的膨胀程度，气胸；肺部的呼吸音情况，心音；血压及鼻胃管定位情况等。此外，麻醉中还要经常测试痛触觉，神经肌肉阻断程度和范围，肌肉松弛度，麻醉呼吸机回路、气道通畅度、气体浓度、报警系统。静脉穿刺、动脉测压、取血、导尿。插管等操作都与常规监测工作有关。

（二）患者的安全监测

保证患者安全与舒适是麻醉工作常规监测的内容之一，由于麻醉后自身保护防卫机制中如疼痛、躲避、肢体移动都将随着麻醉诱导而丧失，故对患者易损部位应给予一定的保护并经常查看。

1. 位置

要根据手术情况调整好，易受损部位要加保护垫，注意麻醉患者的肢体及头部移动方向。

2. 眼睛

应使患者眼睛闭合，防止角膜擦伤、受压、干燥。

3. 感染

麻醉医生要注意及提醒对消毒隔离技术的破坏行为，术前还要检查各类用品消毒的可靠性。

4. 避免用药和输血的错误

如养成查对习惯。

5. 电器烧伤

如各类电子仪器均应有完好的接地与声光报警、电灼极片放置应平整可靠，各类电器故障应及时修复。

6. 其他

防止误伤，危险物品不应放在患者周围，床旁系好安全带等。

（三）麻醉深度监测

在麻醉过程中，麻醉医生对麻醉的分离现象、止痛程度、记忆力丧失、肌肉松弛度、神经内分泌的反应程度、血流动力学稳定性均要做到心中有数，对麻醉的深度要仔细监测。

（1）全麻的深浅要依据镇痛、意识、呼吸、循环、骨骼肌张力、眼征、反射来判断，根据表现随时加以调整，既要为手术提供方便，又要保证患者安全，避免用药过量。

（2）全麻维持中须注意患者各项生理功能改变，如肌肉松弛程度的变化和对强刺激的反应程度等。

（3）全麻过程中，要求麻醉医生能全面、快速、准确及时地观察与判断全麻深度的变化，给予相应处理，以适应手术操作的需要。

（4）麻醉药物作用强度，同吸入麻醉药物浓度或肺泡气最低有效浓度（MAC）有关。

（5）镇痛完全是全麻的一项基本要求。全麻浅、肌肉松弛不完全，镇痛也不全，患者可出现皱眉、鼓唇、屏气、挣扎或躁动。

（四）呼吸功能监测

手术过程中呼吸功能可发生一系列变化，主要是功能残气（FRC）降低，肺泡通气与肺循环血流比例（VA/Q）下降，引起肺分流，肺泡氧分压与动脉血氧分压差增大，导致低氧血症。近年呼吸器已在临床广泛应用，术中监测各项呼吸功能指标尤为重要。因此，加强术中呼吸管理，仔细观察各项临床体征，通过监测呼吸功能指标，尽可能减少手术和麻醉对呼吸功能的干扰十分重要。

1. 临床观察

麻醉期间对患者呼吸的观察主要看呼吸频率、幅度和呼吸道通畅度，呼吸道不通畅又会影响及呼吸频率和幅度的改变。最简单的措施是应用一听诊器置于胸部前后细听呼吸音的变化，要善于识别呼吸异常情况。浅而快的呼吸是呼吸功能不全的表现，常使通气量锐减，引起低氧血症；呼吸道梗阻时往往表现为呼吸困难，吸气时胸廓软组织凹陷，辅助呼吸肌用力，出现鼻翼呼吸，甚至全身发绀。潮气量减低者，可能因麻醉过深使呼吸中枢受抑制，或肌松药的残余影响，或椎管内麻醉平面过高所致。

2. 呼吸功能的测定

麻醉、手术中除作上述观察外，还应做呼吸功能的测定，如潮气量、每分通气量、吸入气体 O_2 浓度、呼气终末 CO_2 浓度、通气压力等。对危重患者和大手术患者还应做血气分析和血氧饱和度测定。察看血液酸碱值及 O_2 和 CO_2 分压，供麻醉医生判断病情时参考。

呼吸管理是临床麻醉中一项重要基本操作，理想的呼吸管理应做到气道通畅，保证通气良好，换气功能接近正常，血氧饱和度 95% ~ 98%，$PaCO_2$ 在 35 ~ 45 mmHg，血 pH 值正常，不引起呼吸道和肺实质损伤，不降低回心血量、心排血量和血压。

（五）循环功能监测

麻醉期间维持循环功能的稳定在麻醉管理中占有重要地位，循环系统的变化将直接影响患者的安全和术后的恢复。麻醉期间每隔 5 ~ 10 分钟测定和记录一次血压、脉搏、呼吸等参数，并记录手术重要步骤、出血量、输液量、输血量及用药等。麻醉期间引起循环障碍的可能原因包括：疾病的病理改变，麻醉方法和麻醉药物的影响及其相互作用，手术对循环的影响等。当发生循环障碍时，应对血容量、心脏代偿功能和外周血管的舒缩状态做出正确判断，并进行有针对性的处理。麻醉期间维持有效血容量是非常重要的，血压降低往往与绝对或相对的血容量不足有关。应根据术前心、肾功能及脱水情况，术中失血及体液丢失量进行补充。建立必要的循环监测措施有助于临床判断。麻醉的深浅程度对循环的影响是多方面的。麻醉太浅可引起机体的应激反应，使血压升高，心率增快。麻醉过深既可抑制心肌收缩功能，又可使外周血管舒张，引起外周血管阻力降低和相对血容量不足，结果使血压降低。因此，根据病情和手术要求及时调节麻醉深度，对于维持循环稳定是非常重要的，必要时可应用血管活性药物来支持循环功能。

（六）肾功能监测

由于肾功能与患者的血流动力学变化关系十分密切，尿量及其成分的变化，是循环功能不全和血容量不足较敏感的指标，且术中有许多因素能影响肾功能，尤其是危重患者，术后并发肾功能不全也不少见。因此，术中对肾功能进行监测显然有其重要意义。术中肾功能监测主要涉及尿的收集，常用的监测方法如下。

1. 留置导尿管

记录每小时尿量，并做尿检查，但插导尿管容易并发尿路感染，应掌握其适应证如下：①血容量不足（如脱水、出血）；②严重创伤；③需要大量输血者；④体外循环手术；⑤主动脉或肾血管手术；⑥肾脏疾病；⑦阻塞性黄疸，胆管系统大手术；⑧败血症时，使用对肾功能有影响的抗生素；⑨老年和重危患者施行大手术或长时间手术；⑩复杂的产科手术（如胎盘早期剥脱等）。尿量 <0.5 ml/（kg·h），提示有少尿症，但需结合临床情况，排除导尿管脱出、扭曲和黏液堵塞等。

2. 尿液检查和血液生化测定

术中除监测尿量外，同时作尿常规检查和镜检，急性肾功能衰竭时尿镜检有红细胞、透明管形等。糖尿病患者需检查尿糖和醋酮。疑有急性肾功能衰竭时，需测定血清尿素氮、肌酐等，血清肌酐值升高程度可反映肾小球功能损害的程度，血清肌酐的正常值为 $60 \sim 120$ μmoL/L，当肾小球滤过率减退 50%，则血清肌酐为 $100 \sim 200$ μmol/L。血清尿素氮正常值为 $3 \sim 7$ μmoL/L，升高至 16 μmol/L，提示肾功能严重损害。发生少尿或肾功能不全时，应经常监测血钾，防止高钾血症出现。

术中影响肾功能的因素很多，包括麻醉药、手术创伤、缺氧、大出血、低血压、休克、肝功能不全以及术前有肾脏疾病、肾功能不全等。因此，除术前应充分估计肾功能外，术中须采取综合措施，包括维护循环和呼吸功能，避免深麻醉，及时补充血容量等。当术中出现少尿时（指尿量 <17 ml/小时或 <400 ml/24 h），首先应针对引起少尿的原因采取措施，其原因大致分为①肾前性：如血容量不足（大出血、腹膜炎、大量利尿药）、循环功能不全（心衰、心律失常、严重酸中毒、败血症）等；②肾性：输血反应、各种原因引起的溶血、肝肾综合征等；③肾后性：如手术操作意外等。由于少尿可能是急性肾衰竭体征之一，除上述病因治疗外，进一步排除急性肾功能衰竭。若补充血容量，使肾脏获得必要的血液灌注而仍然无尿，或给利尿药如呋塞米、依他尼酸钠等也无尿，则考虑有器质性的急性肾小管坏死，此时治疗原则必须严格控制输液量，按急性肾衰竭的要求给予处理。

（七）其他监测

如对周身情况的观察，除注意患者神志变化外，还要注意患者对各种刺激的应激反应。休克时患者表情往往淡漠，对周围事物漠不关心；严重休克时患者甚至昏迷。麻醉、手术中患者发生缺氧时亦常昏迷不醒或苏醒延迟。局部麻醉药中毒轻度者起初常出现精神兴奋症状，中毒明显时则多从面部开始出现肌肉抽搐，接着扩展至全身发生惊厥。对体温变化的观察，要注意谨防高热的发生，特别是小儿其体温易受周围环境室温的影响，随室温上升或下降。因此，小儿麻醉中体温的连续监测为必不可少的项目。在监测体温时应观察中心的体温而非体表体温，所以，应将热电偶温度计的电极插入直肠或食管内进行观察，或将电极插入耳内测量鼓膜的温度以可靠地反映脑血流的温度，而非置于腋下或体表某处。观察眼球和瞳孔的变化，除有助于对麻醉深度判断处还可了解有无缺氧。眼球固定和瞳孔散大及对光反应迟钝、甚至消失均为脑深度抑制或缺氧的表现。

总之，麻醉期间各项生理指标的观察非常重要。密切而细致地观察患者，常能及早发现一些先兆，及时予以处理，使险情消失在萌芽之中；粗心大意地观察或漫不经心地了解"情况"，即使患者已明显地出现变化，有时也不易发觉出来，以致延误病情，失去治疗良机，造成不可收拾的地步。

为了避免麻醉意外事件和总结经验，要求于麻醉期间把每隔 $5 \sim 10$ 分钟测定的血压、脉搏、呼吸等各项数据与手术重要步骤及输液、输血和用药与患者反映和表现联系起来，详细记录在麻醉单上，参考患者原有的某些疾病特点，进行综合分析，找出成功的经验。

（八）麻醉后苏醒期间的护理

麻醉停止后，药物对机体的影响仍将持续一定时间，在这期间患者的保护性反射都不足，其潜在危险性并不亚于麻醉诱导时，随时可出现循环、呼吸、代谢等方面的异常而发生意外。因此，必须充分重视麻醉后、苏醒前的护理。

1. 专人护理

全麻苏醒前，患者应有专人护理。在接收患者时，立即测血压、脉搏一次，并听取护送人员介绍手术中情况。然后根据不同情况，每 15～30 分钟测脉搏、血压、呼吸各一次，直至患者完全清醒、循环和呼吸稳定。有的医院中设有苏醒室，备有各种监测仪器和急救设备。重大手术后或严重患者最好先进入苏醒室监测，以便随时抢救。

2. 呼吸系统的监护

全身麻醉后，由于麻醉药和肌松药残存的作用，或术中麻药用量过大导致患者延期苏醒，出现呼吸道肌肉松弛、舌根后坠或咽后壁阻塞。为了维持呼吸道的通畅，常将患者取侧卧位或置入一口咽或鼻咽通气道。并严密观察呼吸道通畅程度、呼吸频率、呼吸幅度，以及氧饱和度监测，发现问题及时处理。

3. 循环系统的监护

手术和麻醉对循环均有抑制，这抑制作用在麻醉后并未立即恢复，体位变动也会给循环带来影响，需下列监护。

（1）动脉压、脉搏、中心静脉压的监护。

（2）ECG 连续监护。

（3）尿量的监护（应保持尿量在 30 ml/h 以上）。

（4）水、电解质的监护。

4. 保持正常体温

多数大手术后患者体温过低，乃因手术中内脏暴露过久、大量输液输血等因素造成。患者有寒战，增加耗氧量及心搏量，应注意保暖；如无休克，宜给予 50℃ 以下的热水袋，用布包好，以防烫伤。小儿体温调节中枢发育未全，全麻后常有高热抽搐，应给予吸氧、物理降温，抽搐不止时给硫喷妥钠肌内注射。

5. 疼痛的治疗

全麻苏醒或其他麻醉作用消失后患者均会感到疼痛难忍，患者常出现脉搏增快、血压升高及出汗。在开胸和上腹部手术后，由于切口痛可致呼吸抑制，很容易引起呼吸系统的并发症。手术后应用神经阻滞、硬脊膜外麻醉或注射镇痛药，可以使疼痛得到缓解。近几年来硬脊膜外腔注射吗啡镇痛是手术后疼痛治疗的新发展。操作方法简单，用量小（一般吗啡 2 mg 溶于生理盐水 10 ml 中注射），但效果确切，维持时间较长。

6. 防止意外损伤

麻醉后的体位应安放妥适。患者苏醒过程中常出现躁动、不安和幻觉，应加以保护。长时间未苏醒患者，应定时帮助患者翻身。如见患者眼球活动，睫毛反射恢复，瞳孔稍大，呼吸加快，甚至有呻吟、转动，是即将苏醒的表现。此时最易发生躁动，必要时需加约束，防止患者不自觉地拔除静脉输液管和各种引流导管，以免造成意外。

7. 清醒后护理

完全清醒乃指患者能认识事物和回答问题。除消化道手术外，在完全清醒后如无呕吐，4～6小时可开始饮少量水，手术次日起开始饮食。

（雷雅雯）

第八节　低温在麻醉中的应用

全身低温即在全身麻醉下，人为的以物理方法降低患者的体温，又称低温麻醉。旨在降低全身及各组织器官尤其是脑组织的温度和代谢率，减少耗氧量，增强细胞对缺氧的耐受力，从而保护大脑及其他新陈代谢率较高的器官，免受局部缺血或缺氧的损害。低温按其程度分为浅低温（35～29℃）、中低温（28～23℃）。22℃以下为深低温。

一、低温的生理影响

（一）对代谢的影响

在无御寒反应的前提下，人体的代谢率随体温的降低而降低。大体上体温每降低10℃，代谢率降低一半，或体温每下降1℃，耗氧量约下降5%。各脏器耗氧量减少程度与全身耗氧量减少的程度并不一致，如脑的氧摄取量在31℃以上时较少改变。此外脏器耗氧量降低的程度与其功能的降低程度也不完全一致，例如肝脏的耗氧量在体温中等降低时其代谢却明显下降，药物在肝脏解毒的速度也减慢。

（二）对神经系统的影响

低温可阻断感觉神经纤维的传导活动，在周围神经中，较粗大的带髓鞘的纤维较易受到低温的抑制，所以"A"纤维比"B"或"C"纤维较早地受到阻滞，触觉比痛觉消失得早。在25℃以上的低温时，神经传导的速度减慢，但动作电位反而增强，故传入冲动能产生较强的中枢兴奋作用。

在34℃左右时记忆力减弱或消失，33～32℃时开始嗜睡，对简单的命令有反应，并能有随意运动，但表达能力减退。在31～32℃时开始有麻醉作用，随意运动失调。在26～25℃时瞳孔光反射、肌腱反射及呕吐反射全消失。在20～18℃时意识完全消失。

（三）对呼吸系统的影响

在无苯巴比妥类或吗啡类药物的影响下，体温下降，呼吸频率逐渐减慢，32℃时呼吸减至每分钟10～12次，但自主呼吸的通气量和气体交换仍能满足当时机体的需要。低温使支气管扩张，因而解剖无效腔增加。低温时氧离曲线左移，血红蛋白与氧的亲和力增高。但低温使二氧化碳在血中的溶解量增加，$PaCO_2$的升高及组织所产生的酸中毒使氧离曲线右移，产生代偿作用，因此在低温下只能适宜地进行加强通气。

（四）对循环系统的影响

降温初期心率加速，随体温的下降，若无寒战时，心率可逐渐减慢，是低温对窦房结及希氏束传导的抑制所致。因此给予阿托品或迷走神经切断并不能使心率增快。

当体温下降时，心脏的收缩时间及等长舒张时间均延长。心电图上可出现 PR 间期延长，QRS 波群增宽及 QT 间期延长。当窦房结发出的冲动频率慢于房壁或房室结等次级起搏中心的频率时，可出现"游走性节律点"，游走性节律点可被房壁中较快的节律点所代替而产生心房扑动或房颤。低温时心肌细胞对缺血或缺氧反而敏感，降低了发生心室颤动的阈值。引起室颤的因素尚不完全明确，可能与低温时迷走神经比交感神经易于受到抑制，冠脉血流减少以及酸碱和电解质紊乱有关。在成人发生室颤的临界温度约在 26℃。在儿童其敏感性比成人差，有时可降至 20℃ 而不发生室颤。

（五）对肝肾功能的影响

低温时肝代谢率及肝功能均降低，胆汁分泌减少，肝解毒功能降低，对葡萄糖、乳酸和枸橼酸的代谢减慢。故低温时不宜输入大量的葡萄糖，输大量库血时要注意枸橼酸的不良反应。肝代谢率的降低可增加肝脏对缺氧的耐受力，是肝叶切除术阻断循环需要低温的依据。

低温可致血压下降，肾血管的阻力增加，肾血流量减少。体温每下降 1℃ 有效肾血浆流量约下降 8.2%，肾小球的滤过率约减少 5.3%。低温也抑制肾小管的分泌和重吸收能力，故尿量未见减少。低温时钾的排出减少，而尿中的钠、氯增加。至 26℃ 以下，尿量和钠的排出明显下降。低温可延长阻断肾循环的时间，对肾缺血有保护作用。

（六）对电解质和酸碱平衡的影响

低温时电解质和酸碱平衡的变化受到低温本身、寒战程度和通气情况等各种因素的影响。低温时易有代谢性酸中毒的趋向，尤其循环停滞时，组织缺氧，产生大量酸性代谢产物，更易发生代谢性酸中毒。降温早期由于寒冷刺激可能产生寒战和呼吸增快、加深而暂时形成呼吸性碱中毒；随着温度的下降，呼吸受到抑制，逐渐转为呼吸性酸中毒，pH 值下降。

（七）对血液系统的影响

低温时液体从血管中向组织间隙转移，血浆容量减少，血液浓缩，血浆蛋白浓度增高，但总含量并无改变。低温下血小板和各种凝血因子包括纤维蛋白原均减少，凝血功能是降低的。

二、适应证

（一）心脏外科

心内直视手术阻断循环时间在 6 分钟以内能完成者，如肺动脉瓣切开术等，一般都可在低温麻醉（30℃）下进行。稍复杂的手术如房间隔缺损、瓣膜置换术及冠状动脉旁路手术等常合用体外循环降温及复温，控制体温在 35～23℃。

（二）血管外科

如主动脉瘤或主动脉缩窄部分切除术，弓部或升主动脉手术也有用体外循环及深低温麻醉。

（三）颅脑外科

巨大颅内动脉瘤、颈内动脉海绵窦及脑血管瘤等。在控制性降压不能完成手术者，可考虑用低温麻醉。

（四）中毒性疾病或高代谢情况时应用

低温可以在甲状腺危象、病毒性脑炎以及恶性高热等高代谢情况时应用，可降低代谢、减少氧耗。同时也可在频繁发作痉挛的子痫时应用，以降低颅内压、降低代谢及保护肝、肾功能。

（五）肝和肾的手术

肝和肾是耐受缺氧较差的器官，在常温下一般阻断肝血流时间不得超过 20 分钟，阻断肾血流时间不得超过 40 分钟，特别在肝、肾有严重疾病功能异常时，耐受缺血缺氧的能力更差。要延长阻断时间，则需采用低温。全身低温操作复杂、并发症多，为满足手术需要可采用肝和肾局部降温。

三、麻醉处理

降温时若不能控制全身的防御反应，则引起寒战、代谢升高，体温难以下降，故降温必须在全身麻醉下进行。

麻醉前用药给哌替啶、异丙嗪及阿托品，静脉快速诱导气管内插管，静吸复合麻醉维持，亦可给小剂量氯丙嗪（0.25～0.5mg/kg），或辅助使用肌肉松弛药，防止寒战及血管痉挛，使末梢血管扩张，加速体表降温。体温下降后，静脉麻醉药的降解过程比常温时缓慢，体温降至 32℃ 以下，明显减少麻醉药用量。

四、降温方法

（一）冰水浴、冰袋体表降温法

浅低温可采用体表降温法。采用冰水浸浴法时，将麻醉后的患者浸浴于 10℃ 左右的冷水内，头部可置于冰帽内。然后加入冰块使温度逐渐降至 4℃ 左右。在这期间应密切监测患者的体温，使体温达到预计温度。该方法降温迅速，身体各部降温较一致。冰袋降温法是将冰袋置于患者颈部、腋窝、腹股沟等大血管处，使体温逐渐降低。该法降温较慢，适合小儿的降温，成人常用于高热时的物理降温。

（二）变温毯的应用

变温毯，利用 20%～30% 的乙醇溶液，经电降温或加热后，循环于褥垫的微细管道内，达到降温或升温的目的。变温范围，介于 -10℃ 至 +50℃，足够应用。这种变温毯，操作方便，变温良好。既可辅助冰袋降温，又可单独应用，尤其对降温事先不能肯定时，可以预先辅在手术台上，根据手术需要，随时降温及复温。降温及复温的应用原则，与冰袋法相同。

（三）体腔降温

胸、腹腔手术时，可用 0～4℃ 无菌生理盐水灌洗胸、腹腔，通过体腔内的大血管进行冷热交换。当水温升至 10℃ 时给予更换，直至达到预计温度，一般需 1～2 小时。该方法需要大量的无菌生理盐水，操作时需暂停手术。胸腔降温时冰水与心脏接触，可致心律失常，应严密监测。主要作为在体腔手术时采用低温的一种辅助手段和补救方法，一般不单独应用。

（四）体外循环血液降温法

在体外循环手术中，采用人工心肺机及热交换器（变温器）进行血流降温。该法系将血流引向体外，经热交换器冷却后，用泵将血回输体内的降温方法。该方法降温、复温快，可控性好，数分钟内可降至30℃，10~20分钟即可降至20℃以下。停止降温后可续降2~4℃。对血流丰富的重要脏器如心、脑、肝、肾的温度下降快，起保护作用，但皮下组织、肌肉温度下降缓慢。由于温度下降不均匀，温差较大，可致代谢性酸中毒。注意降温和复温时，变温器水和血流温差不宜超过8℃，以免溶解于血液中的气体释出，形成气栓。最高水温不宜超过42℃，以免红细胞破坏。

（五）体外循环与体表降温相结合的方法

先将患者行体表降温至32℃左右，再改用体外循环血液降温。在麻醉诱导后，通过使用冰袋和降温垫进行降温，此时手术可同时进行，开胸后即可连接体外循环机进行降温。这种方法主要用于深低温停循环的手术，近年来，由过去的体表深低温加体外循环的方法，发展至现在的以体外循环血液降温为主，体表降温为辅的方法。但应注意，无论是体表深降温停循环或体外循环深降温停循环，死亡率和脑功能障碍的发生率均较高。因此，都应严格地掌握其适应证和停循环的时限，只有在不能采取常规体外循环法施行手术时才可选用深低温停循环法。

（六）静脉输入冷液体（4~6℃）降温

一般在特殊情况下应用，如术中高热或严重创伤的手术。术中输血输液亦可降低体温、降低机体代谢而起到保护作用，但因受到输液量的限制，降温程度受限。本法亦可作为体表降温的辅助措施，但应注意冷液体输注过快可引起心律失常，应注意监测。

五、复温

用体表法降温时，中断降温后经2~3小时。体温开始回升，体温上升速度和所需时间与室温、停温时间等有关。体外循环时，心内操作即将完毕，应即复温。复温过程中，可适当提高室温，也可用电热毯等。缝合胸腔或腹壁前，体温应回升到31℃以上，以预防严重心律失常出现。术毕体温继续上升，至32℃以上才送回病房。复温过程中，应继续监测体温、血压和心电图。维持循环平稳，充分供氧，防止二氧化碳潴留，避免寒战反应。

六、低温麻醉的管理

（一）监测

除血压、心率、心电图、中心静脉压、血气分析及尿量等的常用监测手段之外，体温的监测，甚为重要。在降温过程中，身体各部位温度下降是不均匀的，应同时监测几个部位的温度。常用监测部位是代表中心温度的鼻咽、食管及直肠。鼻咽温度可反映脑的温度，临床上常用，但鼻咽温度受周围气流的影响，必须注意。食管下段温度与心脏和大血管温度接近，直肠温度在降温过程中下降最慢，应与食管温度相比较。

至于血压的测定，降温至30℃以下，用间接法测压，可能有困难；必要时，可作动脉穿刺直接测量。此外，要重视对失血量的监测，低温患者对失血反应迟钝，往往在术终复温时才开始出现休克，应随时测知，及时补充。

（二）输液

低温可以引起血液浓缩、血量减少，输入液体时，尤对大手术患者，可适量输入低分子右旋糖酐（最多可输至 10~20 ml/kg）、乳酸林格液（最多可输用 10 ml/kg）。待复温进行，周围血管扩张，血容量又可出现相对不足，可适量输血或补充液体。

（三）低温期间的注意事项

（1）施行低温时，要避免御寒反应。发生御寒反应时患者寒战、血压升高、心率增快、立毛肌收缩、皮肤血管收缩、皮肤呈灰白和棘皮现象、代谢增高、耗氧量增加、还增加体表和中心体温的温差，影响降温的效果。

（2）冰水浸浴时，末梢部位如耳部、趾、指要露出水面，防止冻伤，心前区避免直接用冰覆盖。

（3）体表复温时，复温用具内水温不宜超过 45℃，以免烫伤。复温后可出现反应性高热，可使用小剂量氯丙嗪和体表大血管处置冰袋以控制体温。复温过程中因血管扩张，可致低血压和心律失常，要适当补充血容量。

（4）应避免降温时身体各部位之间温差过大，而导致部分脏器缺氧和代谢性酸中毒，因此降温期间应防止血管收缩和降温过快。

（5）体表、体腔降温最应注意的是防止室颤和脑损害。对需要深低温或阻断循环时间较长的心脏手术，不宜采用体表、体腔降温，应选择体外循环血液降温，并严格掌握低温条件下阻断循环的时间。

七、低温的并发症

（一）御寒反应

如果麻醉深度不够或未采取适当措施，低温过程中可发生严重的御寒反应，患者的耗氧量会大幅度增加，甚至产生其他意外。防止御寒反应发生的主要措施有适当加深麻醉、适当使用吩噻嗪类药和肌松弛药。

（二）心律失常

全身降温期间，有并发各种类型的心律失常，严重的有室性心动过速，频发室性早搏，体温低于 28℃ 时更易发生室颤，这是低温最严重的并发症。引起心室颤动的因素目前尚不完全明确，但低温本身是室颤的重要因素。在成人发生室颤的临界温度在26~28℃，在儿童则体温可降至更低而不发生室颤。低温时交感神经与迷走神经之间的不平衡、交感神经相对兴奋可能是因素之一；低温时酸中毒、碱中毒等酸碱平衡紊乱以及低钾血症、高钙血症等电解质紊乱，也是诱发室颤的原因。因此，低温期间特别是非体外循环时的低温应加强体温、心电图、血气及电解质、酸碱平衡的监测，避免中心体温低于28℃；充分供氧，避免过度通气和二氧化碳蓄积，维持内环境的稳定；及时纠正各种严重的室性心律失常，一旦室颤发生应立即按心肺复苏处理。

（三）酸中毒

低温时组织灌注不足，氧供减少，可有代谢性酸中毒，应注意纠正。随着体温下降，呼吸慢而弱，可致呼吸性酸中毒。应加强管理。

（四）冻伤或烫伤

体表降温时耳郭及指趾接触冰屑，或冰袋与皮肤直接相触，可造成冻伤。体表复温时，水温过高，如使用45℃以上温水，可造成烫伤。

（五）胃肠出血

长期低温或深低温患者，术后1周可发生胃的应激性溃疡而出血。或因低温期间血流滞缓，形成小肠动脉栓塞致内脏出血，若降温期间采用血液稀释的病例，这种情况少见。

（雷雅雯）

第十章 损 伤

第一节　创　伤

　　由机械性致伤因素所致的损伤称创伤，为暴力作用造成组织结构的破坏和功能障碍。创伤在临床上很常见，多由交通或工伤事故、斗殴、自然灾害和战伤所致。其发病率、致残率均较高。创伤引起局部组织破坏、功能障碍、创伤性炎症反应，还可致全身神经、内分泌系统活动及物质代谢的变化。

一、概述

（一）创伤分类

临床上有多种分类法。

1. 按致伤原因分类

利于评估伤后的病理变化。如锐器可致刺伤、切割伤、穿透伤等；钝性动力可致挫伤、挤压伤等；切线动力可致擦伤、撕裂伤等；枪弹可致火器伤等。

2. 按解剖部位分类

利于判断伤处重要脏器的损害和功能紊乱。常以局部解剖部位分为颅脑、胸腔、腹腔、盆腔、肢体伤等，这利于进一步判断该处可能发生的软组织、骨骼、内脏创伤的具体部位。若同时发生多部位或脏器创伤，则称为多发性创伤。

3. 按皮肤完整性分类

利于了解创伤后有无污染。分两类，皮肤黏膜尚保持完整者为闭合性创伤；而有破损者为开放性创伤。

4. 按受伤程度分类

利于评估对生命和全身的影响。如头颅、胸内、腹内脏器受伤，可致神经、呼吸、循环等功能障碍，应属重型、严重型创伤。现代创伤学已制订多种评分法，依据呼吸、血压、微血管充盈度及神志、语言、运动反应等项，予以计分量化，进行创伤分度，以供临床参考。

（二）创伤分度

根据创伤对组织损害的程度，将创伤的严重程度分为三度。

1. 轻度创伤

组织损伤微小，引起的反应轻微而短暂，一般无须特殊治疗，可以自行修复。

2. 中度创伤

致伤因素的强度较大，组织创伤较大，机体对创伤的反应较重，需经及时治疗后，组织器官功能才能恢复。

3. 重度创伤

是指创伤强度大，对组织损伤程度严重，常合并多种并发症，必须经过积极而正确地处理，才能挽救伤患者的生命，恢复组织器官的功能，有时虽然患者的生命得到保障，但组织器官的功能却难以恢复。

（三）创伤的病理变化

创伤的病理变化有局部与全身反应两方面，创伤造成组织的破坏与功能障碍，所引起的炎症反应与全身应激改变均属于防御性反应，为组织修复及内环境稳定提供条件，但这些反应亦有不利于机体的因素，因此可出现临床症状。较轻的创伤主要引起局部改变，较重的创伤除了局部病变外，尚可发生严重的全身反应。

1. 创伤性炎症反应

人体有复杂而完善的自我保护防御功能。但任何创伤，都会激发最基本的生理反应——炎症反应。组织受伤后，会产生血管反应，微血管首先短暂收缩，继而扩张、充血，血管通透性增高，水分、电解质、血浆蛋白渗入组织间隙，与此同时中性粒细胞、巨噬细胞也自血管内逸出，吞噬破坏外来物。受伤的局部出现红、肿、热、痛等表现。

创伤性炎症的机制至今不明。在炎症反应中细胞、组织释放的炎症介质，如组胺、5-羟色胺、补体、前列腺素等物质均介入血管及白细胞的变化，对这些介质形成有抑制作用的药物，如肾上腺皮质激素、吲哚美辛、阿司匹林等则具有抗感染作用。

创伤后的炎症是一种保护性反应，有利于创伤修复，如渗入组织间隙的纤维蛋白原转化为纤维蛋白，可促进组织修复；白细胞、巨噬细胞对抗入侵细菌及吞噬异物亦有助于创口的愈合；但过分强烈且广泛的炎症反应，如局部过度肿胀，引起血循环障碍等情况，亦对创伤治愈不利。

2. 创伤后的全身反应

主要发生在创伤较重或严重时，由于机体受刺激出现的应激反应，加以有炎症介质和细胞因子的大量释放可造成全身性病理反应。

（1）体温反应：伤后发热为部分炎症介质如白介素（IL）、肿瘤坏死因子（TNF）等作用于下丘脑体温调节中枢所致。并发感染时体温明显升高；并发休克时炎症反应受抑制体温过低；体温中枢受累严重时可发生高热或体温过低。

（2）神经内分泌系统的变化：创伤后由于疼痛、精神紧张、失血、失液等因素的综合作用，下丘脑—垂体轴和交感神经—肾上腺轴发生应激反应，引发神经—内分泌系统的代偿性变化。前者释放促肾上腺皮质激素（ACTH）、抗利尿激素（ADH）、生长激素（GH）等增多；后者释放肾上腺素、去甲肾上腺素等儿茶酚胺类物质增多，以保证心、肺、脑、肾等重要脏器的血液灌注。但是机体维持有效循环血量的能力是有限的，如创伤严重、大量失血、抢救不及时等，就会失去短暂的代偿时机而进入休克，并发展为MODS，甚至死亡。

（3）代谢变化：严重创伤后人体静息能量消耗增加，在多种内分泌激素，如肾上腺皮质激素、胰高血糖素、甲状腺激素等调节下，糖原、蛋白质、脂肪分解代谢增强。一方面提供能量和修复创伤所需的蛋白质；另一方面可导致人体细胞群减缩，表现为体重下降、肌无力、反应迟钝等。

（4）免疫功能变化：较重和严重的创伤可使人体免疫功能降低。一方面应激性内源性皮质激素可降低中性粒细胞、巨噬细胞的功能；儿茶酚胺可影响淋巴细胞的功能，另一方面创伤处还可产生抑制免疫功能的前列腺素 E_2 等，均增加伤后继发感染的发生率。

3. 创伤后主要脏器的功能变化

（1）心血管：创伤后出现血容量减少，儿茶酚胺分泌增多，后者通过减少皮肤、肌肉等处的血流量来维持生命器官的血液灌流。待病情稳定后，心血管功能可自行调整，增加心搏出量和末梢血流，以弥补早期组织缺血。如血容量减少 1 000 ml 以上，可发生休克，原有心脏病或动脉硬化的患者代偿能力低，易引起心律失常以致心力衰竭。

（2）肺：伤后因能量需要或失血、感染等原因，常出现呼吸增强，如胸腹部损伤和疼痛等原因影响换气时，可发生换气障碍。换气抑制能引起低氧血症和高碳酸血症，即呼吸性酸中毒；换气过度则导致低碳酸血症，即呼吸性碱中毒。肺挫伤和胸部严重损伤、休克、大量输血、输液等情况下可发生急性呼吸窘迫综合征（ARDS）或急性肺损伤（ALI）。

（3）肾：失血、失液导致肾血流量减少，经垂体抗利尿激素和醛固酮的作用，加强排钾保钠和肾小管对水分的再吸收，有助于体液保留。如伤后血红蛋白、肌红蛋白游离分解产生卟啉类和其他组织损伤崩解产物，可损伤肾小管，导致急性肾衰。

（4）肝：严重创伤后肝血流量减少，血清胆红素和转氨酶增多，蛋白代谢和解毒作用增强。

（5）胃肠：大面积烧伤、颅脑伤或腹部大手术后可发生应激性溃疡，表现为胃肠黏膜急性出血、糜烂和坏死，是上消化道出血常见的病因之一（占 11% ～ 36%），发病原因除应激外，还与再灌注后胃酸增多、胃黏膜缺血和黏膜屏障破坏有关。

（6）脑：体温中枢受损时可出现体温过高或过低；脑血流不足可发生低氧血症，进而诱发脑水肿。颅脑创伤后还可发生躁动或嗜睡以致昏迷。

4. 创伤的并发症

常见的并发症是感染。开放性创伤一般都带有细菌污染，如果细菌数量较多，加以免疫功能降低，就容易发生感染。闭合性创伤如果累及消化道、呼吸道等，也容易发生感染。为此，处理创伤必须着重预防感染。

另一并发症是休克，原因有失血过多、神经系统受强烈刺激或感染严重（重症脓毒症）。休克过程中，全身的大部分组织器官都处于血液低灌流或缺血状态，功能发生障碍而危及生命。休克复苏后，组织器官恢复了血循环，但可能有一部分发生缺血—再灌注损害，一部分组织发生细胞凋亡；严重时可导致多器官功能不全综合征（MODS）。为此，处理创伤必须重视休克的预防和治疗。

（四）创伤的修复

修复是指组织缺损由周围健康组织再生来修补、恢复的过程。再生可分为两类：再生组织的结构与功能和原组织相同，称完全再生；缺损的组织不能完全由结构和功能相同的组织来修补，而由肉芽组织代替，形成瘢痕，称不完全再生，也叫瘢痕修复。表皮、黏膜、骨、肝细胞、腺上皮的再生能力较强，一般能完全再生；平滑肌、横纹肌再生能力较弱；心肌再生能力更弱，基本上为瘢痕修复；神经细胞缺乏再生能力。

1. 创伤的修复过程

创伤的修复过程，可分纤维蛋白充填、细胞增生和组织塑型 3 个阶段。

（1）纤维蛋白充填：创伤后伤口裂隙先为血凝块所充填，血小板与胶原接触，血小板积聚和血管收缩使出血停止，修复即开始。毛细血管短暂收缩后出现扩张。由于组胺类物质的作用，内皮细胞间出现间隙，水、电解质、血浆蛋白、抗体、补体漏入其间，此时开始的伤口局部变化过程，又称炎症期，一般在伤后 72 小时达高峰。在炎症期不断有纤维蛋白加入伤口裂隙，充填伤口，封闭创面，减轻创伤。

（2）细胞增生：伤后 6 小时，成纤维细胞即沿网架增生。24 ~ 48 小时，内皮细胞亦然，而后又形成新生毛细血管，三者构成肉芽组织。5 ~ 6 天起，成纤维细胞合成的胶原纤维开始增多并呈有序排列，伤口强度逐渐增大。伤后 10 天成纤维细胞，构成伤口内主要组织。缝合的伤口创缘 2 ~ 3 天即可被增生的上皮覆盖。1 周左右达一期愈合。而肉芽创面，至少需 1 周，新生上皮开始由创缘向中心生长，逐渐覆盖全部，达临床愈合。随着胶原纤维的增多，伤后 3 ~ 5 周伤口强度迅速增大至 3 个月稳定，此为瘢痕愈合。

（3）组织塑型：为适应伤处功能的代偿，瘢痕愈合的基质——胶原纤维又可被转化和吸收，并可改变排列顺序，使瘢痕软化。另外还有一种肌成纤维细胞，它能使伤口收缩。进而使伤口外观和对功能的影响得以改善。

2. 不利于创伤愈合的因素

（1）年龄：老年人皮肤萎缩、末梢循环差、巨噬细胞功能及蛋白合成减弱等而影响愈合。小儿及青年人合成代谢旺盛，愈合迅速。

（2）慢性疾病：原有的慢性疾病，如糖尿病等，可成为感染的诱因。消耗性疾病、免疫力低下将直接影响愈合。

（3）伤口特点：穿透性伤口，有时仅皮肤愈合，而深层组织可因缺损或感染而延迟愈合。深而大的伤口愈合时间亦较长。血运良好的部位愈合快。关节处伤口，若制动不严，可致新生组织再度损伤而影响愈合。

（4）感染和异物：各种致病菌可损害组织细胞和基质，导致化脓性感染并抑制愈合。存留在伤口内的异物或坏死组织可引起异物反应和局部感染，使伤口不愈。

（5）营养状况：营养不良、低蛋白血症者的创面往往愈合不良且强度低，伤口易裂开。肥胖者可因脂肪组织血液灌注差，愈合较慢而强度差。维生素及铁、锌等微量元素缺乏，影响合成代谢与细胞呼吸，使创口愈合延迟。

（6）糖皮质激素：糖皮质激素抑制炎症渗出、成纤维细胞和胶原蛋白合成，分解胶原纤维，妨碍愈合；修复期，可使瘢痕停止增生并软化。

（7）缝合技术和材料：缝合张力过大、过紧，可致创缘血运不良，不利愈合。而缝合过松、对合不良亦不利愈合。通常，缝合线的种类对胶原蛋白合成和愈合影响不大。

（8）心理压力：创伤不可避免地会对伤者造成心理刺激，形成心理压力。长期处于不良环境中的伤者愈合能力差。

3. 创伤愈合类型

（1）一期愈合：又称原发愈合。创伤内组织修复以原来的细胞组织层次为主，连接处仅有少量纤维组织。伤口边缘整齐、严密、平滑，呈线状。

（2）二期愈合：又称瘢痕愈合。创伤致组织缺损多或发生化脓性感染，需肉芽组织填充伤口，纤维组织大量增殖，周围上皮逐渐覆盖或植皮后才能愈合。修复时间长，遗有明显的瘢痕挛痕增生，影响外观和功能。

（五）创伤的检查与诊断

对于较重的创伤，首先要求尽快做出紧急诊断，尤其有休克、大出血、窒息、脑疝、心肺损伤等，应一边抢救，一边做出全面诊断。在急诊抢救过程中，往往是边治疗，边诊断或者先治疗后诊断。只有这样才能争取时间，挽救伤者生命。

（六）创伤的处理

创伤处理总目标是恢复机体结构和功能的完整性，首要是维持患者的生命，在保障生命安全的前提下，方可能施行其他治疗措施。治疗创伤时，应从生理功能方面考虑修复组织结构的方法，以补偿生理缺陷为主，减轻伤后残疾程度。在急救创伤中，以抢救生命和恢复生理功能为主是处理创伤的基本原则。

1. 现场救护与转运

1）病史与体检：有经验的医护人员通常能依据受伤史预测潜在的伤害，因此，应详细询问病史，初步估计病情。着重注意致伤力的性质、程度、作用方式和伤者姿势，以及伤者原有主要疾病。应先行抢救心血管损伤或呼吸障碍的伤者。体格检查按系统或按解剖区域进行，现场体检要求较正确的估计损伤和复苏时需要的监护。

2）创伤的处理次序：现场急救的首要目的是抢救生命，其次是恢复功能。有时由于伤者伤情太重或精神紧张而不能合作、不能精确判别伤情，应从最坏处着想，以抢救生命为中心。现场急救的重点分为3类。

（1）最优先处理的损伤：①颈椎损伤；②呼吸机能减弱；③心血管功能不全；④严重外出血。

（2）较优先处理的损伤：①腹腔内损伤；②腹膜后损伤；③脑和脊髓损伤；④严重烧伤和广泛软组织损伤。

（3）次要处理的损伤：①低位泌尿生殖道损伤；②周围血管、神经和肌腱损伤；③骨折、脱位；④面部和软组织损伤。

3）现场急救：创伤发生后，急救越快越好。首先是现场急救，如发生窒息、大出血、呼吸困难等症状，必须立即着手抢救，没条件也要就地取材进行救治，否则伤者短时间内就可死亡。即使心搏呼吸停止，只要可能抢救，就应立即施行复苏术以挽救患者生命。

（1）一般急救措施：创伤发生后，要迅速进行伤口止血、包扎、固定，尽快将伤者送往医院。这阶段主要是保护性措施，有下列注意事项：①伤口止血有多种方法，应根据出血性质和伤口形状选择。常用填塞压迫止血，四肢可用止血带止血，但应注明时间，20分钟要进行松放一次，防止止血肢体远端因缺氧而坏死。②现场急救，包扎伤口要无菌敷料，缺少敷料时选用清洁织物。包扎伤口要适当，防止移位，对伤口脱出的肠管等，原则上不应在现场还纳，先覆盖或包扎好，待清创时处理。③创面部位的制动：骨折和其他创伤常需要固定，这样可减轻疼痛刺激，防止再出血损伤。可选用夹板、健肢、单架等进行固定。④对严重创伤患者，特别是大出血、多处创伤、断肢等，应从现场直接进入手术室，迅速抢救处理。断离肢体应回收，并送往医院，进行再植。

（2）循环功能的维护：循环功能的维护主要是制止出血、补充血容量、调整心血管功能。①大出血必须抓紧时间制止，保血就是保命。对开放性创伤体腔内大出血患者应立即手术。手术中先用手指和无损伤器械控制大血管血流，视血管损伤情况给予缝合、吻合或移植修复。闭合性创伤后体腔内出血，先做穿刺，置管引流以估计出血量和出血速度，需要时应立即开胸开腹进行手术；②扩充血容量一般先输入等渗盐水或平衡液，需要时可再输晶体、白蛋白、血浆；③创伤性休克有时需血管活性药如多巴胺类，这类药应在血容量基本充足时使用，否则有加重微循环障碍的作用；④明显的酸中毒（pH 值低于 7.2）或碱中毒（pH 值高于 7.6）可加重或引起心血管功能失常，故应纠正，心功能不全者可用速效的强心苷。

（3）呼吸功能的维护：若创伤后呼吸功能受到阻塞或困难，①首先清除呼吸道阻塞物，保障呼吸道畅通，维护肺的换气功能；②昏迷伤者应置入导管或气管切开，无自主呼吸者使用人工呼吸机；③外伤性气胸，若属开放性的，应在现场堵塞胸壁伤口，使之变为闭合性气胸，随即清创缝合伤口，穿刺排气，需要时可做闭式引流；④多处多根肋骨骨折，可引起纵隔肌左右摆动，造成明显呼吸循环障碍，可先用加垫包扎法固定部分胸壁活动，再进行肋骨固定术；⑤外伤性膈疝时腹腔器官进入胸腔，若呼吸困难，先插气管导管施行人工呼吸，再行手术整复。

（4）心肺复苏：当严重创伤或大出血引起心搏、呼吸停止时，需立即进行复苏术。主要措施：①胸外心脏按压，心腔内药物注射；②清理口腔咽喉，口对口人工呼吸；③迅速输入平衡液等；④插入气管内囊导管，接呼吸机人工呼吸；⑤开胸行心脏按压；⑥若出现心室纤颤，施行电除颤，配合药物注射。

2. 治疗

（1）伤口处理：对清洁伤口，可直接缝合达到一期愈合；第二类是污染伤口，有一定数量细菌进入伤口，但尚未造成感染，可能感染，也可能轻度炎症达到一期愈合。手术时应特别注意清创。第三类感染伤口，一般要经引流，直至肉芽形成，逐步达到瘢痕愈合。伤后已感染的伤口能否顺利愈合，取决于伤口自然因素和治疗是否适宜。①受伤至伤口处理时间是选择清创术的一个指示，曾定为 6 小时、8 小时、12 小时或更长时间。事实上，有的清创术在伤口后 24 小时进行，伤口愈合仍很顺利，伤口清创一般规律是愈快愈少污染；②对清创术，顾名思义，清除伤口细菌异物和失活组织是关键步骤，特别是污染创口要彻底清创；③伤口止血要彻底，以免术后继续出血，又形成血肿影响愈合；④清创术的后阶段工作是修复伤口。各种器官修复方法不一：骨折用钢丝、钢板、钢针固定；血管损伤则用吻合式修补方法，修补时应注意分清组织层次，所缝组织有一定的张力和强度，缝合组织不应残留无效腔；⑤为预防和减轻感染，一部分清创术完成时可施行伤口缝合加引流或延期缝合。

（2）抗生素应用：抗生素应用应和临床清创术结合起来，任何抗生素也不能代替清创处理，单纯用抗生素而忽视伤口处理，并不能防止感染发生。应用抗生素的目的是预防感染，对污染较重或有可能感染的伤口及创伤，应给予较为适宜的抗生素预防感染；二是在创伤感染的情况下，对症应用抗生素消灭病原菌。给予抗生素应注意药量要足，服药时间要控制。有条件时，可作为药敏试验，有针对性地应用。

（3）水、电解质和酸碱度的调整：创伤后脱水多系等渗性，表现为口渴、尿少等，有的可有血浓缩。一般给予等渗盐水、平衡液、葡萄糖等便可使脱水缓解。失血过多的给予血浆、全血静脉输入，输液时应注意监测血清钠、氯等。伤后血清钾浓度常有高低波动，血清中增多的钾可能来自细胞内或来自输血，如肾功能好，这类高血钾持续时间不会过长。高血钾持续时间过长可能引起心搏骤停。血钾浓度过低可出现肌无力、腹胀、腱反射减弱等，应及时补钾。伤后酸碱失衡有多方面原因，过度换气可引起呼吸性碱中毒，通气或换气不良可引起呼吸性酸中毒。对于较重的创伤，一般酸中毒比碱中毒常见或持续时间较长，因为低灌流缺氧，分解代谢加速等，加以临床上常用平衡液加碳酸氢钠调整创伤后体液酸碱度。应当维持正常的呼吸循环功能和胃功能，另一方面应当适当应用碱性或酸性药物。

（4）营养供给：一般较轻创伤患者应较早恢复饮食，进食易消化有营养食物。严重创伤者的分解代谢加速，且肠胃功能低下，营养补给更应注意。

（5）休克和器官衰竭的预防：伤后休克是创伤常见的并发症之一，创伤后可发生急性肾功能衰竭、应激性反应、成人呼吸窘迫综合征。器官衰竭与死亡率有着密切的关系。创伤性休克，与创伤刺激和失血相关，后期继发病多为脓毒症。休克的治疗，主要是解除致病原因，如减少伤后刺激，及时止血和补充血容量，解除呼吸道堵塞，使用镇痛药。

二、病情评估

（一）受伤史

创伤常由锐器、钝性暴力、切线动力、子弹、弹片、炸药或高压、高气浪等所致。致伤的原因不同，造成的损伤类型和程度也不同。如一般钝性暴力，所致损伤处的皮肤或黏膜完整性仍保持良好，即形成闭合性损伤；如果受伤部位皮肤或黏膜完整性遭到破坏，深部组织经伤口与外界相通，就称为开放性损伤，特点是伤口污染，易继发感染。

（二）临床表现

1. 局部症状

1）疼痛：创伤后均有疼痛，与受伤部位的神经分布、损伤轻重、炎症反应强弱等因素有关，但要注意严重损伤并发休克时，伤者常不诉疼痛。一般疼痛在伤后 2～3 日逐渐减轻，疼痛持续或加重提示可能并发感染。

2）肿胀：与局部出血以及炎性渗出有关。受伤部位较浅肿胀处可有触痛，如出现波动感且色呈青紫，则为血肿的表现。严重肿胀，常致创伤局部或远端肢体压迫性血供障碍。

3）功能障碍：因解剖结构的破坏可直接造成功能障碍。如骨折与脱位可造成肢体运动障碍；气胸可引起呼吸障碍等。

4）伤口或创面：是创伤所特有征象，开放性创伤均有伤口。其形状、大小、深浅不一；可有出血及血块。出血多少与受伤血管大小、受损血管为动脉或静脉等因素有关。开放性创口常有外源性异物残留。

根据创口的局部改变与污染的情况，可将创口分成3种类型。

（1）清洁伤口：没有污染的伤口，如切割伤。无菌手术切口属此类。

（2）污染伤口：此类伤口沾有细菌，但尚未发生感染。

（3）感染伤口：是指损伤时间较长，已发生化脓感染的伤口。

2. 全身表现

（1）一般症状：轻伤全身症状不显著。严重创伤按伤后代谢变化的规律，一般分为三期，见表 11 - 1。

表 11 - 1　创伤分期

分期	临床表现	代谢变化	内分泌变化
第一期 急性损伤期（伤后 1～4 日，垂体—肾上腺功能亢进）	精神及食欲差，不愿活动，尿量少，有发热，脉搏快	氮质负平衡，尿氮、钾排出增多，血钾稍高，钠水潴留，以补充血容量；糖、蛋白质、脂肪分解增加，体重减轻	血、尿中肾上腺激素增加，嗜酸性粒细胞减少或消失
第二期 损伤好转期（伤好 5～8 日，垂体—肾上腺功能开始恢复）	一般情况仍较差，但活动可增多，食欲好转，胃肠功能开始恢复，尿量增加，体温脉搏恢复正常	氮负平衡减轻。钾排出减少，呈正平衡；钠排出增加，呈负平衡，血钾、血钠正常	血、尿中肾上腺激素下降至正常；嗜酸性粒细胞升高
第三期 损伤恢复期（伤后 9～30 日，垂体—肾上腺恢复正常）	食欲、大小便均正常，体力恢复，体重渐增，达到或超过伤前	氮、钠、钾的代谢均呈正平衡，脂肪合成增加	逐渐恢复正常

（2）休克：严重创伤时，可并发创伤性休克。主要由于组织的严重损害和大量失血、失液所致。可有面色苍白、四肢湿冷、血压降低、脉搏快而细弱、尿少以及意识障碍等休克的临床表现。

（3）急性肾衰竭：严重创伤，尤其伤及肌肉丰富的部位，如大腿、臀部及躯干等处的广泛挤压伤，受损肌肉释放出大量的肌红蛋白，并堵塞肾小管引起急性肾衰竭，称为挤压综合征。主要表现为少尿或无尿，代谢性酸中毒、氮质血症、高钾血症、尿毒症的症状。

（4）其他表现：可有发热，这是局部残留液或组织坏死分解产物被吸收所致，又称吸收热。通常在38℃左右。若热度过高则提示有继发感染的可能。可有缺水、消化功能减退、肺活量减少、呼吸加快、支气管分泌物增多以及全身乏力等。

（三）实验室及其他检查

1. 实验室检查

如血常规和血细胞比容可提示出血、血液浓缩或感染，尿常规可提示泌尿系损伤。

2. 穿刺检查

如胸腔穿刺可发现气胸、血胸，腹腔穿刺可发现内脏破裂、出血。

3. 影像学检查

如 X 线拍片可证实气胸、血胸、气腹、骨折等。CT 检查可帮助诊断颅脑损伤和某些腹部实质脏器、腹膜后损伤。B 超可发现胸、腹腔积血和肝、脾包膜内破裂。

三、处理

（一）伤口处理

对清洁伤口，可直接缝合达到一期愈合；第二类是污染伤口，有一定数量细菌进入伤口，但尚未造成感染，可能感染，也可能轻度炎症达到一期愈合。手术时应特别注意清创。第三类感染伤口，一般要经引流，直至肉芽形成，逐步达到瘢痕愈合。伤后已感染的伤口能否顺利愈合，取决于伤口自然因素和治疗是否适宜。

1. 受伤至伤口处理时间，曾定为 6 小时、8 小时、12 小时或更长时间。事实上，有的清创术在伤口后 24 小时进行，伤口愈合仍很顺利，伤口清创一般规律是愈快愈少污染。

2. 对清创术，顾名思义，清除伤口细菌异物和失活组织是关键步骤，特别是污染创口要彻底清创。

3. 伤口止血要彻底，以免术后继续出血，又形成血肿影响愈合。

4. 清创术的后阶段工作是修复伤口。各种器官修复方法不一：骨折用钢丝、钢板、钢针固定；血管损伤则用吻合式修补方法，修补时应注意分清组织层次，所缝组织有一定的张力和强度，缝合组织不应残留无效腔。

5. 为预防和减轻感染，一部分清创术完成时可施行伤口缝合加引流或延期缝合。

（二）抗生素应用

抗生素应用应和临床清创术结合起来，任何抗生素也不能代替清创处理，单纯用抗生素而忽视伤口处理，并不能防止感染发生。应用抗生素的目的是预防感染，对污染较重或有可能感染的伤口及创伤，应给予较为适宜的抗生素预防感染；二是在创伤感染的情况下，对症应用抗生素消灭病原菌。给予抗生素应注意药量要足，服药时间要控制。有条件时，可做药敏试验，有针对性地应用。

（三）水、电解质和酸碱度的调整

创伤后脱水多系等渗性，表现为口渴、尿少等，有的可有血浓缩。一般给予等渗盐水、平衡液、葡萄糖等便可使脱水缓解。失血过多的给予血浆、全血静脉输入，输液时应注意监测血清钠、氯等。伤后血清钾浓度常有高低波动，血清中增多的钾可能来自细胞内或来自输血，如肾功能好，这类高血钾持续时间不会过长。高血钾持续时间过长可能引起心搏骤停。血钾浓度过低可出现肌无力、腹胀、腱反射减弱等，应及时补钾。伤后酸碱失衡有多方面原因，过度换气可引起呼吸性碱中毒，通气或换气不良可引起呼吸性酸中毒。对于较重的创伤，一般酸中毒比碱中毒常见或持续时间较长，因为低灌流缺氧，分解代谢加速等，加以临床上常用平衡液加碳酸氢钠调整创伤后体液酸碱。应当维持正常的呼吸循环功能和胃功能，另一方面应当适当应用碱性或酸性药物。

（四）营养供给

一般较轻创伤患者应较早恢复饮食，进食易消化有营养食物。严重创伤者的分解代谢加速，且肠胃功能低下，更应注意营养补给。

（五）休克和器官衰竭的预防

伤后休克是创伤常见的并发症之一，创伤后可发生急性肾衰竭、应激性反应、成人呼吸窘迫综合征。器官衰竭与死亡率有着密切的关系。创伤性休克，与创伤刺激和失血相关，后期继发病多为脓毒症。休克的治疗，主要是解除致病原因，如减少伤后刺激，及时止血和补充血容量，解除呼吸道堵塞，使用镇痛药。

四、护理要点

（一）一般护理

1. 体位和制动

体位应利于呼吸和静脉回流。多取平卧位，体位变化宜慢。制动可用绷带、石膏、夹板、支架等。

2. 防治感染

对伤口施行无菌术处理。抗生素在伤后 6 小时内应开始使用。开放性创伤应予破伤风抗毒素。

3. 镇静、止痛

未确诊前慎用。给一般药物和心理治疗，对多数伤口的疼痛有效。使用麻醉镇痛药时，应防止呼吸抑制和（或）成瘾性的不良反应。

4. 减压

禁饮食或置鼻胃管减压。

5. 维持体液平衡和营养

酌情选用肠内或肠外营养支持。

6. 病室要保持清洁、舒适

一般温度在 20℃左右，湿度在 60%。做好基础护理。

7. 防止压疮

每隔 3～4 小时应翻身或调整体位一次，骨突出处适当加以按摩并垫海绵、纱布等软物加以保护。同时做好口腔、大小便的护理，预防感染，减少肺部并发症的发生。

（二）病情观察与护理

1. 现场救护时应根据不同的伤情将伤者分为轻、中、重、危，并对受伤部位做出鲜明的标志，途中应严密观察体温、脉搏、呼吸、血压、尿量、神志、末梢循环及缺氧情况等变化。对大出血、呼吸道阻塞、内脏穿孔、骨折等危及生命的伤情，应在运送伤者前紧急处理，以保证安全转送到医院。颅脑损伤及昏迷患者，应将头转向一侧，防止舌后坠分泌物阻塞气道，必要时将舌牵出，恶心、呕吐者，应取侧卧位，防止误吸。使用止血带的伤者，应每隔 1～2 小时松解 1 次，每次 5～10 分钟，松解止血带时可用力按压住出血的伤口，以防发生大出血。带有输液管、气管插管及引流管的伤者，还须专人观察及保护，保证管道通畅。为防止压伤和压疮发生，每隔 2 小时翻身或调整体位一次，骨突出处适当加以按摩并垫海绵、纱布等软物加以保护。注意防雨、防暑、防寒等。

2. 伤者入院后，护士应和医生一起问病查体，了解伤情。正确记录出入量，保持出入液体平衡，并准确恰当、系统、内容完整地做好监护记录，以利分析伤情，同时也为护理工作的总结提供珍贵的资料。此外，要遵医嘱掌握正确的给药时间和方法，了解各种药物的配伍禁忌、作用、不良反应，观察各种用药的疗效及反应。

3. 遵医嘱及时采集标本送检，如血、尿、粪常规，肝、肾功能，电解质等，并及时了解结果。

4. 对危重伤患者，要做好心电、中心静脉压、呼吸、尿量等监测，发现异常及时报告医生处理。

5. 对重症伤者放置的各种引流管，如导尿管、胃管、胸腔引流管等，要保持通畅，并注意观察引流液有无质、量、颜色的改变。

6. 保持呼吸道通畅，防止窒息及缺氧。如固定好人工气管插管，注意位置深浅，以保证充足的通气量。及时清除气道内分泌物，定期气道内湿化。气管切开者，还应定时消毒、更换气管套管。

（三）心理护理

给伤者、家属以精神和心理支持。对突发性的意外创伤，不论伤情轻重，都需要对可能需立即手术或预测会发生死亡的伤者，应给家属精神支持的机会。伤者入手术室或ICU 监护前，应陪同伤者并提供完整的书面记录，包括与家属谈话的情况和他们所了解的有关资料。若有必要，代为保管伤者的衣服和贵重物品，存单上要有两人以上的签名。可能与违法犯罪有关的物品应妥善保存并记录。帮助清醒患者增强战胜伤痛的信心。

（四）功能锻炼

治疗创伤不仅要求修复损伤的组织器官，而且要尽可能恢复其生理功能。因此，在促进组织修复的前提下，应积极进行身体各部位功能锻炼，防止因制动引起关节僵硬、肌肉萎缩等并发症。向患者讲解创伤的病理、伤口修复的影响因素、各项治疗措施的必要性，鼓励其加强营养，以积极的心态配合治疗，促进康复。

（五）健康教育

教育患者及社区人群应注意交通安全及劳动保护，要善于调节良好的心境，善于处理人际关系，遵守社会公德，避免损伤的发生。指导患者加强营养，以促使组织修复和脏器功能恢复。根据病情，指导进行功能锻炼的方法，以促使患部功能得到最大恢复。

（董海妹）

第二节 颅脑损伤

概　述

颅脑损伤无论平时或战时都是常见的损伤，占全身损伤的 15% ~ 20%，仅次于四肢损伤。且常威胁生命影响劳动力，加之可能出现的并发症和后遗症，故远较其他部位的损伤严重。因此，对颅脑损伤的防治和抢救工作，应引起高度重视。

一、病因和发病机制

颅脑损伤多由暴力直接作用头部或通过躯体传递间接作用于头部引起。平时多为交通事故、高处坠落、挤压伤、刀刃伤、拳击伤等。战时多为火器伤或爆炸性武器引起的冲击波所致。

关于颅脑损伤的病理生理的变化是多方面的、复杂的。早期对颅脑损伤的临床表现和病情发展机制的理解，是以外伤的局部机械作用的因素为基础的，随着对颅脑损伤患者的治疗和观察，发现患者多有脑缺氧的现象，继之出现脑水肿、脑肿胀等一系列症状，又提出了物理化学变化的理论。近年来，一些学者在临床工作和实验工作中，证明颅脑损伤的急性期或于危笃状态时，周围血流速度明显降低，脑血流有明显障碍，继之出现脑血管痉挛、脑水肿，故又提出了血流动力学理论和血管运动的理论。更有人注意到重症颅脑损伤患者，在出现意识、体温、呼吸、血压等明显改变的同时，心、肺、胃肠、泌尿系统等常发生严重并发症，认为这些变化是垂体下丘脑的功能紊乱，引起神经体液营养障碍的结果，故主张努力改善自主神经的功能，以降低颅脑损伤的病死率和提高其治愈率。

二、损伤类型

（一）原发性损伤

颅骨骨折，由暴力引起颅骨变形所致，包括穹隆线形骨折、压缩性骨折及粉碎性骨折、颅底骨折。穹隆骨折主要靠影像学诊断，颅底骨折因涉及颅前窝、颅中窝、颅后窝而有所不同，常伴有脑脊液鼻漏和（或）耳漏。

（二）脑挫裂伤

1. 冲击伤

为直接外力引起的局部伤。

2. 对冲伤

常发生于外力作用点的对侧，特别是枕部着力时，易发生于一侧或双侧额颞极。

3. 中间冲击伤

头部受力后，脑相对于颅骨作速度不同直线或旋转运动，使脑组织在中线结构如大脑镰、小脑幕等处受到冲击造成的损伤。症状决定于挫伤部位，并可有颅内压增高征，多数可发现影像学异常，轻型挫裂伤有时仅能靠腰穿发现脑脊液中含少量血液建立诊断。

（三）颅内血肿

1. 按形成部位分为

①硬膜外血肿：多见于冲击部位；②硬膜下血肿：对冲及冲击部都可见，前者较多，常伴发于挫裂伤；③脑内血肿：常为剪力所致，老年人易发于基底节部位，需与高血压脑出血鉴别。血肿的症状及体征取决于局部占位征、颅压增高征、继发脑疝征及其他继发改变。

2. 按形成缓急分为

①特急性颅内血肿：伤后3小时内出现颅内血肿致脑受压或脑疝形成；②急性颅内血肿：血肿发生在伤后3天内；③亚急性颅内血肿：血肿发生在伤后3~12天；④慢性颅内血肿：血肿发生在伤后21天以上。

此外，还有所谓的"延迟性颅内血肿"，是指伤后第一次CT检查未见到颅内血肿，而在急性或亚急性期第二次CT检查时所证实的颅内血肿（临床症状可明显或不明显加重）。

（四）脑震荡

外力弥散作用传达于脑干，引起短暂意识丧失，常有逆行健忘，即近事遗忘，一般不留明显神经功能障碍。可有嗅觉缺失。

三、监护

1. 休克或术后麻醉未清醒者应取平卧位。重症颅脑损伤如无休克，应取头高卧位，将床头抬高15°~30°，以利静脉回流，减轻脑水肿。昏迷患者以侧卧位或侧俯卧较好，便于口腔及鼻腔分泌物体位引流。经常予以翻身叩背，保持口腔清洁，防止误吸。

2. 患者意识清楚，可进食。但应限制饮水量及食盐量，预防脑水肿，每日总入量1 000~1 500 ml，保持尿量在500~800 ml即可。对呕吐频繁或昏迷者应禁食，由静脉输液维持营养和水、电解质平衡，总量不超过2 000 ml并尽量不给盐水，且滴入速度要慢而均匀，每分钟15~30滴，以防脑水肿加重。对昏迷时间较长者可用鼻饲。每次鼻饲食物前，应先抽出胃内残存的食物，同时还可以观察胃管是否脱出，胃内是否出血。此外，下了胃管就应重视患者的营养，因为长期昏迷患者，如再有躁动和抽搐，机体消耗很大，可给予糖、牛奶、蛋汤、肉汤、麦乳精、果汁和部分营养药物。注入食物时，其温度不可过高或过低。

3. 脑损伤患者都有不同程度意识障碍，丧失正常的咳嗽反射和吞咽功能，容易发生误咽误吸，或因下颌松弛导致舌根后坠等原因引起呼吸道梗阻。必须及时清除口咽部的血块和呕吐物，并注意吸痰；舌根后坠者放置口咽通气管，必要时气管插管或气管切开。气管切开者严格执行气管切开护理常规。保持有效地吸氧，呼吸通气量明显下降者，应采用机械辅助呼吸，监测血气分析，调整和维持正常的呼吸功能。

4. 高热可使脑损害加重，危及患者生命，要给予足够的重视。中枢性高热为丘脑下部体温中枢受累所致，体温可在 40℃ 以上，主要靠冬眠药物加物理降温，同时给予糖皮质激素治疗。对于感染性发热，可用抗生素治疗，辅以物理降温。对于烦躁患者可加床栏，防止坠床。

5. 重型颅脑损伤在输液时，速度不宜过快，滴速控制在每分钟 40 ~ 60 滴，补液过快易引起肺水肿。高渗脱水剂要快速滴入，20% 甘露醇 250 ml 要求在 30 分钟内输入，治疗中要记录 24 小时出入量。

6. 对长期卧床的患者都要加强皮肤护理，防止压疮的发生，如定时翻身、按摩受压部位、骨突出部位加软垫、经常更换床单、护理好大小便等。

7. 有尿失禁或尿潴留者可导尿，并停留尿管。为避免留置导尿时间过长，容易造成尿路感染，男性患者可采用阴茎套储尿排尿，但要注意不使阴茎套扭曲，以免尿液在套中潴留，侵蚀龟头，形成糜烂、溃疡。用橡皮膏固定时松紧要适度，避免造成龟头水肿。也可采用塑料袋接尿的办法。女性患者留置导尿要经常冲洗膀胱和会阴部。此外，患者常有便秘，3 天无大便者，可给缓泻剂，如果导片等。因用力大小便可增加颅内压，不做大量液体灌肠，以免颅内压增高及水分被吸收而促成脑水肿。

8. 眼睑不能闭合者，应涂眼膏保持角膜湿润。颅底骨折有脑脊液鼻漏、耳漏者，应保持耳道和鼻孔清洁，禁忌填塞、冲洗或滴入药液。口腔护理是针对患者不能进食，细菌易在口腔繁殖的特点，每日可用 1% 硼酸盐水擦拭，如出现霉菌性口腔炎，可配制苏打克霉唑混悬液（克霉唑 3 g 加入 5% 苏打 100 ml）擦拭口腔。

9. 帮助患者树立战胜疾病的信心，积极配合治疗。对植物人应加强基础护理和支持疗法的治疗护理。防止各种并发症，注意饮食营养卫生。肢体瘫痪的患者应鼓励患者坚持运动由小到大，由弱到强，循序渐进，直到恢复。

10. 病情监护

1）观察意识、瞳孔、血压、脉搏、肢体活动、各种反射：每 5 ~ 10 分钟观察一次，并做好记录。根据病史，临床表现，结合辅助检查，对病情做出初步判断，做到心中有数，以便进行及时、有效的抢救。诊断不明确者更应严密观察病情变化，以利及早明确诊断。

（1）意识观察：伤后意识障碍的程度和持续时间是反映颅脑损伤轻重的一个重要标志，可以测知预后。

（2）瞳孔观察：观察瞳孔变化对于病情及预后的估计有很大价值。

（3）生命体征观察：颅脑损伤后通常有血压下降、脉搏细数、呼吸慢等。如患者血压持续升高，脉搏洪大，呼吸减慢常提示有颅内压增高，应提高警惕，预防脑疝的发生。

（4）肢体运动障碍的观察：伤后立即出现一侧肢体运动障碍，而且相对稳定，多系对侧原发性脑损伤。如伤后一段时间才出现一侧肢体运动障碍而且进行性加重，伴有意识障碍和瞳孔的变化，则考虑幕上血肿引起的小脑幕切迹疝，使锥体束受损。

2）准确记录出入量：颅脑损伤患者常有呕吐、高热、强直抽搐等，容易引起代谢紊乱，加上早期限制水钠的摄入，脱水利尿剂的利用，患者常有不同程度的脱水，所以要准确记录出入量，及时补充电解质。

3）其他情况观察：观察有无呕吐、呕吐物性质等。颅内高压引起的呕吐与进食无关，呈喷射状。脑脊液漏是颅底骨折的典型临床表现。重型颅脑伤患者胃内容物或呕吐物呈咖啡样，或患者出现黑便，提示应激性溃疡。重型颅脑伤患者出现血尿，应考虑并发泌尿系统损伤或甘露醇、磺胺嘧啶、苯妥英钠等药物损害肾脏所致。若颅脑伤患者出现血性痰，应考虑肺损害。若颅内血肿清除术后头部引流袋内出现大量新鲜血，应考虑手术区域再出血。

4）对已发生脑疝患者，应立即抢救：颞叶沟回疝，即刻静脉输入脱水剂，降低颅内压力，使移位的脑组织复位；枕骨大孔疝呼吸停止者，应即刻行人工辅助呼吸，继而行气管插管，用呼吸机辅助呼吸。协助医生行脑室穿刺减压。必要时行腰椎穿刺，由蛛网膜下隙加压注入适量生理盐水，促使疝入枕大孔的小脑扁桃体复位，解除对脑干的压迫。凡经明确诊断者，脑疝复位后应立即行手术治疗，以免再次形成脑疝。

头皮损伤

颅脑损伤大多伴有头皮损伤，头皮损伤包括头皮擦伤、头皮血肿、头颅裂伤和头皮撕脱伤，损伤部位的检查与治疗有助于判断颅脑损伤的部位与性质。

一、头皮的解剖与生理

头皮是颅盖外的一层软组织，由表向里分为五层：即皮肤、皮下组织、帽状腱膜、腱膜下组织及颅骨外膜。前三层由纤维组织紧密地连接在一起，临床上常视为一层，主要的血管和神经都居于此层内，开颅术作皮瓣时将此三层一同翻起，外伤时可将此三层一同撕脱。皮下组织内有丰富的血管分布，这些血管受致密的结缔组织包绕，如被切断不易收缩而致大量出血。帽状腱膜的前部为额肌，后部为枕肌，两侧与颞浅肌膜相连，有一定的张力，裂伤时使创口错开，腱膜下层为疏松结缔组织，发生出血和感染时容易扩散。颅骨外膜易与颅骨剥离，但在骨缝处颅骨紧密黏着，所以骨膜下血肿不易超过骨缝，常限于该颅骨范围内。骨膜对颅骨的营养作用较小，大片骨膜剥离后可不致引起颅骨坏死。头皮的血液供应丰富，头皮损伤后出血多，但愈合也快。头皮的感染可引起颅骨骨髓炎和颅内感染。

二、病情评估

1. 头皮擦伤和挫伤

擦伤系头皮表层损伤，可有表层脱落，少量出血或血清渗出。挫伤累及头皮全层，局部有肿胀、压痛、皮下淤血等。

2. 头皮血肿

多为钝力直接损伤所致。可分为皮下血肿、帽状腱膜下血肿及骨膜下血肿3种，有时也可同时发生，混杂存在。

（1）皮下血肿：皮下层与表皮层和帽状腱膜层在组织结构上连接甚紧，使损伤后的出血受到限制，因此，血肿通常较局限，血肿一般不大，半球形，触之较硬，胀痛。触诊时中央有凹陷的感觉，容易误诊为颅骨凹陷性骨折，此时常需 X 线摄片方能断定是否合并有颅骨骨折。

（2）帽状腱膜下血肿：常发生于轻度头部外伤后，儿童多见，新生儿称为产瘤。血液积聚于帽状腱膜与骨膜之间，可蔓延至全头部，血肿大者含血量可达数百毫升。触诊软、无压痛、有波动。

（3）骨膜下血肿：出血发生在某一颅骨的骨膜下，由于骨膜在骨的边缘是愈合的，所以血肿不超过该颅骨的范围。常见于有产伤史的新生儿，即所谓"头颅血肿"。

3. 头皮裂伤

裂伤发生在外力作用部。外力的形式不同，边缘亦异。锐性外力，创缘较整齐；钝性外力，创缘常有挫伤。裂伤的程度不等。如帽状腱膜横向（与其纤维垂直）断裂，由于两端肌肉收缩，伤口便开大。由于头皮血管丰富，出血很多，严重时可引起休克。

4. 头皮撕脱伤

头皮撕脱伤为头皮受到强烈的牵扯，如多因发辫卷入转动的机器中，使头皮从帽状腱膜下方部分或全部撕脱，伤者常因大量失血和创口疼痛发生休克。

三、处理

（一）头皮擦伤和挫伤

擦伤和挫伤不要特殊处理，予以局部清洁、消毒即可。

（二）头皮血肿

一般多采用非手术疗法。较小的血肿，早期加压包扎，24 小时后改用热敷，多数可自行吸收，较大的血肿，应在无菌操作下行穿刺术，抽出积血，然后加压包扎。如果遇到抽吸包扎后血肿在短期内又很快出现，则要考虑是否为较大的动脉破裂所致。可以用手指紧压相关的动脉（常为颞浅动脉），同时再穿刺抽吸。如抽吸后不再出现血肿，则要考虑手术结扎该血管；有时甚至要做切口或皮瓣详细止血。经上述一般处理无效的血肿，也可以用较粗的注射针头（如 18 号）插入帽状腱膜下腔，针头后端接以内径为 1.5 mm 的硅胶管进行引流，亦可直接在硅胶管经头皮小切口插入血肿腔内，硅胶管的后端接一无菌橡皮囊袋（如橡皮手套）或负压引流装置。待帽状腱膜下积血流出后再在头部加压包扎。头皮积液可按上述方法治疗。

（三）头皮裂伤

本病的临床症状主要为出血，故急诊治疗以止血为第一要旨。同时，积极处理破裂伤口，防止继发感染，加速创口愈合。对于本病危象则应积极抢救生命为先。

1. 使用破伤风抗毒素

使用破伤风抗毒素中和游离毒素以预防破伤风的发生，一般用 1 500 万 U 的破伤风抗毒素，肌内注射，用前需做皮肤过敏试验，若过敏，需脱敏后再进行注射。伤口较大的患者，可再重复注射一次。

2. 抗生素的应用

清创缝合术后，应及时选用抗生素防治伤口感染。一般可用青霉素肌内注射，每次80万U，每日2~3次，用药前常规进行过敏试验。配合复方新诺明口服，每次0.5~1.0g，每日2次，首次加倍。必要时，亦可改用青霉素320万U静脉滴注，每日2次。

3. 抗失血性休克详见"休克"节。

4. 手术疗法

新鲜创口应早做清创缝合术。

（四）头皮撕脱伤

本病的治疗重在早期及时止血、镇痛、防治休克，在此基础上，积极仔细修复创面，促进创面完全愈合。

1. 防治失血性休克或疼痛性休克

参见"休克"节。

2. 抗生素的运用

早期用药，较小创面可用青霉素、红霉素、庆大霉素等药物肌内注射；较大创面或污染创面则应联合足量静脉应用抗生素。

3. 止血药物的运用

本病的止血治疗以局部止血为主，但也应配合药物注射止血的方法。临床上多用酚磺乙胺、抗血纤溶芳酸、6-氨基己酸及巴曲酶等药物肌内注射、静脉注射或静脉滴注。

4. 破伤风抗毒素注射

常规注射破伤风抗毒素以预防伤后破伤风。

5. 手术疗法

应及时施行清创缝合术，若撕脱的头皮有蒂连接时，可直接清创缝合；若头皮有缺损，面积直径不超过5cm时，可做皮下松解术或转移皮瓣术。完全撕脱的头皮，可将撕脱的头皮剪去头发，消毒后缝回原处，条件许可者最好将断端较粗的动静脉进行吻合；或将撕脱头皮的皮下切除，做成全厚或中厚皮片植回，头皮挫伤严重或骨膜缺损较大者，可在颅骨上间隙密集钻孔，直达板障，从板障骨松质长出的肉芽覆盖全部裸露颅骨后，再在肉芽表面全层植皮。对于颅骨板裸露较大者，也可用大网膜移植暂时覆盖创面，待肉芽组织长出后再行植皮术。

颅骨骨折

颅骨骨折分为颅盖骨折和颅底骨折；按照骨折形态分为线形骨折和凹陷性骨折；按照骨折是否与外界相通分为开放性骨折和闭合性骨折。颅盖的线形骨折最常见，骨折本身一般不需要特殊处理。

一、病因和病理

暴力直接或间接作用于头部时，均可造成颅骨骨折。颅骨分为颅盖和颅底两部分。颅盖骨由颞骨、顶骨、额骨、蝶骨和枕骨构成，内有硬脑膜附着，并有脑膜中动脉及硬脑膜内的静脉窦紧密依附。在颅盖骨骨折时，附着的血管易受损伤而发生血肿。颅底骨由额骨、筛骨、蝶骨、颞骨、枕骨等颅骨构成，内面凹凸不平，前高后低，呈阶梯状，分为颅前窝、颅中窝和颅后窝。颅底又有许多形状不同、大小不等的骨孔，有颅神经和血管通过，颅底骨折时容易损伤这些结构。

二、病情评估

（一）临床表现

外伤后患者出现头皮局部肿胀，或有擦伤、挫伤等，有时头皮肿胀，头颅变形易误诊为凹陷骨折。

1. 颅盖骨折

以顶骨多见，其次为额部，通过两块颅骨者以颞顶部为最多，有线形骨折、凹陷骨折、粉碎和穿入骨折等。

（1）线形骨折：发生率最高，临床上不易查出，拍颅骨X线片方能确诊，但要注意与正常颅缝血管沟，板障静脉沟等鉴别。

（2）凹陷骨折：多发生于额骨及顶骨，是较强的打击力垂直作用于颅骨的结果，多为全层凹陷，少数可只有内板凹陷。成人凹陷骨折周边呈环形骨折线，多从骨折片中心向四周呈放射状裂开，成为凹陷碎性骨折。头颅X线片可以确诊，骨折局部切线位片可以了解凹陷深度。

（3）粉碎和穿入性骨折：骨折片多呈星形或不规则破裂。

2. 颅底骨折

除一般利器和火器直接损伤外，颅底骨折常为间接外力作用所致，且多为颅盖骨折延伸而来，几乎均属线形骨折。

（1）颅前窝骨折：可见有鼻出血或脑脊液鼻漏，多见于额窦后壁及筛板骨折。此外尚有嗅觉丧失、眶周皮下及球结膜下淤血，似熊猫样外观。视神经管受累时可引起视力丧失。

（2）颅中窝骨折：在咽部黏膜下和乳突部皮下出现淤血斑。如鼓膜及脑脊膜均有破损时，血液、脑脊液可自耳道流出，成为脑脊液耳漏；合并面神经、听神经损伤，引起周围性面瘫、听力障碍、耳鸣等症状。

（3）颅后窝骨折：乳突后、枕下区皮下可出现淤血斑，偶有Ⅸ、Ⅹ、Ⅺ、Ⅻ对颅神经损伤而引起的症状。

（4）鞍区骨折：损伤颈内动脉或海绵窦时，血液经蝶窦流入鼻咽腔，出现口鼻剧烈出血，甚至血液因流入气管发生窒息。

颅底骨折时，因硬脑膜损伤，血液可流入蛛网膜下隙，引起头痛、烦躁、恶心、呕吐等症状。检查颈部有抵抗感，克氏征阳性；并发脑和脑干损伤时，可有意识障碍等脑损伤症状，病情危重。

（二）实验室及其他检查

头颅X线或CT检查大部分可以发现颅骨骨折，少数在手术中才发现凹陷的深度，骨片刺入脑内或脑内游离骨片和其他异物。

三、处理

(一) 颅骨单纯线形骨折

一般不需特殊治疗，但须注意这种骨折可因损及脑膜中动脉或颅内静脉窦，而继发颅内硬脑膜外血肿等。

(二) 颅骨凹陷骨折

下陷大于 1 cm，可造成脑受压或下陷的内板形成骨折片，造成硬脑膜或脑损伤；小儿凹陷骨折，有妨碍脑损伤的可能；有碍美容等。上述均为手术治疗指征，尤其伴有颅内组织损伤、出血或粉碎骨折者应作紧急手术处理。对在矢状窦弯处凹陷骨折，无症状者不必处理，否则应在充分准备大量输血的条件下慎重处理。

(三) 颅骨粉碎和穿入性骨折

碎骨片无凹陷，不引起脑受压和颅内出血者不需手术；骨折片刺入脑内者应手术取出，且修补刺破之硬脑膜。

(四) 颅底骨折

本身绝大多数无须治疗，重要的是治疗脑损伤和其他并发损伤，严防感染，使用破伤风抗毒血清。对耳、鼻出血或脑脊液漏者，不可堵塞或冲洗，以免增加颅内感染的机会。有脑脊液漏则严禁腰椎穿刺，如发现视神经管骨折，伤后出现急剧的视力障碍，应及时开颅行视神经管减压术。对脑脊液漏的处理，除严防感染外，常以头高位卧床，多可自然闭合治愈，对没有自愈可能的脑脊液漏者，应及时手术修补瘘口。

<h2 style="text-align:center">颅内血肿</h2>

外伤性颅内出血达到一定体积后（一般成人幕上达 20 ml 以上，幕下达 10 ml）形成颅内血肿。按出血的来源和部位可分为硬脑膜外血肿、硬脑膜下血肿及脑内血肿 3 种。血肿常与原发性脑损伤相伴发生，也可在没有明显原发性脑损伤情况下单独发生。

一、病因

颅内血肿是颅脑损伤的继发性病变，常伴随脑挫裂伤同时出现，但也有时不合并脑挫裂伤者，如矢状窦破裂、脑膜血管断裂等均可形成颅内血肿。由于颅内血肿占据了颅内空间，可造成急性脑受压、颅内压增高及脑疝。但是，颅内出血量占正常颅腔容积 8% 以下时，可不出现脑受压现象，此称为储备腔，脑的大小有个体差异。超过上述范围可出现脑受压症状。颅内出血开始时，颅腔内脑脊液被压向穹隆及脑底，最后被挤向脊髓蛛网膜下隙，这一过程被认为是颅内血肿的中间清醒期。此期的长短，与出血的速度和脑损伤的程度和部位等有关，如静脉出血则中间清醒期可长些，动脉出血合并重症脑挫裂伤或脑干损伤，有时可不出现中间清醒期，伤后直接陷入昏迷状态，且逐渐加重。

二、病情评估

（一）临床表现

1. 急性硬脑膜外血肿

此种血肿易发生在较轻的颅脑损伤，有中间清醒者居多，出血来自脑膜中动脉（占80%）、静脉窦或骨折线出血。

（1）头皮有擦伤、挫伤、裂伤或血肿，骨折线越过大脑中动脉沟，或骨折线越过静脉窦，特别像骨折线在后枕骨越过横窦，应警惕发生本病的可能性。

（2）伤后患者常呈现昏迷（脑震荡）—清醒—昏迷（天幕裂孔疝）的典型症状。中间清醒期短者为2～3小时或更短，大多为6～12小时或稍长，中间清醒短，表明血肿形成迅速，但也有昏迷可能缺如或者时间很短，清醒程度不充分等。

（3）随着意识变化，脑受压进行性加重，临床可出现单瘫、偏瘫、浅反射减弱或消失等症状，病理反射阳性、病侧瞳孔散大、对光反应消失。

2. 硬脑膜下血肿

症状及体征由血肿形成速度而不同。

（1）急性硬脑膜下血肿：①往往与脑挫裂伤同时并存。②昏迷进行性加重，中间清醒期不明显。③病情进展迅速，短时内出现单侧或双侧瞳孔散大。④颅内压增高症状明显。⑤腰椎穿刺有血性脑脊液。

（2）亚急性硬脑膜下血肿：一般于伤后3～4天出现意识障碍和颅内压增高症状，原有的症状逐渐加重，或出现新的体征，这种情况应考虑亚急性颅内血肿。

（3）慢性硬脑膜下血肿：血肿有包膜，其中的血块常液化，致血肿长大，覆盖大脑半球凸面的大部分。临床特点是：①多由于轻微的外伤引起。有时患者已将外伤史遗忘，不能主动提供医生。②伤后数月，逐渐出现头痛、呕吐、复视、视力减退、眼底水肿等与颅内肿瘤很相似。

3. 脑内血肿

常发生于脑挫伤的基础上，最常为急性型。

（1）伤后多呈现持续性昏迷或昏迷程度逐渐加重，中间清醒或好转期较少，血肿破入脑室者，意识障碍更加明显。

（2）颅内压增高症状。

（3）脑局灶性症状，位于运动区、语言区和其邻近的血肿，多有偏瘫、失语，有时产生局灶性癫痫。

脑内血肿与急性硬脑膜下血肿相似，单凭临床表现难以与其他血肿区别，头颅 CT 扫描可确诊。

4. 颅后凹血肿

颅后凹血肿包括硬脑膜外、硬脑膜下及小脑内血肿等类型，见于枕部直接暴力伤。出血来源有横窦或乙状窦、脑膜后动脉及板障血管等。急性颅后凹硬膜外血肿，病情凶险，又往往缺乏特征，易于误诊。提高对此病的警惕性，实为早期诊断之关键。

（1）多由枕部着力的外伤引起，常有枕骨骨折，造成的血肿以硬脑膜外者最多。

（2）呈急进发展，伤后持续昏迷，颅内压增高症状明显。

（3）可有脑干及小脑受压症状。

（4）易发生枕大孔疝。

5. 多发性颅内血肿

可是同一部位不同类型（如颞部硬脑膜内、外血肿），不同部位同一类型（如两侧颞部硬脑膜外血肿）或不同部位不同类型（如左顶硬脑膜外血肿及右颞硬脑膜下血肿）。

（1）伤后持续昏迷，并常继续加深，少有中间清醒期。

（2）颅内压增高症状明显，病情发展快，脑疝出现早。

（3）常是撞击伤和对冲伤的结果，定位体征不能以单一部位的血肿来解释。

（二）实验室及其他检查

1. 头颅 X 线照片

可显示骨折线，如骨折线经过脑膜中动脉沟或静脉窦沟时，其下的血管可能受伤，结合临床，要警惕和考虑骨折处可能发生硬脑膜外血肿。静脉窦损伤时，血肿可能发生在窦的一侧或两侧，至于硬脑膜下血肿或脑内血肿，局部可有骨折也可能没有骨折，或骨折在血肿的对侧。在一部分正常人身上，松果体可以钙化，在 X 线照片上能够观察出来。当发生幕上血肿时，钙化的松果体可被挤向对侧，离开中线，这对诊断是很有价值的。

2. 脑血管造影

脑血管造影对诊断有很大价值。向疑有血肿的一侧颈总动脉注射造影剂，使该侧颅内血管显影，脑内有血肿时，由于血肿的推压，脑血管发生移位，各分支间正常关系破坏。硬脑膜外及硬脑膜下血肿时，尚见颅骨下出现一无血管区，这一脑外血肿的典型征象，在慢性硬脑膜下血肿时尤为突出，如一侧无血管区深度较大，而正位像大脑前动脉无侧移位或移位很轻，则提示对侧也有血肿，根据病情，可再做对侧脑血管造影，以便确诊。对于枕极和颅后凹血肿，颈动脉造影没有什么价值。由于造影需要时间和熟练的技术，并对脑组织有一定损害，所以在条件不具备时，尤其是患者病情危急时，不宜强求。

3. CT

有颅内血肿时，可以看到血肿和血肿引起脑室系统的移位。有确诊价值。

4. 颅脑超声波

可见中线移位。

5. 腰椎穿刺

脑脊液压力增高，呈粉红色。但疑有脑疝者禁忌腰椎穿刺。

（三）鉴别诊断

颅内血肿需与脑挫裂伤相鉴别。

三、处理

颅内血肿诊断一经确诊，即应争分夺秒立即进行手术抢救，力求在脑疝形成前施行急诊手术，切忌做不必要的辅助检查。术后治疗基本同脑挫裂伤的治疗。

（一）硬脑膜外血肿的治疗

1. 非手术治疗

（1）适应证：①意识无进行性恶化；②无新的神经系统阳性体征出现或原有神经系统阳性体征无进行性加重；③无进行性颅内压增高征；④CT 检查显示：幕上血肿小于 20 ml，幕下血肿小于 10 ml，中线结构移位小于 5 mm，环池和侧裂池大于 4 mm。

（2）方法：非手术治疗基本同脑挫裂伤，但特别注意动态观察患者意识、瞳孔、生命体征变化；根据临床表现随时做 CT 检查，以利于早期发现病情变化。观察中发现病情变化或原有血肿增大，须立即手术清除血肿，疗效取决于手术时机。

2. 手术治疗

（1）适应证：①有明显临床症状和体征；②CT 检查提示明显脑受压；③幕上血肿大于 20 ml，幕下血肿大于 10 ml；④患者意识障碍进行性加重或出现再昏迷。

（2）方法：急性血肿行颅骨钻孔探查术，开颅血肿清除、止血术。

（二）硬脑膜下血肿的治疗

硬脑膜下血肿治疗原则与硬脑膜外血肿相同，手术时应根据对冲伤的规律，相应进行额、颞单侧或双侧钻孔，清除脑挫裂伤的坏死组织，摘除血肿，硬脑膜减张缝合，颅骨去除减压或根据头颅 CT 的诊断，决定开颅手术部位。若一侧血肿清除后，颅内压增高不见好转时，应考虑有无多发性颅内血肿的可能。

（三）脑内血肿的治疗

同急性硬脑膜下血肿，以开颅清除血肿为原则，手术不发生危险者，也常残留某些后遗症。

（四）颅后凹血肿的治疗

对后顶枕部着力，骨折线跨过静脉窦，颅内压明显增高，意识昏迷加深，呼吸不规律的患者，除想到对冲性脑前部损伤外，在缺乏头颅 CT 检查的场合，应尽早做颅后凹钻孔探查，清除血肿。若血肿大，病情重，或延误手术，常常导致死亡。

（五）多发性颅内血肿的治疗

手术清除多处血肿，并行减压术。术后综合治疗同脑挫裂伤。

脑挫裂伤

脑挫裂伤指大脑皮质及脑干的损伤。致伤后昏迷程度深，持续时间长，脑组织有器质性损伤，有相应的神经系统体征。脑挫伤指脑组织遭受破坏较轻，软脑膜尚完整；脑裂伤指软脑膜、血管和脑组织同时有破裂，伴有外伤性蛛网膜下隙出血，两者常合称为脑挫裂伤。脑挫裂伤的继发性改变为脑水肿和血肿形成。

一、病因

脑挫裂伤可发生在头部外伤直接着力处；也可发生在着力点的对侧，称为对冲性损伤；亦可由旋转暴力引起颅内结构转动，发生脑表面血管破裂或脑干扭曲等损伤。

二、病情评估

(一) 临床表现

1. 意识障碍

受伤当时立即出现意识障碍的程度和持续时间与脑挫裂伤的程度、范围直接相关，绝大多数在半小时以上，重症者可长期持续昏迷。在意识恢复过程中，多为渐进性，不能完全清醒，常呈半昏迷状态伴躁动不安。醒后有头痛与恶心、呕吐等症状。

2. 局灶症状和体征

这类症状随脑受损的部位、范围和程度不同而异，也并不是每个患者都具备。临床上如出现这类症状，对诊断和判定脑伤的部位很有意义。若大脑功能区受损可立即呈现相应的神经功能障碍或体征，如运动区损伤出现锥体束征、肢体抽搐或偏瘫；语言中枢损伤出现失语等。发生于"哑区"的损伤，则无局灶症状或体征出现。

3. 颅内压增高与脑疝

为继发脑水肿或颅内血肿所致，使早期的意识障碍或瘫痪程度有所加重，或意识好转，清醒后又变为模糊，同时有血压升高、心率减慢、呼吸加深、瞳孔不等大及锥体束征等表现。

4. 其他表现

脑挫裂伤后常合并蛛网膜下隙出血，因而出现脑膜刺激征如颈项强直、克氏征阳性并有血性脑脊液；若合并颅底骨折则引起附近软组织出血征象和脑脊液漏。

(二) 实验室及其他检查

1. 腰椎穿刺

脑脊液（CSF）压力一般为 1.96 ~ 2.94 kPa（200 ~ 300 mmH$_2$O），CSF 内含血，含血量的多少与脑挫裂伤的程度密切相关。大量出血者伤后 2 ~ 3 日内 CSF 含血量达高峰，且红细胞开始大量萎缩和崩解，约一周后 CSF 中的红细胞仅残留微量。出血后 4 ~ 12 小时即开始溶血，由于释放氧化血红蛋白，CSF 上清液为橙红色，2 ~ 3 天时胆红素浓度增高，呈橙黄色，以后逐渐被吸收呈淡黄色，约经过 3 周后 CSF 成分和颜色转为正常。

2. CT 检查

可见脑组织水肿，脑实质内有散在或成片状低密度影，在低密度水肿区中有多发散在的点状和片状的高密度出血灶，脑室常受压变小，如为一侧脑挫裂伤，严重时可引起中线结构移位。

三、处理

(一) 急救

严密观察生命体征、意识、瞳孔的变化。休克患者，在积极进行抗休克治疗的同时，应详细检查有无胸腹脏器损伤和内出血，避免延误合并伤的治疗。对昏迷患者，应及时清除呼吸道内分泌物，保持呼吸道通畅。对呼吸困难者，行气管插管人工辅助呼吸，对呼吸道分泌物多，影响气体交换或估计昏迷久者，应早期行气管切开术。伤后数日内禁食或给予低盐易消化的半流质饮食，静脉输液量成人每日应限制在 1 500 ml。昏迷过久者应予鼻饲，但脑脊液鼻漏者禁用。躁动不安时，可用地西泮或水合氯醛等药物控制，但禁用吗啡类药物，以免掩盖病情和抑制呼吸。

（二）防治脑水肿

是治疗脑挫裂伤极为重要的环节。

1. 脱水剂

轻者用 50% 葡萄糖液等，重型患者需用 20% 甘露醇。

2. 限制液体摄入量

伤后 5~7 天为急性水肿期，每日液体入量不超过 1 500~2 000 ml。

3. 降温

高热必须查明原因并做出相应的处理，要使体温接近或保持正常。一般解热剂、物理降温、冰水灌肠、冰水洗胃等方法均可酌情使用。

4. 激素的应用

肾上腺皮质激素能稳定脑细胞内溶酶体膜。降低脑血管壁通透性，从而防止或减轻脑水肿。常用药物有地塞米松和氢化可的松，应用时间不宜过长，以免发生不良反应。

5. 吸氧疗法

应充分供氧，昏迷深持续时间长的患者，应尽早行气管切开。

（三）给脑细胞活化剂及促醒药物

如脑活素 10 ml 静脉注射每日 1 次，尼可林 1 g 加入 10% 葡萄糖液 500 ml 静脉滴注，每日 1 次。吡硫醇 1 g 或吡拉西坦 10 g 加入 10% 葡萄糖液 500 ml 静脉滴注，每日 1 次。此外，尚有 ATP、辅酶 A、细胞色素 C、胞磷胆碱。

（四）冬眠低温疗法

对严重脑挫裂伤、脑干损伤患者，可用冬眠低温疗法，将体温保持在 33~35℃，以减低脑组织代谢和氧耗量，并可减少脑体积，降低颅内压。常用冬眠合剂 1 号（氯丙嗪 50 mg、异丙嗪 50 mg、哌替啶 100 mg），视患者体质及耐受程度而定。首次用量 1/2 至全量静脉滴注，肌内给药时，宜从 1/3 或 1/2 量开始，用药后 20 分钟左右，皮肤无寒冷反应后，即开始用冰袋置于四肢大血管处，或同时用冰块擦拭。头部降温时，应防止浸渍伤口，冬眠药有效作用，一般持续 4~6 小时，冬眠降温时间一般为 3~5 天，复温时切忌体温升高过快，以自然复温和维持于 37℃ 左右为宜，婴幼儿及高龄患者，循环机能明显紊乱者，不宜行人工冬眠低温疗法。

（五）防治感染

预防性使用抗生素，主要防治肺部感染。

（六）治疗各种并发症

如上消化道出血、肺水肿、肺炎、心跳缓慢、癫痫或抽搐。

（七）手术治疗

对创伤继续出血，或出现急性脑水肿，则很快形成危及生命的颅内压如脑疝。头颅 CT 检查发现脑挫裂伤、脑水肿、颅内血肿增大，应尽早开颅手术，摘除脑挫裂失活的血肿，清除脑组织，去骨瓣减压，脑室分流脑脊液等，以挽救患者生命。

（八）高压氧疗法

高压氧可提高血氧张力，直接纠正脑缺氧，阻断脑缺氧—脑水肿的恶性循环，在与低温、脱水等综合治疗下，可促使脑细胞功能恢复。

脑干损伤

一、病因和病理

脑干内有许多重要颅神经核、网状结构和运动、感觉神经的传导束，是生命中枢。外力直接作用致脑干损伤，是头部内伤中最为严重的损伤，损伤后病理变化可有脑干神经组织结构紊乱、轴突裂断、挫伤、出血、水肿、局部缺血坏死、软化等。

二、病情评估

（一）临床表现

1. 原发性脑干损伤患者，伤后常立即发生昏迷，昏迷为持续性，时间多较长，意识障碍的恢复比较缓慢，意识恢复后常有智力迟钝和精神症状。

2. 瞳孔和眼球位置异常，在脑干损伤患者中比较常见，如两侧瞳孔不等大，大小变化不定，有时变为卵圆形或不规则形，也可出现双侧瞳孔散大或缩小，对光反应消失，两眼同向偏斜或两侧眼球分离。如眼球位置固定，双侧瞳孔散大，对光反应消失，为病情危重的表现。

3. 典型的去大脑强直和肌张力增强是脑干损伤的重要体征。表现为头部后仰，两上肢过伸和内旋，两下肢过伸，躯体呈现角弓反张状态。去大脑强直是病情危重、预后不良征兆之一。

4. 呼吸循环紊乱，出现潮式呼吸、血压不升、脉搏频速等。患者还常表现出高热现象。

5. 肢体瘫痪，肌张力增高，腱反射亢进等锥体束征也是脑干损伤的重要体征。

6. 应激性溃疡，顽固性呃逆。

（二）实验室及其他检查

CT 及 MRI 在定位、定性诊断上具有重要意义。诱发电位可以确定有无脑干损伤和损伤部位。

三、处理

（一）急性期治疗

主要是维持脑干功能，控制脑水肿、去大脑强直发作，高热及维持呼吸循环功能。主要措施有：①早期施行冬眠低温治疗；②保持呼吸道通畅，应早期行气管切开；③控制脑水肿，应用脱水剂、地塞米松等；④应用改善脑组织代谢药物；⑤积极控制防治各种并发症，如肺部感染、尿路感染、压疮等。

（二）恢复期治疗

在患者恢复意识后，重点在于促进脑干功能恢复、苏醒，增加营养，加强语言和肢体功能的训练做好康复工作，防治各类并发症。

（郭兆刚）

第三节　胸部损伤

概　述

胸部损伤无论在平时或战时都比较常见。在战伤中胸部损伤仅次于四肢和头部外伤，居第三位。但在医院中，胸部损伤只占患者的8%左右，原因是胸部损伤后的严重病理生理改变使许多患者未及送抵医院即已死亡。

一、分类和病理生理

胸部损伤无论平时还是战时，其发生率和危害程度在创伤中均占有重要的地位。胸部是身体暴露较大的部分，其损伤发生率约占全身损伤的1/4。而且常伴有复合性损伤。胸腔是心脏、肺等重要脏器的所在部位，一旦遭受外力极易造成伤害，严重的创伤会导致急性呼吸和循环衰竭而危及生命。

胸部损伤一般根据胸膜腔是否经穿破壁层胸膜的创口与外界沟通，分为闭合性损伤和开放性损伤两大类。闭合性损伤多是由于暴力挤压、冲撞或钝器打击胸部引起的钝性伤。损伤轻者只有胸壁软组织挫伤或单纯肋骨骨折；损伤重者伴有胸腔内器官或血管损伤。开放性损伤平时以各种锐器伤为主，战时以火器伤居多。损伤穿透胸腔及腹腔，伤及腔内组织、器官时，伤情多较严重。闭合性或开放性损伤发生膈肌破裂，并造成胸腔和腹腔脏器同时损伤的，称为胸腹联合伤。

二、病情评估

（一）临床表现

1. 胸痛

胸部损伤的主要症状是胸痛，常位于受损处，伴有压痛，呼吸时加剧。

2. 呼吸困难

胸部损伤后，疼痛可使胸廓活动受限、呼吸浅快。血液或分泌物堵塞气管、支气管；肺挫伤导致肺水肿、出血或淤血；气胸、血胸致肺膨胀不全等均致呼吸困难。多根多处肋骨骨折，胸壁软化引起胸廓反常呼吸运动，更加重呼吸困难。

3. 咯血

大支气管损伤者，咯血量较多，且出现较早。小支气管或肺泡破裂，出现肺水肿及毛细血管出血者，多咳出泡沫样血痰。

4. 休克

胸膜腔内大出血将引起血容量急剧下降；大量积气特别是张力性气胸，除影响肺功能外尚可阻碍静脉血液回流；心包腔内出血引起心脏压塞；疼痛及继发感染等，均可致患者陷入休克状态。

局部体征因损伤性质和轻重而有所不同，可有胸壁挫裂伤、胸廓畸形、反常呼吸运动、皮下气肿、局部压痛、骨摩擦音、伤口出血和气管、心脏移位征象。胸部叩诊积气呈鼓音、积血呈浊音。听诊呼吸音减低或消失。

（二）X 线检查

胸部 X 线检查，可以判定有无肋骨骨折、骨折部位和性质，确定胸膜腔内有无积气、积血和其容量，并明确肺有无萎陷和其他病变。

三、处理

（一）现场急救

1. 保持呼吸道通畅

及时清除口咽部异物，吸净气管、支气管中的血液和分泌物，防止窒息，必要时做气管插管或气管切开术。心搏骤停者立即行心肺复苏术。如合并多发肋骨骨折、胸骨骨折，可开胸行心肺复苏术。

2. 补充血容量，纠正休克

对有失血性休克表现的患者，迅速建立两条以上静脉通道，快速输液纠正休克。

3. 气胸、血胸的处理

开放性气胸先将伤口闭合，再按闭合性气胸处理。张力性气胸危及生命，先用粗针头穿刺胸腔减压，变张力性为开放性，再做胸腔闭式引流。少量血胸可穿刺抽液，中等量以上血胸做闭式引流，根据引流血量和速度决定是否需要进一步手术。

4. 心脏压塞的处理

心包穿刺既可作为心脏压塞的诊断方法，也是有效的急救措施。一旦诊断明确，立即送医院手术治疗。

5. 纠正反常呼吸

多根肋骨多处骨折致胸壁软化者，可用敷料加压包扎，纠正反常呼吸。

（二）急诊室处理

1. 一般治疗

除抗休克、抗感染、止血、镇痛及对症支持治疗外，教育患者做有效的呼吸运动，防止肺不张和肺部感染。

2. 胸壁创口

对于穿透性损伤，胸壁创口不能仅做简单缝合，应顺着伤道做仔细的探查，以免漏诊重要脏器损伤，尤其左胸壁创口。

3. 骨折

单根肋骨骨折无须特殊处理，一般予以胸带固定，疼痛明显者可用肋间神经阻滞止痛。多根肋骨多处骨折，胸壁软化者，可采用局部加压包扎、胸壁牵引外固定或手术进行肋骨骨折复位固定。无明显移位的胸骨骨折无须特别处理，移位明显者应在病情稳定后尽早行骨折复位固定。

4. 血气胸

少量闭合性气胸可自行吸收。中等量以上气胸可先行胸腔穿刺抽气，如合并其他部位损伤需用机械通气；抽气不尽或合并血胸者，可在局麻下行胸腔闭式引流。单纯气胸可经锁骨中线第 2 肋间置管引流，如合并血气胸，则宜经腋中线第 5 肋间置管引流，引流 24 小时后复查胸片，如肺已复张，漏气已停止 24 小时可拔除引流管。开放性气胸和张力性气胸经急救排气减压后放置 胸腔闭式引流管，如仍有大量漏气和肺不张，应尽早行剖胸探查术。血胸应放置胸腔闭式引流管，密切观察引流血量和速度，若一次引流血量超过 1 000 ml，或引流 3 小时后，每小时引流血量仍在 120～150 ml，应及时行剖胸探查术。

5. 心脏穿通伤

（1）吸氧：立即大量给氧，保持呼吸道通畅，必要时行气管内插管，加压供氧。

（2）补充血容量：迅速输血、补液，建立两条以上静脉通道。最好行中心静脉插管，既可快速补液，又可监测中心静脉压变化。要适量补给 5% 碳酸氢钠，并进行抗休克治疗。

（3）心包穿刺：心脏压塞症状明显者，应做心包穿刺和积极准备手术探查。穿刺时患者取半卧位。局麻下用 18 号针头由剑突下和左肋弓交接角向后上方慢慢刺入，边穿刺边抽吸。针头进入心包腔内即有血液抽出，即使排出少量血液，患者情况亦可立即好转，对心包穿刺后症状未见改善，近年来，多倾向手术治疗，紧急开胸，缝合心脏裂口。

（4）开胸探查：手术清除心包内血液及血凝块，缝合心脏伤口，是最根本的治疗手段。这样可彻底止血，解除对心脏的压迫，并防止日后形成缩窄性心包炎及其他并发症。

（5）心包切除术：度过危险期，日后因心包内血液机化形成缩窄性心包炎的患者，应充分进行行术前准备，行心包切除术。

（6）抗感染：给予足量抗生素防治感染。

6. 心脏大血管损伤

诊断一经明确，应争分夺秒进行手术。单纯心肌挫伤主要是卧床休息、给氧和对症处理。

7. 急性肺损伤

若处理不当，急性肺损伤可发展为急性呼吸窘迫综合征（ARDS），病死率较高。关键在于早期处理，予以吸氧、限制水和晶体液的输入、适量糖皮质激素治疗；并发肺水肿应予利尿剂；发生低氧血症，及早使用呼吸机行正压通气。

四、护理要点

（一）一般监护

1. 休克者取半卧位，双下肢抬高 30°；麻醉未清醒前，置半卧位；其他患者均需取 30°半卧位。

2. 昏迷或麻醉未清醒前的患者，应及时清除呼吸道血液、呕吐物、异物。对咳嗽无力，不能有效排痰或呼吸衰竭者，应协助医生及早施行气管切开术，并按气管切开常规护理。

3. 受凉可以使呼吸道黏膜充血，分泌物增多，加重咳嗽、咳痰，增加患者的痛苦，影响呼吸功能，故室温不宜过低，但室温也不宜过高，防止出汗过多。

4. 严重的损伤或有明显缺氧现象时，应给予氧气吸入。一般用鼻导管给氧，每分钟 3～5 L，直至缺氧现象改善，生命体征平稳一段时间后方可停用。

5. 胸部创伤的严重程度不仅在于伤口的大小，更重要的是在于脏器损伤的严重程度。胸部创伤病情多变，所以密切观察伤情变化对于每一个胸部损伤的患者均十分重要。

（1）对生命体征的观察：随时观察血压、呼吸、脉搏，一般每 15～30 分钟测一次，病情平稳后改为 1～2 小时测一次，次日酌情改为 4 小时一次。

（2）对休克的观察：胸部损伤严重的患者，常由于急性大失血、剧烈的疼痛以及因胸膜和肺损伤，导致呼吸、循环功能障碍而发生休克。当发现患者烦躁不安，面色苍白，出冷汗，脉快、细弱，脉压小，尿量减少，中心静脉压降低，并有不同程度的呼吸困难则可考虑为休克。应迅速建立静脉通路，补充血容量，给氧，应备好气管切开包、胸穿包，做好术前准备。

（3）对反常呼吸的观察：此种呼吸多发生于多根、多处肋骨骨折造成胸壁软化者。吸气时局部隆起，使患侧肺不能扩张，纵隔随呼吸摆动，若不及时发现，及早处理，可因此导致心肺功能衰竭甚至死亡。发现此种情况除给氧外应局部放置 1～1.5 kg 沙袋压迫或以厚敷料加压包扎，必要时可做牵引或手术固定。

（4）对张力性气胸的观察：当患者出现呼吸极度困难、发绀、出汗、休克等症状，伤侧胸部向外鼓出，叩诊高度鼓音，听诊呼吸音消失，伴有局部性或广泛性皮下气肿或纵隔气肿时，应考虑为张力性气胸，应立即在患者第二肋间锁骨中线处插针排气，做好闭式引流准备，并协助医生进行抢救。

（5）对咯血的观察：胸部损伤患者常因支气管和肺受损而引起咯血，要注意观察咯血的量及性质。痰中带血丝为轻度肺、支气管损伤，安静休息数日后可自愈。咯血或咳大量泡沫样血痰，常提示肺、支气管严重损伤。对这样的患者首先要稳定情绪，鼓励咳出支气管内积血，以减少肺不张的发生。大量咯血时，行体位引流以防止窒息，并做好剖胸探查的准备。

（6）对伤口和切口的观察：对清创前的伤口，除了观察有无渗血和漏气外，还需要观察伤道，了解伤道的路径和可能伤及的器官。如对心肌前区的细小伤口也需想到可能伤及心脏。要注意观察有无心脏压塞症状（如血压低、脉压小，颈静脉怒张，心音遥远，静脉压升高，心浊音界扩大等)。

(7) 对皮下气肿的观察：皮下气肿在胸部损伤患者中较为多见，气体进入组织间隙中，逐渐向皮下蔓延，局部可有肿胀，压之有捻发音。一般单纯性皮下气肿首先出现于胸部外伤处，而后向四周扩散，患者仅有局部不适和压痛，无其他影响，要向患者做解释，免除顾虑，如能除去病因往往不需特殊治疗，一周内气体可自行吸收。如观察不细致，处理不及时，胸腹腔或纵隔的气体压迫血管，尤其是压迫肺静脉时，可引起患者肺水肿及循环障碍，甚至危及生命。

(8) 对合并损伤的观察：胸部损伤的患者，多数经纠正呼吸循环障碍后，病情能较快的控制、好转。如经处理后病情仍未好转，又不能用胸部损伤解释者，要注意多发伤的存在。除严密观察生命体征外，应注意观察发现有无合并颅脑、腹、脊柱、四肢等部位的损伤。

6. 手术后清醒的患者，应鼓励其咳嗽，做深呼吸，定时翻身叩背，协助排痰，并注意记录痰的色、质、量。辅助患者咳痰是胸部损伤的重要常规护理工作，对保持呼吸道通畅，促进肺膨胀，减少并发症有重要作用。如血压稳定，咳嗽时患者宜采用坐姿或半坐卧位，护士位于患者背后，用两手分别扶住手术切口前后部位，伸开手掌紧贴于切口上，略加压力，嘱患者咳嗽，这种能减轻咳嗽时伤口振动所引起的疼痛，从而使患者有效地咳出痰液。此外，饮一些温开水也有助于咳嗽。术后 24 小时内，一般宜每隔 1～2 小时辅助患者咳嗽一次，以后 2～4 小时咳嗽一次，直至双肺呼吸音清晰为止。

7. 患者未清醒前，可用棉签协助清洗口腔，清醒后可给予开水含漱。

8. 患者意识完全清醒，生命体征平稳，可先做上肢被动活动，以后随着病情的好转逐渐地增加活动量及上、下肢的主动活动。一般情况下，患者拔除胸腔引流管后即可下床活动。全肺切除或心脏手术的患者，应根据情况延长卧床时间。

(二) 症状护理

1. 胸腔闭式引流的护理

胸腔内插入引流管，管的下方置于引流瓶水中，利用水的作用，维持引流单一方向，避免逆流，以重建胸膜腔负压。胸腔闭式引流的目的是排除胸腔内液体、气体，恢复和保持胸膜腔负压，维持纵隔的正常位置，促使术侧肺迅速膨胀，防止感染。故对胸腔闭式引流的护理是否完善对于患者的病变是至关重要的。

(1) 严格无菌操作，防止感染：①胸腔引流装置在术前应准备好，并严格执行灭菌措施。②引流瓶及乳胶管应每日更换一次，严格无菌技术，接头处要消毒，瓶内装无菌盐水。③引流口处敷料应 1～2 天更换一次，如有脱落、污染或分泌物渗湿，则应及时更换。④始终保持引流瓶低于床沿，尤其在搬动患者时，更应注意引流瓶的高度决不允许高于引流管的胸腔出口平面。

(2) 保持引流通畅：①检查引流管是否通畅，如观察到玻璃管内水柱随呼吸而升降，或水封瓶内不断有液体滴出，均说明引流管是通畅的。②患者取半卧位，水封瓶放置于较低的位置。引流管的内径及长度要适宜，上段固定在床沿，下段应保持垂直，勿使引流管扭曲或受挤压。③鼓励患者多变动体位及坐起咳嗽，做深呼吸运动，以利胸膜腔内积液排出，促进肺膨胀。④定时挤压引流管，可每隔 1～2 小时在引流管近胸端用手反复挤压（从上往下挤），以防引流管阻塞。

（3）注意观察引流瓶中引流物的量与性质：观察引流液量、性状。如出血已停止，引出胸液多呈暗红色；创伤后引流液较多，引流液呈鲜红色，伴有血凝块，触之引流胸管温度高，考虑胸腔内有进行性出血，应当立即通知医生，并准备剖胸手术。

2. 胸腔引流管的拔除及注意事项

24 小时引流液小于 50 ml，脓液小于 10 ml，无气体溢出，患者无呼吸困难，听诊呼吸音恢复，X 线检查肺膨胀良好，可去除胸腔引流管。方法：安排患者坐在床缘或躺向健侧，嘱患者深吸一口气后屏气拔管，迅速用凡士林纱布覆盖，再盖上纱布、胶布固定。对于引流管放置时间长、放置粗引流管者，拔管前留置缝合线，去管后结扎封闭引流管口。拔管后最初几小时观察患者有无胸闷、呼吸困难、引流管口处渗液、漏气、管口周围皮下气肿等，并给予处理。

肋骨骨折

在胸部损伤中，肋骨骨折最为常见。可为单根或多根肋骨骨折。同一肋骨又可在一处或多处折断。第 1 ~ 3 肋骨较短，且有锁骨、肩胛骨和肌肉的保护，较少发生骨折。第 4 ~ 7 肋骨较长且固定，最易折断。第 8 ~ 10 肋骨虽较长，但前端与胸骨连成肋弓，较有弹性，不易折断。第 11 ~ 12 肋骨前端游离不固定，故也不易折断。儿童的肋骨富有弹性，承受暴力的能力较强，不易折断。老年人的肋骨骨质疏松，脆性较大，容易发生骨折。

一、病因

因直接暴力、跌倒或钝器撞击胸部，直接施压于肋骨，便承受打击处肋骨猛力向内弯曲而折断。胸部前后受挤压的间接暴力则可使肋骨向外过度弯曲处折断。

肋骨骨折时，如尖锐的肋骨断端向内移位，可刺破壁层胸膜和肺组织，产生气胸、血胸、皮下气肿或引起血痰、咯血等。断端亦可刺破肋间血管而引起出血。如撕破动脉并发喷射性出血，伤情往往迅速恶化。多根多处肋骨骨折后，尤其前侧局部胸壁可因失去完整肋骨的支撑而软化，出现反常呼吸运动，即吸气时软化区的胸壁内陷而不随同其余胸廓向外扩展；呼气时则相反，软化区向外鼓出。这类胸廓又称连枷胸。如果软化区范围较广泛，在呼吸时由于两侧胸膜腔内压力不平衡，使纵隔左右扑动，影响气道的换气，引起体内缺氧和二氧化碳潴留，并影响静脉血液回流，严重的可发生呼吸和循环衰竭。

二、病情评估

（一）临床表现

伤处胸壁疼痛，尤其在深呼吸、咳嗽或变换体位时疼痛加剧。根据伤情的轻重及肋骨骨折的范围大小可出现不同程度的呼吸困难和循环障碍。查体时，受伤胸壁明显压痛、肿胀。可有骨摩擦感、胸廓挤压试验阳性。多根多处肋骨骨折可有胸廓变形、胸壁软化及其反常呼吸运动。肋骨骨折断端刺破胸膜壁层、肺脏、肋间血管，可出现皮下气肿、气胸、血胸等相应体征。

（二）实验室及其他检查

X线不但可以了解骨折的情况，而且可以了解胸内并发症，如气胸、血胸、肺损伤后不张，纵隔是否增宽，创伤性膈疝等情况。在X线检查时应注意，肋骨青枝骨折及肋软骨骨折，肋骨完全断裂在没有移位的情况下，有时不易发现骨折，但在4～6周后再一次摄片，骨折处可发现骨痂形成而明确骨折。

（三）诊断

根据外伤病史及上述临床表现，可做出初步诊断。胸部X线检查是诊断肋骨骨折的最可靠的方法，它不仅可明确有无肋骨骨折，还可确定肋骨骨折部位、数量、程度和有无并发血、气胸。

三、处理

处理的原则是镇痛、清理呼吸道分泌物、固定胸廓和防治并发症。镇痛的方法甚多，可酌情使用肠内或肠外给药的镇痛剂和镇静剂，或使用患者自控止痛装置、肋间神经阻滞，甚至硬膜外置管镇痛。鼓励患者咳嗽排痰，早期下床活动，减少呼吸系统的并发症。固定胸廓的方法因肋骨骨折的损伤程度与范围不同而异。

（一）闭合性单处肋骨骨折

骨折的断端因有上、下完整的肋骨和肋间肌支撑较少错位、重叠，多能自行愈合。治疗的重点是止痛、固定胸廓和防治并发症。单根或2～3根肋骨单处骨折，尤其位于背侧者，一般以大号伤膏药贴敷在局部胸壁或用胶布条固定胸廓，可收到止痛、固定效果，同时需口服吲哚美辛、布洛芬、地西泮、可待因、曲马朵、吗啡等镇痛、镇静药物，或中药三七片、云南白药。亦可用1%普鲁卡因溶液行肋间神经阻滞或封闭骨折处。此外，需鼓励患者咳嗽排痰，以减少呼吸系统的并发症。

传统胶布固定胸壁的方法：患者取坐位或侧卧位。伤侧胸壁剃毛，涂苯甲苄酸酊以增加胶布的黏性，减少上肤刺激反应。患者上肢外展，手掌按在头顶。将宽7～8 cm的胶布条，于患者深呼气后屏气时，紧贴胸壁，后端起自健侧脊柱旁，前端越过胸骨。从胸廓下缘开始，依次向上粘贴到腋窝，上、下胶布条重叠，呈屋瓦状。胶布贴紧胸壁有时可引起表皮水疱，在暑天肥胖者尤易发生，且有限制呼吸的弊端。

（二）多根多处骨折的治疗

若胸壁软化范围较小，除止痛外尚需局部压迫包扎。大块胸壁软化或两侧胸壁有多根多处肋骨骨折时，因反常呼吸运动、呼吸道分泌物增多或血痰阻塞气道，病情危笃，需采取紧急措施：清除呼吸道分泌物，以保证呼吸道通畅。对咳嗽无力、不能有效排痰或呼吸衰竭者，要做气管插管或气管切开，以利抽吸痰液、给氧和施行辅助呼吸。

胸壁反常呼吸运动的局部处理有：①包扎固定法，适用于现场或较小范围的胸壁软化。用厚敷料、沙袋压盖于胸壁软化区，再粘贴胶布固定，或用多带条胸布包扎胸廓。②牵引固定法，适用大块胸壁软化或包扎固定不能奏效者。在局部麻醉下，消毒胸壁软化区，用无菌巾钳经胸壁夹住中央处游离段肋骨，再用绳带吊起，通过滑轮作重力牵引，重量 2～3 kg，使浮动的胸壁复位。固定时间为 1～2 周。此法不利于患者活动。另一种方法在伤侧胸壁放置牵引支架，把巾钳固定在铁丝支架上，患者可起床活动。③内固定法，适用于错位较大、病情严重的患者。切开胸壁，在肋骨两断端分别钻洞，贯穿不锈钢丝固定。

（三）开放性肋骨骨折

对单根肋骨骨折患者的胸壁伤口需彻底清创，修齐骨折端，分层缝合后固定包扎。如胸膜已穿破，需做胸膜腔引流术。多根多处肋骨骨折者，于清创后用不锈钢丝做内固定术。手术后应用抗生素，以防感染。

胸 骨 骨 折

胸骨骨折通常由暴力直接作用所致，最常见的是交通事故中驾驶员胸部撞击方向盘，使用安全气囊已明显减少发生胸骨骨折。大多数胸骨骨折为横断骨折，好发于胸骨柄与体部交界处或胸骨体。胸骨旁多根肋软骨骨折，可能发生胸骨浮动，导致连枷胸。胸骨骨折容易合并钝性心脏损伤、气管、支气管和胸内大血管及其分支损伤。

一、病因

多因前胸直接或间接暴力冲击，钝性击伤或挤压伤所致。

二、病情评估

（一）临床表现

有明显的外伤史。胸骨局部可出现凹陷性畸形及软组织挫伤。胸骨骨折多伴有肋骨骨折发生。胸骨骨折时应注意有否心脏及大血管的损伤。

（二）实验室及其他检查

摄 X 线胸骨侧位片，可明确诊断。

三、处理

1. 骨折无移位，胸壁、胸内无并发症者，局部采用 1% 普鲁卡因封闭以镇痛，胸带固定 2～3 周。

2. 骨折移位者可选用下述方法：①牵引复位法，用力钳夹住断骨上段，患者后仰，胸椎过伸，用力拉出下陷胸骨，用牵引保持复位状态。②切开复位，在胸骨骨折部位纵向切口，用钢丝 2～3 条穿过断端拧紧固定。术中注意不要伤及胸骨后纵隔内重要脏器。如无并发症，一般两个月左右骨折即能愈合。纵隔炎较为常见，应积极预防和治疗。胸骨骨折常合并肋骨骨折，最大的危险是发生纵隔气肿、张力性气胸、大出血及反常呼吸，此类并发症应及时处理，以免造成严重的不良后果。

气　胸

胸膜腔内积气称为气胸。气胸的形成多由于肺组织、气管、支气管、食管破裂，空气逸入胸膜腔，或因胸壁伤口穿破胸膜，胸膜腔与外界沟通，外界空气进入所致。气胸可以分为闭合性气胸、开放性气胸和张力性气胸三类。游离胸膜腔内积气都位于不同体位时的胸腔上部。当胸膜腔因炎症、手术等原因发生粘连，胸腔积气则会局限于某些区域，出现局限性气胸。

一、闭合性气胸

闭合性气胸多见于肋骨骨折，肋骨断端刺破肺组织，使空气进入胸膜腔所形成。肺萎陷在30%以下的小量气胸，对呼吸功能和循环功能影响较小。肺萎陷在60%以上的大量气胸，常引起缺氧和静脉血液回流减少，对呼吸和循环功能影响极大。

（一）病因和病理

闭合性肋骨骨折刺伤肺组织，胸壁无伤口；或胸壁穿入性损伤，伤口很小，空气一度进入胸膜腔后，伤口闭合，均可造成闭合性气胸。闭合性气胸可使伤侧的肺部分或全部萎陷，纵隔被推向健侧，健侧胸膜腔也同病例一样负压减少，肺复张受限（影响肺换气功能而产生不同程度的缺氧症状）。

（二）病情评估

自觉症状随气胸的程度而异。小量气胸，肺萎陷30%以下者，常无明显症状；较大量气胸，可出现胸闷和呼吸短促；大量气胸可发生呼吸困难。

检查时，可见伤侧胸、肋间饱满，呼吸运动减低，叩诊伤侧胸部呈鼓音，听诊呼吸音减弱或消失，心脏和气管向健侧移位。X线检查可见肺萎陷，气管及纵隔向健侧移位。

（三）处理

小量气胸，一般不做特殊处理，胸膜腔内积气可于1~2周自行吸收。大量气胸，需要进行胸膜腔穿刺，尽量抽完积气，或施行胸膜腔闭式引流术，促使肺及早复张。胸膜腔穿刺放置闭式引流的部位均在伤侧第2肋间锁骨中线处。合理应用抗生素预防感染。

二、开放性气胸

各种利器贯通全层胸壁，使胸膜腔与外界相通，空气可随呼吸运动而自由出入胸膜腔，这种气胸称为开放性气胸。开放性气胸由于胸壁有贯通的伤口，胸膜直接受外界空气强烈刺激，两侧胸膜腔压力失去平衡而使纵隔左右扑动，故病情往往危重。如果伤口小于气管口径，伤侧肺可因空气出入量少而仍有部分呼吸功能；伤口大于气管口径时，空气出入量大，胸膜腔压力与大气压相等，伤侧肺则完全萎陷，丧失呼吸功能。

（一）病因和病理

开放性气胸主要是由胸壁的穿透伤所致。开放性气胸的病理变化为：

1. 伤侧胸膜腔负压消失，肺被压萎缩，纵隔移向健侧，使健侧肺扩张不全。

2. 吸气时因健侧胸膜腔负压升高，纵隔被推向健侧；呼气时伤侧胸膜腔的空气从伤口排出，因健侧胸膜腔压力差较小，纵隔移向伤侧。随着呼吸活动，纵隔左右摆动，导致静脉回流障碍，并刺激纵隔和肺门神经，可引起休克。

3. 有效呼吸量减少，因伤侧肺萎陷，不能行使通气功能，支气管即变为无效腔。呼气时，健侧肺的气体不仅排至体外，而且也排入伤侧支气管内；吸气时，健侧肺不仅吸入外界空气，也吸入伤侧支气管内含氧量低的残气，造成有效呼吸量减少和缺氧。

（二）病情评估

患者出现疼痛、呼吸困难、发绀，甚至休克。胸壁伤口随呼吸运动可听到"噗噗"响声。气管向健侧移位。伤侧胸部叩诊呈鼓音，听诊呼吸音减弱或消失。胸部 X 线检查可显示伤侧气胸、肺萎陷程度及纵隔移位程度；有时可伴有胸腔积液。

（三）处理

开放性气胸病情危重需要急救处理，首先用无菌凡士林纱布加棉垫封盖伤口，变开放性气胸为闭合性气胸，然后按闭合性气胸依次处理：胸膜腔穿刺或放置闭式引流。同时给予吸氧、补液、输血、纠正休克。待患者一般情况平稳后再进行彻底清创缝合，必要时可行胸内探查。鼓励或协助患者咳痰。应用抗生素，预防感染。

闭式胸腔引流术的适应证为：①中、大量气胸，开放性气胸，张力性气胸；②胸腔穿刺术治疗下气胸增加者；③需使用机械通气或人工通气的气胸或血气胸者；④拔除胸腔引流管后气胸或血胸复发者。方法为：根据临床诊断确定插管的部位，气胸引流一般在前胸壁锁中线第 2 肋间隙，血胸则在腋中线与腋后线间第 6 或第 7 肋间隙。消毒后在局部胸壁全层行局部浸润麻醉，切开皮肤，钝性分离肌层，经肋骨上缘置入带侧孔的胸腔引流管。引流管的侧孔应深入胸腔内 2~3 cm。引流管外接闭式引流装置，保证胸腔内气、液体克服 3~4 cmH_2O 的压力能通畅引流出胸腔，而外界空气、液体不会吸入胸腔。术后经常挤压引流管以保持管腔通畅，记录每小时或 24 小时引流液量。引流后肺膨胀良好，已无气体和液体排出，可在患者深吸气屏气时拔除引流管，并用凡士林纱布与胶布封闭伤口。

三、张力性气胸

张力性气胸为气管、支气管和肺损伤处形成活瓣，气体随每次吸气进入胸膜腔并积累增多，导致胸膜腔压力高于大气压，又称为高压性气胸。伤侧肺严重萎陷，纵隔显著向健侧移位，健侧肺受压，腔静脉回流障碍。高于大气压的胸膜腔内压，驱使气体经支气管、气管周围疏松结缔组织或壁胸膜裂伤处，进入纵隔或胸壁软组织，形成纵隔气肿或面、颈、胸部的皮下气肿。

（一）病因和病理

张力性气胸的发生见于肺、支气管的破裂伤，以及火器造成的胸壁小活瓣式伤口等。吸气时空气经裂口进入胸膜腔，呼气时活瓣闭合，空气不能排出，胸膜腔内压力不断增高，导致伤侧肺被压萎缩，纵隔向健侧移位，以致健侧肺也受压缩，而引起严重呼吸、循环功能障碍。

（二）病情评估

张力性气胸患者表现为严重或极度呼吸困难、烦躁、意识障碍、大汗淋漓、发绀。气管明显移向健侧，颈静脉怒张，多有皮下气肿。伤侧胸部饱满，叩诊呈鼓音，呼吸音消失。胸部 X 线检查显示胸腔严重积气，肺完全萎陷、纵隔移位，并可能有纵隔和皮下气肿。胸腔穿刺时可见到高压气体将针芯向外推。不少患者有脉细快、血压降低等循环障碍表现。

（三）处理

张力性气胸是可迅速致死的危急重症。入院前或院内急救需迅速使用粗针头穿刺胸膜腔减压，并外接单向活瓣装置；在紧急时可在针柄部外接剪有小口的柔软塑料袋、气球或避孕套等，使胸腔内高压气体易于排出，而外界空气不能进入胸腔。进一步处理应安置闭式胸腔引流，使用抗生素预防感染。闭式引流装置与外界相通的排气孔外接可适当调节恒定负压的吸引装置，以利加快气体排除，促使肺膨胀。待漏气停止 24 小时后，X 线检查证实肺已膨胀，方可拔除插管。持续漏气而肺难以膨胀时需考虑开胸探查手术。

血　胸

胸部损伤引起胸膜腔内积血，称为损伤性血胸。可与气胸并存称为损伤性血气胸。损伤性血胸出血多见于：①肺裂伤出血最为多见，由于肺循环压力低，出血量少且较缓慢，常可自行停止；②肋间血管或胸廓内动静脉出血，因压力较高，出血量较多较快，常不易自止，需手术止血；③心脏与大血管出血，出血量多而急，不易控制，很快导致失血性休克，往往得不到抢救机会而死亡。

血胸发生后，如出血量大，可出现内出血征象，严重者可出现失血性休克；同时胸膜腔内积血增多，伤侧肺受压萎陷，并将纵隔推向健侧，可造成呼吸与循环功能障碍。由于肺、膈肌与心脏运动有去除纤维蛋白作用，胸膜腔内少量积血多不凝固。出血快且量多，去除纤维蛋白作用则不完全，积血凝固成块，称为凝固性血胸。血块机化后，形成纤维组织束缚肺和胸廓，限制了呼吸运动，使肺功能受损。血胸如合并感染，则形成脓胸。

一、病情评估

少量血胸（胸内积血在 500 ml 以下，胸片仅见肋膈角消失，液面不超过膈顶平面）患者可无症状。中等量血胸（胸内积血 500~1 500 ml，胸片见液面达肺门水平）患者有内出血及胸膜腔内压增高症状。大量血胸（胸内积血在 1 500 ml 以上，胸片见液面上界达上肺野，有纵隔移位）出现休克。中等量和大量血胸发生休克可有脉搏加快、血压下降等表现。胸膜腔内压增高、胸腔积液表现为呼吸困难、肋间饱满，气管向健侧移位、伤侧胸部叩诊呈浊音、呼吸音减弱或消失。单纯血胸较少见，多数为血气胸并存，故多数 X 线片显示液气平面。经胸腔穿刺抽出血液，可以确诊，抽出的血液一般不凝固。

进行性血胸的临床表现：①休克进行性加重；②经输血补液后，休克不能纠正；③血红蛋白、红细胞计数和血细胞比容进行性下降；④胸腔穿刺可因凝固性血胸抽不出血液，但连续胸部 X 线摄片显示胸腔阴影继续增大；⑤胸腔闭式引入后引流血量连续 3 小时每小时超过 200 ml 或 24 小时内超过 1 000 ml。

血胸并发感染的临床表现：①出现寒战、高热、出汗、脉快、白细胞计数升高等中毒症状；②胸腔穿刺抽出血液作涂片检查，红细胞与白细胞比值降至 100∶1（正常 500∶1）；③穿刺或引流的胸腔液体涂片或细菌培养阳性。

二、处理

1. 应加强支持和抗感染。单纯血胸和血气胸，量少者不必特殊处理，可让其自行吸收。

2. 大量血胸应尽快放置胸腔引流管作水封瓶引流，不仅可排净血、气，改善呼吸功能。防止并发症（纤维胸及脓胸），而且还可动态观察是否为进行性血胸及单位时间出血量。如开始引流出 1 000 ~ 1 500 ml 或随后每小时引流量 200 ~ 300 ml，均应认为系进行性血胸，是手术开胸探查的指征，术后仍须放置引流管。

3. 如患者伴有休克，应先治疗休克，进行补液、输血、给氧。

4. 已形成凝固性血胸的患者，全身情况允许时，应尽早手术清除血凝块，并去除肺表面的纤维组织。术后可对胸腔引流管进行负压吸引，促进肺复张。

5. 对机化性血胸宜在伤后 4 ~ 6 周行纤维膜剥脱术。血胸并发感染按脓胸处理。

纵隔气肿及皮下气肿

胸部损伤中，纵隔气肿和皮下气肿都是肺、支气管和食管裂伤的一个临床表现。肺表浅部和末梢支气管裂伤，一般首先发生气胸，但如有胸膜粘连而空气不得进入胸膜腔，则可经胸壁组织间隙到达皮下，自伤部向四周蔓延，形成范围不等的皮下气肿。如气管、支气管或食管裂伤，则空气外溢首先进入纵隔，沿纵隔组织间隙，向上向下扩展，临床上表现为自颈根部向颜面部及胸前蔓延的皮下气肿。皮下气肿仅造成轻度不适感，但纵隔气肿则可能引起严重的呼吸循环障碍，特别是漏气裂口大，合并有张力性气胸时，情况尤为紧迫严重。

一、病情评估

气管、支气管、肺及食管外伤破裂，均可造成纵隔及皮下气肿，多同时并有气胸。

（一）皮下气肿

常是肺组织及支气管损伤的一个临床表现。一般肺表浅裂伤及支气管末梢破裂，仅发生气胸。但如有胸膜粘连，气体不能进入胸腔，则可沿胸壁软组织间隙达皮下，自伤部向四周蔓延，形成范围程度不同的皮下气肿。皮下气肿仅有轻度不适感。检查时见气肿各部皮肤肿胀，扪之有捻发音。

（二）纵隔气肿

纵隔气肿常是支气管、气管、食管破裂的一个临床表现。有的可合并张力性气胸。临床上表现为气肿沿颈根及颈面部向前胸部蔓延。纵隔气肿能引起严重的呼吸循环功能障碍，特别破裂口较大合并张力性气胸时，病情更为严重。纵隔大量积气，纵隔内大血管受压，腔静脉首先受到影响，导致循环功能紊乱。重度纵隔气肿，患者常有显著呼吸困难、发绀、脉快、血压下降等休克症状。患者还可有头昏、头痛。临床检查气肿各部皮肤肿胀，致静脉充盈，阴囊胀大如球形，触之有捻发音。如有细菌感染，可有发热、全身中毒症状及胸骨后痛。

胸部透视或摄片可见纵隔胸膜下有不规则的气带，上纵隔尤为显著，胸骨后及胸大肌等肌肉间均可见顺肌纹放射状不规则的空气影像。

二、处理

张力性气胸引起的气胸，首先治疗气胸，行胸腔闭式引流进行急救。纵隔气肿有纵隔器官受压，呼吸循环功能障碍者，在胸骨切迹上方切开皮肤及皮下组织，打开气管前筋膜，伤口以纱布填充，即可排气减压，必要时须行气管切开术。做了气管切开，又需要切开颈部皮肤减压的患者，可在两侧锁骨上做切开排气减压。对不断扩展的皮下气肿，可在气肿最明显部位做多数小切口排气。一般局限的轻度纵隔和皮下气肿。不需特殊处理，多自行吸收。

气管、支气管损伤

气管、支气管损伤大多发生在胸部严重压伤，气管、支气管可以完全断裂，两断端间可有长达数厘米的距离，也可部分断裂，两端仍部分连接。临床上突出症状是患者呼吸困难，咳血痰。

一、病因

气管、支气管损伤可由穿通伤和闭合伤引起。战时的穿通伤如子弹、爆炸的弹片、刺伤，这种损伤常合并心脏或大血管损伤，多死于现场。平时则由支气管镜检查、气管内锐性异物所致。闭合伤多见于交通事故、塌方、高压坠落等。这种损伤常合并胸、腹部其他脏器损伤，但也有不少病例为单纯的气管、支气管损伤。

二、病情评估

（一）早期表现

1. 呼吸困难

气管、支气管破裂早期，由于呼吸道血液及分泌物堵塞，一侧或双侧气胸造成的肺不张，肺挫伤引起的肺间质水肿，均可造成严重的缺氧，表现为呼吸困难、气急、发绀、烦躁不安等。

2. 咳嗽及血痰

由于损伤出血，使呼吸道积存大量血液，加上支气管分泌物不能顺利排出使呼吸道阻塞，纵隔气肿的压迫和刺激，患者剧烈咳嗽、咳痰、痰中带血或血块。

3. 体征

气管、支气管破裂引起纵隔气肿，并迅速向颈、胸、面部扩散，形成广泛的皮下气肿，检查可触及握雪感或捻发感，纵隔胸膜破裂后出现一侧或两侧气胸，可呈张力性气胸表现，导致气管、纵隔移位，胸部叩诊呈鼓音，听之呼吸音减低或消失。同时可伴有不同程度的血胸表现。特别是安放胸腔闭式引流后，气体持续不断排出而呼吸功能仍不能改善，就要考虑气管、支气管破裂的可能。

（二）晚期表现

有的患者可因血块堵塞裂口，气管裂伤未被及时发现，急性期过后，逐渐纤维化，形成瘢痕性狭窄，甚至完全阻塞，使远端通气障碍，造成部分或完全肺不张。气体交换面积减少，患肺的低氧血进入体循环等，可产生胸闷、气短、发绀等。如继发感染，则出现发热、患侧叩浊、呼吸音减低或消失。部分阻塞比完全阻塞容易发生感染，引起肺脓肿、支气管扩张。如支气管完全断裂，两端由肉芽组织、上皮组织愈合，因远端肺组织不与近端气管相通，几个月乃至几年也不发生感染，给支气管重建提供了条件。

急性损伤的患者，不便于进行更多的检查，应当以急救为主。待病情较稳定后，可进行支气管碘油造影，明确断裂部位及裂口之大小。纤维支气管镜检查时于确定诊断及了解病情均有帮助。

三、处理

对急性期患者，首先做胸腔闭式引流，以解除张力性气胸对患者生命的威胁。为了减低气管内阻力，改进呼吸功能和进行辅助呼吸，有时须同时做或先做气管切开。待患者情况稳定，争取早期开胸做气管修补，支气管横断应在彻底清创后做对端吻合。对于晚期的完全性或非完全性断裂，都可以做对端吻合。若肺内已有不可控制的感染，则须做肺切除手术。

肺爆震伤

核武器、鱼雷、烈性炸药、瓦斯等突然爆炸，释放出巨大能量，爆破处中心的压力和温度急剧上升，借助周围介质（空气、水等）迅速向四周传播，形成一种超声速的冲击波（即高压气浪或水波浪）。冲击波直接作用于人体所造成的损伤称为爆震伤；其临床特点有三：①外轻内重，即体表受伤轻，内脏损伤重；②多处受伤，常同时有鼓膜、心、肺、肝、脾、肾、胃、肠、骨、颅脑和软组织等损伤；③病情发展迅速。

冲击波直接作用于人体胸部所造成的肺部损伤称为肺爆震伤。冲击波作用于胸部时可使胸壁急骤冲撞肺组织，紧随高压后的负压波又使肺撞击胸壁，这样致使肺组织发生严重挫伤，毛细血管出血，肺泡和小支气管破裂，肺组织广泛性渗出而产生肺水肿。有时可并发肺裂伤，导致气胸和血胸。严重时气体可进入肺循环发生气栓；当大量气栓进入冠状动脉和脑动脉时，即可造成死亡。

一、病情评估

患者胸部体表常无明显伤迹或较轻微，但有明显胸痛和受到压力波撞击感。口唇发绀、咳血性泡沫痰，呼吸困难，严重者出现呼吸衰竭。常有脑部和腹部症状。胸部听诊两肺充满湿性啰音；合并气胸、血胸时，呼吸音减弱或消失。胸部 X 线检查显示两肺呈片状或斑点状渗出样阴影，常伴有气胸和血胸。

二、处理

保持半坐位，避免剧烈活动，减轻心、肺负担，防止加重出血。镇静止痛，可行肋间封闭或肌内注射哌替啶。吸氧。应反复清除呼吸道分泌物，保持呼吸道通畅，有上呼吸道梗阻或有窒息危险者，应及时做气管切开。严重缺氧、呼吸窘迫者，应采用机械辅助呼吸。合并气胸、血胸者，应及时行胸腔闭式引流。合理应用抗生素，预防肺部感染。补液输血应特别谨慎，以免加重肺水肿或导致心力衰竭。应用强心、利尿剂，治疗肺水肿。其他器官的损伤，应及时予以相应处理。

创伤性窒息

创伤性窒息是钝性暴力作用于胸部所致的上半身广泛皮肤、黏膜、末梢毛细血管淤血及出血性损害。当胸部与上腹部受到暴力挤压时，患者声门紧闭，胸膜腔内压骤然剧增，右心房血液经无静脉瓣有上腔静脉系统逆流，造成末梢静脉及毛细血管过度充盈扩张并破裂出血。

一、病情评估

临床表现为面、颈、上胸部皮肤出现针尖大小的紫蓝色淤斑，以面部与眼眶部为明显。口腔、球结膜、鼻腔黏膜淤斑，甚至出血。视网膜或视神经出血可产生暂时性或永久性视力障碍。鼓膜破裂可致外耳道出血、耳鸣，甚至听力障碍。伤后多数患者有暂时性意识障碍、烦躁不安、头昏、谵妄，甚至四肢痉挛性抽搐，瞳孔可扩大或极度缩小，上述表现可能与脑内轻微点状出血和脑水肿有关。若有颅内静脉破裂，患者可发生昏迷或死亡。

二、处理

创伤性窒息本身一般并无严重后果，但必须警惕和预防成人呼吸窘迫综合征的发生。应对患者做全面检查和处理。对此综合征本身仅须安静卧床休息，以及一般对症处理，纠正缺氧，预防和治疗休克，输液速度不宜过快，以免引起肺水肿。给予镇静、止痛、止血药物，防治感染。解痉药物如氨茶碱、激素可适当应用。若无眼、脑等合并伤，预后一般良好。

心脏穿通伤

心脏损伤可分为钝性心脏损伤与穿透性心脏损伤。钝性损伤多由胸部撞击、减速、挤压、冲击等暴力所致，损伤严重程度与钝性暴力的撞击速度、质量、作用时间、心脏舒缩时相和心脏受力面积有关，心脏在等容收缩期遭受暴力的后果最为严重。穿透伤多由锐器、刃器或火器所致的心脏破裂，火器伤多导致心脏贯通伤，异物留存心脏也较多见。近年，心脏介入诊断治疗的发展，使心导管所致的医源性心脏损伤有所增多。

一、病因和病理

心脏穿通伤是由刀、剪、匕首等锐器刺伤，子弹、爆炸的弹片损伤所致。心导管检查也有可能使心脏穿孔。枪弹伤患者多因大出血死于现场，但也有部分患者能够到达医院而获得救治。穿通伤常见于心室，右心室多于左心室。小而浅的刺伤，因心室肌肉厚，收缩力强，伤口可立即闭合，而心房的损伤，由于壁薄，出血难以自止。严重的损伤，即刻造成大出血休克。出血主要来源于心腔，其次为冠状血管及心肌。

二、病情评估

（一）临床表现

有心前区贯穿伤，特别是刀刃伤及严重胸部挤压伤史。

1. 出血性休克

心脏受伤后，如心包伤口够大，血液可从心脏通过心包流入胸腔及体外，可以看到血液随呼吸从伤口排出，可表现为血胸，急性大量失血可出现出血性休克。

2. 心脏压塞

心脏刺伤引起的出血，由于伤口常不大，血液积存在心包内，形成血心包。引起心包内压力急剧上升，对心脏产生压迫，临床上出现心脏压塞症，使血液回流受阻，中心静脉压升高，回心血量减少，心排血量随之减低，冠状动脉供血不足，心肌缺血缺氧，造成急性循环衰竭。患者心前区闷胀压痛、烦躁不安。心尖冲动微弱，脉搏细速，心律不齐，颈静脉充盈、怒张，血压下降，脉压小。叩诊混浊音界增大，听诊心音遥远。

（二）实验室及其他检查

1. X 线检查

心影扩大，透视见心搏微弱、血气胸等，严重出血者不做常规 X 线检查，应及早手术探查。

2. 心包穿刺

可抽出积血。

3. 心电图检查

对判断心肌损伤的部位，有无传导系统或冠状动脉损伤提供参考资料。

（三）诊断

诊断要点：①胸部伤口位于心脏体表投影区域或其附近；②伤后时间短；③Beck

三联征、失血性休克和大量血胸的体征。穿透性心脏伤的病情进展迅速，胸部 X 线、心电图、超声波、超声心动图，甚至心包穿刺术对明确诊断都是耗时、准确性不高的方法。抢救成功的关键是尽早开胸手术，手术前不应采用其他任何治疗措施而延误手术时间。

三、处理

（一）抗休克

1. 吸氧

立即大量给氧，保持呼吸道通畅，必要时行气管内插管，加压供氧。

2. 补充血容量

迅速输血、补液，建立两条以上静脉通道。最好行中心静脉插管，既可快速补液，又可监测中心静脉压变化。要适量补给 5% 碳酸氢钠，并进行抗休克治疗。

（二）心包穿刺

心脏压塞症状明显者，应做心包穿刺和积极准备手术探查。穿刺时患者取半卧位。局麻下用 18 号针头由剑突下和左肋弓交接角向后上方慢慢刺入，边穿刺边抽吸。针头进入心包腔内即有血液抽出，即使排出少量血液，患者情况亦可得到立即好转，对心包穿刺后症状未见改善，近年来，多倾向手术治疗，紧急开胸，缝合心脏裂口。

（三）开胸探查

手术清除心包内血液及血凝块，缝合心脏伤口，是最根本的治疗手段。这样可彻底止血，解除对心脏的压迫，并防止日后形成缩窄性心包炎及其他并发症。

（四）心包切除术

度过危险期，日后因心包内血液机化形成缩窄性心包炎的患者，应充分进行术前准备，行心包切除术。

（五）抗感染

给予足量抗生素防治感染。

（高洋）

第四节　腹部损伤

腹部损伤是指腹壁及腹腔脏器（包括肝、胆、胰、脾、胃、肠、膀胱等）的损伤。在平时和战时都较常见，其发病率在平时占各种损伤的 0.4% ~ 1.8%。多数腹部损伤因涉及内脏损伤而伤情严重，死亡率可高达 20%。

一、病因和分类

分为开放性和闭合性两大类：前者多系锐性暴力伤（刀刺、火器等），后者多系钝性暴力伤（坠落、碰撞、冲击、挤压、踢打等）。根据腹膜破损与否，开放性损伤分为穿透伤（有腹膜破损，多伴内脏损伤）和非穿透伤（无腹膜破损，偶伴内脏损伤）。其中伤道有入口、出口者为贯通伤，而有入口无出口者为非贯通伤。闭合性损伤可能仅局限于腹壁或兼有内脏损伤。临床实践中闭合性损伤常因伤情隐蔽而难以明确诊断，更应引起足够的重视。开放性损伤中常见的受损内脏依次是肝、小肠、胃、结肠、大血管等，闭合性损伤中则依次是脾、肾、小肠、肝、肠系膜等。胰、十二指肠、膈、直肠等由于解剖位置较深，损伤发生率较低。暴力的强度、速度、硬度、着力部位和作用方向，内脏的解剖特点，原有病理状况和功能状态等多种因素综合影响着腹部损伤的严重程度。如肝、脾等组织结构脆弱、血供丰富、位置比较固定的实质性脏器比其他内脏更容易受伤；固定的脏器比活动者更易受损；充盈的空腔脏器（饱餐后的胃、未排空的膀胱等）比排空者更易破裂。

二、病情评估

患者有外伤史，应注意详细询问，如受伤情况、受伤部位、受伤至就诊时间以及受伤后至就诊时的病情变化。

（一）症状

1. 腹痛

腹部损伤后的最主要症状即是腹痛。伤后早期，患者指出的疼痛最重部位往往是脏器损伤部位，但早期无剧烈腹痛者并不能排除内脏损伤的可能。如脾破裂患者，有时疼痛并不显著，而以失血性休克为主要症状。

2. 恶心、呕吐

空腔脏器、实质性脏器损伤均可刺激腹膜，引起反射性恶心、呕吐，腹膜炎引起麻痹性肠梗阻，多发生持续性呕吐。

3. 腹胀

多在伤后晚期出现，为腹膜炎造成的肠麻痹所致，多呈持续性，且常伴有肠鸣音减弱或消失。一旦出现水、电解质平衡紊乱，可出现腹胀。

4. 胃肠道出血

胃、十二指肠损伤常表现为呕血，多混有胃液、胆汁和食物残渣。如在伤后出现上腹部绞痛，随之出现呕血多半是胆管损伤。伤后大便有鲜血，说明结肠或直肠有损伤。

5. 血尿

提示肾脏、输尿管、膀胱和后尿道可能有损伤。

6. 肩部疼痛

肝、脾损伤后，刺激膈肌可发生放射性肩部疼痛。左肩疼痛表示可能脾脏损伤；右肩疼痛表示可能肝脏损伤。

7. 右侧大腿放射性疼痛

腹膜后十二指肠损伤，十二指肠液流入腹膜后间隙，刺激右侧腰神经，可引起右侧大腿放射性疼痛。

（二）体征

1. 伤口与淤斑

开放性腹部损伤者见腹壁伤口，腹壁挫伤有皮下淤斑或伴大小不等的腹壁内血肿。

2. 腹膜刺激征

腹部压痛、肌紧张及反跳痛是急性腹膜炎的主要体征。压痛、肌紧张最明显处也往往是损伤病灶处。实质脏器破裂出血，腹膜刺激征程度一般较空腔脏器破裂为轻。

3. 腹部移动性浊音

腹腔内有 500 ml 的积血或渗液，当患者体位由平卧转为侧卧时，叩诊检查有移动性浊音，对确定腹内脏器损伤较有价值。

4. 肝浊音界改变

胃肠破裂，尤以胃、十二指肠、结肠破裂多见，胃肠内气体溢至腹腔，可致肝浊音界缩小或消失。肝脾破裂时因其周围有凝血块积存，故肝浊音界可增宽。

5. 肠鸣音减弱或消失

判断应以频率、音调、音响三方面来分析，听诊时间应在 3~5 分钟。腹腔内出血、腹膜炎及肠麻痹都可引起肠鸣音减弱、稀疏或消失。

（三）实验室及其他检查

1. 实验室检查

腹部创伤实验室检查项目的选择必须注意"必要性"和"合理性"，常需做下列几项化验检查：

（1）血常规、血细胞比容：观察红细胞计数及血细胞比容是否下降，对腹内出血者的诊断有重要价值。必要时应连续检查对比。

（2）尿常规检查：如有肉眼血尿和显微镜血尿，有助于泌尿道损伤的诊断。

（3）血清胰淀粉酶测定：在胰腺创伤后 12~24 小时血清胰淀粉酶正常，以后逐渐增高，有助于胰腺损伤的诊断。若淀粉酶持续升高超过 6 天，提示有假性胰腺囊肿形成。在严重胰腺创伤，胰腺组织大量毁损，血清胰淀粉酶也可在正常范围。因此，血清胰淀粉酶正常者不能排除胰腺损伤。

2. X 线检查

为防止遗漏多发病变，进行可疑部位的 X 线检查（透视或摄片）通常是必要的，但以伤情允许为前提。常选择胸片及腹平片，必要时拍骨盆正位片。立位腹平片虽然更有意义，但不适用于重患者。腹部脏器损伤时 X 线检查的意义可表现为：腹腔游离气体为胃肠道（主要是胃、十二指肠和结肠，少见于小肠）破裂的确证，可表现为膈下新月形阴影；腹膜后积气（可有典型的花斑状阴影）提示腹膜后十二指肠或结直肠穿孔；腹腔内有大量积血时，小肠多浮动到腹部中央（仰卧位），肠间隙增大，充气的左、右结肠可与腹膜脂肪线分离；腹膜后血肿时，腰大肌影消失；胃右移、横结肠下移，胃大弯有锯齿形压迹（脾胃韧带内血肿）是脾破裂的征象；右膈升高，肝正常外形消失及右下胸肋骨骨折，提示有肝破裂的可能；左侧膈疝时多能见到胃泡或肠管突入胸腔；骨盆骨折常伴有相关脏器的损伤。

3. B 型超声检查

本检查有迅速、简便、可在床旁进行的优点，准确率在 80% 以上，主要用于诊断肝、脾、胰、肾的损伤，能根据脏器的形状和大小提示损伤的有无、部位和程度，以及周围积血、积液情况。B 超还能用于对诊断尚未明确者和已确诊为实质脏器破裂正在接受非手术治疗者进行动态观察。

4. CT

对实质脏器损伤及其范围、程度有重要的诊断价值。CT 影像比 B 型超声更为精确，对检查者主观条件（技术、经验）的依赖性不像 B 型超声那样高，假阳性结果较少，假阴性结果 7% ~ 14%。空腔脏器损伤时，常规 CT 检查的价值不大，但若同时注入造影剂，CT 对十二指肠破裂的诊断很有帮助。增强 CT 能鉴别有无活动出血并显示出血的部位。CT 检查的缺点是对装备要求高，价格较昂贵，尤其是需要搬动患者，只适用于病情稳定又需要进一步明确诊断者。

5. 腹腔穿刺

如抽出不凝固血液为实质性脏器损伤，抽出炎性渗液为空腔脏器损伤。

6. 腹腔灌洗

一般在脐下中线处做小切口或直接用套管针进行穿刺，将一多孔塑料管或腹膜透析管插入腹腔 20 ~ 30 cm。如能引流出血性物即可决定手术。如无液体可抽得，则注入生理盐水 1 000 ml（10 ~ 20 ml/kg），放低导管另一端并连接无菌瓶，令液体借助虹吸作用缓缓流出。有下列情况之一即为阳性：①肉眼血性液（25 ml 血可染红 1 000 ml 灌洗液）；②有胆汁或肠内容物；③红细胞计数超过 100 000/ml 或白细胞计数超过 500/ml；④淀粉酶测定超过 100 苏氏单位。腹腔灌洗早期诊断阳性率比腹腔穿刺高，还能进行连续观察，而不必多处反复穿刺。

（四）诊断

1. 详细了解外伤史，包括受伤方式、致伤物重量、形状、硬度、暴力大小、着力部位、作用方向、伤前状况及伤后出现症状等。

2. 观察全身情况：如脉搏、血压和呼吸变化，判断有无休克或急性内出血。

3. 检查腹部，尤其是有无腹膜刺激征，移动性浊音等体征。此外，应作直肠指诊。

4. 如发现下列情况应考虑有内脏损伤：早期出现休克征象，特别是出血性休克；持续性腹痛、恶心、呕吐；呕血、便血或血尿；有明显的腹部压痛、肌紧张和反跳痛；有移动性浊音；直肠指检在直肠前壁有触痛、波动感或指套染血；腹部及全身症状较受伤初期明显加重者。

5. 注意其他部位的合并伤。

6. 对于一时难以确诊的内脏损伤，可选择相关的辅助检查。

（五）鉴别诊断

主要是实质脏器损伤与空腔脏器损伤的鉴别。

三、处理

腹部损伤的治疗效果如何，关键在于准确地处理威胁患者生命的紧急情况，如腹腔内大出血可对生命构成直接威胁，消化道穿孔又会引起腹腔感染造成不良后果。因此，正确选择和尽早进行确定性治疗，对腹部损伤的预后好坏关系极大。

（一）非手术治疗

适应证：①通过上述各项检查，一时不能确定有无内脏损伤者。对于这些病例，在进行非手术治疗的同时，应进行严密的病情观察。观察期间要反复检查伤情的变化，并根据这些变化，不断综合分析，以便尽早做出结论性诊断，及时抓住手术治疗的时机。②诊断已明确，为轻度的单纯实质性脏器损伤，生命体征稳定或仅轻度变化。

观察内容包括：①每 15～30 分钟测定一次呼吸、脉率和血压；②腹部体征检查，每半小时进行一次，注意有无腹膜炎的体征及其程度和范围的改变；③每 30～60 分钟检查一次血常规，了解红细胞数、血红蛋白、血细胞比容和白细胞计数的变化；④每 30～60 分钟做一次 B 超扫查；⑤必要时可重复进行诊断性腹腔穿刺术或灌洗术，或进行 CT、血管造影等检查。

观察期间需要特别注意的是：①不要随便搬动患者，以免加重伤情；②不注射止痛剂（诊断明确者例外），以免掩盖伤情。

观察期间患者应禁食，输液、补充血容量，要防治休克。给予广谱抗生素，防治腹内感染，置胃肠减压减轻腹胀及减少肠液外漏。预防与治疗休克是处理腹部闭合性损伤重要的一环。必要时需留置导尿管，测定中心静脉压。

（二）手术治疗

有下列情况者应考虑剖腹探查：有明确的腹膜刺激征；有腹腔游离气体；腹腔穿刺或灌洗阳性；胃肠道出血；积极抗休克治疗病情不见好转，反而恶化，并且已排除了内科原因；红细胞计数及血细胞比容进行性下降者。一旦决定手术，就应尽快完成手术术前准备；建立通畅的输液通道，交叉配血，安放鼻胃管及尿管。如有休克，应首先快速输入生理盐水或乳酸钠林格氏液，对于循环血容量严重不足的危重患者，速度可以快到 15 分钟内输入 1 000～2 000 ml。反复测定中心静脉压，可对补液的数量和速度提供极有价值的指导。合理补充有效血容量，会使大多数患者情况好转，此时进行手术，安全性较大，手术死亡率和并发症发生率都会低得多。但如患者有腹腔内活动大出血，上述复苏措施便不会有稳定的疗效，应在积极输血的同时行剖腹检查。不能拘泥于收缩压上升到 90 mmHg 以上方能手术，以免延误手术时机。

腹部损伤患者往往面临休克的威胁，因此，一般不宜选择椎管内麻醉或硬膜外麻醉。气管内麻醉比较理想，既能保证麻醉效果，又能根据需要供氧，并防止手术中发生误吸。

四、护理要点

（一）一般护理

1. 绝对卧床休息，若血压平稳，应取半坐卧位，避免随便搬动，以免加重病情。

2. 做好心理护理，消除紧张和恐惧心理。

3. 保持呼吸道通畅：检查有无呼吸道梗阻和呼吸功能障碍，消除呼吸道内的分泌物和异物，必要时给予吸氧。

4. 密切观察病情变化：观察内容包括生命体征；周围循环情况；腹膜刺激征的程度和范围；腹胀及呕吐的性质和量，肝浊音界是否缩小或消失；有无移动性浊音；肠鸣音是否存在等。发现问题要及时报告医生，并做好记录，在观察期间患者应禁食，禁灌肠，慎用止痛剂，对有烦躁不安者可使用镇痛剂。

5. 做好胃肠减压准备：对于较重的腹部闭合性损伤的患者应尽早做胃肠减压，这样既可减轻腹胀，减少可能存在的肠液外漏，又能间接反映腹内脏器出血情况，为腹部手术探查前做准备。

另外，必要时留置导尿管，观察尿量，有休克者按休克患者护理，并协助医生抢救。

（二）症状护理

1. 腹部损伤的术前监护

（1）心理护理：向患者及家属做好解释工作，说明手术的必要性以取得合作，消除患者的紧张和恐惧心理。

（2）做好输血、补液准备：尽早采血送检、配血，用同一针头快速输入平衡液。最好选用上肢静脉补液，因为腹部损伤患者可能有下腔静脉系统的血管损伤，用下肢静脉补液有增加出血的可能。

（3）留置鼻胃管，抽出胃内容物，观察有无出血，并持续引流。以防急性胃扩张和吸入性肺炎。

（4）一般行剖腹探查术的患者，均宜留置导尿管，有助于了解有无泌尿系器官损伤，有利手术中、术后观察补液情况和预防尿潴留。

（5）备皮：按常规备皮。

2. 腹部损伤的术后监护

目的是观察伤情，预防、发现和处理并发症，尽量减少患者痛苦，促进功能恢复。

1）术后监护：接患者回病房后，要平稳和细心地将患者移上病床，尽量减少震动，以免引起血压突然下降。要保护好手术部位和输液肢体，并注意防止体内引流管脱出，了解手术方式进行监护。

2）加强生命体征的观察：患者在术后 1~3 天体温皆略有升高，通常较少超过38.5℃，术前腹膜炎严重者除外，并逐步降至正常，此为术后反应，不需特殊处理。如术后第三天体温不降反而升高，应考虑术后感染。脉搏如在每分钟 100 次以上，且与体温不成比例，血压有下降趋势，应结合全身情况考虑血容量不足或有内出血之可能。应进一步检查和处理。注意呼吸频率及有无呼吸困难，必要时给予吸氧。

3）饮食监护：术后应禁食，经静脉输液，维持营养和水、电解质平衡。准备记录每日出入量。一般禁食 48~72 小时，待胃肠道功能恢复，腹胀消失，排气或排便后，开始少量流质饮食，逐日加重，7 天后酌情改为半流质饮食。

4）做好各种引流管的监护：腹部损伤重的患者引流管较多，如胃肠减压管、腹腔引流管、胃肠造瘘管、留置导尿管、输液管、胸腔闭式引流管、T 形引流管等。能否保持这些管道的通畅，关系到患者的预后及生命安全。因此，加强各种管道的监护，是腹部损伤监护的重点之一。

（1）胃肠减压：必须持续吸引至肠蠕动功能恢复为止，对胃肠减压护理要注意以下几点：①胃管与玻璃接管大小要适宜，保持胃管通畅，防止内容物阻塞。②使用胃肠减压器前应检查减压装置有无漏气，是否通畅和吸引力的大小要调整适宜。③插管深度要适宜（成人一般50～55 cm），固定要稳妥，连接要正确。④保持减压管通畅，如有引流不畅现象，应及时处理，确保其通畅，每天用生理盐水冲洗胃管，每次30～50 ml。⑤观察并记录引流液的量与性质，一般胃肠手术后24小时内，胃液多呈暗红色，2～3天后渐变浅。如有鲜红胃液吸出，说明有术后出血，应停止胃肠减压，及时与医生联系并协助处理。⑥减压期间禁饮食，必要经口服药时，应将药物研碎，以温开水调成液状经胃管注入，然后夹管30分钟，以免将药物吸出，影响疗效。

（2）T形管引流：用于胆管手术后，①引流管要固定牢，严防脱出。导管的长度要合适，在患者翻身起床时，嘱其注意引流管，不要牵拉，以防脱出。②保持引流管通畅，如分泌物过稠或砂石堵塞引流管，应立即报告医生，必要时可用生理盐水冲洗；但压力不可过大。严格执行无菌操作，以免引起逆行性感染或胆汁外溢扩散感染。③观察并记录胆汁量，包括性质（色泽、浊度）。同时应注意观察患者皮肤、巩膜有无黄疸，大便色泽是否正常，以了解胆汁是否已流入肠道。④每日更换引流管及引流瓶，并更换引流口处的敷料，防止引流口感染。⑤T形管一般留置两周左右，当引流管排出的胆汁逐日减少，清晰，呈黄色，大便颜色正常，皮肤、巩膜无黄疸时，经造影证实胆管远端通畅，可试行夹管观察，48小时后未出现发热、恶心、上腹胀痛、黄疸等，则可拔管。

（3）腹腔引流：常用的有烟卷引流、管状引流及双套管引流。①烟卷引流：换药时纱布上可见有分泌物，否则很快可能是引流不畅，应通知医生，做相应处理，使引流发挥作用。②管状引流（乳胶管引流）：应接无菌瓶，必要时接受负压吸，引流不多时也可不接床边瓶，将引流管剪短后以厚敷料包扎即可。③双套管引流：多用于有大量持续渗液或漏液时的引流。如高位肠瘘、胆瘘、胰腺脓肿引流等。一般均需接负压吸引装置。应注意观察各管道是否通畅，保护好腹壁皮肤，使创面干燥。如在负压吸引期间仍有液体自管周溢出，或引流液突然减少，患者出现腹痛、腹胀、发热等征象时，则说明引流管放置不当，或内导管没有发挥应有的作用，应及时采取措施。若吸出血性渗液，可能为组织糜烂致小血管破裂出血或吸力太大造成，须及时查明原因，进行处理。④腹腔引流物的拔除：应根据分泌物的多少而定。一般术后48小时如无渗液即可拔除。结肠损伤引流物多在术后3～5天逐渐取出，腹膜后间隙引流保留时间宜稍长，烟卷引流如需超过5天，应更换新的或其他引流物。为止血用的填塞物可在5天后，每天抽出一小段，10～12天完全取出。

5）密切观察伤情变化

（1）对伤口的观察：随时观察患者伤口有无出血、渗出、包扎是否严密，敷料有无脱落和移动，局部皮肤有无发红、坏死，伤口疼痛程度等，如有异常情况时应酌情给予处理。手术后2～3天切口疼痛逐渐减轻、加重或一度减轻后又加重，体温、白细胞计数增高，则可能有切口感染，应检查切口情况。如已有早期炎症现象，应尽早使用广谱抗生素和局部理疗等。对于健康情况较差，组织愈合能力差或切口感染的患者，在其咳嗽、呕吐、喷嚏时，应特别注意防止腹压突然增加，可用双手扶持切口两侧腹壁，预防切口裂开，同时也可减轻疼痛，有利于咳嗽。

（2）对腹部症状、体征的观察：主要观察腹痛、腹胀、腹膜刺激征，肠鸣音恢复及肛门排气等情况。当麻醉作用消失后，患者开始感觉切口疼痛。手术后 24 小时内最为剧烈。为了减轻患者痛苦，术后 2 天内应给予镇痛剂及镇静剂。腹部手术后患者常有不同程度的腹胀。但随着胃肠的蠕动恢复，肛门排气后即可缓解。如术后数日，仍未有肛门排气，腹胀明显，肠鸣音消失，可能有腹膜炎或其他原因所致的肠麻痹。后期出现阵发性腹痛、腹胀、排便及排气停止，应考虑为粘连性肠梗阻。大便次数多，体温高，下腹胀痛，要考虑盆腔脓肿。应密切观察，记录并及时报告医生及时采取措施。

6）鼓励患者早期活动：可增加呼吸深度，扩大肺活量，促进呼吸道分泌物排出，预防肺部并发症，可促进胃肠道功能恢复，减少腹胀增进食欲，预防肠粘连；可促进血液循环，减少静脉淤血，预防下肢静脉血栓形成影响伤口愈合。还可防止尿潴留及便秘等。

7）加强口腔及皮肤的护理，防止口腔炎和压疮的发生。

3. 肠瘘的监护

肠瘘护理工作量大，除了病情观察，基础护理外，还要防止压疮及瘘口局部的护理工作，是腹部损伤护理重点之一。

1）高位肠外瘘的监护

（1）发生瘘的初期，由于炎症、水肿的存在，治疗上应充分引流，及时吸除消化液，使炎症、水肿迅速消退。保证瘘管通畅，必要时可用生理盐水冲洗。吸引力不宜过大，以免损伤组织，详细记录冲洗液和引流液的量及性质。

（2）经吸引后，已形成完整的瘘管，但未愈合或已形成唇状瘘，为了减少肠液的流失，可采用"堵"的方法。常用的是硅胶片，将其从瘘口放入肠腔将瘘口堵住，使肠内容物不外漏，达到缩小瘘口，维持营养的目的。注意观察其效果，及早防治营养不良。

2）肠造瘘术后的监护

（1）结肠造瘘口的局部监护：造瘘口开放后初期，一般粪便稀、次数多，易刺激皮肤而致湿疹。应以油纱布将外翻的肠黏膜覆盖，四周皮肤涂氧化锌软膏保护。瘘口敷料需及时更换。保持局部及床铺的整洁。待 3～5 天黏膜水肿消退，大便变稠即可用清水洗净皮肤后使用肛袋收集粪便。肛袋宜间断使用，否则可致造瘘口黏膜受损。

（2）对瘘口周围伤口很大，不易固定肛袋的患者，应加强局部吸引。

3）注意饮食调节，术后肠鸣音恢复即可给予流质饮食，能量不足部分可由静脉补充。以后酌情改为半流质至普通饮食。

（薛明）

第十一章 儿科急重症

第一节 新生儿窒息

新生儿窒息是指新生儿出生时或者出生数分钟后发生呼吸抑制，并伴有低氧血症、高碳酸血症和酸中毒。这一病理过程是产前或产时窒息的继续，故亦称为围生期窒息。窒息是新生儿常见的症状和主要死亡原因之一。窒息新生儿在出生最初几分钟内，如不能得到正确的复苏将会直接影响其终生的生命质量，因此，大力开展新生儿窒息的防治工作，提高各级医院产、儿科的复苏水平，对于降低围生儿的死亡率有重要意义。

一、病因和发病机制

凡影响母体和胎儿间血液循环和气体交换的原因都会造成胎儿缺氧。

（一）出生前因素

如母亲有妊娠高血压综合征、严重贫血心脏病、传染病等引起母体血流含氧量降低，或有子宫痉缩、子宫过度膨胀、胎盘功能不全、前置胎盘、胎盘早剥等影响了子宫胎盘间的血液循环，脐带扭转、打结、绕颈、脱垂等可使血流中断。

（二）分娩时因素

分娩时，可因头盆不称、胎位不正等使产程延长而致窒息，或因母亲用了麻醉剂或镇痛剂抑制了胎儿的呼吸中枢所致。

（三）胎儿本身有畸形

如青紫型心脏病、膈疝等，此外肺发育不成熟、肺膨胀不全以及颅内出血等均可引起窒息。

新生儿窒息由于呼吸障碍，血氧含量迅速下降，造成血液重新分布，非生命器官，如肠、肾、肌肉及皮肤的血管收缩，以保证脑、心肌、肾上腺等重要生命器官的供血。当缺氧继续加重，乳酸堆积，造成代谢性酸中毒，pH 值明显下降。窒息早期由于儿茶酚胺释放，可出现高血糖症，但因新生儿糖原储备少，很快因耗竭而出现低糖血症。上述诸因素可导致心力衰竭、心率减慢、血压下降、静脉压上升、生命器官供血不足，加重脑损害，可留有后遗症，甚至死亡。

二、病情评估

（一）临床表现

按缺氧程度，分为轻度和重度两阶段。

1. 轻度（青紫）窒息

面部和全身皮肤呈青紫色，呼吸表浅或不规律，心率减慢，但规则且强有力，肌张力好，喉反射存在，对外界刺激有反应。此种窒息程度轻，较易抢救，预后好。

2. 重度（苍白）窒息

皮肤苍白，口唇暗紫，无呼吸或仅有喘息样微弱呼吸，心跳不规则，心率缓慢且弱，肌肉无张力，四肢瘫软，喉反射消失，对外来刺激无反应。此种窒息程度深，多见于重度缺氧或颅脑损伤，抢救不力可致死亡。

目前临床上，是以新生儿出生后的心率、呼吸、肌张力、喉反射及皮肤颜色五项体征进行检查，评分称 Apgar 评分法（表 11 - 1）。

表 11 - 1   Apgar 评分标准

体征	出生 1 分钟内			1 分钟	5 分钟
	0 分	1 分	2 分		
心率（次/分）	0	<100	>100		
呼 吸	无呼吸	呼吸表浅哭声弱	呼吸佳哭声响		
肌张力	松弛	四肢屈曲	四肢活动好		
弹足底反应或导管插鼻反应	无反应	有些动作	反应好		
皮肤颜色	紫或白	躯干红、四肢发绀	全身红		
评 分					

Apgar 评分 8 ~ 10 分为新生儿情况良好，4 ~ 7 分为轻度窒息，0 ~ 3 分为重度窒息。1 分钟评分反映出生后即刻状态，评分越低，则低氧血症及酸中毒越重；5 分钟评分能反映新生儿窒息恢复程度和预后，如出生后 5 分钟时仍少于 3 分，则新生儿死亡率和日后脑部后遗症发生率将显著增加。

（二）实验室及其他检查

1. 血气分析

PaO_2 下降，$PaCO_2$ 升高，pH 值下降，BE 下降，为混合性酸中毒。pH 值≤7.2 提示有严重缺氧。

2. 血生化

低血糖、低血钙、低血钠、高血钾等。

3. X 线胸片

可见肺不张、肺气肿、肺炎或气漏等。

4. CT 检查

可协助诊断缺氧缺血性脑病和颅内出血。

（三）诊断

试行草案：

胎儿娩出后 1 分钟，仅有心跳而无呼吸或未建立规则呼吸的缺氧状态称新生儿窒息。

窒息的程度以生后 1 分钟评分为标准，常用 Apgar 评分法。

三、急救措施

复苏抢救的原则应是分秒必争，复苏方案为 ABCDE 方案，即清理呼吸道（A）、建立呼吸（B）、疏通循环（C）、药物复苏（D）及评估（E）。具体步骤如下：

（一）保暖

贯穿复苏过程的始终，以减少新生儿为适应环境需独自产热而消耗更多氧。

（二）清理呼吸道

胎头仰伸复位时或剖宫产娩头时，接生者即应自上而下挤出胎儿鼻腔内的黏液。胎体完全娩出后应立即用吸痰管吸净新生儿口咽部黏液，吸引动作须轻柔，避免损伤咽部黏膜。如为重度窒息，最好用咽喉镜，在照明下提起会厌，显露声门，插入气管导管，先吸出黏液和羊水，再加压给氧，每分钟 30 次左右，氧气压力不可过大，以防肺泡破裂。一般加压氧后皮管内插管，给一般吸氧。如无吸管等设备，在紧急情况下，助产者可用对口法吸出黏液。

（三）建立呼吸

对轻度窒息者，可用手指轻弹足心，或以 75% 乙醇抹擦胸背，或针刺人中、十宣、涌泉穴，即能刺激婴儿啼哭。切忌倒悬婴儿，粗暴拍打，否则可能造成脑震荡等创伤。如经上述处理后婴儿仍不啼哭、不呼吸，可做口对口人工呼吸，即模仿自然呼吸之节律。其方法是用一块纱布盖在婴儿口上，一手托起新生儿颈部，另一手挤压上腹部，以防气体吸入胃内。然后口对新生儿的口，轻轻吹气，每吹一次，随即以手轻压婴儿胸部，使二氧化碳排出。这样一吹一压，每分钟 30 次直至呼吸恢复为止。吹力不可过大，以免肺泡破裂。重者，宜用气管内插管加压给氧。

（四）维持正常循环

气管插管加压给氧后，心率仍在 60 次/分以下，应进行胸外心脏按压以保证充足的心搏出量。常用方法有 2 种：第一种是用两手拇指并列或重叠于患儿胸骨下 1/3 处，其余手指围绕胸部托在背后，拇指轻轻向胸骨加压，幅度为 1 cm；第二种是用右手示、中两指并排轻压患儿胸骨中段，左手托在背部，以 100 次/分左右速度，有节奏地按压。每次按压后即放松，使胸骨复位、心脏扩张。

（五）药物

患儿无自主呼吸或呼吸频率慢，不规则，有呼吸暂停者，可用氨茶碱，首次量 5 mg/kg，静脉滴注或气管内滴入。心率每分钟 <80 次或无心跳者，用 1:10 000 肾上腺素，每次 0.1~0.3 ml/kg，静脉快速注入或直接滴入气管内（用生理盐水稀释成 1:1 浓度行气管滴入）观察 30 秒，心率如仍每分钟 <100 次，可每隔 5 分钟重复一次，剂量加倍，最大剂量每次不大于 1 ml/kg。注意肾上腺素不可与碳酸氢钠同时静脉应用，以免灭活。新生儿窒息缺氧后有代谢性酸中毒的表现或依据血气分析应用 5% 碳酸氢钠，每次 2~3 ml/kg，稀释成等张液后静脉缓慢滴注，有休克表现如血压下降、面色苍白、周围灌注不良，应立即扩容，可用血浆 10 ml/kg，白蛋白 1 g/kg，低分子右旋糖酐 10 ml/kg。如有明显失血（胎—母或胎—胎、胎—胎盘输血等）可用新鲜全血 10~20 ml/kg。经扩容后血压仍低可考虑用升压药物，常用多巴胺，静脉滴注浓度为每分钟 5~20 μg/kg。从小量开始，逐渐增量，最大量不超过每分钟 20 μg/kg。对其母在婴儿出生前 6 小时内曾用过麻醉药者，可用钠洛酮 0.1 mg/kg，静脉或气管内注入。

（六）窒息复苏后的处理

窒息复苏后送入 ICU 监护，至少观察 3 天。

1. 待呼吸平稳，脸色转红，心率、血压正常，心律规则后可停止给氧，用氧过久可导致氧中毒。

2. 继续保持呼吸道通畅，随时清除分泌物。如仍有呼吸困难，胸片示异常改变者，根据病情严重程度，血气分析结果用机械通气治疗。反复呼吸暂停，可用氨茶碱治疗。

3. 观察神经系统症状，临床疑似或 CT 明确诊断缺氧缺血性脑病或颅内出血者，应及早处理。注意有无颅内压增高症状，如拟有脑水肿者，则用 20% 甘露醇每次 0.5 ～ 1 g/kg，每日 2 ～ 4 次，2 天后减量；地塞米松每次 0.25 mg/kg，每日 2 次，呋塞米 1 mg/kg，以减低颅内压。

4. 监测肾功能，记录首次排尿时间及尿量，必要时监测尿素氮及肌酐等。

5. 疑有感染者，凡曾气管插管和手术者，均应选用广谱抗生素预防感染。

6. 重度窒息者应注意监测大便潜血 3 天，适当延迟开奶时间，注意有无呕吐、腹泻、腹胀或便血等表现，必要时做 X 线腹部平片，了解有无并发坏死性小肠结肠炎。喂养困难者静脉输液，持续 3 天仍不能喂哺者，予以静脉高营养以保证热量供给，有利康复。

7. 窒息后易发生低血糖、低血钙、低血钠和电解质紊乱，应动态监测并及时做相应治疗。监测血红蛋白、血细胞比容、血胆红素以早期诊断红细胞增多症、高胆红素血症并给予及时处理。

8. 保暖

在整个复苏抢救过程中要注意保暖。

四、护理要点

（一）复苏时的护理

1. 清理呼吸道分泌物，保持呼吸道通畅。在呼吸道分泌物未清除前不要刺激患儿，使之啼哭及加压呼吸，以免分泌物吸入。

2. 建立有效的气体交换，供给氧气。在加压呼吸时应掌握压力 <22 mmHg。

3. 重度窒息患儿在未建立好通气前，不宜用碱性药物，以免加重呼吸性酸中毒。

4. 随时判定结果，进行必要的监护。

（二）复苏后护理

1. 婴儿娩出后应立即放置在辐射式新生儿保温台上，擦干婴儿。亦可放暖箱，可保证复苏效果与预后。

2. 窒息后分泌物增多，应随时注意吸清患儿口鼻、咽喉部及气管内的黏液，防止吸入再引起窒息及肺部感染。患儿必须要侧卧位或俯卧位。

3. 重度窒息复苏后患儿吸吮力差，吞咽功能不协调，开始喂乳时间适当推迟。吃奶后避免移动，宜向右侧卧，上半身抬高，以免呕吐再度引起窒息。

4. 窒息复苏的患儿在近期可有脑水肿、颅内出血、消化道等内脏出血、血肿、肺炎及其他部位感染等并发症，应密切仔细地观察，如气促、呕吐、抽搐、皮肤红肿等情况，及时发现，做到及早处理。

（三）康复护理

1. 室内保持空气新鲜，定期通风，避免对流风和直吹风。注意保暖，房间应安静。

2. 衣着松软，打包不宜过紧，给小儿留有活动余地。

3. 喂奶、喂水应细心缓慢，防止误吸和窒息。

4. 母乳喂养每次哺乳时间以 15 分钟为宜，时间过长易使小儿疲劳、缺氧。不能含乳头睡，以免堵塞而缺氧。

5. 注意观察小儿反应，发现异常及时去医院治疗。

6. 按时接种疫苗。

（付俊霞）

第二节　新生儿颅内出血

新生儿颅内出血是新生儿时期常见的因缺氧或产伤引起的脑损伤，早产儿发病率较高，预后较差。

一、病因和发病机制

（一）缺氧缺血

产前、产时及产后一切引起胎儿或新生儿缺氧、缺血的因素如脐带绕颈、胎盘早剥、窒息等都可导致颅内出血，以早产儿多见。缺氧及缺血可直接损伤毛细血管内皮细胞，使其通管性增加或破裂出血，同时也可因损伤脑血管自主调节能力而出血；缺氧还可引起脑室管膜下生发层基质的出血，并可引起脑室内出血。

（二）产伤

以足月儿多见，因胎头过大、头盆不称、急产、使用高位产钳和吸引器助产等，使胎儿头部挤压变形而导致大脑镰、小脑天幕撕裂而引起硬脑膜下出血。大脑表面静脉撕裂常伴有蛛网膜下隙的出血。

（三）其他

快速输入高渗液体、机械通气不当，血压波动过大也可引起颅内出血。新生儿肝功能不成熟，凝血因子不足，也是引起出血的一个原因。此外，一些出血性疾病也可引起新生儿的颅内出血。

二、病情评估

（一）病史

有异常分娩史、产伤及围产期窒息史。

（二）临床表现

临床表现复杂，可因出血量、出血部位、出血时间的快慢而不同。多数在生后即刻或数天内出现症状。主要表现为窒息，继即出现中枢神经系统异常兴奋症状，如躁动不安、激惹性尖叫、喷射性呕吐、眼球震颤、反射亢进、局限性或全身性痉挛等。如病情继续发展，则转为抑制症状，如嗜睡、昏迷、反射消失、肌张力松弛等。同时可见呼吸不规则，阵发性青紫、阵发性呼吸暂停，甚至呼吸衰竭，心音微弱，四肢厥冷等。如出血量多，或小脑天幕下出血严重，则因压迫延髓生命中枢，可直接表现为呼吸、循环衰竭。当颅内压增高时，则前囟饱满或隆起，颈项强直。

（三）实验室及其他检查

1. 血常规

出血量多者有贫血表现，血细胞比容下降，血红蛋白下降。

2. 脑脊液检查

脑脊液前后均匀血性，镜检红细胞呈皱缩状。

3. B 型超声检查

散在广泛或局部高回声区，提示有散在或局灶的脑出血。

4. CT

能精确了解病变类型、部位及程度，并对预后做出估计。

5. 脑电图

常显示暴发抑制型的高波幅慢波，有类似 α 活动明显的波幅抑制。

（四）诊断

病史和临床表现仅能提供诊断线索。脑脊液检查如为均匀血性并发现皱缩红细胞，则有助于诊断，但检查正常亦不能排除本病，且病情危重时不宜进行此操作。影像学检查有助确诊，CT 和 B 超扫描可提示出血部位和范围，有助于判断预后。

诊断标准如下：

1. 生后短期内出现窒息而非周缘性呼吸性窒息者，或生后 2~4 天出现无感染性颅内压增高表现，伴有中枢性呼吸节律改变者。

2. 脑性尖叫，逐渐伴随由兴奋转向抑制状态，或兴奋、抑制状态交替出现而病情逐渐变重者。

3. 脑脊液检查说明有脑室、蛛网膜下隙出血者，或尸检证实者。

判定：凡具有上述 3 项中之 2 项者，即可确诊本病。

（五）鉴别诊断

本病应与新生儿化脓性脑膜炎、新生儿肺炎、电解质紊乱、核黄疸等相鉴别。

三、急救措施

（一）加强护理

保暖、安静、少动、给氧，避免号哭加重出血。头正中位或右侧卧位，头肩略垫高 15°~30°。及时清理呼吸道分泌物，静脉液体量限制在 60~80 ml/（kg·d）。出生时即有症状者，宜推迟喂奶。应用维生素 K_1、维生素 C 和其他止血药物如酚磺乙胺。亦可少量输新鲜血或血浆 7 ~ 10 ml/ (kg·d)，以补充凝血基质和纠正贫血。纠正低血糖，按 6 ~ 8 mg/ (kg·min) 输葡萄糖，使血糖 > 3.36 μmol/L，但应注意防止高血糖，维持血气和血 pH 值在正常范围。

（二）控制惊厥

颅内出血常伴发低血糖和低血钙，故出现惊厥后先用 10% 葡萄糖酸钙，无效再用地西泮每次 0.3 ~ 0.5 mg/kg 肌内注射或静脉注射。苯巴比妥每次 5 ~ 8 mg/kg 或氯丙嗪每次 1 ~ 2 mg/kg 及水合氯醛等，必要时 6 小时后重复使用。

（三）降低颅内压

可采用呋塞米，每次 0.5 ~ 1 mg/kg 肌内注射或静脉注射，地塞米松每日 0.5 ~ 1 mg/kg 分 2 ~ 3 次静脉注射。慎用甘露醇，当颅内压增高明显，脑干受压症状出现时可用，每次 0.25 ~ 0.5 g/kg 30 分钟内静脉注入。

（四）保护和恢复脑功能

改善脑细胞代谢可用细胞色素 C、辅酶 A、三磷腺苷、维生素 C 等。为改善脑缺氧，在有条件的医院可辅助高压氧舱治疗，以减少后遗症的发生。

（五）呼吸、循环衰竭的治疗

有呼吸、循环功能衰竭表现者，可给小剂量呼吸中枢兴奋剂和洛贝林、醒脑静等。

（六）防治继发感染

及早使用抗生素，以预防肺炎等并发症。

（七）硬脑膜下穿刺

对硬脑膜下血肿者，可反复做硬脑膜下穿刺治疗。

（八）脑积水的治疗

恢复期发生脑积水者应及时处理。可口服甘油每次 1 ~ 1.5 ml/kg，每 8 小时 1 次，也可给予地高辛口服以减少脉络膜丛分泌脑脊液，剂量同抗心力衰竭治疗，维持量法时可每周停 1 天。但以上方法收效往往甚微。应请脑外科，酌情进行导管分流术。

四、护理要点

（一）一般护理

1. 保持安静对患儿有绝对重要意义。应尽量少搬动患者，为防止出血加重，头肩部应稍抬高，尽量不要搬动头部，并取右侧卧位，防止呕吐物吸入气管。烦躁时，遵医嘱给予镇静剂。

2. 根据病情推迟喂奶，液体和营养液可由静脉补充。待一般情况好转后开始先试喂糖水，喂奶时不应抱起，喂奶后注意是否出现发绀、呕吐，防止奶液呛入引起窒息。

3. 清除口腔呕吐物及呼吸道分泌物，保持呼吸道通畅。

4. 预防感染，病室应与感染患儿分开，保持室内空气新鲜。

5. 发生惊厥时按惊厥护理常规护理。

6. 检查头部有无血肿、产瘤或产伤，若有应做相应处理，局部用软纱布棉垫包好，以保持皮肤清洁，避免再受损伤而引起感染。

7. 在恢复期定时翻身，避免局部受压时间过长引起压疮。肢体保持功能位置，防止关节变形及挛缩。有瘫痪时定时做肢体被动运动，也可配合针灸和推拿治疗。

（二）病情观察与护理

1. 重点观察患儿的意识状态、呼吸、有无惊叫、惊厥、呕吐等症状。注意前囟门、瞳孔、肌张力以及拥抱、觅食、吸吮等反射的改变。如患儿开始为兴奋症状，后转为安静，呼吸规则、发绀消失，说明病情好转。如患儿脸色发灰、呼吸不规则、四肢发凉、肌肉松弛，则提示病情危重，应及时与医生联系，协助处理。

2. 脑疝为本病的严重并发症，护士应注意观察其前期症状。如出现前囟门持续膨隆、紧张，肌张力增高，频繁惊厥等，应及时报告医生，早做处理。

3. 注意静脉输液时的速度和量，严格控制滴入量，滴速不宜过快。并观察有无输液反应。注射甘露醇时，要防止外渗。

4. 颅内出血的患儿病情容易变化，有时可突然恶化而导致死亡，要提高警惕，做好急救准备。备置各种急救用品，如氧气、吸引器、气管插管、50% 葡萄糖、甘露醇及各种急救药品，以利及时抢救。给镇静剂及脱水剂时，应按医嘱严格掌握剂量，并做好护理记录。

（三）康复护理

做好孕期保健，加强产前检查。积极去除病因，如对早产、难产、手术产及产时有窒息及其他缺氧、损伤史的新生儿，应限制对早产儿的刺激，减少能引起血压急剧升高的状态（肌张力增强、呼吸暂停、惊厥等），尽量避免药物因素引起血压升高，避免有害刺激。密切监护酸碱平衡等。对新生儿及早产儿应避免大量或快速注射高渗溶液。

（宋红）

第三节　新生儿败血症

新生儿败血症是指细菌侵入血循环并在其中生长繁殖、产生毒素所造成的全身性感染。是新生儿、早产儿、极低出生体重儿常见的疾病，也是重要的死因之一。

一、病因和发病机制

新生儿尤其是早产儿由于免疫功能不完善和围产期的环境有一定联系，故易患败血症。

新生儿非特异性和特异性免疫的防御机制与众人不同，一方面未发育成熟，功能尚欠完善，另一方面是缺乏"经验"，尚未接触过外环境中的抗原物质。因此，更易感染某些病毒、细菌、霉菌和原虫，且病情较重，治疗反应欠佳等。

1. 非特异性免疫反应

新生儿血液中 C3 水平低，白细胞吞噬过程中的调理趋化性差。皮肤屏障作用差，如皮肤角化层及真皮层薄弱，胶原纤维粗松，易受机械和物理性损伤；皮肤含水量多；

pH 值高利于细菌生长；消化道肌层薄弱，通透性高利于细菌通过；淋巴结过滤作用差，不易使感染局限等等。

2. 特异性免疫

（1）体液免疫

IgG：脐血 IgG 等于或稍高于母体水平（可超过母体水平 10%），早产儿，小于胎龄儿，过期产儿的 IgG 水平则低于母体，新生儿期血清 IgG 水平迅速下降，出生 4 周的 IgG 约为脐血水平的 1/2。

IgM：不能通过胎盘。脐血 IgM 升高时，应考虑有宫内感染。IgM 很少，易患革兰染色阴性细菌感染。

IgA：脐血中 IgA 含量甚微，IgA 不能通过胎盘，故易患呼吸道及消化道感染。若脐血 IgA 增高，同样提示宫内感染的可能性。

（2）细胞免疫：由于正常胎儿在宫内没接触过病原性的抗原物质，T 细胞反应能力低，生后 5 ~ 10 天未致敏的 T 细胞不能充分发挥细胞免疫作用，因此易患严重的病毒感染，甚至死亡，缺乏致敏淋巴细胞也容易发生真菌感染。

二、病情评估

（一）病史

可有产程过长、羊膜早破、羊水污染、皮肤黏膜损伤、脐带感染等病史。

（二）临床表现

常缺乏"典型"表现。一般早期有不同程度衰弱，食欲低下甚至拒奶，体重不增或下降。体温波动大，发热或反而体温不升。随病情进展，中毒症状明显，嗜睡、烦躁不安或惊厥。黄疸进行性加重、呕吐、腹泻、腹胀、肝脾大。严重病例可见出血倾向，少数可有中毒性心肌炎及循环衰竭表现，如心音低钝、心律不齐、脉搏微弱等。

（三）实验室及其他检查

血培养有致病菌生长。血白细胞增高或明显降低，白细胞内有中毒颗粒。C 反应蛋白增高（≥15 μg/ml）。白细胞层涂片检查可发现较多的细菌。暴露感染灶或脐部涂片、深部脓液等培养有参考价值。血浆、浓缩尿的对流免疫电泳、乳胶凝集试验阳性对诊断 B 组链球菌败血症有帮助。

（四）诊断和鉴别诊断

1. 诊断

诊断需根据感染病史，临床具有感染中毒症状、实验室检查和血培养获得阳性结果。若血培养为条件致病菌生长，必须培养 2 次或 2 ~ 3 个标本均为同一细菌生长，方可确诊为败血症。虽有感染病史和临床感染中毒症状，血培养仅一次为有条件致病菌生长，只能临床诊断为败血症。

2. 鉴别诊断

新生儿肺炎、脐炎、肝炎等局部感染可有哭声低、发热、气促、食欲低下等表现，但一般状况较轻，血培养阴性。

三、急救措施

（一）一般治疗

注意保温，纠正缺氧。供给足够的热量和水分，维持水与电解质平衡，口服量不足时，予 10% 葡萄糖溶液或 1:4 液（生理盐水:5% 葡萄糖溶液）每日 50～60 ml/kg，静脉滴注。病情严重者可予少量多次输血浆或新鲜全血。

（二）控制感染

在病原菌未明确前选用球菌、杆菌兼顾的抗生素联合给药、经静脉给药，疗程 2～3 周，脓毒败血症则需 4～6 周。一般先用两种抗生素，明确病原菌后根据药物敏感试验调整用药。

1. 病情危重而病原菌不明时可用头孢他啶加氯唑西林静脉滴注。

2. 病情不严重病原菌不明时用新青霉素Ⅱ加氨苄西林或阿米卡星静脉滴注。

3. 革兰阴性杆菌败血症用氨苄西林加阿米卡星或头孢噻肟。

4. 金黄色葡萄球菌败血症用新青霉素Ⅱ、氯唑西林、头孢霉素或万古霉素。

5. 链球菌、肺炎双球菌败血症用大剂量青霉素，每日 10 万～20 万 U/kg。或头孢吡肟、头孢噻肟。

6. 绿脓杆菌败血症用羧苄西林，≤7 天每日 200 mg/kg，分 2 次；>7 天者每日 300 mg/kg，分 3 次。

7. 厌氧菌败血症时首选甲硝唑，其用量≤7 天者每日 15 mg/kg，分 2 次；>7 天者每日 15～30 mg/kg，分 3 次，也可用林可霉素。

（三）治疗并发症

休克者扩充血容量及使用血管活性药物如多巴胺。高胆红素血症时应进行光疗，糖皮质激素的应用必须在有效足量抗生素的前提下方可应用。

（四）免疫治疗

1. 免疫球蛋白治疗

尤其是早产儿，可用大剂量免疫球蛋白 0.5～1 g/kg，静脉滴注。

2. 部分交换输血

主要用于严重感染，白细胞减少或有高胆红素血症，不仅供给抗体、补体、调理素、粒细胞，还可将含毒素或未结合胆红素的血换出来，一般用新鲜肝素化全血（150 ml/kg）。

四、护理要点

（一）一般护理

1. 严格做好消毒隔离工作，患儿应当隔离预防交叉感染。工作人员在护理患儿前后应用肥皂水洗手或用 75% 乙醇甘油擦手，患儿出院后被褥、衣物应进行消毒处理。

2. 供给足够的营养和水分，增强机体抵抗力。喂养时应耐心、细心，能吸吮者宜直接母乳喂哺。吸吮能力较差者可用滴管滴入。不能进食时可采用鼻饲喂养，或通过静脉补充热量、水与电解质。喂时如发现面色有变化，应立即停喂，并寻找原因。所用奶具每次用前应经煮沸消毒。

3. 每天用温水擦浴，更换衣服，保持皮肤清洁、干燥。如有小脓疱可用75%乙醇棉签擦除脓液后涂甲紫。

4. 脐部感染时应每天换药，先用3%过氧化氢溶液清洗、拭净，撒以消炎粉，并敷消毒纱布。换药用具和脏敷料须经高压蒸汽消毒后再处理。

5. 口腔护理常用的清洗液为消毒生理盐水或1:5 000呋喃西林溶液。

6. 注意保暖，患儿体温变化大，应每2~4小时测体温1次。高热者头部置冰袋，并适当解松襁褓及少盖被。四肢发凉、体温不升者应用热水袋或暖箱保暖。

7. 如有呼吸急促、发绀或循环不良表现时应及时给氧。

（二）病情观察与护理

1. 患儿的精神状况，对外界刺激的反应性，体温与体重的变化，面色、黄疸、食欲、吸吮力等为病情观察之重点。若经治疗后如体温渐趋稳定，对外界反应转灵活，吸吮有力，黄疸渐消退，此乃病情之好转，反之则属病情恶化，应注意严密观察。

2. 注意观察有无并发症，若患儿体温升高、面色青灰、喷射性呕吐、前囟饱满、阵发性尖叫及两眼凝视等，提示并发化脓性脑膜炎可能；呼吸急促、口唇青紫、口吐白沫、咳嗽等有并发肺炎的可能；对末梢循环不良、体温过低者应检查下肢、臀部、耻骨联合等部位有无皮脂硬化症的发生。

3. 注意出血倾向，观察皮肤、黏膜有无出血，并注意淤点大小及增减情况。重危者可口吐咖啡色液体，大便呈柏油样或便血，此时应及时吸出或清除呕吐物，禁食，并给予氧气吸入、止血药物等抢救治疗。

4. 应密切观察神志与黄疸进展程度，防止核黄疸及中毒性脑病的发生。如发生呻吟、烦躁不安、神志不清，甚至发生惊厥，表示病情在继续恶化，应及时与医生联系，以便及早给予相应的处理。

5. 入院后即遵医嘱抽血做常规检验及血培养，以及早明确病原菌。熟练掌握头皮静脉穿刺，使抗菌药物顺利滴入，并严格控制补液速度，了解常用抗菌药物的配伍禁忌及使用方法及注意事项，密切观察药物疗效及反应。

（三）康复护理

加强孕妇保健工作，注意对高危孕妇的管理，避免临产时感染；加强临产时监护，防止新生儿感染，保持皮肤及脐部清洁。注意保暖，供给足够热量，鼓励母乳喂养，一遇感染立即隔离治疗。

（宋红）

第四节　新生儿破伤风

新生儿破伤风是由破伤风梭状芽孢杆菌侵入脐部而引起的急性感染性疾病，常于生后 7 天左右起病，临床症状以全身骨骼肌强直性痉挛和牙关紧闭为特征，俗称"脐风""七日风""锁口风"。中华人民共和国成立后随着无菌接生的推广和医疗护理质量的提高，其发病率和死亡率明显下降，但偏僻地区仍有发病，应引起重视。

一、病因

接生时用未消毒或消毒不彻底的剪刀、线绳来断脐、结扎，或用未消毒的敷料包裹脐端，使破伤风梭状芽孢杆菌侵入脐部。

破伤风梭状芽孢杆菌为革兰阳性厌氧杆菌，广泛分布于土壤、尘埃和人畜粪便中，在一定条件下产生芽孢，芽孢抵抗力极强，在无阳光照射的土壤中可几十年不死，能耐煮沸 1 小时，干热 150℃ 1 小时，需高压消毒，用碘酒等含碘的消毒剂或气体消毒剂环氧乙烷才可将其杀灭。

二、发病机制

坏死的脐残端及其上面的覆盖物可使该处氧化还原电势降低，有利于破伤风梭状芽孢杆菌繁殖，并产生破伤风痉挛毒素。此毒素沿神经轴逆行至脊髓前角细胞和脑干运动神经核，也可经淋巴、血液至中枢神经系统，与神经节苷酯结合，使后者不能释放甘氨酸等抑制性传递介质，导致全身肌肉强烈痉挛。活动频繁的咀嚼肌先受累，使牙关紧闭，面肌痉挛而呈苦笑面容；腹背肌肉痉挛，因背肌较强呈角弓反张。此外，毒素可兴奋交感神经，导致心动过速、高血压、多汗等。

三、病情评估

（一）病史

出生时有脐带消毒不严史，脐带晚脱或脓汁流出。

（二）临床表现

潜伏期 3~14 天，以 4~6 天发病最多，故俗称"四六风"。潜伏期越短，病死率越高。哭闹不安，张口及吸吮困难，随后牙关紧闭，出现苦笑貌，伴四肢抽搐，呈强直性痉挛，甚至角弓反张。任何轻微刺激均可引起痉挛发作。呼吸肌和喉肌痉挛可引起窒息。患儿神志清，早期不发热。痉挛期可因全身肌肉强烈痉挛而致体温升高。可因继发感染而死亡。

痉挛期四肢肌肉呈强直性痉挛，腹直肌可强直如板，甚可表现角弓反张，如并发肺炎，肺部听诊可闻及湿性啰音。脐部常有感染，脐轮红、有分泌物。

（三）实验室及其他检查

脐部脓汁涂片可见细菌及中性粒细胞。培养阳性率较高。早期尚无典型症状时，用压舌板检查咽部用力下压时，牙关咬得很紧。压舌板不易拔出，有助于早期诊断。

（四）诊断

1. 旧法接生或产后脐带处理不洁，或有外伤史。

2. 生后 4~7 天发病（最迟 14 天），患儿哭闹不安、张口困难、牙关紧闭。颜面肌肉抽搐呈"苦笑"面容，全身肌肉呈阵发性、强直性痉挛，呼吸肌痉挛，遇光、声或触动等刺激即引起痉挛发作，重者呈角弓反张状。喉肌、呼吸肌痉挛可引起发绀、窒息。

3. 脐部或伤口处分泌物做厌氧菌培养，部分患儿可查到破伤风梭状芽孢杆菌。

4. 一般无发热，但反复抽搐可引起体温升高。病程中神志始终清楚。

四、急救措施

原则是保证营养，控制痉挛，预防感染。

（一）保证营养减少刺激

病初应暂时禁食，以免误吸，以静脉输液供给营养，痉挛减轻后，用胃管喂养，给充足的营养和热量。减少刺激，治疗要集中，操作要轻快，病室需安静、避光。

（二）控制痉挛

是治疗本病的主导环节，可依次选用下述药物。

1. 地西泮

每次 0.3~0.5 mg/kg，静脉缓慢注射，5 分钟内即达有效浓度，但半衰期短，仅半小时，不适用维持治疗。镇痉后，插鼻胃管并保留胃管，给予地西泮计划治疗，轻度每日 2.5~5 mg/kg，重度每日 5~10 mg/kg，分 6 次经胃管或肛管给药，达到地西泮化，使患儿处于深睡状态，维持 4~7 天，逐渐减量，直至能张口吃奶，痉挛解除可停药。地西泮一般不用肌内注射，因不易吸收。

2. 复方氯丙嗪

每次 1~2 mg/kg，可 4~8 小时 1 次，静脉或肌内注射。

3. 苯巴比妥钠

止惊效果好，维持时间长，不良反应小。可先用负荷量 15~20 mg/kg，静脉注射，维持量每日 5 mg/kg，分 2 次静脉注射，需做血药浓度监测，以免蓄积中毒。

4. 水合氯醛

止痉作用快，效果佳，而且安全，10% 溶液每次 0.5 ml/kg，灌肠或胃管注入。

5. 副醛

止惊作用快而安全，每次 0.1~0.2 ml/kg，稀释成 5% 溶液静脉注射，也可用 0.2~0.3 ml/kg 肌内注射或灌肠。本药由肺排出，有呼吸道感染者不可使用。

6. 维生素 B_6

每日 100 mg 可增加脑内 γ-氨基丁酸的含量，达到解痉挛效果。

上述药物的常用方法是，地西泮与复方氯丙嗪，或地西泮与苯巴比妥钠交替使用，每 4~6 小时用 1 次。药物剂量以安静或小刺激时不抽为宜，长期大剂量用药的婴儿可能从痉挛状态转为松弛苍白状态。应予注意。

（三）中和毒素

1. 尽早用破伤风抗毒素（TAT）

1 万~2 万 U 用生理盐水稀释后缓慢静脉滴注，3 000 U 脐周封闭，抗毒素对游离于血液或淋巴液中留存的毒素起中和作用，但对已与神经组织结合的毒素无效。

2. 人体破伤风免疫球蛋白

该药疗效较抗毒素为佳，可用 500 U 肌内注射。

（四）抗生素

目的在于阻止脐部的需氧杂菌滋生和破伤风梭状芽孢杆菌繁殖，还能防治肺炎、败血症等细菌感染并发症。常用青霉素每天剂量为 20 万~30 万 U/kg，分次静脉滴注，连用 10 天。甲硝唑能杀灭体内的破伤风梭状芽孢杆菌，消除破伤风外毒素的来源，每天剂量为 50 mg/kg，分为 3~4 次口服，重者可用 7.5 mg/kg 静脉滴注。有并发症时应加用广谱抗生素，并延长青霉素的用药时间。

（五）气管切开

用于病情严重者如潜伏期在生后 4 天内，反复抽搐、喉痉挛、窒息且咳嗽及吞咽反射消失，或支气管内分泌物阻塞等时，应尽早做气管切开术，但必须控制痉挛后才可施行手术。

（六）脐部处理

用 3% 过氧化氢或 1∶4 000 高锰酸钾溶液清洗脐部，再涂以 2.5% 碘酊，再用 75% 乙醇脱碘，每日 1 次，直到创面愈合。

（七）其他

缺氧时吸氧。有呼吸衰竭表现用东莨菪碱每次 0.03~0.05 mg/kg，间隔 10~30 分钟重复使用，病情好转后延长使用时间。必要时气管插管使用人工呼吸器。有脑水肿时应用呋塞米或甘露醇等脱水剂。水肿、少尿者应限制液量。

五、护理要点

（一）一般护理

1. 病房要保持安静，保持适宜的温湿度，避免各种刺激，光线宜稍暗，尽量不要触动患儿，减少不必要的检查。患儿应严格隔离，吸氧装置与吸痰器等用品应专用。护理完毕注意手的清洗与消毒。

2. 应早期使用胃管喂养，插管前应先用止痉剂，以免引起窒息，由胃管注乳液宜少量多次，缓慢注入。入量及热量不足者可静脉滴注葡萄糖液。

3. 保持呼吸道通畅，防止窒息，可使患儿取头低侧卧位，及时清除鼻咽部分泌物。面色青紫、呼吸困难时给氧气吸入，并备妥急救药品及器械，以利抢救。

4. 新生儿破伤风易并发肺炎及败血症而加重病情导致死亡，因此，应根据气温随时增减衣被，因痉挛而大汗淋漓时，可用干毛巾擦干，防止受凉。对低体重儿及四肢冰冷患儿应注意保暖。在不引起痉挛的情况下，给予翻身以防发生坠积性肺炎和压疮。四肢痉挛双拳紧握时，有关部位易破损糜烂，应注意掌心清洁干燥。及时更换尿布，保持臀部的清洁干燥。

5. 注意皮肤护理，保持皮肤清洁、干燥，在不引起惊厥发作的前提下，定时变换体位，尤其要注意易发生糜烂的部位如掌心、腋窝及肛门皮肤，预防压疮。同时做好脐部的护理，接触过伤口的敷料等用物，须焚毁或用高压蒸汽消毒。

6. 注意口腔护理，破伤风患儿牙关紧闭不能进食，口腔分泌物又多，易引起口腔炎或吸入性肺炎，可用棉签轻轻洗去分泌物或以3%过氧化氢溶液及温盐水清洗口腔，保持清洁。

7. 保持鼻腔清洁，经鼻导管吸氧和插鼻饲管者，要防止鼻黏膜损伤和保持鼻腔清洁及通畅，可用小棉签蘸温开水轻轻清洗。

（二）病情观察与护理

1. 重点观察痉挛的次数和持续时间，有无窒息，如发现强直性痉挛并面色青紫、呼吸困难、屏气，应考虑喉头痉挛，有发生窒息危及生命的可能，应立即给氧并通知医生进行抢救。

2. 大量使用止惊药物易引起药物蓄积中毒，应密切观察药物反应。如患儿出现呼吸缓慢、表浅，面色苍白，牙关松弛，全身瘫软，提示镇静剂过量，应立即与医生联系停用或减量，以免抑制呼吸中枢导致呼吸衰竭。

3. 遵照医嘱进行破伤风抗毒素静脉点滴或肌内注射时应准备掌握剂量（一般用量为2万~3万U）；应用抗生素控制感染时，遵照医嘱严格掌握用量、用法和速度，也可配合中药治疗。

4. 注意观察并发症如口腔炎、支气管肺炎、新生儿败血症的发生，发现异常及时报告医生。

（三）康复护理

1. 严格按照无菌接生法接生。

2. 紧急情况下接生时，如无已消毒的器械时，可把剪刀烧红，冷却后断脐，脐带适当留长，结扎线用煮沸法消毒。24小时内重新消毒结扎脐带，剪除远端部分，并预防性注射破伤风抗毒素1 500~3 000 U。

（张超）

第五节　新生儿硬肿症

新生儿硬肿症是由于寒冷、早产、感染、窒息等原因引起的一种皮肤和皮下脂肪硬化的疾病，临床表现为体温不升、哭声低下或不哭、吸吮困难、拒乳、硬肿等。

一、病因和发病机制

本病病因尚未完全明确，可能与下列因素有关、

（一）解剖生理特点

1. 新生儿体温调节中枢发育尚未完善，调节功能较差，体表面积相对较大，皮肤薄，血管较多，易于散热而体温偏低，未足月儿更是如此。

2. 新生儿皮下脂肪中含饱和脂肪酸较多，其溶点高，在产热不足或受寒时易发生凝固。

3. 新生儿体内有棕色脂肪，分布于中心动脉附近和两肩胛之间，棕色脂肪细胞内含有丰富的线粒体，在氧的参与下，该处进行代谢，产生热量。未足月儿棕色脂肪少，产热贮备能力不足；窒息的婴儿由于缺氧；严重感染婴儿由于缺氧、酸中毒和休克，棕色脂肪产热过程受抑制，易出现体温不升，若摄入量不足，机体热量更少，则皮下脂肪易于凝固。

（二）寒冷

是造成本病的主要客观因素，因此本病多见于寒冷季节出生、保暖不佳的新生儿。但此因素必须与机体解剖生理特点相结合才发病。

（三）感染和其他因素

败血症、肺炎等严重感染性疾病、窒息、颅内出血以及某些先天性畸形，引起热量摄入不足，循环及代谢障碍，均与发病有一定关系。

二、病情评估

（一）病史

本病多发生于出生后 1 周内，多有受寒、早产、感染、窒息等病史。

（二）临床表现

表现为皮肤发凉、变硬、呈紫红色，先在小腿、大腿外侧出现水肿及皮下脂肪硬化，以后整个下肢、臀部、下腹部、面颊、上肢也受累，严重者波及全身，硬如板状。患儿一般情况差，体温可降为 31～35℃，哭声微弱或不哭，吸吮困难，肢体动作少。胸腹硬肿者可发生呼吸困难，尿少，常伴心肌损害和酸中毒。

（三）新生儿硬肿的分度及硬肿面积计算法

头颈部 20%，双上肢 18%，前胸及腹部 14%，背及腰骶部 14%，臀部 8%，双下肢 26%。

硬肿病情分度标准，见表 12－2。

表 12－2　硬肿症病情诊断分度

评　分	体温（℃）		硬肿范围（%）	器官功能改变
	肛温	腋—肛温差		
0	≥35	负值	<30	无、轻度功能低下
1	<35	0 或正值	~50	器官功能损害
4	<35 或 30	正值或负值	>50	功能衰竭

说明：①总分为 0 者为轻度，1~3 分为中度，4 分以上为重度；②体温检测：肛温在直肠内距肛门约 3 cm 处测，持续 4 分钟以上；腋温将上臂贴紧胸部测 8～10 分钟。腋—肛温差正值说明产热良好，负值提示产热衰竭；③器官功能低下包括不哭、不吃、反应低下。功能损害表现有心率缓慢、心电图异常、血生化异常等。器官功能衰竭指休克，心、肾衰竭，DIC，肺出血等。

（四）实验室及其他检查

1. 血常规

以血小板减少为主，若合并感染时，白细胞增高，以中性粒细胞为主。

2. 低血糖

血细胞比容升高，凝血酶原时间延长。

3. 血气分析

低氧血症及代谢性酸中毒，PaO_2 下降，$PaCO_2$ 升高。

4. 心电图

PR 间期延长，QT 间期延长，低电压，T 波低平、倒置，ST 段下降。

5. 胸部 X 线

肺部有炎症、淤血、水肿、出血改变。

（五）诊断要点

1. 有受寒、低体重、早产、感染、产伤、出血、高胆红素、喂养不当及窒息等诱因。

2. 多见于生后 1 周内，体温不升、反应低下、不哭、拒食、少动、呼吸浅表。

3. 脂肪堆积处皮肤有不同程度的硬肿，受损皮肤紧贴皮下组织呈紫红或鲜红至苍白，触之冷，伴水肿。重者易合并心、肺、肾衰竭症状，硬肿面积 >50%，常合并有肺出血、消化道出血、败血症、休克及 DIC。

（六）鉴别诊断

1. 新生儿皮下坏疽

系皮下组织急性化脓性感染，病原菌多为链球菌或金黄色葡萄球菌，好发于背、骶、臀、枕部等受压部位，局部皮肤硬而发红，略肿，边缘不清，迅速扩大，病变中央由硬变软，色转暗红，触之漂浮感，最后呈紫黑色坏死、脱落，形成溃疡。本病有感染中毒症状，常伴发热、哭闹，血培养常阳性。

2. 新生儿水肿

正常新生儿，尤其早产儿，可因肾脏暂时性钠、氯排泄功能不足，水潴留，引起手、足背、眼睑、头皮、女婴阴唇等处水肿；全身性水肿可见于早产儿、新生儿溶血症、先天性心脏病、先天性肾病、先天性脚气病、低蛋白血症、失血性贫血等，其特点是四肢、躯干广泛的凹陷性水肿，肤色苍白发亮，不凉、不硬，体温正常。

三、处理

（一）复温

轻者可放在 26～28℃室温中，置热水袋，使其逐渐复温。重者可先置 26～28℃室温中 1 小时，然后放入 28℃暖箱中，每小时提高箱温 1℃，直至 30～32℃，使皮肤温度达 36℃左右。也可因地制宜地采用其他保暖和复温方法，希望在 24 小时内使体温恢复正常。

（二）喂养

保证足够的热量供给，对疾病的恢复是很重要的。若有吸吮和吞咽功能者，可直接哺喂放滴管喂养，不会吸吮可用胃管喂养。重症或伴腹胀、呕吐者，暂不哺喂而由静脉补充液体和营养。

（三）热量和液体供给

病程中患儿已消耗大量热量，治疗时复温和维持正常体温又需足够热量，因此在复温的同时，必须供给足量的葡萄糖，热量从每天 209 kJ/kg 开始，以后随体温上升迅速递增至每天 418～502 kJ/kg，经口、部分或全部静脉营养，体温低时给糖速度宜慢，静脉滴注葡萄糖按每分钟 6 mg/kg 给予，复温后可加快至每分钟 12～14 mg/kg，防止高血糖。液量开始按每天 60～80 ml/kg，以后按每天 100 ml/kg 给予，有明显心、肾功能损害者，应严格限制输液速度及液量。

（四）控制感染

硬肿症常同时伴有感染，须注意隔离，适当选用抗生素。一般用青霉素或氨苄西林，如合并肺炎或败血症者可加用其他广谱抗生素。

（五）肾上腺皮质激素的应用

能促进机体代谢，促进糖原异生和分解以增加热量，增强耐寒力。轻症者可口服泼尼松每日 1～2 mg/kg，分 3～4 次；重症者以氢化可的松每日 5～10 mg/kg 静脉滴注，连用 3～5 天。

（六）DIC 的治疗

1. 肝素

疑有 DIC 者给肝素每次 1 mg/kg，加于 10% 葡萄糖 5 ml 中，静脉注射，每 6 小时 1 次，第 2 天每 8 小时 1 次，第 3 天每 12 小时 1 次，至凝血酶原时间和凝血时间正常，或病情好转停药。一般用药 3 天左右。应用肝素 1～2 次后立即输血 25 ml，必要时翌日再输血 1 次。

2. 莨菪类药

山莨菪碱能解除血管痉挛，增加肾脏血流量，改善肾小球滤过功能，增加尿量，加速体内毒素排泄，调节酸碱平衡，还能减轻心脏前后负荷，从而改善心功能。有研究者在综合治疗基础上应用山莨菪碱每次 2～3 mg/kg 加入到 10% 葡萄糖 80～100 ml 内静脉滴注，每日 1 次，用至硬肿完全消失为止。结果病死率 32%。用药后可见体温上升时间平均为 18.9 小时，硬肿完全消退时间为 7 天。另有人用东莨菪碱 0.01～0.1 mg/kg 加入 10% 葡萄糖液中静脉滴注，重者酌加剂量，治疗新生儿硬肿症 25 例，治愈 20 例；对照组 25 例，治愈 10 例。

3. 多巴胺

本品可增加肾血流灌注，促进利尿；也可扩张冠状动脉，增强心肌收缩力。此外，还能改善循环障碍，有助于胃肠功能恢复和阻断 DIC 和预防肺出血等作用。文献报道在综合治疗的基础上加用本品治疗 42 例，治愈 28 例，死亡 14 例，死亡率 33%，与目前国内外的报道明显降低。方法：在纠正酸中毒、扩容后静脉滴注多巴胺，剂量每次 1 mg/kg（每 1 mg 多巴胺加入 10% 葡萄糖 10 ml 内），滴注速度每分钟 5～8 μg/kg，每日 1～2 次，连用 2～7 天。

4. 双嘧达莫

可降低血液黏滞度，加快血液流速，改善微循环，对早期 DIC 疗效显著。强调早期应用，尤其是早产儿和双胎儿可防治 DIC 的发生和进展。剂量每日 1~2 mg/kg 加入 10% 葡萄糖 50 ml 缓慢静脉滴注，待硬肿开始消退停用，一般用药 3~4 天。

5. 其他补充凝血物质

DIC 消耗凝血因子，故应及时输入少量鲜血或血浆，每次 5~10 ml/kg。此外，应适量使用纤溶抑制药物，如 6 - 氨基己酸，0.1 g/kg；或对羧基苄胺每次 8~12 mg/kg。

（七）合并心力衰竭及肺水肿的治疗

可用强心利尿剂，常用氨茶碱 2~3 mg/kg，呋塞米 1~2 mg/kg，毒毛花苷 K 0.007~0.01 mg/kg，缓慢静脉注射。

（八）循环障碍的治疗

有休克或循环障碍者及时扩容、纠酸。扩容先用 2:1 液 15~20 ml/kg（明显酸中毒者用 1.4% 碳酸氢钠等量代替）在 1 小时内静脉滴入，继用 1/3 或 1/4 张液，每日 70~90 ml/kg。纠正酸中毒，以 5% 碳酸氢钠 2~3 ml/kg，或以血气 BE 值公式计算：补充碳酸氢钠的毫摩数 = BE × 体重（kg）× 0.3。先给 1/2 量，稀释成等张液后滴注，必要时余量 6 小时内给予。血管活性药：早期伴心率低者首选多巴胺，每分钟 5~10 μg/kg 静脉点滴，或用酚妥拉明，每次 0.3~0.5 mg/kg，每 4 小时 1 次；或山莨菪碱（654 - 2），每次 0.5~1 mg/kg，15~20 分钟 1 次，可连用 2~4 次。

（九）急性肾衰竭的治疗

严格限制液量，尿少或无尿给呋塞米每次 1~2 mg/kg。无效时加用多巴胺或氨茶碱静脉滴注。有高钾血症时给胰岛素加葡萄糖静脉输注（每 4 g 葡萄糖加 1 U 胰岛素），同时控制钾的摄入。低钙血症时，补充葡萄糖酸钙。

（十）肺出血的治疗

早期做气管内插管，进行正压呼吸（CPAP 或 IPPV）治疗，平均气道压（MAP）10.75~12.75 cmH$_2$O。2 天后病情好转，减低呼吸器参数并撤离。同时要积极治疗引起肺出血的原因。

（十一）其他

补充维生素，维生素 C 每日 200~300 mg；维生素 E 5 mg，每日 3 次口服。中药以活血化瘀，温阳祛寒为主。

四、护理要点

（一）一般护理

1. 病室应空气流通，定期消毒做好隔离工作，防止交叉感染。注意皮肤的清洁、干燥、衣服、床单及尿布应柔软、清洁、平整，防止皮肤、肺部等继发感染。

2. 能吸吮者尽量母乳或奶瓶喂养。不能吸吮者可用滴管或鼻饲喂养，吞咽功能恢复后选用小奶孔软奶头试喂，无青紫、发憋逐渐增加奶量。重症伴呕吐者可由静脉补充营养物与液体。热量开始时每日 209 kJ/kg，以后随病情及日龄增长，渐递增为每日 418~502 kJ/kg。

3. 复温为新生儿硬肿症治疗之关键，必须遵循逐渐复温之原则，切忌升温过快。措施如下：

（1）入院后先用体温计（可用水温表代替）正确测量肛温，做好记录。然后根据不同体温给予处理。

（2）中度低体温（30℃以上，肛腋温差为零或正值）患儿可立即放入 30～32℃ 的温度环境中，通过减少散热使体温升高。根据患儿病情和体温恢复情况，把暖箱箱温调节到 30～34℃，力争 12 小时复温。

（3）重度低体温（低于 30℃，肛腋温差为负值，说明无产热能力）患儿应在立即纠正代谢紊乱、恢复器官功能、静脉补充热量的同时采用外加温形式逐渐复温。先让患儿在比其体温高 1～2℃ 的暖箱内复温，然后每小时提高 0.5～1℃ 箱温（不超过 34℃），使患儿体温在 12 小时内恢复正常。

（4）复温过程中用低温计测肛温，每 2 小时一次，体温正常 6 小时后改为每 4 小时一次，并做好记录。

（5）同时记录患儿生命体征、尿量、环境温湿度，并检测血气、血糖、电解质及肾功能。

（6）给氧：对有窒息史、感染合并缺氧及休克的患儿，应给氧。

4. 有酸中毒者可给予 5% 碳酸氢钠 3～5 ml/kg 稀释成等渗液后静脉滴注。

5. 对有呼吸困难、发绀者，应及时给氧，并注意保持呼吸道通畅。

6. 硬肿症皮肤血循环很差，应经常更换体位，以免局部受压时间过长而影响病变的恢复，甚至发生压疮。每 2 小时翻身一次，动作要轻柔。

7. 注意预防感染。硬肿症患儿的抵抗力很弱，一旦发生感染，预后很差。常见的感染有肺炎和败血症。要注意清洁护理，防止皮肤及黏膜的破损。做好口腔、皮肤、脐部、臀部的护理，各种注射严格无菌操作。接触患儿的毛巾、衣服、尿布等应柔软并经消毒处理。注意隔离，室内每日紫外线照射一次。为控制和预防感染，应及早选用抗生素。

8. 皮下和肌内注射药物时，应避开硬肿处以利吸收。

9. 当出现各种并发症时，分别做好各有关护理。

（二）病情观察与护理

1. 密切观察患儿一般状态及生命体征的变化，此类患儿反应差，呼吸表浅，循环不良，如面色突然发青、发灰，是内出血的征兆，立即报告医生进行处理。

2. 观察皮肤的颜色、硬肿部位及程度、范围。硬肿严重者，注意皮肤黏膜及其他部位的出血倾向。如鼻腔溢出血性泡沫液体为肺出血，立即报告医生，在抢救过程中，避免胸部做人工呼吸，以防加重肺出血。

3. 静脉滴注葡萄糖时，滴速不宜过快；遵照医嘱应用糖皮质激素、肝素、抗生素、止血药治疗时，剂量应准确，并观察不良反应；应用肝素过程中须定时测定凝血时间。

4. 注意观察并发症的发生

（1）肺炎与败血症：如患儿治疗反应不佳，而出现呼吸浅促、发绀、呼吸暂停时应做胸部摄片。如病情加重、反应差、黄疸加深、皮肤有淤点时，应及时做血培养。因此类患儿易伴发肺炎或败血症。

（2）弥散性血管内凝血：对重症患儿要密切注意皮肤有无淤点、淤斑以及有无消化道或呼吸道出血症状。如有呕血或黑便时表明有胃肠道出血现象。如口鼻流血性泡沫样分泌物，肺内出现细湿性啰音时，表明已有肺出血。为弥散性血管内凝血之改变。要及时通知医生，积极进行抢救。

（三）康复护理

1. 向家属说明保暖对患儿疾病恢复的重要性及保暖的方法，如使用热水袋的注意事项。

2. 向家属介绍保持空气新鲜、阳光充足、室内温湿度及定期消毒的重要性：即预防感染，温度保持在 26～28℃，湿度为 55%～65%。

3. 教受母亲母乳喂养的方法（坐式、侧卧式、环抱式）及母乳喂养的优点。母亲保证充足休息和加强营养的重要性。

4. 及时更换尿布，保持局部皮肤干燥、清洁，以免发生红臀，保持脐部干燥，以免尿布刺激引起脐部感染。

5. 说明严禁探视及讲究卫生的重要性：患儿抵抗力、防止交叉感染。

6. 说明发生并发症的早期表现及对疾病预后影响，如肺炎、败血症、DIC 的先兆症状。

（张超）

第六节　小儿急性呼吸衰竭

急性呼吸衰竭（ARF，简称呼吸衰竭）是一种严重的临床综合征。由于累及呼吸器官及（或）呼吸中枢的病变引起通气和（或）换气功能障碍，造成急性动脉血氧下降和（或）二氧化碳潴留时称为呼吸衰竭。表现为低氧血症或低氧血症与高碳酸血症并存。

一、呼吸衰竭的类型

呼吸衰竭常分为两种类型要根据血气分析做诊断。正常人 PaO_2 为 85～105 mmHg，$PaCO_2$ 为 36～45 mmHg，pH 值为 7.35～7.45。若 PaO_2 低于 80 mmHg，$PaCO_2$ 高于 45 mmHg，可认为呼吸功能不全。如 PaO_2 低于 60 mmHg 和（或）$PaCO_2$ 高于 50 mmHg，即可诊断呼吸衰竭。应指出这是成人和儿童的标准，婴幼儿 PaO_2 及 $PaCO_2$ 均较年长儿为低，诊断标准也应有所不同。在婴幼儿可以 PaO_2 小于 50 mmHg 和（或）$PaCO_2$ 大于 45 mmHg，作为诊断呼吸衰竭的标准。

（一）低氧血症型呼吸衰竭

低氧血症型呼吸衰竭又称 I 型呼吸衰竭或换气障碍型呼吸衰竭，主要由肺实质病变引起。由于肺部病变，肺顺应性都下降，换气功能障碍是主要的病理生理改变，肺泡与血液间气体弥散障碍和通气/血流比例失调是引起血氧下降的主要原因。血气主要改变是动脉氧分压下降，这类患者常伴有过度通气，早期只有低氧血症而无二氧化碳潴留，故 $PaCO_2$ 常降低或正常。若合并呼吸道梗阻因素或疾病后期，$PaCO_2$ 也可增高。

（二）通气功能衰竭

通气功能衰竭又称Ⅱ型呼吸衰竭，可由肺内原因（呼吸道梗阻，生理无效腔增大）或肺外原因（呼吸中枢或胸廓的异常等）引起。基本的病理生理改变是肺泡通气量不足。这类患儿若无肺内病变，则主要问题在 CO_2 滞留及呼吸性酸中毒。动脉血气改变特点是 $PaCO_2$ 增高、PaO_2 下降、pH 值降低。单纯通气不足所致的低氧血症不会很重，而且较易治疗。因通气不足时动脉氧分压低到危险的程度以前 $PaCO_2$ 的增高已足以致命。

二、病因

呼吸衰竭的病因可分三大类，即呼吸道阻塞、肺实质病变和呼吸泵异常。

（一）呼吸道阻塞

上呼吸道阻塞在婴幼儿多见。喉是上呼吸道的狭部，是发生阻塞的主要部位，可因感染、神经体液因素（喉痉挛）、异物，先天因素（喉软骨软化）引起。下呼吸道梗阻包括哮喘，毛细支气管炎等引起的阻塞。重症肺部感染时的分泌物，腺病毒性肺炎的坏死物，均可阻塞细支气管，造成下呼吸道梗阻。其特点是以通气障碍为主，下呼吸道阻塞也可合并换气障碍。

（二）肺实质病变

1. 一般性肺实质疾患

包括各种肺部感染、间质性肺疾患、肺水肿等。

2. 特殊性肺实质疾患

包括新生儿呼吸窘迫综合征（RDS）和成人型呼吸窘迫综合征（ARDS）等。

肺实质病变引起换气功能障碍，晚期或早期道阻塞时也可有通气功能障碍。

（三）呼吸泵异常

呼吸泵异常包括从呼吸中枢、脊髓到呼吸肌和胸廓各部位的病变。神经系统疾病如各种病变所致呼吸中枢功能障碍、急性感染性多神经根炎、脊髓灰质炎伴呼吸肌麻痹、破伤风等。胸廓及胸腔疾病如胸廓畸形、气胸、胸腔积液、脓胸、血胸等。共同特点是引起限制性通气不足。呼吸泵异常还可导致排痰无力，造成呼吸道梗阻，肺不张和感染，使原有的呼吸衰竭加重。胸部手术后引起或加重的呼吸衰竭也常属此类。

三、病理生理

呼吸衰竭主要分为中枢性和周围性两种。中枢性呼吸衰竭是因呼吸中枢的病变，呼吸运动发生障碍。以呼吸节律不规整甚至呼吸暂停、停止。表现为通气量明显减少。主要结果是 PCO_2 升高，伴有不同程度低氧血症。周围性呼吸衰竭常发生于各种肺疾患或呼吸肌麻痹，大多是换气功能障碍，也可同时发生通气和换气功能障碍。主要引起 PO_2

下降，PCO_2 可以降低，正常或增高。需要指出，临床上常有多种因素并存或互相影响的情况，如中枢性呼吸衰竭患儿吞咽困难，排痰无力，可合并肺炎，严重肺疾患可出现中枢性呼吸衰竭。

呼吸衰竭对脑实质、肾脏和循环系统的功能均有不良的影响。缺氧、二氧化碳潴留和呼吸性酸中毒的共同作用可引起脑水肿，呼吸中枢受损，使通气量减少，其结果又加重呼吸性酸中毒和缺氧，形成恶性循环。此外，缺氧可使肺小动脉收缩，导致肺动脉高压，右心负荷增加，严重的呼吸性酸中毒则影响心肌收缩的能力，其结果发生循环衰竭，血压明显下降，组织缺氧，肾功能不全，形成代谢性酸中毒。后者又促使呼吸性酸中毒难于代偿，酸中毒的程度加重，因而血红蛋白与氧结合能力减低，血氧饱和度进一步下降，形成又一个恶性循环。

四、病情评估

（一）病史

了解患儿有哪些呼吸系统疾病，此次发病的原因，有无上呼吸道感染等诱因的存在。

（二）临床表现

呼吸衰竭的临床表现因年龄、类型、病期早晚的不同可有很大差异。除原发病的症状外，主要为呼吸系统症状以及低氧血症和高碳酸血症的症状。

1. 呼吸系统症状

（1）周围性呼吸衰竭：因肺部疾患所致的呼吸衰竭，视病因以及疾病的不同时期而异。常有不同程度的呼吸困难、三凹征、鼻扇等。上呼吸道梗阻时，以吸气性呼吸困难为主；下呼吸道梗阻时以呼气性呼吸困难为主；如肺内有严重病变则呼吸气均困难。一般早期表现为呼吸频率加快，但当疾病晚期或重症时患儿呼吸无力，出现下颌呼吸，呼吸次数减少，常为呼吸衰竭的严重征象。

（2）中枢性呼吸衰竭：主要为呼吸节律的改变，出现各种异常呼吸，如叹息样呼吸、抽泣样呼吸、潮式呼吸，严重者可有下颌运动及呼吸暂停。这类症状常一种或数种同时存在或先后出现，重者可近于呼吸停止。

应特别指出，呼吸衰竭患儿呼吸方面表现可不明显，而类似呼吸困难的表现也可有非呼吸方面的原因，如严重代谢性酸中毒。

2. 低氧血症

（1）发绀：以唇、口周、甲床等处为明显。$PaO_2 < 40$ mmHg，$SaO_2 < 0.75$ 时出现发绀。但在严重贫血、血红蛋白低于 50 g/L 时可不出现发绀。

（2）心血管功能紊乱：急性缺氧早期，血压上升，心率增快，心排出量增加。以后则因心率减慢，心律不齐，心排血量减少，致血压下降而出现休克。

（3）神经精神症状：早期有烦躁、易激动、视力模糊，继之神志淡漠、嗜睡、意识障碍，严重者可有颅内压增高、脑疝的表现。

（4）消化系统症状：消化道出血，常与脑病、休克并存。肝脏严重缺氧时，可发生小叶中心坏死，转氨酶升高、肝功能改变等。

（5）肾功能障碍：少尿或无尿，尿中出现蛋白、红细胞、白细胞及管型，严重者可出现肾衰竭。

3. 高碳酸血症

$PaCO_2$ 增高时，患儿出现出汗、摇头、烦躁不安、意识障碍等，由于体表毛细血管扩张，可有皮肤潮红；$PaCO_2$ 继续增高则出现惊厥、昏迷、视神经乳头水肿，H^+ 浓度不断增加，pH 值下降，形成呼吸性酸中毒。pH 值降至 7.20 以下时，将严重影响循环功能及细胞代谢。

（三）实验室及其他检查

1. 血气分析

呼吸衰竭早期或轻症，$PaO_2 < 50$ mmHg，$PaCO_2$ 正常（Ⅰ型呼吸衰竭，即低氧血症型呼吸衰竭）；晚期及重症，$PaO_2 < 50$ mmHg，$PaCO_2 < 50$ mmHg，$PaCO_2 > 50$ mmHg（Ⅱ型呼吸衰竭，即低氧血症并高碳酸血症型呼吸衰竭）。在海平面、休息状态、呼吸室内空气和情况下，$PaO_2 < 60$ mmHg，$PaCO_2 > 45$ mmHg，$SaO_2 < 0.91$，为呼吸功能不全；$PaO_2 \leqslant 50$ mmHg，$PaCO_2 \geqslant 50$ mmHg，$SaO_2 \leqslant 0.85$，可确诊为呼吸衰竭。

2. 根据可能的病因做相应的检查

如胸部 X 线片、头颅 CT 等。

（四）诊断

要对患儿病情的全面诊断和评价，不能只靠血气分析。要根据病史、临床表现、血气分析和其他检查手段做出全面的诊断分析。

1. 病史

要充分了解引起呼吸衰竭的原发病和诱因，包括呼吸道病史和其他全身性疾病。

2. 低氧血症和高碳酸血症的临床表现

对可疑呼吸衰竭的临床表现要提高警惕。以下几条可作为早期诊断的参考指标：①呼吸浅速或浅慢；②吸氧后仍有面色发灰、苍白或发绀；③极度烦躁、嗜睡、双眼凝视等神经系统表现。

3. 血气分析

血气分析应注意：

（1）婴幼儿时期 PaO_2、$PaCO_2$ 和剩余碱（BE）的数值均较儿童为低，不同年龄患儿呼吸衰竭的诊断应根据该年龄组血气正常值判断；忽略婴幼儿与儿童的不同，而应用同一标准诊断呼吸衰竭是不妥的。

（2）通常 $PaCO_2$ 反映通气功能，PaO_2 反映换气功能。若 PaO_2 下降而 $PaCO_2$ 不增高表示为单纯换气障碍，$PaCO_2$ 增高表示通气不足，同时可伴有一定程度 PaO_2 下降，但是否合并有换气障碍，可计算肺泡动脉氧分压差。比较简便的方法是计算 PaO_2 与 $PaCO_2$ 之和。此值小于 110 mmHg，包括吸氧患儿，提示换气功能障碍。

（3）对呼吸衰竭患儿病情的全面评价要结合循环情况和血红蛋白数值对氧运输做出评价。患儿是否缺氧，不能只看动脉 PaO_2，而要看组织氧供应能否满足代谢需要。为临床诊断，可参考剩余碱（BE）的改变判断有无组织缺氧。

要在病情演变过程中根据动态观察做诊断。对呼吸性酸中毒患儿要注意代偿情况，未代偿者血液 pH 值下降，对患儿影响大。代偿能力受肾功能、循环情况和液体平衡各方面影响。急性呼吸衰竭的代偿需 5~7 天时间。因此，若患儿发病已数日，要注意患儿既往呼吸和血气改变，才能对目前病情做出准确判断。如发病 2 天未代偿的急性呼吸衰竭与发病 8 天已代偿的呼吸衰竭合并代谢性酸中毒，可有同样的血气改变（$PaCO_2$ 增高，BE 正常）。

五、处理

（一）病因治疗

根据原发病的病史、体检及必要的辅助检查分析引起呼吸衰竭的原因及诱因，并对病情做出初步估计，以便及时正确处理。

（二）防治感染

呼吸道感染常是发生呼吸衰竭的诱因，也是呼吸衰竭患儿最常见的并发症。这与呼吸衰竭患儿防御感染能力减弱、免疫功能低下、咳嗽无力、痰液引流不畅等有关。气管插管或气管切开患儿完全失去上呼吸道防御能力，更易感染，严重者发展为败血症，成为导致死亡的主要原因。对危重呼吸衰竭小婴儿，呼吸道感染的治疗从开始就要应用强有力的抗生素。但没有明确感染征象时预防性应用广谱抗生素则不必要。呼吸道感染的预防要注意气管插管和套管的管理，以及吸痰时的无菌操作。呼吸机管道最好每日更换、消毒，最多不超过 3 天。患者的营养支持和病房的环境清洁也很重要。

（三）改善呼吸道功能

1. 保持呼吸道通畅

呼吸道通畅对改善通气功能有重要作用。由痰液阻塞气道引起的呼吸道梗阻常是造成或加重呼吸衰竭的重要原因，因此，在采用其他治疗方法前首先要清除呼吸道分泌物及其他可能引起呼吸道梗阻的因素，以保持呼吸道通畅。口、鼻、咽部的黏痰可用吸痰管吸出，气管深部黏痰常需配合湿化吸入，翻身拍背，甚至气管插管才能解决。昏迷患者头部应适度后仰，以免舌根后倒。容易呕吐的患儿应侧卧，以免发生误吸和窒息。

2. 改善缺氧和促进二氧化碳排出

（1）供氧：轻中度缺氧时可用鼻导管给氧，导管端部放在鼻前庭，不必深入鼻咽部，氧流量 0.5~1 L/min，吸入氧浓度约 30%。肺部有较广泛的实变，重度缺氧时用开式口罩给氧，流量要增至 3~5 L/min（最好同时应用加温湿化器或雾化器增加吸入气的水分），吸入氧浓度可达 60% 左右。用口罩给氧仍不能解决问题，吸氧时 PaO_2 低于 50 mmHg，可用呼吸道持续正压给氧（CPAP），主要原理是利用呼吸道保持的正压（尤其是在呼气时），使减少的功能残气增加，避免肺泡早期闭合，并使一部分因渗出、痰堵等萎陷的肺泡扩张，减少肺内分流，改善氧的交换。通气不足的患者还可同时挤压橡皮囊进行辅助通气 CPAP 可通过鼻塞、面罩或气管插管进行，其中以鼻塞最为简便，且对患儿无损伤，特别适用于新生儿及婴儿。通常需要的正压在 3~6 cmH_2O，压力过大可影响循环功能和二氧化碳排出。初用时最好做血气分析以便确定合适的压力。一般以"开始早，压力小"效果较好。应当指出严重缺氧、紧急抢救时应该使用 100% 纯氧，但持续时间以不超过 4 小时为宜，若吸入 60% 的氧，不应超过 24 小时。因为对小儿特别是对于新生儿和小婴幼儿长期使用高浓度氧，可使晶体后纤维组织增生，肺间质纤维化，甚至支气管肺发育不良。

（2）湿化与雾化吸入：呼吸道干燥时，气管黏膜纤毛清除功能减弱。通过向呼吸道输送适当水分，保持呼吸道正常生理功能，已成为呼吸衰竭综合治疗中必不可少的一项。湿化的方式有加温和雾化两种。加温湿化是利用电热棒将水加热到 50℃ 左右，使吸入气为近于体温并含有将近饱和水蒸气的温热、潮湿气体。此法比较合于生理要求，对患儿不良反应少。雾化的方法是将水变为直径 $1 \sim 10 \ \mu m$ 大小的雾粒，以便于进入呼吸道深部，通常应用的是以高压气体为动力的喷射式雾化器，故可在给氧同时应用。雾化器内还可加入药物，最常用的是支气管扩张剂，进行呼吸道局部治疗。为了有效地引流黏痰，湿化吸入必须与翻身、拍背、鼓励咳嗽或吸痰密切配合，才能充分发挥作用。

（3）促进二氧化碳的排出：应指出给氧只能提高 PaO_2，不能根本解决 CO_2 排出问题；在慢性呼吸衰竭时吸入高浓度氧还可引起 CO_2 潴留。因此在改善缺氧的同时，必须同时注意改善通气功能，以促进二氧化碳的排出。

（四）酸碱失衡和水电解质紊乱

应供给足够的热量、水和电解质，一般按基础代谢热量每日 209 kJ，液体量每日给予 $60 \sim 80 \ ml/kg$。如有发热、腹泻，可酌情增加。输液成分以生理维持液为主参照血生化指标调整。

呼吸性酸中毒的纠正，主要应从改善通气功能入手，但当合并代谢性酸中毒，血液 pH 值低于 7.20 时，应适当应用碱性液纠正酸中毒，常用者为 5% 碳酸氢钠溶液，用量为每次 $2 \sim 5 \ ml/kg$，必要时可重复 1 次，通常稀释为 1.4% 等渗溶液静脉滴注。需注意碳酸氢钠只在有相当的通气功能时才能发挥其纠正酸中毒的作用，否则输入碳酸氢钠后将使动脉 $PaCO_2$ 更高。

使用碱性液纠正代谢性酸中毒时计算药物剂量的公式如下：

所需碱性液（mmol）$= 0.3 \times$ BE（mmol/L）$\times$ 体重（kg）

要密切结合临床病情掌握用量，而不能完全照公式计算。有时病情危重，由于代谢和呼吸的原因，虽输入足量碱性液而酸中毒仍不能好转，而一旦病情好转，循环、肾脏充分发挥作用，虽仅用半量而酸中毒已完全纠正。因此最好在开始只用计划总量的 1/2 左右，在治疗过程中再根据血液酸碱平衡检查结果随时调整，以免治疗过度。

呼吸衰竭治疗过程中常因并发低钾、低氯血症，产生代谢性碱中毒，有时伴低钠血症，应及时补充钾、氯、钠离子等。

（五）保护心、肺、脑、肾重要脏器功能

1. 呼吸兴奋剂的应用

呼吸兴奋剂的主要作用是兴奋呼吸中枢，增加通气量，对中枢性呼吸衰竭有一定作用，对由于呼吸道梗阻或肺部病变引起的二氧化碳滞留则效果较差。对重症或晚期呼吸衰竭或病情严重非短时间能恢复者，呼吸兴奋剂只能在没有进行机械呼吸条件时起辅助作用，因其疗效不能持久，常用的呼吸兴奋剂为尼可刹米、山梗菜碱（洛贝林）、二甲弗林。呼吸兴奋剂可根据需要皮下或肌内注射，静脉推入或持续滴入。若应用呼吸兴奋剂无明显效果则应停用，剂量过大可引起惊厥。

2. 强心剂及血管活性药物

呼吸衰竭时由于缺氧和呼吸性酸中毒可损害心肌，使心排血量下降，在已有心肌损伤或合并先天性心脏病患儿，易于发生心力衰竭或心源性休克。为维持正常循环功能可适当给予强心剂及血管活性药物。

（1）强心剂：对于合并心力衰竭患儿一般小剂量（为常用剂量的1/2～2/3）分次给予洋地黄类药物。常用毒毛花苷 K 和毛花苷 C，选择静脉缓慢静脉注射。

（2）血管活性药物：常用酚妥拉明或东莨菪碱。前者能选择性阻断 α_1、α_2 受体，缓解小血管痉挛，改善微循环，减轻心脏前后负荷，改善心功能；减轻肺动脉高压及肺水肿；剂量为 0.3～0.5 mg/kg 静脉滴注。东莨菪碱具有兴奋呼吸中枢、抑制大脑皮质网状结构和镇静作用；减轻肺血管痉挛，降低肺动脉压；减轻肺淤血。剂量 0.03～0.05 mg/kg，每15分钟静脉注射一次，停药时应逐渐减量和延长每次给药时间，以防反跳。

（3）利尿剂：防治肺水肿治疗呼衰的措施之一。可用呋塞米每次 0.5～1.0 mg/kg，每日可重复 2～3 次。

（4）肾上腺皮质激素：一般采用地塞米松每日 0.55 mg/kg 静脉滴注，疗程一般不超过 5 日。

（六）机械呼吸

1. 应用呼吸机的指征

若有严重通气不足，患儿难于自行维持气体交换时，均可应用呼吸机。临床上应用呼吸机的适应证包括：①病情迅速恶化，保守治疗效果不好；②呼吸次数较正常明显减少，呼吸频率仅及正常1/2时；③极微弱的呼吸，全肺范围的呼吸音减低；④严重的中枢性呼吸衰竭，频繁或长达 10 秒以上的呼吸暂停；⑤虽用高浓度氧亦难于缓解的发绀（需除外心脏或血红蛋白的原因引起的发绀）；⑥原发病不在呼吸系统，但需要维持良好的呼吸功能以保证氧供应和通气者，如心源性肺水肿、极危重的代谢性酸中毒。

血气分析对决定应用呼吸机时机有重要参考价值。急性呼吸衰竭时在 $PaCO_2$ 60 mmHg 以上，慢性呼吸衰竭时 PCO_2 在 80 mmHg 以上，吸入 60% 氧 PaO_2 低于 60 mmHg，可考虑应用呼吸机，但不能简单地把上述血气数值当作应用呼吸机的标准。临床上常有病例血气改变并不到上述范围，但根据全面考虑而应用呼吸机。也有些患儿血气数值已超过上述范围，而以保守疗法治愈。有时 $PaCO_2$ 不高，PaO_2 下降较明显，表示通气功能尚可，主要为换气障碍，可通过吸氧（包括 CPAP）解决，不一定需用呼吸机。但在另外一些患儿，如多发性神经根炎合并呼吸肌麻痹，先天性心脏病手术后等，为减少呼吸负担，保护心功能，预防发生呼吸衰竭和病情恶化，常在 $PaCO_2$ 未增高前即开始应用呼吸机。应用呼吸机可有各种并发症，通常只在保守治疗无效时才考虑应用；确实需要应用的病例，不可犹豫，以免错失治疗时机。

2. 呼吸机的类型

1）常频呼吸机：根据呼吸机从吸气转换至呼气的方式，可分为定容型、定压型和定时型 3 种基本类型。

（1）定容型：每次输入气量恒定，潮气量和呼吸频率均可调节，此型结构可简可繁，简单的常不具备同步性能，但操作容易，适用于自主呼吸微弱或消失，肺内病变广泛、肺顺应性差、气道阻力高，要求通气量大的患儿。

（2）定压型：每次输入气体到一定压力后停止，此型大都有同步装置，能与患儿呼吸同步，适用于中枢性呼吸衰竭、肺病变较轻、胸廓—肺顺应性较好的患儿。

（3）定时型：按固定时间送气给患儿，适用于肺顺应性低、潮气量小、呼吸频率快的新生儿与小婴儿。

2）婴儿呼吸机：由于婴儿呼吸特点与成人有很大差别，婴儿对呼吸机要求与成人和儿童也有很大不同。最适合婴儿用的呼吸机是定时、限压、恒流型。这类呼吸机的特点是按一定时间以间歇正压送气，但在其间歇，仍持续有气流向患儿供气，以便随时进行自主呼吸，从而避免了同步呼吸的麻烦，不再需要同步呼吸的装置。为保证足够进气量而又不致压力过高，应用限压阀，可根据临床需要调定最大压力值。呼吸机送气到预调的压力水平后，并不像定压型那样转换为呼气，而是维持在该压力水平，待达到预定的吸气时间后才停止。

3）高频通气：高频通气是近 20 年发展的一种机械呼吸新技术，它以近于或小于潮气量的，频率高于正常的通气维持气体交换，在呼吸衰竭的治疗上，有时能在一些过去难于解决的病例取得效果，因此受到重视。

常用的高频通气有 3 种类型：高频正压通气（HFPPV）、高频喷射通气（HFJV）和高频震荡通气（HFO）。

高频正压通气在临床上不常用。

高频喷射通气是目前国内应用最广的高频通气技术。由细喷嘴以每分钟 250～600 次高速喷射气流进行正压通气。高速喷射气流可借助周围的负压将四周空气混掺带入气道，使气流量增大而压力不高。由于需要为患者留有足够的呼气时间，防止肺内气体滞留，频率不可能太高。高频喷射通气的应用途径比较灵活，可通过气管插管，也可在开放的气道经鼻导管或纤维支气管镜的侧管进行。

高频震荡通气是以一种手枪式高频震荡泵作动力，吸气时将气体送入肺内，呼气时将气体抽出，因此无气体滞留之虞。潮气量可比正常生理无效腔还小，频率可高达 1 200 次/分，但临床应用多数不超过 1 000 次/分。由于高频震荡通气的效果与患者的体重成负相关，因而它的主要的临床应用是新生儿。其主要的适应证是传统的机械通气难于纠正的低氧血症。

高频通气被用于不同疾患所致呼吸衰竭患儿，但效果肯定的适应证主要是：①支气管镜检查；②气胸与支气管胸膜瘘；③间质性肺气肿。在一些肺损伤所致呼吸衰竭，如 ARDS、肺水肿、新生儿 RDS、手术后呼吸功能不全等，都有应用高频通气成功的报道。

3. 呼吸机通气方式

呼吸机基本通气方式可分为控制通气与辅助通气两大类。前者患儿呼吸完全由呼吸机控制其呼吸频率，潮气量，吸、呼时间等均事先调定。辅助通气通常指由患者吸气引发启动的机械呼吸。此外，还有一些特殊的通气方式，简介如下：

（1）呼气终末正压（PEEP）：作用原理与 CPAP 相同，但是须在应用呼吸机时进行。通常呼吸机的压力曲线在吸气时为正压，呼气时压力降至零。用本法在呼气末期仍维持一定正压，以保持肺泡扩张，有利于提高 PaO_2。PEEP 可在 PaO_2 下降较多，增加吸入氧浓度改善不明显时应用。呼气末压力以在 $3 \sim 8$ cmH_2O 为好，压力过高会阻碍静脉血回心，并增加气压伤机会。正常人在呼气末由于上呼吸道阻力增加即有轻微正压，因此 $2 \sim 3$ cmH_2O 的呼气末正压可视做生理的 PEEP 水平，有利于防止肺不张，而不致对机体带来不良影响。

（2）间歇指令呼吸（IMV）：进行间歇强制呼吸时，呼吸机频率较慢，患者除了得到强制的机械呼吸，在呼吸机不做正压通气时，由于呼吸机有持续气流供气，患者可进行自主呼吸。随着病情的恢复，强制呼吸的次数可渐减，自主呼吸的比例逐渐加大，最后完全由患者自己呼吸。IMV 通气方式适用于有一定自主呼吸能力的患者，或用于准备脱离呼吸机的过程中。最近又有同步间歇强制通气（SIMV）的方式，每次强制通气是与自主呼吸同步的，这种方式看来更符合于生理，但对婴儿呼吸机技术要求更高。

（3）压力支持通气（PSV）：这是近年来应用的一种新的辅助通气方式，由患者吸气信号引发，以预先调定的压力支持水平帮助患者吸气，吸气时间和呼吸频率均可由患者控制。它比 IMV 更符合生理需要，更有利于发挥患者自身的呼吸能力，使疲劳的呼吸肌易于恢复。

4. 呼吸机参数的调节

1）影响通气的因素

（1）呼吸频率：影响呼吸机通气量的重要因素是呼吸频率和潮气量，通常采用近于正常的呼吸频率（儿童 20 次/分、婴儿 40 次/分以下），尤其是应用 IMV，患者可自主呼吸，更倾向于应用较低的呼吸频率。通常改变通气量（而不影响 PaO_2）的方法主要是调节呼吸频率。

（2）潮气量：是影响通气量的基本因素。由于机械无效腔，漏气和肺病变的影响，应用呼吸机所需的潮气量明显大于正常潮气量的数值，在 $8 \sim 15$ ml/kg 体重。

（3）通气压力：在潮气量不变情况下，通气压力其大小受肺顺应性和呼吸道阻力影响，也与流速和吸、呼比有关，原则上采用能维持有效通气的最低压力。肺内轻度病变时需 $15 \sim 20$ cmH_2O 压力，中度病变时需 $20 \sim 25$ cmH_2O 压力，重度病变时需 $25 \sim 30$ cmH_2O 压力。呼气末的压力即是 PEEP，$2 \sim 3$ cmH_2O 为生理 PEEP 水平，$4 \sim 7$ cmH_2O 为中度 PEEP 水平，$8 \sim 10$ cmH_2O 为高水平 PEEP，但很少用。过高的 PEEP 可影响循环，增加气胸机会。

（4）流速：若不考虑压力的限制，通常流速越大、潮气量越大，压力也越高。婴儿呼吸机的流速，由于要保持持续气流，至少要是每分钟通气量的 2 倍，一般在 $4 \sim 10$ L/min。

（5）吸/呼时间比：通常在 1:2 ~ 2:1，个别病例可达 1:3 或 3:1，常规应用呼吸机可用 1:1.5。吸气时间长对扩张肺泡有利，但增加循环负担。支气管梗阻患儿（如哮喘），要注意留有较长呼气时间，防止气体滞留。

2）影响氧合的因素：氧合作用决定 PaO_2 水平。影响氧合的重要因素是平均气道压和吸入氧浓度。平均气道压是一个呼吸周期中所有瞬时气道压力的均值。不论采取怎样的呼吸机调节组合，都可用增加平均气道压的方法提高 PaO_2，具体方法有三：加用

PEEP，倒置吸/呼时间比（使吸气时间延长），提高通气压力。以增加 PEEP 最为常用。增加吸入氧浓度是提高 PaO_2 最简单有效的方法。除因肺内分流增大所致低氧血症效果不好外，不论通气或换气障碍，提高吸入氧分压对改善氧合都有明显效果。吸入氧浓度通常不宜超过 70%，最好在 50% 以下。应用 70% 以上高浓度氧的时间不宜超过 24 小时，以防氧中毒，但不能因担心氧中毒让患者死于缺氧。

5. 呼吸机的撤离与拔管

撤离呼吸机的原则是积极、慎重。原发病好转，呼吸功能有所恢复，可开始做停用呼吸机的准备。患儿呼吸情况的好转可从吸痰时呼吸困难的程度及发绀的好转，以及吸痰耐受时间的延长得知。脱离呼吸机的方法视呼吸机性能和病情而异。最常用的方法是在血气分析监测下逐渐减少间歇强制呼吸的次数，当减到每分钟 5~10 次强制呼吸，患儿血气基本正常，一般情况良好，可试停用呼吸机，通过气管插管以 CPAP 方式给氧，密切观察呼吸、循环的改变。有条件可用压力支持（PSV）的方法，通过逐渐减少压力支持的水平而脱离呼吸机。也可在严密观察下，从短时间（10~30 分钟）开始，每日数次停用呼吸机，锻炼自主呼吸，并逐渐延长时间，开始时夜间不要锻炼。若能脱离呼吸机 2~3 小时而患儿无异常，则距完全脱离呼吸机已为时不远。停用氧是在撤离呼吸机之前或后，依不同疾患及肺部病变而定，在肺炎常是先撤离呼吸机再停氧，肺部很少病变或无病变者则可先停氧。应用呼吸机的总时间因不同疾病而异，少则 1~2 天，多则 20 余天，个别病例可 1~2 月或更长，应用呼吸机时间长者，撤离呼吸机所需的过程也较长。

患儿开始脱离呼吸机时，外界干、冷空气直接进入气管，常可使分泌物暂时增多，应给予加温湿化或雾化吸入，并及时吸痰。要注意吸痰的无菌操作，防止发生肺炎、肺不张。

拔管的条件是：①肺部无明显炎症或肺不张；②咳嗽反射正常，能将痰咳出；③吞咽反射恢复正常；④神智清楚。

应用气管插管者，通常在停用呼吸机后观察数小时即可拔管，拔管前应彻底吸痰。插管时间较长者拔管前可静脉滴注肾上腺皮质激素，以防喉水肿。因吞咽功能可能受影响，拔管后 24 小时禁食，并密切注意有无吸气性呼吸困难，必要时用 1% 麻黄碱喉部喷雾，拔管后严重喉水肿需做气管切开。拔管后多有声哑，大都能在短期内恢复。

气管切开患儿要经过一段准备时间才可拔管。拔管前先将气囊放气，逐步换用较细套管，再试将管口部分乃至全部堵塞，如无呼吸困难，可试行拔管，拔管后要将消毒套管放床边备用，如遇紧急情况再插入。一般拔除套管后 1~2 天，气管切开创面即可愈合。

6. 肺表面活性物质

肺表面活性物质是肺 II 型细胞分泌的磷脂蛋白复合物，对降低肺泡表面张力，防止肺不张，维持肺泡稳定，防止呼吸衰竭有重要作用。在早产儿呼吸窘迫综合征患儿临床应用结果，约可使病死率降低一半，未见有严重过敏反应等重要不良反应。由于表面活性物质的应用，使患儿应用呼吸机的压力和吸入氧浓度得以降低，并可缩短应用呼吸机的时间，使并发症大为减少。在成人型呼吸窘迫综合征和重症肺炎患儿，肺表面活性物质功能也严重受损，现已有在这些疾患的患者中试用肺表面活性物质治疗使肺功能改善的报道，由于表面活性物质的缺乏是继发的，治疗最终效果与原发病的转归有关。

（七）营养支持

营养支持对呼吸衰竭患儿的预后起重要作用。合理的营养支持有利于肺组织的修复，可增强机体免疫能力，减少呼吸肌疲劳的发生。合理的营养成分还可减少排出 CO_2 的呼吸负担。

首先要争取通过经口进食保证充足的营养。呼吸衰竭患儿可因呼吸困难、腹胀、呕吐、消化功能减弱等原因，减少或不能经口进食，则需通过静脉补充部分或全部营养所需。可通过外周静脉输入，必要时可经锁骨下静脉向中央静脉输入。

血浆蛋白要在体内分解后才能被利用，反而增加肾脏负担，不宜作为补充体内蛋白质的来源，只可作为血浆蛋白减低时的补充品。现在临床应用的各种 L 型结晶氨基酸组成的氨基酸注射液，可为补充蛋白质之用。在婴儿可应用根据婴儿血浆氨基酸谱配制的婴儿氨基酸注射液。每日需要量新生儿 2～2.5 g/kg，婴儿 2.5～3 g/kg，年长儿 1.5～2.5 g/kg。从小量开始，逐渐增加。应用外周静脉输入时，浓度不宜超过 2%（最高 2.5%），以免产生静脉炎。为使氨基酸充分利用，必须同时供给足够热量。静脉营养时非蛋白热量与氮之比应在（150～200）∶1，因为每克蛋白质含 0.16 g 氮，每输入 1 g 氨基酸（蛋白质），需 100～134 kJ 非蛋白热量。

非蛋白热量由葡萄糖和脂肪提供，从外周静脉输入葡萄糖时浓度不应超过 12.5%，从中央静脉可输入 25% 葡萄糖溶液。由于葡萄糖的呼吸商比脂肪高，糖代谢产生的 CO_2 比脂肪为多，热量供应中过多应用葡萄糖会增加呼吸负担，在应用呼吸机的患儿可造成脱机困难。因此，应用适量脂肪可减少排出 CO_2 的通气负担。应用脂肪还可以较少液量，从外周静脉供给较充足的热量。10% 的脂肪乳剂每毫升可提供 4.6 kJ 热量。开始时可按 5～10 ml/kg 给予，静脉输入速度要慢，注意观察有无皮疹、发热、呼吸困难等不良反应。若无不良反应，可逐渐加量，每日最高量可达 20 ml/kg（新生儿）至 40 ml/kg（年长儿）。脂肪的用量占每日总热量的 40% 效果最好。长期不能进食患儿，维生素和微量元素的合理供应也不容忽视。

六、护理要点

（一）一般护理

1. 置患儿于重症监护室，备齐各种抢救器械及药品。

2. 加强护理，维持营养，注意保暖。供给足够的营养和热量，静脉输液补充入量，维持水和电解质平衡。遵医嘱输血浆、全血或静脉高营养液等，并监测呼吸、心率、血压，定期做血气分析，发现异常，及时汇报医生并做好记录。

3. 改善通气，保持呼吸道通畅，及时清除口、鼻、咽、气道分泌物。分泌物黏稠不易吸出时可先行超声雾化吸入，湿化呼吸道，然后拍背吸痰。

4. 合理用氧：早期呼吸衰竭单纯低氧血症时可口罩给氧，氧流量 1～1.5 L/min；头罩给氧，氧流量 5～8 L/min；氧浓度在 40% 左右较为适宜。注意口罩位置，对准患儿口鼻，头罩给氧要随时调节头罩密封程度和氧流量，避免罩内湿度和二氧化碳浓度过高，使 PaO_2 维持在 $60 \sim 80$ mmHg。

（二）密切观察病情

监测呼吸与心血管系统，包括观察全身情况、呼吸频率、节律、类型、心率、心律、血压以及血气分析结果。观察皮肤颜色、末梢循环、肢体温度等变化。

（三）应用人工呼吸时的护理要点

1. 应专人监护

使用过程中，经常检查呼吸机各项参数是否符合要求；注意胸部起伏，患儿面色和周围循环状况，防止脱管、堵管及可能发生气胸等情况。若患儿有自主呼吸，应观察是否与呼吸机同步，否则应进行调整。

2. 防止继发感染

每日更换加温湿化器滤纸，雾化液要新鲜配制以防污染。同时做好口腔、鼻腔护理。

3. 撤离呼吸机的准备

长期使用呼吸机者，是产生对呼吸机的依赖，应做好解释工作，帮助患儿进行呼吸机的锻炼，根据病情逐步撤离呼吸机，如先在白天间歇撤离，若自主呼吸良好，逐渐全部撤离。

4. 呼吸机的消毒和保管，呼吸机管道、活瓣、雾化罐及各种零件和新洁尔灭溶液浸泡，然后清水冲洗，晾干后用环氧乙烷消毒。长期使用呼吸机者，管道每周消毒 1次。治疗停止及时消毒以备用。使用呼吸机应注意防高温、防寒、防尘和防震，并建立登记本。

5. 停用指征

（1）患儿病情改善，呼吸循环系统功能稳定。

（2）能持续自主呼吸 2 小时以上无异常。

（3）吸入 50% 氧时 $PaO_2 > 50$ mmHg，$PaCO_2 < 50$ mmHg。

（四）心理护理

关心体贴患儿，耐心向患儿及家长介绍病情及可能发生的并发症，帮助患儿树立信心，使患儿及家长减轻恐惧心理。处置操作熟练、准确、轻柔。指导家长掌握常用的护理方法，如翻身、拍背，协助患儿日常生活护理等，使诊疗工作顺利进行。

（张超）

第七节 小儿心力衰竭

心力衰竭是指心脏泵功能下降。小儿的心力衰竭，多见于在心脏充足回心血量前提下，不能维持足够的心排出量供应生理需要，而出现静脉回流受阻，体内水分潴留，脏器淤血等，临床上表现为充血性心力衰竭，简称心衰。小儿各年龄均可发病，1 岁以内发病率最高。

一、病因

常见的病因：

1. 心源性

尤以先天性心脏病引起者最多见，病毒性心肌炎、风湿性心脏病、心肌病、严重心律失常等亦为重要原因。

2. 肺源性

重症肺炎、毛细支气管炎、支气管哮喘等也是常见的病因。

3. 肾源性

以急性肾小球肾炎所致的心衰最为常见，此外，继发性肾小球疾病以及肾血管畸形亦可引起。

4. 其他

如输液过快、甲状腺功能亢进、维生素 B_1 缺乏、电解质紊乱、重度贫血、出血以及缺氧等都可引起心衰。

二、病情评估

（一）病史

详细询问患者的病史、发病过程，有无呼吸困难、咳嗽、气喘、胸闷、水肿及青紫史，发现心脏杂音及其他心脏疾患的具体时间。收集患者饮食、生活方式、活动情况、尿量多少等。

（二）症状和体征

年长儿心力衰竭的症状与体征，基本与成人相似，可分为左心衰竭、右心衰竭以及全心衰竭。

1. 左心衰竭

主要是由于肺淤血和肺循环静脉压升高的结果。表现呼吸困难、端坐呼吸、气急、发绀、心率增快、心音低钝，可呈奔马律、心界扩大、肺部哮鸣音、两背下部有细湿啰音；有急性肺水肿时，咳出粉红色泡沫样痰。

2. 右心衰竭

主要是体循环淤血和静脉压升高的结果。多有静脉压增高、颈静脉怒张、肝脏增大、心脏扩大、心率增快、水肿以及因腹腔内脏淤血所致的恶心、呕吐、腹痛、食欲减退等。

3. 全心衰竭

同时兼有左、右心衰竭的临床特点，病情严重，小儿时期较易发生。

婴幼儿心力衰竭表现与年长儿不同，常缺乏典型表现。起病急骤，病势凶险，往往在原有的疾病（如肺炎、心肌炎、心内膜弹力纤维增生症等）基础上突然发生。主要表现为软弱无力、烦躁不安、多汗、呕吐、干咳、面色苍白或青紫等，尤以心率加速、呼吸加快、肝脏急剧增大为其三大主要特征。如在安静状态下，心率超过每分钟160

次，呼吸每分钟60次，肝脏在肋下3~5 cm或在短时间内增大超过1.5 cm以上时，即可诊断心衰，而尿少、水肿、颈静脉怒张及肺部啰音等可不明显。

（三）实验室及其他检查

1. 胸部X线检查

胸部X线检查可对心衰的严重程度及心脏原发病诊断提供依据。心衰时心脏扩大，心胸比率增加。由于肺静脉压增高，肺血管增粗，肺部淤血。随肺毛细血管楔压（PCWP）升高，液体由血管移向肺间质（正常时PCWP为6~12 mmHg），当PCWP>20 mmHg时出现轻度肺淤血，PCWP为20~30 mmHg时，中度至重度肺淤血，>30 mmHg则为急性肺水肿。晚期心衰肺门充血，可呈絮状渗出，严重时可有片状影及KerleyB线。可有单侧或双侧胸腔积液。透视下心搏动幅度减低。

2. 超声心动图

超声心动图对心衰的病因及心功能检测有重要价值。泵功能测定可有射血分数减低（正常值>50%），短轴缩短率下降（正常值35%±2.7%），左室每搏输出量减少，心排血量及心脏指数减低，等容收缩及等容舒张期延长，心室射血时间及充盈时间缩短，心室内径增大等。此外，二尖瓣EF斜率降低，左室舒张末压和肺毛细血管楔压增高提示左室舒张功能减低。此外，观察心脏内部结构，有助于病因诊断。

3. 心电图

心电图对心衰诊断无特异性。心衰时由于心室容量负荷增加可引起右束支传导阻滞或左束支传导阻滞，尤以前者多见。偶见心室肥厚及心律失常（如期前收缩、短阵室性心动过速、心房纤颤等）。

4. 血流动力学监测

血流动力学监测为有创性心功能检测，PCWP增高（正常6~12 mmHg），中心静脉压升高（正常10~12 cmH$_2$O）。动脉血压下降，表明心泵功能明显减低。

5. 放射性核素检查

放射性核素检查可计算心室容量、左室射血分数及心脏贮备功能，对诊断有参考价值。

6. 其他

可见血清胆红素轻度升高（正常<34 μmol/L），尿蛋白+~++，循环时间延长，静脉压升高等。

（四）诊断和鉴别诊断

1. 诊断

小儿心力衰竭专题座谈会制定的"小儿心力衰竭的诊断治疗方案（试行）"诊断标准：

1）具备以下4点考虑心力衰竭。

（1）呼吸急促：婴儿>60次/分，幼儿>50次/分，儿童>40次/分。

（2）心动过速：婴儿>160次/分，幼儿>140次/分，儿童>120次/分。

（3）心脏扩大（体征、X线或超声心动图证实）。

（4）烦躁、哺喂困难、体重增加、尿少、水肿、多汗、青紫、呛咳、阵发性呼吸困难（2项以上）。

2）具备以上4点加以下1点或以上2点加以下2点即可确诊心力衰竭。

（1）肝脏肿大：婴幼儿在肋下≥3 cm，儿童≥1 cm，有进行性肝大或触痛者更有意义。

（2）肺水肿。

（3）奔马律。

3）周围循环衰竭：严重心衰可出现周围循环衰竭、血压下降、肢端厥冷。

关于小儿肺炎并发心力衰竭的诊断标准参照1984年10月制定的修正草案如下：

诊断时要注意肺炎合并心力衰竭前期（肺动脉高压）的临床表现如发绀、呼吸困难、心率增快、鼻翼扇动、三凹征明显、烦躁不安、肺部啰音增多，可有呼吸性或（及）代谢性酸中毒。此期应密切注意观察。另外：①心率突然超过180次/分。②突然呼吸加快，超过60次/分（不能用发热、呼吸困难解释者）。③突然烦躁不安加重。④明显发绀，及末梢循环衰竭征象和尿少或无尿。⑤有奔马律，心音低钝、颈静脉怒张，心脏扩大。指纹延至命关或气关，并有红色转蓝紫色者，应反复检查，系统观察。⑥肝脏迅速增大。⑦足背及下肢胫骨前下1/2处，颜面、眼睑出现水肿。

如出现1~4项，作为可疑心力衰竭，第5项供参考。可先用氧及镇静剂（复方氯丙嗪或地西泮），20~30分钟后如仍不好转，或出现肝脏增大或（和）水肿者，即可确诊为并发心力衰竭。

注：此标准不包括新生儿和毛细支气管炎患儿。

2. 鉴别诊断

心衰为一临床综合征，症状非特异性，常见临床鉴别诊断有：

（1）心源性哮喘注意与肺炎、婴儿哮喘、毛细支气管炎、呼吸道梗阻（气管异物、喉支气管炎等）鉴别。应详细询问病史，症状，仔细体格检查，注意各种病的诊断要点，如肺炎时肺部啰音在病灶侧，与体位无关。哮喘者既往有发作史，多于夜间发作伴肺部哮鸣音。气管异物者，追问异物吸入史，并借助胸部检查有肺不张、肺气肿及纵隔摆动等表现诊断。

（2）皮下水肿为右心衰竭的症状，应注意与肾病综合征、低蛋白血症等鉴别。胸水者应与胸膜炎鉴别，心源性胸水特点多为两侧性，伴有劳力性气短，胸水蛋白含量高而细胞数不多，心脏多扩大，抗心衰治疗有效。

（3）胃肠道症状严重者，在有消化不良、食欲缺乏、轻度黄疸、腹胀、腹痛等时，应与胃肠炎、肝炎、腹膜炎等鉴别。

（4）重度心衰伴心源性休克者应注意与感染性休克鉴别。

三、处理

（一）增强心肌收缩力

1. 洋地黄类药物

视症状轻重缓急而选用不同类型的洋地黄类药物，洋地黄能增强心肌收缩力，减慢心率，从而增加心搏出量，改善体、肺循环。由于洋地黄的制剂不同，作用有快速、中速和慢速 3 种。急性心衰应选用快速洋地黄制剂，使之迅速洋地黄化。洋地黄的剂量有明显个体差异，如婴幼儿因心肌细胞膜上 $Na^+ - K^+ - ATP$ 酶的活力较成人大，需要较大剂量的洋地黄来抑制 $Na^+ - K^+ - ATP$ 酶。故小儿洋地黄的用量相对较成人大。新生儿、早产儿因肝、肾功能尚不完善，剂量宜偏小（每千克体重所需量按婴儿剂量减少 $1/2 \sim 1/3$）；心肌炎、低血钾、肾功能不全、贫血、甲状腺功能减退等对洋地黄较敏感，易中毒，剂量应偏小；慢性克山病对洋地黄耐受性较大，需较大剂量方能显效。故在实际应用中应根据患儿具体情况，适当增减。

（1）快速类：作用快，维持间短，蓄积作用小。急性心力衰竭病情危重时，可用毛花苷 C（饱和量）：小于 2 岁者 0.04 mg/kg，大于 2 岁者 0.03 mg/kg，新生儿 0.02 mg/kg。首次先给总量1/2，余量分 2 次。每隔 4 ~ 6 小时 1 次，肌内注射或酌加葡萄糖液缓慢静脉注射，12 ~ 18 小时达饱和；或用毒毛花苷 K 每次 0.007 ~ 0.01 mg/kg，静脉注射，必要时可间隔 6 ~ 8 小时后用半量重复 1 次，不宜长期使用。静脉注射钙剂后，6 ~ 8 小时不宜应用快速洋地黄类药物，以免发生洋地黄中毒。

（2）中速类：地高辛，小儿最常用，急性心衰宜于 24 小时内服洋地黄。洋地黄化剂量：口服法，新生儿、早产儿 25 ~ 30 μg/kg，1 月至 2 岁 40 ~ 60 μg/kg，2 ~ 10 岁 20 ~ 40 μg/kg，首剂为洋地黄的化量 1/3 ~ 1/2，余量分 2 ~ 3 次（6 ~ 8 小时 1 次）服完。24 小时后每日给予化量的 1/4 作为维持量，分 2 次服。如用静脉给药，其剂量为口服量的 3/4。国内亦有用 β - 甲基地高辛口服治疗心衰，认为该药毒性低，起效快，口服吸收率100%，可推广使用。

（3）慢速类：洋地黄毒苷适用于慢性充血性心力衰竭，饱和量 2 岁以内 0.035 mg/kg，2 岁以上 0.025 mg/kg，维持量为其 1/10 ~ 1/5，口服、肌内注射或静脉注射。

洋地黄类制剂的毒性反应：小儿洋地黄类制剂毒性反应主要为心律失常，也是药物中毒引起死亡的主要原因。常见多种心律失常，如早搏、房性心律失常、快速性室性心律失常以及不同程度的房室传导阻滞。亦可有胃肠道反应，如恶心、厌食、呕吐及腹泻。

洋地黄类制剂中毒的处理：

（1）立即停用洋地黄制剂及排钾利尿剂。

（2）对低钾血症或快速型心律失常而无传导阻滞者，应补充钾盐。重症用 0.3% 氯化钾静脉缓慢滴注。

（3）快速性室性心律失常，常选用苯妥英钠，剂量为 2 ~ 4mg/kg（缓慢注射 > 5 分钟），必要时 20 分钟后重复；亦可用利多卡因，每次 1 mg/kg，静脉注射，每间隔 5 分钟可重复 1 次，可用 3 次，然后静脉滴注每分钟 20 ~ 50 μg/kg。

（4）严重地高辛中毒，可用地高辛特异性抗体断片（Fab）治疗，急性中毒可按下式计算：Fab 剂量 = 总负荷量×60（总负荷量可按已知摄入地高辛剂量×0.87，或按过量 >6 小时后的血浆地高辛浓度（ng/ml）×体重（kg）×0.0056。

多种药物可影响地高辛的血浓度及其疗效。如奎尼丁、胺碘酮、普罗帕酮、维拉帕米、硝苯地平和抗生素等均可使血浓度升高（影响分布容积或肾清除）。地高辛不适用于原发性舒张功能障碍，不仅不改善心脏功能，相反可加重恶化，如肥厚性心肌病、高血压性心脏病。

2. 非洋地黄类正性肌力药物

常用者有多巴胺和多巴酚丁胺。

（1）多巴胺：开始速度宜慢，按每分钟 0.5 ~ 1 μg/kg，其有效剂量为每分钟 1 ~ 10 μg/kg。

（2）多巴酚丁胺：作用出现迅速，但持续时间短，用药后 10 ~ 15 分钟达高峰，停药后 10 ~ 15 分钟其药效即完全消失。从小剂量每分钟 0.5 ~ 2 μg/kg 开始，逐渐加量，有效剂量为每分钟 2 ~ 10 μg/kg。β 受体兴奋剂应用于伴有体循环减少的难治性心衰及洋地黄中毒患儿。

（二）血管扩张药物的应用

对顽固性心衰、急性肺水肿等有较好疗效。作用机制是扩张动、静脉，使心室排血阻力降低，减少回心血量，减轻心脏前后负荷。常用药物有：

1. 卡托普利

剂量为每日 1 ~ 4 mg/kg，分 3 次口服。先从小剂量开始，根据病情逐渐加量。

2. 酚妥拉明（苄胺唑啉）

剂量为每次 0.3 ~ 0.5 mg/kg（最大量不超过 10 mg）加入 10% 葡萄糖液 20 ml 内，静脉滴注，根据病情 2 ~ 6 小时给药 1 次，病情缓解时停药。

3. 硝普钠

剂量为每次 2.5 ~ 5 mg 加入 10% 葡萄糖液 100 ml 内，按每分钟 0.2 μg/kg 静脉滴注，最大量不超过每分钟 4 ~ 5 μg/kg。应避光滴注，监测血压，要求血压维持正常。

（三）肾上腺皮质激素

可用于急性心力衰竭，有强心、抗醛固酮、对抗抗利尿激素作用，可短期使用。氢化可的松每日 5 ~ 10 mg/kg 加入 10% 葡萄糖液中静脉滴注；或地塞米松 2.5 ~ 5 mg/d 静脉注射。

（四）利尿剂

目前常用的利尿剂通过抑制肾小管的不同部位，以阻止钠和水的再吸收产生利尿，从而直接减轻水肿，同时减少血容量，降低回心血量，降低左室充盈压，即减轻前负荷。常用利尿剂有：噻嗪类利尿剂、袢利尿剂、低钾性利尿剂。对充血性心力衰竭可根据病情轻重，利尿剂的作用机制及效应力，合理选择或联合应用利尿剂。急性肺水肿时，应选用静脉注射高效利尿剂（袢利尿剂如呋塞米、布美他尼等）。轻、中度心力衰竭可选用中效利尿剂（噻嗪类利尿剂如氢氯噻嗪），必要时加用保钾利尿剂；重度心力衰竭或顽固性水肿者可选用噻嗪类，袢利尿剂及保钾利尿剂三者合并。袢利尿剂合用卡托普利可加强利尿和纠正低血钠症。同类的利尿剂合并，一般无协同作用，尚可增加不良反应。反复应用利尿剂可表现为抗药性。应注意用药是否合理，是否存在电解质紊乱。

（五）心肌代谢复活药

可促进心肌能量代谢，常用的 ATP 疗法，难进入细胞内，因而效果差，近年来多推荐应用辅酶 Q_{10} 和 1，6 二磷酸果糖。

（六）纠正电解质紊乱和酸碱平衡失调

电解质紊乱与酸碱平衡失调是心衰的重要诱因之一，临床中应注意及时纠正低钾血症、低镁血症、低钠血症、低氯血症等。

（七）抢救肺水肿

小儿期肺水肿多发生于心肌疾病、风湿性心脏病、急性肾炎合并严重心功能不全时，一旦出现表现病情严重，应分秒必争进行抢救。

1. 镇静与吸氧

急性左心衰竭肺水肿的患儿多极度烦躁不安，耗氧量大而吸氧又不能合作，故应在镇静的前提下给予吸氧。镇静首选吗啡，每次 0.1 mg/kg，皮下或肌内注射，但休克、昏迷、呼吸衰竭者忌用。吸氧时，氧气应经过 50% ~ 60% 的乙醇过滤，以利消除肺泡内的泡沫，增加气体与肺泡壁的接触面积，从而改善气体交换。

2. 减少回心血量

患儿应立即取半卧位或抱坐位，两腿下垂以减少静脉回心血量。严重者可采用束臂带同时束缚 3 个肢体，压力维持在收缩压与舒张压之间，每 15 分钟轮流将一个肢体的束臂带放松 15 分钟，换缚未束的肢体。

3. 洋地黄类药物、利尿剂及肾上腺皮质激素

洋地黄类药物、利尿剂及肾上腺皮质激素的应用同前述。

四、护理要点

（一）一般护理

1. 患儿卧床休息，以减轻心脏负荷、减少氧和能量的消耗。年长儿取半坐位，以减轻腹腔内容物对膈肌的压力，减少下肢静脉回流，使呼吸困难减轻。

2. 应保持居室安静，空气清新。多给患儿以深沉的爱抚，并做好家长和患儿的劝慰工作。随时到床前巡视，密切观察患儿的反应。按时测量呼吸、脉搏、血压和体重。患儿哭闹烦躁时，遵医嘱酌情给予镇静剂。患儿的梳洗、饮食、大小便等均需护理人员协助。同时注意务使患儿的情绪保持稳定，切不可兴奋，以免加重心脏负担，甚至使心跳骤停。

3. 饮食应以低盐为主，少食多餐，高维生素高营养，且易消化。每日钠盐应控制在 0.5 ~ 1 g，以尽量减少体内水钠潴留。有便秘的患儿可口服果导片或开塞露肛门内塞入，鼓励患儿多吃青菜、水果以利排便。新生儿和小婴儿呼吸困难严重时可采用鼻饲，以免疲劳。不能进食，需要静脉输液时，应严密观察。

（二）病情观察与护理

1. 观察患儿有无突然呼吸困难加重、心率快、呕吐、烦躁、多汗、面色苍白（或青紫）、肝大等心衰表现，如出现呼吸困难、咳嗽、咯血、缺氧明显、肺水肿等为左心衰竭，如下肢或全身水肿、肝大、颈静脉怒张等为右心衰竭。发现异常及时通知医生。

2. 应用洋地黄制剂必须询问患者，曾否用过洋地黄制剂治疗，有无毒性反应，若二周前用过同类的药物而心衰未纠正者，可继续用药，但必须严密观察其毒性反应。

（1）给药前应认真数足一分钟脉搏，并注意节律、强弱，若心率过缓，或突然加

快，或变为不规则，应立即向医生反映，考虑是否停药。

（2）给药前应准确执行医嘱，并详细记录给药时间、剂量、方法。

（3）洋地黄的毒性反应：如心动过缓、心律失常、恶心、呕吐及神经系统症状，如嗜睡、视物模糊等。

（4）使用洋地黄过程中，避免使用钙剂，因钙剂与洋地黄有协同作用，可促使洋地黄中毒。如使用洋地黄时，患儿出现低钙抽搐，应先用镇静剂，然后在严密观察下静脉缓慢滴注或口服适量钙剂，绝不可从静脉直接注射。

（5）洋地黄应避免与利血平合用，因利血平可增强洋地黄敏感性，而发生洋地黄中毒。

（6）静脉给予洋地黄针剂注射时，应加入 25% ~ 50% 葡萄糖液 20 ~ 40 ml 缓慢推注，注射时间每次不得少于 10 分钟，注射时如患者出现心悸、恶心、呕吐，应当立即停止注入。每次注毕，应让患儿绝对卧床休息半小时以上，勿下床大小便，以免发生意外。

（7）洋地黄类药物应用后的有效指标是：心率减慢、肝脏缩小、气急改善、安静、食欲好转、尿量增加。

（8）应用洋地黄类药物后，心力衰竭症状未见减轻或加重，应分析原因，药量是否准确，是否按时给予，有否呕吐，并及时和医生联系采取相应措施。

3. 使用利尿药时的护理

应用呋塞米或依他尼酸静脉注射后，10 ~ 20 分钟显效，维持 6 ~ 8 小时，故利尿剂应早给以免夜间排尿。用利尿剂患儿应测体重，并记录 24 小时出入量。进食含钾丰富的食物，如香蕉、橘类、绿叶蔬菜等。观察低钾表现，低钾易发生洋地黄中毒，注意患儿有否四肢无力、腹胀、心音低钝、精神萎靡及心律失常等情况，应及时通知医生，给予相应处理。

（三）健康教育

积极去除病因，如根据病因不同给予抗风湿、控制肺部炎症。有先天性心脏病给予手术矫治，二尖瓣狭窄者可做单纯分离术，严重者可考虑换瓣治疗。有心律失常引起者，行抗心律失常治疗等。患儿应避免过劳，防止受凉，出院后定期门诊复查。

（付俊霞）

第八节　小儿惊厥

惊厥是脑功能暂时紊乱，导致神经元异常放电，表现为全身或局部骨骼肌群突然发生不自主收缩，可伴有意识障碍。惊厥持续状态是指一次惊厥持续 30 分钟以上或连续多次发作，发作间期电势不恢复者。惊厥是小儿常见的神经系统严重症状，需及时正确处理。

一、病因

（一）感染性

1. 颅内感染

细菌、病毒、原虫（弓形体、疟疾等）、寄生虫（肺吸虫、血吸虫、囊虫、包虫等）引起的脑膜炎、脑炎、脑膜脑炎、脑脓肿等。

2. 颅外感染

（1）高热惊厥：年幼儿的任何突发高热的颅外感染均可引起惊厥，其发病率2%～8%，这是小儿惊厥最常见的原因。其发病机制至今尚未完全了解，可能因为6月至3岁小儿的大脑发育不完善，分析、鉴别和抑制能力较差，以致弱的刺激也能在大脑引起强烈的兴奋与扩散，导致神经细胞突然异常放电而发生惊厥。典型的高热惊厥具有以下特点：①多见于6个月至3岁小儿，6岁以后罕见；②患儿体质较好；③惊厥多发生在病初体温骤升时常见于上感；④惊厥呈全身性、次数少、时间短、恢复快、无异常神经症，一般预后好。30%～50%患儿以后发热易惊厥，一般到学龄期不再发生。

（2）中毒性脑病：急性感染过程中可出现类似脑炎的表现，但非系病原体直接侵入脑组织，而可能是与感染中毒、人体对病毒的过敏反应、缺氧、脑充血水肿、小血管内膜细胞肿胀造成脑局部缺血性坏死等多种因素有关。其特点如下：①任何年龄、各种体质小儿均可发生；②多见于中毒型菌痢、伤寒、百日咳、败血症、肺炎等疾病的极期；③惊厥可局限性、次数多、时间长，常有意识障碍及神经体系征，预后较差，昏迷越久，产生后遗症的可能性越大。近年来由于疾病患儿大多就医及时，故发生率明显降低。

（3）其他：如破伤风、Reye综合征等，后者病因不明，多见于4～12岁健康小儿。

（二）非感染性

1. 颅内疾病

原发性癫痫（大发作、婴儿痉挛等）；占位性病变（肿瘤、囊肿、血肿等）；颅脑损伤（产伤、缺氧、外伤等）；颅脑畸形（脑积水、脑血管畸形、神经皮肤综合征等）；其他（脑白质营养不良、脱髓鞘病等）。

2. 颅外疾病

（1）代谢性：低血糖、低血钙、低血镁、低血钠、高血钠、高胆红素血症；遗传代谢性缺陷（苯丙酮尿症、半乳糖血症、有机酸尿症、维生素 B_6 依赖症、脂质累积症等）；维生素缺乏（维生素 B_1、维生素 B_6、维生素 D、维生素 K）等。

（2）中毒性：药物（中枢兴奋药、氨茶碱、阿托品、抗组胺类药、山道年、哌嗪、异烟肼、阿司匹林、安乃近、氯丙嗪等）；植物（毒蕈、白果、桃仁、苦杏仁、荔枝、木薯、发芽马铃薯、马桑子、苍耳子、蓖麻子、地瓜子等）；农药（1605、1509、敌敌畏、敌百虫、乐果、666、DDT等）；杀鼠药（磷化锌、安妥等）；其他（一氧化碳、煤油、汽油等）。

（3）心源性：严重的心律失常可导致急性心源性脑缺血综合征（阿—斯综合征）；法洛四联症失水时易致脑血栓，其肺动脉漏斗部痉挛时脑缺血、缺氧；克山病可引起脑栓塞等，均可导致惊厥。

（4）肾源性：任何肾脏疾病或泌尿系畸形导致高血压或尿毒症时均可引起惊厥。

（5）其他：出血性疾病伴颅内出血者、嗜铬细胞瘤发生高血压脑病者、接种百日咳疫苗后、每日大量放射治疗（损伤血管内皮可致脑水肿及多处出血）等，均可导致惊厥。

二、病情评估

（一）病史

惊厥发作时应先做紧急处理，待病情稳定后再进行收集患儿资料的工作。①注意收集患儿发作前有无先兆。②发作时的表现：如抽搐的方式、持续时间、有无意识丧失、有无大小便失禁，惊厥发作的伴随症状：如发热、头痛、呕吐等。③还需询问患儿既往有无抽搐史，发作频率及发作间隔的时间等。④出生时有无产伤、窒息。⑤已经诊断为癫痫的患儿，应了解其抗癫痫药物的使用情况。

（二）临床表现

惊厥的全身性发作一般分为 3 种类型：

1. 全身强直性阵挛性抽搐

表现为四肢及面部肌肉间歇性阵发性抽搐。临床上最多见，如癫痫大发作、高热惊厥。

2. 强直性抽搐

表现为阵发性全身肌张力增高，上肢屈曲、躯干呈角弓反张位，神志可清醒，见于破伤风、脑炎、脑膜炎后遗症等。

3. 局限性抽搐

抽搐局限于某一部位或肢体，如癫痫小发作、颅内占位性病变、低钙性手足搐搦症等。

体征：注意意识状况，皮肤是否湿冷或高热，有无皮疹、淤点、血管瘤、皮肤颜色、毛发情况等。头颅形态、前囟是否隆起与凹陷、有无运动障碍、脑膜刺激征等。

（三）实验室及其他检查

1. 血、尿、便常规。

2. 脑脊液检查（疑有中枢感染、蛛网膜下隙出血时必须做）。

3. 血糖、血钙、血镁、血钠等。

4. 硬膜下穿刺（硬膜下血肿、积液、积脓）。

5. 脑电图（癫痫、脑炎、脑瘤等有诊断价值）。

6. 颅脑超声、头颅 CT。

7. 脑血管造影。

8. 特殊生化、组织化学或染色体检查。

（四）诊断

根据病史（如惊厥发生的时间、形式、持续时间、意识情况、诱发因素，有无发热、咳嗽、腹泻、头痛、尖叫、意识改变等，近期有无头颅外伤史、毒物及药物接触史或服药史、预防接种史、传染病接触史；既往有无类似发作，有无心、肝、肾、中枢神经系统病变史，产伤与缺氧史，高胆红素血症史等。若疑有先天性遗传性疾病应询问家族史、父母婚配情况、智能发育及母妊娠期住院情况等）及上述临床表现，结合实验室及其他检查，可作诊断。

（五）鉴别诊断

由于惊厥这一症状，可出现多种疾病的过程中，应注意鉴别（表 11 - 3、表 11 - 4）。

表 11 - 3　发热惊厥常见疾病鉴别诊断

疾　病	诊　断　要　点
上呼吸道感　染	1. 多见 6 个月到 2 岁小儿 2. 常在疾病早期突然发生，惊止后常入睡，醒后神志清楚 3. 有上呼吸道感染症状及体征 4. 有高热惊厥史
化脓性脑膜炎	1. 起病急，有高热、头痛、呕吐等症状，脑膜刺激征明显，小儿有前囟饱满 2. 流行性脑脊髓膜炎多见于冬末春初，皮肤有淤点，早期有助诊断 3. 其他化脓性脑膜炎，多见于 1 岁以内婴儿 4. 脑脊液脓性，细菌培养，可找到致病菌
流行性乙型脑炎	1. 有严格季节性，流行于 7、8、9 月份 2. 突然高热、头痛、呕吐、嗜睡明显，逐渐加重，很快进入昏迷 3. 惊厥往往在起病 1～2 天发生
中毒型大叶性肺炎	1. 起病急，有高热、惊厥、昏迷等神经系统症状或出现休克 2. 有肺部体征
中毒型菌痢	1. 起病急，有高热、抽搐，早期可无脓血粪便，可出现休克症状 2. 有不洁饮食史 3. 设法取得粪便，大便常规检查有红、白细胞，培养可有痢疾杆菌生长

表 11 - 4　无热惊厥常见疾病鉴别诊断

疾　病	诊　断　要　点
新生儿颅内出血	1. 常有早产、难产、产伤或窒息史 2. 生后数小时出现哭声微弱，目光无神，不会吸吮或凝视、昏迷、抽搐等表现 3. 必要时做腰穿，脑脊液黄或红色，可见陈旧绉缩红细胞
低血钙	1. 多见于 1 岁以下幼婴，尤其人工喂养儿，冬春容易发病，有佝偻病存在 2. 1 天之内可数次发作，间歇期活泼如常 3. 抽搐时用 10% 葡萄糖酸钙 3～5 ml 加 5% 葡萄糖 20 ml 静脉注射，迅速好转
低血糖	1. 常在清晨早餐前发病，发病前常有饮食减退、呕吐、腹泻史 2. 发生前多见疲乏、多汗、四肢发冷、面色苍白等症状，严重者昏迷、抽搐 3. 口服及静脉注射葡萄糖迅速好转
癫痫	1. 多见于较大儿童，惊厥常反复发作 2. 发作有一定次序，突然发生意识丧失、感觉障碍、精神异常、抽搐、口吐白沫 3. 脑电图有异常表现
各种中毒	发病前曾有误食有关食物或药物史

三、处理

治疗的原则是：①维持生命功能；②药物控制惊厥发作；③寻找并治疗引起惊厥的病因；④预防以后惊厥复发。

（一）一般处理

1. 保持安静，减少一切不必要的刺激。
2. 将惊厥患儿平放在床上，取头侧位，保持呼吸道通畅，必要时抽吸咽部分泌物。
3. 可首先使用针刺或手指压住人中、合谷止惊。
4. 正在惊厥或惊厥时间过长者供给氧气，窒息时施行人工呼吸。
5. 持续惊厥者为防舌咬伤，可用纱布包裹压舌板置于上下磨牙之间。

（二）镇静止惊药物

镇静止惊药物的种类较多，应根据病情选药。当一种药物的疗效不满意时，可以重复应用或与其他药物更替应用，但应注意用药剂量及半衰期，且不可多次连用同一药物，以免出现蓄积中毒，必要时需测血中药物浓度，并根据浓度调整药量。如果用药后惊厥发作持续不止时，须考虑有无颅内器质性病变、代谢病及中毒等原因。

1. 地西泮类药物

本药的优点是对各型惊厥持续状态都有效，作用快，5 分钟内生效，比较安全，最适用于急症。缺点是作用短暂。剂量过大可有呼吸抑制，特别是地西泮与苯巴比妥合用时可能发生呼吸暂停，故需进行呼吸、血压监测。地西泮一般需缓慢静脉注射，剂量每次 $0.3 \sim 0.5$ mg/kg，最大剂量年幼儿 5 mg，年长儿 10 mg。注射速度每分钟 $1 \sim 2$ mg，新生儿每分钟 0.2 mg。必要时可间隔 $15 \sim 20$ 分钟重复注射一次。较新药物氯羟地西泮，静脉注射 $0.06 \sim 0.1$ mg/kg，最大剂量不超过 4 mg。氯硝西泮（剂量为 $0.01 \sim 0.1$ mg/kg）静脉滴注，其需要量个体差异较大。

2. 苯巴比妥纳

本药肌内注射时吸收较慢，不适于急救，可在地西泮止惊后用于维持治疗，用于止惊时应选用静脉制剂，因对呼吸中枢影响小除破伤风外的新生儿惊厥首选。开始剂量可用 $10 \sim 20$ mg/kg 静脉注射，静脉注射速每分钟不超过 25 mg，可在 15 分钟内起作用。无效时于 $20 \sim 30$ 分钟后重复给一剂 10 mg/kg。本药与地西泮重叠应用时应监测呼吸、血压、血气、脑电图。准备气管插管。

3. 苯妥英钠

一般用于惊厥持续状态，静脉注射开始用 10 mg/kg，静脉注射速度每分钟 1.0 mg/kg。静脉注射后约 20 分钟生效。必要时在 1 小时后用加强量 5 mg/kg。静脉注射本药时需监测血压和心电图。

4. 硫喷妥钠

经上述治疗发作惊厥仍不停止可考虑用硫喷妥钠，但同时必须有生命体征监测。开始用 2.5% 溶液 5 mg/kg 静脉慢注，然后滴注，注速每分钟 2 mg，发作停止后减速、停用。此法最好在麻醉医生协助下应用，在新生儿和婴儿慎用。

抗惊厥药物的应用中，疗效不满意的一个重要原因是未能给足剂量。如能给足剂量，地西泮类药物、苯巴比妥钠、苯妥英钠都很有效。惊厥发作停止后宜继续用维持量口服一段时间。

（三）对症治疗

1. 控制高热

高热者可应用物理降温。可用冷水湿毛巾较大面积地敷额头部，每5～10分钟更换，必要时用冰袋放在额部或枕部，或颈侧，小儿应用乙醇擦浴可引起乙醇中毒，一般不采用。药物可选用安乃近 10 mg/kg 滴鼻、肌内注射或口服。

2. 注意心、肺功能

必要时给强心剂等。

3. 维持营养及体液平衡

在新生儿和幼婴，常见的无热惊厥是由于低血糖和低血钙，在急救时可先用适量 25% 葡萄糖溶液与 5～10 ml 的 10% 葡萄糖酸钙，缓慢静脉注射。必要时肌内注射 50% 硫酸镁每千克体重每次 0.2 ml 以控制低镁血症。如有可能，应在注射前先检查血糖和血钙。

3. 其他

对持续惊厥者，为了避免发生脑水肿，输入的液量及销量不可过多，一般供给总液量控制在每日每千克 60～80 ml，钠 2 mmol，钾 1.5 mmol。

（四）病因治疗

在应用抗惊厥药物积极控制惊厥发作的同时，必须及时查明引起惊厥的原因，以及时进行去因治疗。

详查病因应详细了解病史，进行细致的体格检查和必要的化验检查，以分析病因。查出病因后，必须及时治疗，以防止惊厥的复发。对高热惊厥患儿，除应用止惊药物以外，应作降温处理和抗感染治疗。高热惊厥的发作一般很短暂。惊厥伴有炎症性发热（脑炎、脑膜炎）者，需用抗感染治疗。因突然停用抗癫痫药物而发生严重惊厥的癫痫患儿，需重新开始用抗癫痫药物。惊厥发作可立即停止惊厥伴有高血压者宜给降压药。惊厥持续较长并出现呼吸节律改变或瞳孔大小及反应异常，疑有脑水肿者，宜同时用脱水剂。因食物中毒或药物中毒所致惊厥，必须做相应治疗。

惊厥经急救而停止发作以后，还应防止惊厥复发。例如，高热惊厥患儿在以后发热时最易惊厥，故应教会患儿家长如何及时降温。对高热惊厥频发的患儿也可考虑每日口服苯巴比妥 3～5 mg/kg 数周至 1～2 年。婴儿低钙惊厥在止惊疗法之后，必须使用维生素 D 及钙剂，才能防止复发。

四、护理要点

（一）一般护理

1. 保持环境安静，室内温、湿度应适宜，防止呼吸道等并发症发生。

2. 惊厥时要就地抢救，松解衣扣，取头侧位，保持呼吸道通畅，吸出咽部分泌物及痰液，防止吸入而发生窒息。操作应轻柔，避免因吸痰而损伤口腔、鼻腔黏膜。牙关紧闭者，应将纱布包裹的压舌板放在上下门齿间，以防舌、唇被咬伤。严重惊厥者给予氧气吸入。

3. 对昏迷患者及时做好眼、耳、口腔及皮肤护理，以防暴露性角膜炎、中耳炎、口腔炎及压疮等并发症。反复惊厥发作的患儿，应注意保持其肢体功能位置。

4. 保持安静，减少刺激。惊厥发作时，切不可将患儿抱起大声呼唤、摇动。

5. 有高热时，应给以物理降温或药物降温。

6. 饮食上以素食流质为主，病情好转后适当补充营养丰富之品，但惊厥时应禁食。

7. 对家长予以安慰、解释，争取合作。

（二）病情观察与护理

1. 密切观察惊厥的类型，应观察抽搐的具体表现，呈全身性或局限性，强直性或痉挛性，并应注意惊厥发作持续时间和间歇时间，一般全身性发作一种表现为阵挛性抽搐，躯干、四肢对称性抽搐；另一种为强直性抽搐，表现为全身肌张力增高，四肢伸直、头后仰、呈角弓反张，多伴有呼吸暂停、发绀、意识丧失。多数惊厥发作数秒钟，可自行停止，个别患儿可持续时间较长。局限性抽搐，面肌或一侧肢体、指、趾抽动，此种多见于新生儿及小婴儿，持续时间较长，易有反复发作。

2. 定时测量体温、呼吸、脉搏、血压，以明确病因，给予相应的处理。

3. 有惊厥时应观察惊厥持续时间，次数，抽搐时是否伴有窒息、发绀，间歇时应观察患儿神态变化及瞳孔改变。若精神良好，提示病情较轻，多为高热惊厥或低钙惊厥；若有瞳孔改变提示有颅压增高，惊厥呈持续状态时应注意脑水肿的发生。

4. 注意观察伴随的症状如呕吐、大便性状、皮疹、出血点、前囟门张力、有无脑膜刺激征，并要注意局部感染灶。发现异常，及时报告医生。

5. 保持呼吸道通畅，备好吸痰器及急救药品等，对口腔内分泌物要及时用纱布擦拭或用吸痰器吸出，防治窒息或吸入性肺炎的发生。

6. 协助医生正确使用镇静剂，并观察用药效果及不良反应。

（1）注射镇静药以前，应询问家属，来就诊前，是否用过类似药物，以免用药过量，抑制呼吸。

（2）惊厥发作频繁，应以两种镇静剂交替使用，以免单用一种，药量蓄积而致中毒。

（3）每次用药后，应详细记录药名、时间、用法。

（4）每次用药后需观察 20 分钟，如惊厥不止方可考虑第二次用药。

（5）用药途径应尽量以肌内注射为妥，以免过多次数静脉注射，而使药物浓度短期内迅速升高，抑制呼吸中枢，使脑组织缺氧而加重惊厥。

（6）惊厥停止后，可停止各种镇静剂。

（三）健康教育

注意喂养，及早增加副食，经常晒太阳，并预防感冒。惊厥消失后应按医嘱服药，不可随意停药或改药等。惊厥发作时，应立即到医院就诊。

（张超）

第十二章 妇产科急重症

第一节　异位妊娠

受精卵在子宫体腔以外着床发育，称为异位妊娠，习称宫外孕。根据受精卵着床的部位不同，可分为输卵管妊娠、卵巢妊娠、腹腔妊娠和宫颈妊娠等。其中以输卵管妊娠最为常见，约占异位妊娠的95%，而输卵管妊娠又以壶腹部妊娠最多见，约占60%；其次为峡部妊娠，约占25%，伞部及间质部妊娠较少见。近年来，异位妊娠的发生率有上升趋势，不及时诊断和积极抢救，可危及生命，是妇产科常见的急腹症之一。本节主要讨论输卵管妊娠。其临床特点主要为停经后腹痛和不规则阴道流血及腹部包块。

一、病因和发病机制

（一）输卵管炎症

这是引起输卵管妊娠的常见病因，输卵管内膜炎病情严重者可引起管腔完全堵塞，轻者因输卵管黏膜皱襞粘连导致管腔狭窄，有时输卵管黏膜受到破坏使纤毛缺损，以上情况均可阻碍孕卵在输卵管中的正常运送。输卵管周围炎的病变主要在输卵管的浆膜层或浆肌层，结果可造成输卵管周围粘连，管形扭曲，管腔狭窄及管壁肌肉蠕动减弱，从而使孕卵的运行受到影响。

（二）输卵管发育或功能异常

输卵管发育异常，如肌层发育不良、过长、弯曲、憩室，额外伞部，黏膜纤毛缺如等都是导致输卵管妊娠的因素。输卵管管壁肌肉无力或痉挛也可影响受精卵的运行而成为发病的原因。

（三）输卵管手术后

如输卵管吻合、造口、粘连分离等手术，均可由于手术仅部分恢复输卵管之通畅度而影响受精卵之运行。绝育术后则可能因结扎部位部分沟通或形成瘘管而导致输卵管妊娠。

（四）宫内避孕器

近年来随着宫内避孕器的广泛应用，逐渐发现当这种方法失败而发生妊娠时，宫外孕之比例明显升高。解释理由为宫内避孕器虽能有效地阻止孕卵在宫腔内着床，但却不能预防宫外孕的发生。

（五）盆腔肿瘤的压迫或牵拉

管外之肿瘤如阔韧带间肿瘤、卵巢肿瘤、子宫肌瘤等可压迫或牵引输卵管使之变细变长，导致管腔狭窄、扭曲，阻碍受精卵前进。

（六）盆腔子宫内膜异位症

子宫内膜异位症引起的输卵管妊娠主要由于机械因素所致。此外，异位于盆腔的子宫内膜，对孕卵可能有趋化作用，促使其在宫腔外着床。

（七）孕卵的游走

一侧卵巢排卵，受精后经宫腔或腹腔向对侧移行，进入对侧输卵管，称为孕卵的游走。如移行时间过长，孕卵发育长大，不能通过输卵管，遂在该处着床。临床见到的卵巢黄体和输卵管妊娠的发生部位不在同侧而在对侧，即为孕卵游走引起。

孕卵在输卵管内着床，由于输卵管管壁较薄，黏膜只有上皮缺少黏膜下组织，在孕卵种植后不能形成完整的蜕膜层，而且输卵管的血管系统亦不同于子宫，既不能抵御绒毛的侵蚀亦不能提供足够的营养，孕卵遂直接侵蚀输卵管肌层。绒毛侵及肌壁微血管，引起局部出血，进而由蜕膜细胞、肌纤维及结缔组织形成包膜。输卵管的管壁薄弱，管腔狭小，不能适应胎儿的生长发育，因此，妊娠发展到某一阶段，即被终止。如孕卵着床在靠近伞端的扩大部分——壶腹部，则发展到一定程度即以流产告终。当胚胎全部流入腹腔（完全流产）一般出血不多；如部分流出（不完全流产）则可反复多次出血。如孕卵着床在狭窄的输卵管峡部，则往往招致输卵管破裂而发生严重的腹腔内大出血。

二、病情评估

（一）病史

应仔细询问月经史，以准确推断停经时间。注意不要将不规则阴道流血误认为末次月经，或由于月经仅过期几天，不认为是停经。此外，对不孕、放置宫内节育器、绝育术、复孕术、盆腔炎等与发病相关的高危因素予以高度重视。

（二）临床表现

异位妊娠的临床表现与病变部位、流产型还是破裂型、发病缓急以及病程长短相关。

1. 症状

（1）停经：典型患者常有6～8周的停经史，也有患者表现为短期停经或月经延迟数天，部分患者常将少量阴道流血误认为月经而影响诊断，因此，详细询问病史是必需的。

（2）腹痛：是最常见的症状，性质可为刺痛、撕裂样痛、隐痛等，常突然发作，持续或间歇出现，多位于下腹部。腹痛常先于阴道流血出现或与阴道流血同时出现，有时可表现为上腹痛、恶心、呕吐，直肠刺激症状等。

（3）阴道流血：量一般较少，色暗红，持续性或间歇性；偶可见血中有小片膜状物。

（4）贫血：因阴道出血或腹腔出血常有不同程度贫血貌，贫血程度与阴道流血量不成正比，并有相应血液检查变化。

（5）休克：大量腹腔内出血可致休克或休克前状态。尤其是输卵管间质部妊娠，由于周围有子宫肌组织，破裂时间一般较晚，多在16～18周，出血多、危及生命。

2. 体征

（1）一般情况：腹腔内出血较多时，呈急性贫血外貌。大量出血时则有面色苍白、四肢湿冷、脉搏快而细弱及血压下降等休克症状，体温一般正常，休克时略低，腹腔内血液吸收时，可稍升高，但不超过38℃。

（2）腹部检查：全腹有压痛、反跳痛和移动性浊音。腹腔内出血并凝固、机化或与周围组织器官粘连，则可触到包块。

（3）阴道检查：宫颈触举痛明显。子宫直肠陷凹如有积血，则后穹隆饱满并有触痛。子宫稍大而软。

（三）实验室及其他检查

1. 妊娠试验

放射免疫法测血中 HCG，尤其是 β - HCG 阳性有助诊断。

2. 超声检查

B 型超声显像有助于诊断异位妊娠。阴道 B 型超声检查较腹部 B 超检查准确性高。

3. 腹腔镜检查

适用于输卵管妊娠尚未流产或破裂的早期患者和诊断有困难的患者。腹腔内大量出血或伴有休克者，禁行腹腔镜检查。

4. 子宫内膜病理检查　现很少依靠诊断性刮宫协助诊断。诊刮仅适用于阴道流血量较多的患者，目的在于排除宫内妊娠流产。

三、处理

处理原则以手术治疗为主，其次是药物治疗。

（一）手术治疗

应在积极纠正休克的同时，进行手术抢救。近年来，腹腔镜技术的发展，也为异位妊娠的诊断和治疗开创了新的手段。

（二）药物治疗

根据中医辨证施治方法，合理运用中药，或用中西医结合的方法，对输卵管妊娠进行保守治疗已取得显著成果。近年来用化疗药物甲氨蝶呤等方法治疗输卵管妊娠，已有成功的报道。但在治疗中若有严重内出血征象、可疑输卵管间质部妊娠或胚胎继续生长时仍应及时进行手术治疗。

四、护理要点

（一）一般护理

1. 向孕妇及家属讲解疾病有关情况及治疗情况，使孕妇正确认识自己的病情并积极配合治疗。提供安静舒适的环境。关心体贴孕妇。

2. 嘱孕妇绝对卧床休息，避免突然变换体位及用力排便等增加腹压的动作；保持大便通畅，防止腹胀及便秘。

3. 及时送检化验单、备血及做好应急手术的准备。

4. 对腹腔大出血的孕妇，嘱立即平卧、保暖，迅速建立静脉通道，遵医嘱及时给予吸氧、输血、输液、补充血容量。

5. 积极配合做好各项检查及阴道后穹隆穿刺。

6. 嘱孕妇禁食，送手术通知单，并按腹部急诊手术常规迅速完成术前准备，如普鲁卡因皮试、备皮、放置尿管等。

（二）病情观察与护理

1. 注意观察腹痛的性质，如患者突感下腹部一侧撕裂样的疼痛，逐渐扩散到全腹，持续或反复发作，常伴有恶心、呕吐、突然晕厥、肛门坠痛、排便感，下腹部有明显的压痛、反跳痛。常为异位妊娠破裂表现，应立即报告医生，并协助处理。

2. 注意观察体温、脉搏、呼吸、血压，出现休克征象如面色苍白、四肢厥冷、脉搏细弱、周身冷汗、血压下降等表现者应立即报告医生，并迅速做好抢救准备，输血、输液、抗休克，为挽救患者生命争取时机。

3. 药物治疗早期未破裂型宫外孕，可避免手术带来的并发症，但无论用何种药物治疗异位妊娠，护士均要熟悉药物的不良反应及作用机制，并注意监测以下几点：

（1）连续监测血、尿 HCG 或血 β-HCG 下降情况，一般每周不少于 2 次。

（2）注意患者血流动力学变化及腹痛、阴道流血情况。

（3）酌情复查 B 超、血常规、肝功、肾功等。

（4）强调住院用药观察，绝对卧床休息，待病情稳定可轻微活动。

（5）注意营养、卫生，预防感染。

4. 有手术指征需手术治疗者，应按妇产科手术前护理。准备腹部皮肤时，动作须轻柔，切勿按压下腹部。禁止灌肠，以免加重内出血。

5. 手术后执行妇产科手术后护理。

（三）健康教育

输卵管妊娠的预后在于防止输卵管的损伤和感染，因此护理工作者应做好妇女的护理保健工作，防止发生盆腔感染。教育患者保持良好的卫生习惯，勤沐浴、勤换衣、性伴侣稳定。发生盆腔炎后，须立即并彻底治疗，以免延误病情。

（董俊英）

第二节　子　痫

子痫系妊娠期特有的疾病。为妊娠高血压疾病最严重的阶段，临床表现除高血压、蛋白尿、水肿外，在先兆子痫的基础上突然出现胸闷、剧烈头痛、视物模糊、抽搐或昏迷等，同时易并发心、肾衰竭。在子痫发作前大都有先兆子痫的症状和体征，但也有无任何警告征象而突然发病的病例。子痫可发生在产前、产中和产后 7 天内。很多病例产前、产时在医生的严密监视下认为已度过危险期，但产后遇到冲动或兴奋状态时突发抽搐、昏迷。另外，子痫抽搐可重复发作，重复次数愈多，预后愈差，是孕产妇和围生儿死亡的主要原因之一。

一、病因和发病机制

尚未明确，可能与以下几种因素有关。

（一）免疫学说

通过动物实验及胎盘的病理改变，发现极似移植物的排异作用，提示妊娠高血压疾病的病因可能是对胎盘、胎儿等某些抗原物质的免疫变态反应。

（二）子宫和胎盘缺血、缺氧学说

妊娠高血压疾病多发生于年青的初产妇及高龄初产妇，尤其是双胎、羊水过多、葡萄胎时。因子宫过度膨胀，张力增高，使子宫胎盘缺血。如孕妇有高血压、慢性肾炎、糖尿病等伴有血管退行病变时，也可使子宫胎盘缺血，而诱发妊娠高血压疾病。

（三）肾素、血管紧张素、醛固酮、前列腺素系统失常

妊娠高血压疾病时，子宫胎盘缺血，子宫、胎盘变性，肾素增加，血管紧张素Ⅱ增加，同时伴随血管对血管紧张素Ⅱ的敏感性增强，而血管紧张素降解酶的活力降低，导致子宫动脉收缩。另外，子宫血流减少时，进入子宫的前列腺素的前身物质——花生四烯酸的量减少，小动脉亦易发生痉挛，外周阻力增加。肾血管痉挛以及肾小球中纤维素凝集引起肾小球损害，肾小球上皮通透性增加，蛋白随尿漏出，血管紧张素Ⅱ还刺激肾上腺皮质分泌醛固酮，增加钠的回吸收，使细胞外容量扩张而发生水肿。

（四）营养学说

认为低蛋白血症、缺锌都与发病有关，故本病多见于营养不良、贫血孕妇。

子痫的基本病理生理变化为全身小动脉痉挛，由于脑血管痉挛导致脑缺氧，进一步发展则形成脑水肿。

二、病情评估

（一）症状和体征

1. 先兆子痫

除中度妊娠高血压疾病所表现的高血压、水肿、蛋白尿三大基本征象加重以外，可出现一系列自觉症状，主要表现为头痛、眼花、恶心、呕吐及上腹胀闷等，称为先兆子痫。此时，血压多超过 160/110 mmHg，蛋白尿持续 ++～+++，可超过 5 g/24 h，水肿明显，如不及时治疗可发展为子痫。同时，胎盘缺氧可致胎儿宫内窘迫，甚至死亡。

2. 子痫

在先兆子痫的基础上进而有抽搐发作，或伴有昏迷，称为子痫。少数病例病情进展迅速，先兆子痫征象不明显而骤然发生抽搐。子痫典型发作过程：先表现为眼球固定，瞳孔散大，瞬即头扭向一侧，牙关紧闭，继而口角及面部肌颤动，数秒钟后发展为全身及四肢强直，双手紧握，双臂屈曲，迅速发生强烈抽动。抽搐时呼吸暂停，面色青紫。持续 1 分钟左右抽搐强度减弱，全身肌肉松弛，随即深长吸气，发出鼾声而恢复呼吸。抽搐临发作前及抽搐期间，患者神志丧失。抽搐次数少及间隔长者，抽搐后短期即可苏醒；抽搐频繁持续时间较长者，往往陷入深昏迷。在抽搐过程中易发生种种创伤，如唇舌咬伤、摔伤，甚至骨折，昏迷中呕吐可造成窒息或吸入性肺炎。

子痫多发生于妊娠晚期或临产前，称产前子痫；少数发生于分娩过程中，称产时子痫；个别发生在产后 24 小时内，称产后子痫。

根据以上临床表现，子痫的诊断并不困难，有条件时可检查尿常规，注意尿蛋白及管型。也可检查眼底小动脉改变情况，以了解病情的严重程度。

（二）实验室及其他检查

1. 血常规检查

可有贫血，血小板可低于 $100 \times 10^9 / L$。

2. 尿常规检查

尿蛋白超过＋＋，可达＋＋＋，可有红细胞、透明管型、颗粒管型。

3. 血黏度检查

测全血和血浆黏度，以及血细胞比容，了解有无血液浓缩。一般子痫患者多有改变。血浆黏度≥1.6，全血黏度≥3.6，血细胞比容≥0.35（35%），常提示有血液黏度增加。

4. 血浆蛋白

正常白蛋白与球蛋白的比率（A/G）为（1.5~2.5）:1，若有肝功能损害，白蛋白与球蛋白比率可倒置。

5. 尿酸

重症患者，由于肝脏破坏，尿酸及肾脏排泄尿酸的功能均有减退，所以血浆尿酸值常有不同程度升高。

6. β_2 微球蛋白测定（简称 $\beta_2 - MG$）

$\beta_2 - MG$ 是一种低分子量蛋白质，由淋巴细胞产生，是 HLA 抗原的组成部分。正常人血清中只有微量 $\beta_2 - MG$。妊娠时，随月份增加而升高。当妊娠高血压疾病影响肾功能时，则 $\beta_2 - MG$ 明显升高，这是由于肾小球滤过率降低所致。尿中排泄 $\beta_2 - MG$ 量增高，常提示肾功能不全。此外，若 $\beta_2 - MG$ 含量随尿蛋白增加而升高，则显示病情严重。

7. 尿素氮与肌肝测定

子痫患者当肾功能受损时，血中尿素氮与肌酐都有升高。

8. 血气分析和二氧化碳结合力

子痫患者血气分析多为混合性酸碱失衡，但以代谢性酸中毒为主。由于全身小动脉痉挛，缺血缺氧，无氧代谢增加，乳酸过多或进食不足，出现负氮平衡，酮体增多，检查二氧化碳结合力常明显下降，易发生酸中毒。

9. 血清电解质检查

由于用药，尿量及肾功能改变，而出现电解质紊乱，低血钾、低血钠及少数高血钾，尤以高钾血症危害最大，常致心肌损害，应注意监测。

10. 肝功能检查

损害肝脏时，可出现 ALT、胆红素和碱性磷酸酶水平升高，这可能与肝细胞坏死有关。

11. 凝血功能检查

子痫患者，应测定血小板、凝血酶原时间、纤维蛋白原和试管法凝血时间，还应测纤维蛋白降解物（FDP），以估计凝血功能。

12. 眼底检查

眼底改变反映了妊高征严重程度。视网膜小动脉痉挛动脉与静脉之比由正常 2:3 变为 1:2、1:3 甚至 1:4，提示动脉痉挛加重，并可引起视网膜水肿、渗出、出血，甚至视网膜剥离，引起突然失明。

13. 其他检查

应常规做心电图检查，了解有无心肌损害，有无高血钾或低血钾等改变。有条件时可做超声心动图测定，了解心功能情况，亦可做脑血流图检查。

（三）诊断和鉴别诊断

1. 诊断

根据病史和典型的临床表现，诊断并不困难，诊断应包括妊娠高血压疾病分类、有无并发症及病情严重程度等，以便制订正确的处理方案。

2. 鉴别诊断

本病须与癫痫、脑出血、癔症、糖尿病所致之酮症酸中毒或高渗性昏迷、低血糖昏迷、颅脑外伤、尿毒症、药物中毒（包括酒精中毒）等症状及有关检验予以鉴别。

三、处理

妊娠高血压疾病的治疗目的在于防止发生子痫，降低围产儿死亡率，降低母婴严重并发症发生和永久性高血压的出现。治疗原则：解痉为主，必要时镇静、降压、利尿、扩容，适时终止妊娠以及早期诊断、治疗并发症。

（一）一般监护

子痫发作时应使患者平卧，头侧向一边，保持呼吸道通畅，以纱布包裹压舌板，放入口内齿间舌上，或放入通气导管，防止抽搐时咬破唇舌。及时吸出喉头黏液及呕吐物，防止窒息。给氧气吸入，保持环境安静，避免一切刺激，如声、光及不必要的搬动及操作，以免诱发抽搐。昏迷或未清醒者，禁食水及口服药物。并给予抗生素预防肺部感染。床边置护栏架以防跌落。置保留尿管，并记尿量，设特别护理，记录体温、脉搏、呼吸、血压、出入量、病情变化及处理经过等。随时注意有无心衰、急性肺水肿、胎盘早剥、脑血管意外等并发症的出现。

（二）控制抽搐

首选药物为硫酸镁。用法 25% 硫酸镁 20 ml（5.0 g），肌内注射即刻。同时 25% 硫酸镁 20 ml（5.0 g）加 25% 葡萄糖 20 ml 缓慢静脉推注约需 10 分钟推完。同时给吗啡 10 mg，皮下注射，或哌替啶 100 mg，或冬眠合剂 I 号 2 ml，肌内注射，一般抽搐可停止。

抽搐仍未能控制或仍烦躁不安，可加用异戊巴比妥 0.25 ~ 0.5 g 加 5% 葡萄糖 40 ~ 60 ml 静脉慢推，注意呼吸如发现异常即刻停药。

抽搐停止后，在未能终止妊娠前必须继续给予药物治疗。如 25% 硫酸镁 60 ml 加入 5% 葡萄糖 1 000 ml，静脉滴注（8 ~ 10 小时滴完），以后每 4 ~ 6 小时给药 1 次。根据病情选择硫酸镁、冬眠合剂 I 号、III 号或苯巴比妥、地西泮肌内注射。

（三）适时终止妊娠

如已临产，子痫已控制，产程顺利，可经阴道分娩。缩短第二产程，经阴道手术助产。

尚未临产，宫颈成熟，估计产程顺利，可行催产素点滴引产，注意产程进展及胎心变化，因子痫患者胎儿已处于缺氧环境，应放宽剖宫产指征。

宫颈不成熟，孕龄较小，估计引产不易成功，行剖宫产。现认为抽搐停止 2~12 小时可终止妊娠，剖宫产时以硬膜外麻醉为好。

（四）预防产后出血

产后 24 小时内仍应给予硫酸镁及镇静治疗，每 4~6 小时给药 1 次。

（五）根据化验结果

随时纠正电解质紊乱或酸中毒。

（六）特殊情况处理

如为基层单位及农村医院，遇到子痫患者时，给予解痉和镇静药物后，即刻转送上级医院，同时做好保护，护理患者勿受伤害。

四、护理要点

（一）先兆子痫的护理

1. 一般监护

（1）患者在住单间暗室卧床休养，减少声光刺激。取左侧卧位，以免仰卧可能引起体位性低血压综合征，并可减轻子宫对下腔静脉的压迫，增加肾血流量，改善子宫胎盘血循环。

（2）给予高蛋白、富有维生素的饮食（不一定限制食盐）。

（3）每 4~6 小时测量和记录血压 1 次。如发现血压突然升高，或出现头痛、眩晕、恶心、胸闷等，应及时报告医生。

（4）准备子痫发作时的抢救物品与药物：手电筒、氧气、开口器、压舌板、吸痰器以及镇静、降压、利尿、脱水等药物。

（5）记液体出入量。每日测量体重 1 次。

（6）产后 3 天密切观察血压变化，防止发生产后子痫。

2. 病情观察与护理

（1）对于先兆子痫应严密观察有无产兆、腹痛及阴道流血情况，并注意胎心变化。检查肌腱反射，如有膝反射亢进，常反映神经应激性过高。随时注意头痛、眩晕、眼花、呕吐、上腹部不适等先兆子痫症状的出现。一旦出现，应及时报告医生。

（2）备好急救用物，如开口器、压舌板、拉舌钳、吸痰器、气管切开包、纱布、胶布、弯盘。此外，还有氧气、床栏、手电、地灯等。抢救车内应有急用药品，如 25% 硫酸镁、10% 葡萄糖酸钙、吗啡或哌替啶、地西泮、毛花苷 C、呋塞米、催产素、20% 葡萄糖及降压等药物。

（3）按医嘱静脉滴注或深部肌内注射 20%~25% 硫酸镁。应测量血压、呼吸，检查膝腱反射和计算尿量。如呼吸少于 16 次/分、膝腱反射消失、24 小时尿量少于

600 ml，应停止用药。须备有10%葡萄糖酸钙或氯化钙各20 ml，如出现镁中毒，立即静脉推注钙剂。

（二）子痫的护理

1. 一般护理

（1）患者应住单人暗室，空气流通新鲜，温度及湿度适中，保持绝对安静，避免一切外来的声、光和冷刺激。一切治疗和操作如注射、导尿等均应相对集中，动作需轻柔，因任何刺激均可诱发抽搐发作。加床栏，以防患者抽搐时由床上摔下。

（2）准备下列药品：①呼叫器，并置于患者随手可及之处；②放好床栏，防止患者坠床、受伤；③急救车、吸引器、氧气、开口器等以备随时使用；④急救药品，如硫酸镁、肼屈嗪、葡萄糖酸钙等；⑤产包。

（3）昏迷时应禁食，患者平卧头低位，偏向一侧，便于呕吐物排出。取出活动义齿，以免脱落堵塞气管引起窒息。将卷有纱布的压舌板置于上下臼齿间，以防唇舌被咬伤。保持呼吸道通畅，及时吸出呼吸道分泌物及口腔内呕吐物，防止窒息和吸入性肺炎。必要时用拉舌钳将舌拉出，以免舌后坠影响呼吸。

（4）注意口腔卫生，做好口腔护理。床铺应平整、干燥，保持皮肤清洁，按摩受压部位，定时协助翻身，以防发生压疮。每日清洁外阴，防止感染。

（5）昏迷者应放置保留导尿管，准确记录尿量及性质。

2. 病情观察与护理

1）护士应观察抽搐情况，详细记录抽搐持续时间、间隔时间及次数，及时给氧气吸入。在抽搐发作时可引起子宫收缩，应勤听胎心音及观察宫缩，做好分娩及抢救婴儿的准备。患者出现抽搐时，必须安排专人护理，详细记录护理记录。

2）对子痫患者应注意血压、脉搏、呼吸和体温变化，发现异常及时报告医生。严密观察病情，观察丧失意识的时间。密切注意产兆的出现。

3）注意药物不良反应的观察

（1）硫酸镁：注射硫酸镁前须同时备好急救药品，并应严格检查膝反射、尿量和呼吸，当发现下列任何情况之一时即予禁用：①膝反射消失（常最早出现）；②尿量小于600 ml/24 h；③呼吸低于16次/分。严重中毒者可发生呼吸、心率抑制现象，出现呼吸、心搏骤停。一旦出现中毒现象，应立即静脉注射10%葡萄糖酸钙10 ml解救。

（2）冬眠合剂：可引起体位性休克。尤其在静脉注射或滴注时，嘱患者绝对卧床，严密监测血压，随时调整滴速；如血压下降至130/90 mmHg，应考虑停止用药。

4）严密观察有无并发症出现，一旦发现，应及时报告医生，并做好相应的紧急处理。

5）临产及分娩时，需有足够的医护人员密切配合，备好各种急救药物及器械。密切观察血压、脉搏及宫缩的变化，以防再次发生抽搐或婴儿突然娩出，产妇发生创伤和意外。第三产程后给宫缩剂催产素肌内注射，预防产后出血。禁用麦角新碱及垂体后叶素，因其中含有加压素，可致血压升高对产妇不利。

6）分娩后，多数产妇病情缓和并逐渐恢复正常，少数产妇于产后24～72小时仍有发生子痫的危险，仍需严密观察血压、脉搏、尿量，认真听取产妇主诉，以便及早处理。

7）产褥期：产妇应很好的休息，除按照产科常规护理外，待血压和体力逐渐恢复后，方可哺乳和下地活动。下地活动应逐步过度，以免突然起床晕倒。对婴儿夭折的产妇应安排在没有婴儿的环境，医护人员需给予安慰和关怀，以免触景伤情，因悲伤而引起血压波动。

（董俊英）

第三节　前置胎盘

正常胎盘附着于子宫体部的后壁、前壁或侧壁。孕 28 周后若胎盘附着于子宫下段，甚至胎盘下缘达到或覆盖宫颈内口处，其位置低于胎儿的先露部，称为前置胎盘。前置胎盘是妊娠晚期出血的主要原因之一，是妊娠期的严重并发症，若处理不当可危及母儿生命，多见于经产妇，尤其是多产妇。

一、病因及发病机制

目前病因尚不明确，可能与子宫内膜病变、胎盘面积过大或受精卵发育迟缓等因素有关。由于妊娠晚期或临产后子宫下段逐渐伸展，位于宫颈内口的胎盘不能相应伸展，使前置部分的胎盘自附着处发生错位性分离，致血窦开放而出血。

二、病情评估

（一）病史

询问患者阴道流血的时间、出血量及有无腹痛；了解有无妊高征、慢性高血压、外伤史等；了解产次、人流次数、剖宫产史等情况。

（二）临床表现

1. 症状

前置胎盘的主要症状是妊娠晚期或分娩开始后突发的无诱因、无痛性、反复发作的阴道流血。妊娠晚期子宫开始不规则收缩，子宫下段肌纤维被动伸展，附着在子宫下段及宫颈内口上的胎盘不能相应地随之扩展，胎盘前置部分与其附着处之间发生错位，引起部分胎盘剥离出血，剥离处血液凝固可暂时止血。随着子宫下段继续伸展，剥离部分逐渐扩大，故可多次反复出血，出血量多少不一，间隔时间越来越短。前置胎盘发生出血的时间早晚、长短，出血量的多少、间隔时间、发作的次数，与其种类有关，完全性前置胎盘初次出血时间早且出血量多，妊娠 28 周左右即可有出血。有时一次大出血便可导致患者休克，危及母儿生命。边缘性前置胎盘出血较迟，多在妊娠 37～40 周，有时在分娩开始后才发生出血、出血量也较少，部分性前置胎盘介于二者之间。

2. 体征

患者一般情况随出血的多少而定，反复出血者可有贫血貌，严重时出现面色苍白、脉搏微弱、血压下降等休克现象。腹部检查：子宫大小与停经周数相符，因子宫下段有胎盘占据，影响胎先露入盆，故先露高浮，约有 15% 并发胎位异常，尤其为臀位。临产时检查：宫缩为阵发性，间歇期子宫可以完全放松。有时可在耻骨联合上方听到胎盘杂音。阴道检查可在穹隆部与先露之间触及海绵状组织。产后检查胎盘，可见胎盘边缘及部分胎盘有凝块。

（三）实验室及其他检查

1. 超声检查

B 超断层能清楚地看到子宫壁、胎头、宫颈和胎盘位置，胎盘定位准确率可达 95% 以上。可明确前置胎盘的类型，并可分辨是否合并胎盘植入等。妊娠中期超声检查如发现胎盘位低超过内口，不要过早做出前置胎盘诊断，因随着妊娠进展，子宫下段形成，宫体上升，胎盘将随之上移。

2. 阴道检查

现采用 B 超检查，已很少做阴道检查。阴道检查主要用于终止妊娠前为了明确诊断决定分娩方式，且必须在有输液、输血及手术的条件下方可进行。如诊断已明确或流血过多即无必要做阴道检查。

3. 产后检查胎盘及胎膜

对产前出血的患者，分娩时应仔细检查娩出的胎盘，以便核实诊断。前置部分的胎盘有陈旧血块附着呈黑紫色，如这些改变在胎盘的边缘，而且胎膜破口处距胎盘边缘小于 7 cm 则为部分性前置胎盘。如行剖宫产术，术时可直接了解胎盘附着的部位，此时胎膜破口部位对诊断前置胎盘即无意义。

（四）诊断标准

1. 妊娠晚期反复出现无痛性阴道流血（中央性者可在妊娠中期发生）。

2. 腹软，无宫缩，胎体清楚，胎头高浮或胎位异常，胎心多正常。

3. 阴道检查在宫颈内口处可触及海绵样胎盘组织。此项检查必须慎用。

4. B 超见胎盘位置低置。

（五）鉴别诊断

由于阴道壁静脉曲张破裂，宫颈病变如息肉、糜烂、癌肿等引起的产前出血，通过阴道窥诊即可确诊。前置胎盘主要须与胎盘早期剥离、帆状胎盘前置血管破裂、胎盘边缘血窦破裂相鉴别。

（六）对孕妇、胎儿的影响

1. 产时、产后出血

附着于子宫前壁的前置胎盘行剖宫产时，如子宫切口无法避开胎盘，则出血明显增多。胎儿分娩后，子宫下段肌肉收缩力较差，附着的胎盘不易剥离。即使剥离后因开放的血窦不易关闭而常发生产后出血。

2. 植入性胎盘

前置胎盘偶可合并胎盘植入。由于子宫下段蜕膜发育不良，胎盘绒毛可植入子宫下段肌层，使胎盘剥离不全而发生大出血，有时需切除子宫而挽救产妇生命。

3. 贫血及感染

产妇出血，贫血而体弱，加上胎盘剥离面又靠近宫颈内口，容易发生感染。

4. 围生儿预后不良

出血量多可致胎儿缺氧或宫内窘迫。有时因大出血而须提前终止妊娠，新生儿死亡率高。

三、处理

（一）治疗原则

制止出血，补偿失血，预防感染。应根据孕周、出血量多少、是否临产、有无休克等情况，决定治疗与处理方法。

（二）期待疗法

期待疗法的目的是在保证孕妇安全的前提下保胎。妊娠 37 周前、血量不多者，可住院卧床休息，密切观察出血情况，改善孕妇的一般情况，直至足月妊娠。

（三）终止妊娠

对阴道大出血或反复出血者，应立即终止妊娠，做好输血及手术准备，根据具体情况，选择终止妊娠的方式。

1. 剖宫产

完全性前置胎盘须以剖宫产终止妊娠，近年来对部分性及边缘性前置胎盘亦倾向剖宫产分娩。由于剖宫产能迅速结束分娩，并能在直视下处理胎盘而迅速止血，对母儿较安全，已成为前置胎盘的主要急救措施及分娩方式。完全性前置胎盘可在孕 36 周、部分性及边缘性前置胎盘可在孕 37 周后终止妊娠，胎儿肺不成熟者可用地塞米松促肺成熟。一旦前置胎盘发生严重出血而危及孕妇生命安全时，不论胎龄大小均应立即剖宫产。

术前应积极纠正休克、备血、输液。子宫切口视胎盘位置而定。胎盘附着于子宫下段前壁时，进腹后往往可见下段部位血管充盈或怒张，做子宫切口时应尽可能避开，或先行血管结扎，采用子宫下段偏高纵切口或体部切口，推开胎盘边缘后破膜，娩出胎儿，但应避免纵切口向下延伸而撕裂膀胱，也不主张撕裂胎盘而娩出胎儿。后壁前置胎盘可选择子宫下段横切口。

胎儿娩出后，立即以缩宫素 20 U 或麦角碱 0.2～0.4 mg 子宫肌壁内及子宫下段肌壁内注射，以加强子宫收缩，并徒手剥离胎盘。胎盘剥离后，子宫下段胎盘附着面往往不易止血，可用热盐水纱垫直接压迫，也可在吸收性明胶海绵上放置凝血酶压迫出血处，或用可吸收线 8 字缝合血窦、双侧子宫动脉或髂内动脉结扎、髂内动脉栓塞以及宫腔内纱条填塞等方法止血，如无效或合并胎盘植入，应行子宫切除术或子宫次全切除术（应完全切除胎盘附着的出血处）。

2. 阴道分娩

对低置胎盘（边缘性前置胎盘），宫口已部分开大，头先露，出血不多，估计短时间内即可结束分娩的经产妇，可经阴道分娩。先行人工破膜，以使羊水流出。先露部下降压迫胎盘前置部分止血，并促进宫缩，加速分娩，必要时可静脉滴注催产素。破膜后如产程进展不顺利，仍须及时做剖宫产术。

3. 紧急情况转送时的处理

无手术条件的地方，碰到患者阴道大出血，可静脉输液或输血，并在消毒下进行填塞，暂时压迫止血，并及时护送转院治疗，严禁做肛门或阴道检查。

（四）预防并发症

产后及时注射宫缩剂，以防产后出血；产褥期注意纠正贫血，预防感染。

四、护理要点

根据病情需立即接受终止妊娠的孕妇，立即安排孕妇去枕侧卧位，开放静脉，配血，做好输血准备。在抢救休克的同时，按腹部手术患者的护理进行术前准备。并做好母儿生命体征监护及抢救准备工作。

（一）接受期待疗法的孕妇的护理

1. 绝对卧床休息，待出血停止后可酌情安排下地轻微活动。

2. 入院后立即检查血型，做好输血及紧急手术的各项准备。

3. 对胎儿进行监护，必要时给母体吸氧。

4. 加强会阴护理，保持外阴清洁，禁止肛门检查和灌肠。

5. 备好母婴抢救药品和器械，做好患者心理护理，消除患者因出血而引起的紧张、恐惧心理，使其积极配合治疗。

6. 行剖宫产时，术前应做好一切抢救准备，术后应加强观察及护理。

（二）病情观察与护理

1. 密切观察病情变化，监测生命体征，注意阴道流血量、色和性质，并完善护理记录。如孕妇出现头晕、腹痛、宫缩、血压或血红蛋白下降，胎心变化等，需及时报告医生。

2. 严密观察与感染有关的体征，如体温、脉搏、子宫的压痛情况、阴道分泌物的性状；认真评估胎儿宫内感染的征象，如出现胎心率加快和生物物理评分下降情况，需及时收集血尿标本，监测白细胞计数和分类，发现异常及时和医生联系。

（赵守香）

第四节　胎盘早剥

妊娠 20 周后或分娩期，正常位置的胎盘在胎儿娩出前，部分或全部从子宫壁剥离，称为胎盘早期剥离，简称胎盘早剥。胎盘早剥是妊娠晚期的一种严重并发症，往往起病急、进展快，若处理不及时，可危及母儿生命。

一、病因和发病机制

病因目前尚不明确，其发病可能与以下因素有关：①血管病变，如妊娠期高血压疾病、慢性高血压病和肾炎等；②机械性因素，如腹部受撞击、挤压，摔伤或行外倒转术纠正胎位等；③子宫静脉压突然升高，如仰卧位低血压综合征。

胎盘早剥的主要病理变化是底蜕膜出血，形成血肿，使胎盘自附着处剥离。如果胎盘边缘仍附着于子宫壁上，或胎膜与子宫壁未剥离，血液不向外流而积聚在胎盘与子宫壁之间，为隐性出血或内出血；当胎盘后血肿使胎盘剥离面不断扩大，血液冲开胎盘边缘及胎膜，沿胎膜与宫壁间经宫颈向外流出，为显性出血或外出血；当内出血过多时，血液也可冲开胎盘边缘与胎膜，向宫颈口外流出，形成混合性出血。有时出血穿破羊膜流入羊水中，形成血性羊水。内出血严重时，血液向子宫肌层内浸润，引起肌纤维分离、断裂、变性，此时子宫表面出现紫蓝色淤斑，尤其在胎盘附着处更明显，称为子宫胎盘卒中。严重的胎盘早剥可能发生凝血功能障碍，出现 DIC。

二、病情评估

（一）病史

孕妇在妊娠晚期或临产时突然发生腹部剧痛，有急性贫血或休克现象，应引起高度重视。护士需结合有无妊高征或高血压病史、胎盘早剥史（复发率约 10%）、慢性肾炎史、仰卧位低血压综合征史及外伤史等，进行全面评估。

（二）临床表现

国外多采用 Sher（1985）分类法，将胎盘早剥分为Ⅰ度、Ⅱ度、Ⅲ度，而我国则以轻、重两型分类。轻型相当于 SherⅠ度，重型包括 SherⅡ度、Ⅲ度。

1. 轻型

主要症状为阴道流血，量较多，色暗红，伴轻度腹痛或无腹痛，以显性出血为主，往往多发生于分娩期，产程进展好，贫血体征不显著。若在分娩期则产程进展较快。腹部检查：子宫软，宫缩有间歇，子宫大小与妊娠周数相符，胎位清楚，胎心率多正常，若出血量多胎心可有改变。腹部压痛不明显或仅有局部轻压痛（胎盘剥离处）。产后检查见胎盘母体面有凝血块及压迹。有的病例症状与体征均不明显。仅在检查胎盘母体面时发现凝血块及压迹才诊断胎盘早剥。

2. 重型

以内出血和混合性出血为主。胎盘剥离面超过 1/3，形成大血肿，多见于重度妊高征。主要症状为突然发生的持续性腹痛和（或）腰酸、腰痛，其程度因剥离面大小及胎盘后积血多少而不同，积血越多疼痛越剧烈。严重者可出现恶心、呕吐，以至面色苍白、出汗、脉弱及血压下降等休克征象。阴道可能无或有少量出血，贫血程度与外出血量不相符。腹部检查：触诊子宫硬如板状，有压痛，尤以胎盘附着处最明显。若胎盘附着于子宫后壁，则子宫压痛多不明显。子宫比妊娠周数大，且随胎盘后血肿的不断增大，宫底随之升高，压痛也更明显。偶见宫缩，子宫处于高张状态，间歇期不能很好地放松，因此胎位触不清楚。若胎盘剥离面超过胎盘的 1/2 或以上，胎儿多因严重缺氧而死亡，故重型患者的胎心多已消失。

（三）实验室及其他检查

1. B 型超声检查

对可疑及轻型患者行 B 型超声检查，可确定有无胎盘早剥及估计剥离面大小。若有胎盘后血肿，超声声像图显示胎盘与子宫壁之间出现液性暗区，界限不太清楚。对可疑及轻型患者的诊断有较大帮助。重型患者的 B 超声像图则更加明显，除胎盘与宫壁间的液性暗区外，还可见到暗区内有时出现光点反射（积血机化）、胎盘绒毛板向羊膜腔凸出以及胎儿的状态（有无胎动及胎心搏动）。

2. 实验室检查

主要了解患者贫血程度及凝血功能。血常规检查了解患者贫血程度；重型胎盘早剥可能并发 DIC，应行 DIC 的筛选试验（血小板计数、凝血酶原时间、纤维蛋白原测定和 3P 试验）以及纤溶确诊试验（FDP 免疫试验、凝血酶时间及优球蛋白溶解时间等）。急症患者可行血小板计数、全血凝块观察与溶解试验，作为简便的凝血功能监测，以便及早诊断是否并发凝血功能障碍。

（四）诊断和鉴别诊断

1. 诊断

依据病史、症状、体征与 B 型超声检查不难确诊。诊断标准如下：

（1）多有腹部外伤史，突然腹痛，多伴有阴道流血。

（2）阴道流血呈暗红色，而出血量往往与孕妇一般情况不一致。

（3）子宫大小符合或超过妊娠周数。子宫呈强直收缩或放松不良，胎位不清，胎心多听不到，子宫有压痛处。

（4）B 超检查准确、快速，并可判定胎盘早剥类型。

2. 鉴别诊断

轻型者应与前置胎盘鉴别，重型者应与先兆子宫破裂鉴别。

三、处理

本病治疗以控制出血、抢救休克、治疗并发症为主。

（一）一般治疗

1. 怀疑早剥者应立即入院。如既往有妊娠早剥病史者，应在上次发生早剥的妊娠周前入院。

2. 对于仅由产前 B 超检查发现的毫无自觉症状的轻度早剥患者，如胎儿尚不易存活，可选择期待疗法。对母儿要严密监护，包括超声监测胎盘早剥面积有无增大，胎儿有无宫内发育迟缓，系统作血红蛋白、血细胞比容监测。如阴道出血增多或胎儿成熟应立即终止妊娠。

（二）防治休克

患者入院处于休克状态者，应积极补充血容量，给氧吸入。输液选用低分子右旋糖酐 500～1 000 ml，既补充血容量，又改善微循环，减少微血栓的形成。输新鲜血液，除补充血容量外还以补充凝血因子。

（三）及时终止妊娠

胎盘早剥危及母儿生命，其预后与处理的及时性密切相关。胎儿娩出前胎盘剥离可能继续加重，难以控制出血，时间越长，病情越重，因此一旦确诊重型胎盘早剥，必须及时终止妊娠。

1. 阴道分娩

以显性出血为主，宫口已开大，经产妇，一般情况较好，估计短时间内能结束分娩者可经阴道分娩。先行破膜使羊水缓慢流出，用腹带包裹腹部，压迫胎盘使其不再继续剥离，并可促进子宫收缩，必要时静脉滴注缩宫素缩短产程。分娩过程中，密切观察血压、脉搏、宫底高度、宫缩与出血情况，仔细听取胎心，用胎儿电子监测仪监护。早期发现异常情况及时处理，必要时改行剖宫产。

2. 剖宫产

适用于重型胎盘早剥，估计不可能短期内分娩者；即使是轻型患者，出现胎儿窘迫而需抢救胎儿者；病情急剧加重，危及孕妇生命时，不管胎儿存活与否，均应立即剖宫产。此外，有产科剖宫产指征，或产程无进展者也应剖宫产终止。术前应常规检查凝血功能，并备足新鲜血、血浆和血小板等。术中娩出胎儿和胎盘后，立即以双手按压子宫前后壁，用缩宫素20 U静脉推注、再以20 U子宫肌内注射，多数可以止血。如子宫不收缩，或有严重的子宫胎盘卒中而无法控制出血时，应快速输入新鲜血及凝血因子，并行子宫切除术。

（四）并发症的处理

1. 产后出血的处理

胎盘早剥患者容易发生产后出血，故在分娩后应及时应用宫缩剂如缩宫素、麦角新碱等，并按摩子宫。经各种措施仍不能控制出血，须行子宫切除术。若大出血且血不凝，应考虑为凝血功能障碍。不论阴道分娩或剖宫产术，应用抗生素防止感染。

2. 防治凝血功能障碍

在迅速终止妊娠、阻断促凝物质继续进入母血循环的基础上采用以下方法：

（1）抗凝治疗：肝素有较强的抗凝作用，适用于DIC高凝期，早期应用可阻断DIC的发展。肝素化前先输血或用纤维蛋白原可加剧DIC，必须慎重选择用药时机。DIC处于凝血障碍的活动性出血阶段，一般不用肝素。

（2）补充凝血因子：输新鲜血或血小板浓缩液，无条件时可代以新鲜冻血浆应急。也可直接输纤维蛋白原，常用量为3~6 g，以补充凝血因子。

（3）纤溶抑制剂：在病因已去除，DIC处于纤溶亢进阶段，出血不止或在肝素化与补充凝血因子的基础上可以用纤溶抑制剂。如6-氨基己酸4~6 g，氨甲环酸0.25~0.5 g或对羧基苄胺0.1~0.2 g溶于5%葡萄糖液100 ml内静脉滴注。

3. 防治肾功能衰竭

若每小时尿量少于30ml应及时补充血容量，少于17 ml或无尿应静脉注射呋塞米40~80 mg，必要时重复，通常1~2日可以恢复。若短期内尿量不增而且血中尿素氮、肌酐、血钾明显增高，二氧化碳结合力下降，提示肾功能衰竭，出现尿毒症应行血液透析，抢救孕妇生命。

四、护理要点

（一）一般护理

1. 加强与孕妇的沟通，引导其说出恐惧的原因，鼓励孕妇及家属提出有关问题，解释腹痛及出血的主要原因，配合治疗及护理。

2. 对轻型胎盘早剥的孕妇，注意观察生命征、阴道流血量及宫底高度。做好阴道助产手术的准备和新生儿抢救的准备。

3. 对重型胎盘早剥的孕妇，嘱其绝对卧床休息，取平卧位，观察意识变化、腹痛的性质和程度、阴道及宫腔出血量及宫底高度；准确记录 24 小时液体出入量，尿少或尿闭时警惕急性肾衰竭发生；迅速建立静脉通道，吸氧、输血、输液、补充血容量，纠正休克；做好剖腹探查准备及应急抢救工作。

4. 嘱孕妇保持外阴清洁干燥，勤换会阴垫。遵医嘱给予抗生素。

5. 必要时给予吸氧。

（二）病情观察与护理

1. 密切观察病情变化，注意脉搏、血压、子宫收缩、阴道出血等情况。当有血压下降、脉搏细弱等休克症状时，应按休克患者抢救护理。

2. 以子宫胎儿监视器持续监视胎心音之变化并记录之，观察羊水中有无胎便出现。发现异常及时报告医生。

3. 注意观察凝血功能障碍，观察产程，同时应注意阴道流血有无凝血块。应根据患者情况输新鲜血及纤维蛋白质，必要时加用肝素及抗纤溶治疗，并注意药物疗效及不良反应。

4. 诊治过程随时注意尿量，如每小时少于 30 ml，应及时补充血容量；如尿量少于 17 ml 或无尿，应考虑急性肾功能衰竭，可及时报告医生并协助处理。

（赵守香）

第五节　胎膜早破

在临产前胎膜破裂，称胎膜早破（PROM）。可造成脐带脱垂、早产，宫内感染、产褥感染率升高。

一、病因

（一）胎膜的生物物理性状改变

由于羊膜组织缺少弹性蛋白，故其韧性主要依赖羊膜中的胶原蛋白来维持。如果体内颗粒性弹性蛋白酶及胰蛋白酶增加，此两种酶对羊膜中胶原蛋白的分解作用增强，使之弹性下降，脆而易破。已有证据显示胎粪污染可使这两种酶活性增加。另外，孕妇体内微量元素缺乏，如铜与锌的缺乏可致使赖氨酸酰化酶活性受限，羊膜内胶原蛋白合成障碍，脆性增加而易破。

（二）宫内感染

可由阴道上行感染，或全身感染所致。约有 66% 的胎膜早破都有绒毛膜羊膜炎存在。宫内感染除了能使胎膜合成、释放前列腺素增加刺激产生宫缩外，炎症本身使羊膜水肿、质脆易破。

（三）羊膜腔内压力过高

羊水过多、多胎妊娠、子宫肌张力过高均可导致宫内压力过高而引起胎膜早破；腹部外伤、剧烈持续的咳嗽、体位的突然改变等均可使宫内压力一过性增高而致胎膜破裂。

（四）羊膜腔内压力不均

包括胎位异常，如臀位、横位、头盆不称、先露高浮不能衔接，使宫内压力不均，前羊膜囊承受压力过大而引起胎膜破裂。

（五）性生活、阴道检查

妊娠晚期性生活，除了宫颈受冲击外，精液中前列腺素的刺激，感染的诱发均是性生活引起胎膜早破的原因。不规范的阴道检查亦可引起胎膜破裂。

（六）宫颈管松弛

可能是先天性宫颈管发育不良，也可能为前次妊娠分娩或流产导致的创伤，使宫颈功能不全，在妊娠晚期子宫下段形成时宫颈管不能支托先露及羊膜囊，而引发胎膜破裂。

二、对母儿影响

（一）对母体影响

1. 感染

破膜后，阴道病原微生物上行性感染更容易、更迅速。随着胎膜早破潜伏期（指破膜到产程开始的间隔时间）延长，羊水细菌培养阳性率增高，且原来无明显临床症状的隐匿性绒毛膜羊膜炎常变成显性。除造成孕妇产前、产时感染外，胎膜早破还是产褥感染的常见原因。

2. 胎盘早剥

足月前胎膜早破可引起胎盘早剥，确切机制尚不清楚，可能与羊水减少有关。据报道最大羊水池深度 <1 cm，胎盘早剥发生率 12.3%，而最大池深度 >2 cm，发生率仅 3.5%。

（二）对胎儿影响

1. 诱发早产

胎膜早破是发生早产的重要原因。30%~40% 早产与胎膜早破有关，早产儿易发生新生儿呼吸窘迫综合征、胎儿及新生儿颅内出血、坏死性小肠炎等并发症，围生儿死亡率增加。

2. 感染

孕妇发生羊膜腔感染，直接威胁子宫内的胎儿，常引起胎儿及新生儿感染，表现为肺炎、败血症、颅内感染。

3. 脐带并发症

胎先露未衔接者，破膜后脐带脱垂的危险性增加，因破膜继发性羊水减少，使脐带受压，亦可致胎儿窘迫，对胎婴儿威胁极大。

4. 胎肺发育不良及胎儿受压综合征

妊娠 28 周前胎膜早破保守治疗的患者中，新生儿尸解发现，肺/体重比值减少、肺泡数目减少。活体 X 线摄片显示小而充气良好的肺、钟形胸、横膈上抬到第 7 肋间。胎肺发育不良常引起气胸、持续肺高压，预后不良。破膜时孕龄越小、引发羊水过少越早，胎肺发育不良的发生率越高。如破膜潜伏期长于 4 周，羊水过少程度重，可出现明显胎儿宫内受压，表现为铲形手、弓形腿、扁平鼻等。

三、病情评估

(一) 病史

详细询问病史，了解诱发胎膜早破的原因，确定胎膜破裂的时间，妊娠周数，是否有宫缩及感染的征象。

(二) 临床表现

孕妇自觉阴道有一阵水样液流出，开始为持续性，随后为阵发或间断少量阴道流液，肛查时上推先露同时以另一手在腹部宫底处稍加压，则液体流出量增加，窥器检查有液体从宫颈口内流出，或穹隆有积液。

(三) 实验室及其他检查

1. 阴道液酸碱度检查

平时阴道液 pH 值为 4.5~5，羊水 pH 值为 7.0~7.5 以上，尿液为 5.5~6.5，以硝嗪纸测试阴道液偏碱性，羊水可能性大。

2. 阴道液涂片检查

阴道液干燥片检查有羊齿状结晶出现可肯定为羊水。用 0.5% 亚甲蓝染色可见淡蓝色或不着色胎儿上皮及毳毛；用苏丹Ⅲ染色见橘黄色脂肪小粒；用 0.5% 尼罗蓝染色见橘黄色胎儿上皮细胞，可确诊为羊水。

3. 棉球吸羊水法

用纱布将棉球裹成 4 cm 左右的球形，置于后穹隆，3 小时后取出，若挤出液体大于 2 ml，pH 值 >7，涂片镜检有羊水结晶。三项均阳性时诊断符合率 100%。

4. 羊膜镜检查

可见羊膜囊张力降低、退缩，看不到前羊水囊，直接看到胎先露部，或可见羊水缓缓流出即可确诊。

(四) 诊断和鉴别诊断

孕妇突感有较多液体自阴道流出，继而少量间断性排出。腹压增加如咳嗽、打喷嚏、负重时，羊水即流出，肛诊将胎先露部上推见到流液量增多，则可明确诊断。阴道流液与尿失禁、阴道炎溢液鉴别。

（五）并发症

1. 早产

是常见并发症，在妊娠未足月前，胎膜早破将引起早产，致围产儿死亡率升高。

2. 羊膜炎

为重要并发症，破膜后细菌容易侵入宫腔，特别是胎膜早破超过 24 小时者，当出现发热及脉搏增快，伴不明原因的胎心音加速，应首先考虑有羊膜炎的存在。胎儿如吸入感染的羊水，可发生胎儿肺炎、宫内窘迫。

3. 脐带脱垂

当胎位不正或骨盆狭窄时，破膜后，脐带随羊水从胎先露部与骨盆出口的空隙处脱出，严重威胁胎儿生命。

4. 其他

羊水流出后，宫口扩张缓慢产程延长；羊水流尽后宫体紧裹胎儿，可引起子宫收缩不协调，胎盘受压导致胎儿宫内窘迫。

四、处理

有胎膜早破宜住院观察。如妊娠足月者多考虑终止妊娠；妊娠周较少者多观察，如并发感染时，应立即结束妊娠；胎位不正者应及早终止妊娠以免发生脐带脱垂并发症。

1. 立即卧床休息，先露未衔接者应抬高臀部，禁止灌肠，勤听胎心。

2. 妊娠期已满 35 周者，为头位，可待其自然临产，经阴道分娩；如胎膜已破 12～24 小时尚未临产者，可试产，并以抗生素预防感染，如为臀位者，应按臀位原则处理。

3. 已出现绒毛膜—羊膜炎者除立即给予抗生素外，必须及早终止妊娠，以剖宫产为宜。

4. 注意胎心率的变化，及时使用胎心监护，凡胎心率急骤减速者，除疑宫内窘迫外，应立即阴道检查，以明确是否脐带脱垂。

5. 对妊娠 33～36 周的胎膜早破孕妇，应卧床休息，每日测 4 次体温、脉率及胎心率，保持外阴清洁，无羊膜腔感染和胎儿窘迫征象，无产兆，B 超检查示羊水量不太少，由于胎儿尚未成熟，应采取期待疗法，延长孕龄，促使胎儿体重增加和胎儿肺成熟。若出现孕妇体温升高、白细胞计数升高而中性粒细胞 ≥90%，阴道流出液体有臭味，出现宫腔感染征象，不论孕龄应给予足量广谱抗生素，如氨苄西林 6～8 g 静脉滴注，同时催产素引产，争取迅速经阴道分娩。如引产失败，或合并骨盆狭窄，头盆不称、胎位异常、宫内窘迫等，宜行剖宫产术。

6. 对妊娠 36 周以上，破膜超过 24 小时未临产者，因胎儿已经成熟，为预防感染，原则上应尽快中止妊娠。同时给予抗生素预防感染。

7. 分娩结束，均应常规给予广谱抗生素，以预防和控制感染。对出生的新生儿同样应给予抗生素。

五、护理要点

（一）一般护理

1. 保持外阴清洁，每日 2 次外阴护理，放置吸水性好的会阴垫于外阴，勤换会阴垫，及时更换内衣裤，避免不必要的肛诊和阴道检查。

2. 破膜后即听胎心，如发现异常，立即给氧，并报告医生处理。

3. 向孕妇说明卧床休息的必要性，帮助孕妇分析目前状况，保持镇静以减轻紧张心理。胎先露未衔接者应绝对卧床休息，以侧卧位为宜，必要时可抬高臀部防止脐带脱垂。

4. 对破膜时间 12 小时以上，遵医嘱给予抗生素，预防感染发生。

5. 教导待产妇选择高热量、高蛋白质及高维生素的食物。

（二）病情观察与护理

1. 密切观察阴道排液量和性状，注意是否混有胎粪，以便观察和判断胎儿有无宫内窘迫。观察体温、脉搏及血压的变化，测量骨盆各径线。如有胎心音异常，怀疑有脐带脱垂或头盆不称时，应做阴道检查，进一步确诊及选择适当分娩途径。

2. 破膜 24 小时尚未分娩者，应给予抗生素。足月妊娠破膜 24 小时后仍无宫缩者，可考虑引产。

3. 妊娠 35～36 周破膜，如无宫缩及宫腔内感染，可严密观察至足月。已有宫腔内感染者则不宜等待，应尽早结束分娩；必要时行剖宫产并切除子宫，以挽救产妇生命。

4. 经常听胎心音，注意宫缩及胎心音的变化，注意胎儿窘迫的发生，如发现胎心异常，应按医嘱给予吸氧，50% 葡萄糖、维生素 C、尼可刹米静脉注射等。

（李春梅）

第六节 胎儿宫内窘迫

胎儿在宫内有缺氧现象及胎儿健康和生命者，称为胎儿宫内窘迫。胎儿宫内窘迫可发生在临产过程，也可发生在孕期。发生在临产过程中者，可以是孕期者的延续或加重，为围产儿死亡主要原因，约占 42.6%。

从胎儿宫内窘迫发生的速度可分为急性缺氧、慢性缺氧两类。

一、病因

引起胎儿窘迫的常见原因有母体血液中含氧量不足、母胎间氧的交换和传输障碍以及胎儿自身因素三大类。

（一）母体血液中含氧量不足

各种引起母体氧交换不全、影响血氧含量或母血含氧量不足的原因，均可导致胎儿窒迫。

1. 孕妇患各种较严重的心脏病。

2. 孕妇患肺部疾病影响肺功能。

3. 孕妇患严重贫血。

4. 孕妇患高热疾病。

5. 孕妇患急性失血性疾病。

6. 孕妇应用麻醉剂、镇静剂，能抑制呼吸、影响肺部气体交换。

7. 孕妇患肾性或慢性高血压、妊高征，致使胎盘血流量减少，引起胎儿急、慢性缺氧。

8. 孕妇较长时间仰卧位，可致仰卧位低血压综合征，或降压过速或应用降压药过量，均可引起胎儿缺氧。

9. 孕妇精神过度紧张，使交感神经兴奋，儿茶酚胺增加，外周血管收缩，子宫胎盘供血减少。孕妇过度紧张，烦躁不安，在床上辗转呼叫，进食量又少等，易使孕妇衰竭及导致酸碱失衡，血氧浓度下降。

10. 吸烟（包括孕妇主动和被动吸烟）使血中二氧化碳浓度增高，血中游离氧量减少。

（二）母胎间氧的交换和传输障碍

1. 胎盘功能降低

多见于高危妊娠时，尤其存在血管性病变时，例如重度妊高征、慢性高血压、慢性肾炎、糖尿病、妊娠肝内胆汁淤积症、过期妊娠、某些胎盘形状异常或发育异常以及胎盘自身的某些病变等，均可使子宫胎盘血流量减少。胎盘老化发生退行性变、胎盘绒毛梗死，纤维蛋白沉着，影响母胎间气体、养分和代谢产物的交换，由于低氧、缺氧发生胎儿窒迫，可致胎儿宫内发育迟缓，严重时甚或死胎、死产。

2. 子宫胎盘血运受阻

①子宫过度膨胀，肌张力紧张，增加子宫肌壁血管的阻力，减少胎盘血液灌流量，影响气体交换，如双胎、羊水过多、巨大胎儿；②产力异常，如子宫不协调收缩、高张性子宫收缩、子宫收缩过强过频、痉挛性子宫收缩，均能使产程延长，易致低氧血症及酸中毒，均会影响胎盘内的物质、气体交换，导致胎儿缺氧；③胎膜早破致使羊水过少，子宫壁紧裹胎体，每当宫缩时脐带受压机会增加，导致胎儿缺氧；④催产素静脉滴注引产或催产时，若发生不协调宫缩，对胎儿有一定危险。

3. 母胎间气体传输障碍

母胎间发生气体传输障碍的部位是脐带。脐带是胎儿与胎盘的纽带，是胎儿的生命线。若脐带血流受阻，可发生胎儿窒迫甚或胎死宫内，多见于脐带受压（如脐带绕颈或缠绕肢体、脐带打结或扭曲、脐带先露、脐带脱垂等）。

（三）胎儿自身因素

胎儿严重心血管疾病、呼吸系统疾病，或发育异常，药物或出血引起胎儿低血压或心衰。胎儿颅骨受压过久并发颅内出血时，可影响心血管中枢功能，均可使胎儿对氧的交换、利用产生障碍。

二、病理生理

孕期胎儿对宫内缺氧有一定的代偿能力,轻、中度或一过性缺氧,常常通过减少自身及胎盘耗氧量、增加血红蛋白释氧缓解,而不产生严重代谢障碍及器官损害,但长时间重度缺氧则可导致严重并发症。

(一)血气变化

在母体低氧血症引起的胎儿缺氧,胎儿脐静脉血氧分压降低,二氧化碳分压往往正常。如果胎盘功能正常,胎儿排出酸性代谢产物可无障碍,不易发生呼吸性及代谢性酸中毒,胎儿可通过增加红细胞生成代偿低氧血症。当胎盘功能不良引起的胎儿缺氧,可因胎盘血管阻力增高,脐静脉血液回流继发性减少,使下腔静脉中来自肢体远端含氧较少的血液比例相对增加,胎儿可利用氧减少,无氧酵解占优势,乳酸形成增加;又因胎盘功能障碍,二氧化碳通过胎盘弥散减少,致碳酸堆积,故胎盘功能不良所致的胎儿缺氧,常较早地出现呼吸性及代谢性酸中毒。

(二)心血管系统的变化

因母体缺氧致低氧血症时,由于胎儿肾上腺髓质直接分泌或通过化学感受器、压力感受器的反射作用,使血中儿茶酚胺浓度增高,心血管系统产生3个主要变化,即血压增高、心率减慢、血液重新分布。胎盘血流量及胎儿心排出量多无改变。因胎盘功能不良引起的胎儿缺氧,同样可观察到血液重新分布:心、脑、肾上腺血管扩张,血流量增加,其他器官血管收缩,血流量减少;而血压变化则取决于2个相反因素的作用结果:①胎盘血管阻力增高及儿茶酚胺分泌增加使血压增高;②酸中毒时,心肌收缩力减弱使心排出量减少,引起的血压下降。通常,缺氧早期血压轻度增高或维持正常水平,晚期则血压下降。心率变化取决于儿茶酚胺浓度及心脏局部因素相互作用的结果,前者使心率加快,而心肌细胞缺氧,局部 H^+ 浓度增高时,心率减慢。

(三)泌尿系统变化

缺氧可使肾血管收缩,血流量减少,肾小球滤过率降低,胎儿尿形成减少,从而使羊水量减少。

(四)消化系统变化

缺氧使胃肠道血管收缩,肠蠕动亢进,肛门括约肌松弛,胎粪排出污染羊水。

(五)呼吸系统变化

缺氧初期深呼吸增加,并出现不规则喘气,使粪染的羊水吸入呼吸道深处,继之呼吸暂停直至消失。

(六)中枢神经系统变化

缺氧初期通过血液重新分布维持中枢神经系统供氧,但长期严重缺氧、酸中毒使心肌收缩力下降,当心排出量减少引起血压下降时,则脑血流灌注减少,血管壁损害,致脑水肿及出血;又因脑细胞缺氧,代谢障碍,细胞变性坏死,可能产生神经系统损伤后遗症。

三、病情评估

（一）病史

孕妇患有妊娠并发症，如妊高征、糖尿病、贫血或过期妊娠、前置胎盘等。

（二）临床表现

1. 急性胎儿窘迫

（1）胎心率变化：是急性胎儿窘迫最明显的临床征象。胎儿缺氧初期胎心率＞160次/分，随后胎心率减慢＜120次/分，当胎心率＜100次/分，胎儿处于危险期。

（2）羊水胎粪污染：胎儿缺氧，肠蠕动亢进，肛门括约肌松弛，使胎粪排入羊水中，羊水呈浅绿色，黄绿色、进而呈混浊棕黄色。

（3）胎动：最初表现为胎动频繁，继而转弱及次数减少，进而消失。

2. 慢性胎儿窘迫

常表现为胎动减慢，12小时胎动计数少于10次（正常妊娠近足月时胎动超过10次/12小时）。

（三）实验室及其他检查

1. 胎盘功能检查

24小时尿雌三醇测定并动态连续观察。若急骤减少30%～40%，或于妊娠末期连续多次测定24小时尿雌三醇值在10 mg以下；或测定血浆胎盘生乳素（HPL）＜4 μg/ml，表示胎儿胎盘功能减退，胎儿可能存在慢性缺氧。

2. 胎儿电子监护

进行无负荷（NST）试验，胎儿窘迫者表现为无反应型及正弦波。无反应型是指胎心率基线为每分钟120～160次，胎动每10分钟＜2次，与胎动相应出现的心率加速不明显，加速幅度每分钟＜15次，时间不足15秒。正弦波是指胎心率基线为每分钟120～160次，无胎动出现，无加速反应。

3. 羊膜镜检查

见羊水混浊，呈黄色或浓绿色。

4. 胎儿头皮血 pH 值测定

是产时胎儿宫内状况监测的一种可靠手段，对胎儿宫内窘迫判断的准确率达90%。头皮血气测定应在电子胎心监护异常的基础上进行。胎儿头皮血 pH 值7.20～7.24为病理前期，可能存在胎儿窘迫，应立即进行宫内复苏。间隔15分钟复查，pH 值7.15～7.19提示胎儿酸中毒及窘迫，应立即复查。如 pH 值≤7.19，除外母体酸中毒后，应在1小时内结束分娩；pH 值＜7.15是严重胎儿窘迫的危险信号，须迅速结束分娩。

5. 五项生物物理指标监护

1980年 Manning 报道，胎儿生物物理指标［NST、胎儿呼吸运动（FBM）、胎动（FM）、胎儿肌张力（FT）、羊水容量（AFV）］用于妊娠期诊断胎儿低氧，已被较广泛的应用于临床监测高危妊娠的胎儿是否处于低氧状态。在分析监护结果时，除考虑总分外，还应特别注意其单项指标。

6. 胎儿心电图

本法有助于诊断胎儿窘迫。当胎儿在宫内缺氧时，其心电图中 ST 段抬高或压低，QRS 时限延长 > 0.10 秒。

7. B 超检查

可观察胎动、胎儿呼吸（出现喘息型呼吸表示胎儿缺氧，应予处理）、脐带情况（位置、打结、缠绕、搏动等）、羊水量、胎盘有无老化等，观察胎儿及其附属物诊断胎儿有无缺氧。

（四）诊断

1. 产前或临产过程中，在宫缩间歇时胎心率 ≥160 次/分或 ≤120 次/分，或心律不齐，心音减弱。听诊时间宜稍长。

2. 胎动少于 3~5 次/小时，早期可有躁动。

3. 头先露时羊水内混有胎粪。

4. 辅助检查（适用于慢性胎儿窘迫）

（1）尿雌三醇持续低值或突然大幅度下降。

（2）经腹壁抽取羊水，可见含有胎粪，其中雌三醇小于 0.6 mg/L 者为危险值，0.6~1.0 mg/L 为警戒值，大于 1.5 mg/L 为安全值。

（3）羊水镜检查见羊水混浊，呈黄绿色。

（4）有条件时，用电子监护仪监护。

四、处理

（一）急性胎儿宫内窘迫

1. 缓解胎儿缺氧，可采取以下措施：

（1）左侧卧位：提高子宫血流量，改善胎盘功能。

（2）吸氧：以提高胎儿血氧供给。

（3）葡萄糖的治疗：可用 50% 葡萄糖 100 ml 加入维生素 C1 g，以加强胎儿组织对缺氧的耐受力。

（4）如疑脐带受压，可采取改变体位，转换卧位，抬高臀部等措施。

（5）胎儿宫内复苏：目的一是抑制宫缩，阻止宫内窘迫，二是用碱性药物纠正胎儿酸中毒。

2. 重症胎儿窘迫，除采用上述措施外，有下列情况应立即分娩：①胎心率持续增速或过缓合并或羊水 Ⅱ~Ⅲ 度污染者，尤其伴羊水量减少者。②NST 无反应型，CST（+）AFV 下降（最大羊水池深度 ≤2 cm）。③FBS pH 值 <7.20 者。④应缩短第二产程者。第二产程是胎儿处于酸中毒最危险阶段。可酌情经阴道助产。施术前均应做好对新生儿窒息的抢救准备。

（二）慢性胎儿窘迫

应根据妊娠合并症或并发症特点及其严重程度，结合孕周、胎儿成熟度及胎儿窘迫的严重程度综合判断，拟定处理方案。

1. 一般处理

卧床休息，常取左侧卧位。间歇吸氧，每日 2~3 次，每次 30 分钟。积极治疗妊娠合并症及并发症。

2. 终止妊娠

妊娠的足月者胎动减少或 OCT 出现晚期减速、重度变异减速，或胎儿生物物理评分≤3 分时，以剖宫产终止妊娠为宜。

3. 期待疗法

孕周小、估计胎儿娩出后存活可能性小，应根据当地医疗条件，尽量采取保守治疗，以期延长孕周，同时促胎肺成熟，争取胎儿成熟后终止妊娠。并向家属说明，期待过程中，胎儿可能随时胎死宫内；胎盘功能低下可影响胎儿发育，预后不良。

五、护理要点

（一）一般护理

1. 对急性胎儿窘迫的产妇，嘱取左侧卧位，间歇吸氧，提高胎儿血氧供给量，纠正胎儿缺氧。遵医嘱给予 5% 碳酸氢钠 250 ml 静脉滴注，及早纠正酸中毒。对使用缩宫素引起宫缩过强而造成心率减慢的产妇，应立即停止滴注缩宫素或用抑制宫缩的药物，继续监测胎心变化，如缺氧不能纠正，应协助医生结束分娩，做好剖宫产术前准备，做好新生儿窒息抢救准备。

2. 对慢性胎儿窘迫的产妇，嘱产前定期检查，取左侧卧位，定时吸氧。积极治疗孕妇合并症及并发症。

3. 告知产妇夫妇目前胎儿真实情况及预期结果，帮助他们面对现实，对他们的疑虑给予适当的解释，以减轻焦虑，取得配合。

（二）病情观察与护理

1. 临产后要严密观察产程和胎心音，对产力异常、滞产的产妇尤须加强监护。胎动是胎儿宫内窘迫的一个重要指标，胎动消失后，24 小时内胎心也会消失，故应注意此点，以免贻误抢救时机。

2. 进行胎儿监测，每 10~15 分钟听胎心 1 次，注意宫缩后胎心变化。疑有隐性脐带脱垂时应抬高床尾，通知医生即刻处理。

3. 经观察及处理，胎心音 <120 次/分或 >160 次/分，此时宫口尚未开全者，应准备行剖宫产术，宫口开全，迅速行会阴切开，必要时加用胎头吸引或产钳助产，尽快结束分娩。

4. 婴儿出生后，按新生儿窒息抢救常规处理。

5. 对产力异常、滞产的产妇尤须加强监护。慎用麻醉剂、镇静剂，正确使用催产素。发现胎儿窘迫按医嘱立即给氧，给予 50% 葡萄糖 40~60 ml 加维生素 C 500 mg 和尼可刹米 375 mg 静推。

（李春梅）

第七节 羊水栓塞

羊水栓塞是指在分娩过程中羊水进入母体血循环后引起的肺栓塞、休克、DIC、肾功能衰竭等一系列病理改变，是极严重的分娩并发症。早在 1941 年 Steiner 和 Luschbaugh 等首先提出，在患者血循环中找到羊水有形成分，故名羊水栓塞。但近年的研究认为羊水栓塞的核心问题是过敏，是羊水进入母体循环后引起的一系列过敏反应，故有人建议将羊水栓塞改为妊娠过敏反应综合征。羊水栓塞也可发生在妊娠 10～14 周做钳刮术时。发生在足月分娩者，其死亡率高达 80%。因此，羊水栓塞是孕产妇死亡的重要原因之一，值得重视。

一、病因和发病机制

羊水栓塞其病因可见于宫缩过强或为强直性收缩（包括催产素应用不当），子宫或宫颈内膜血管开放（如宫颈裂伤、子宫破裂、剖宫产术时、前置胎盘、胎盘早剥以及中期妊娠流产子宫有裂伤者）。死胎不下可使胎膜强度减弱而渗透性显著增加。滞产、过期妊娠、多产妇、巨大胎儿也较易诱发难产，这与产程过长、难产较多、羊水浑浊刺激性强有一定关系。

由于羊水中的胎毛、胎脂、鳞状上皮、胎粪和黏液内容物在肺小动脉和毛细血管内形成栓塞，并兴奋迷走神经，引起反射性肺血管收缩，支气管痉挛，造成肺动脉高压，致使肺组织灌流量减少，通气和血流比例失调，肺组织缺氧，肺泡毛细血管通透性增加，液体渗出，发生周围循环衰竭，肺动脉压突然升高及肺出血，导致呼吸功能衰竭。由于右心排血受阻，发生急性右心衰竭，使左心排血量减少而导致循环衰竭。羊水中的有形物质均为致敏原，进入母血后，立即引起过敏性休克，与肺动脉高压、急性呼吸循环衰竭等所致的休克，造成严重缺氧，引起脑、肾、肝等重要器官功能障碍，往往迅速死亡。

二、病情评估

（一）病史

评估发生羊水栓塞临床表现的各种诱因，如是否有胎膜早破或人工破膜；前置胎盘或胎盘早剥；宫缩过强或强直性宫缩；中期妊娠引产或钳刮术，羊膜腔穿刺术等病史。

（二）临床表现

羊水栓塞多发生在胎儿娩出前后或产后短时间内，或剖宫产手术过程中。极少发生在临产前或中期妊娠引产时及刮宫术中。

在分娩过程中，胎膜破裂后，特别是有较强宫缩时，产妇突然呛咳、胸闷、呼吸困难、烦躁不安，并迅速出现呼吸循环衰竭、休克及昏迷。少数产妇可无任何先兆，而仅仅只是一声尖叫后数分钟内即猝死。亦有患者呼吸循环方面症状不典型，只是轻度憋气感，而以出血不止且不凝为主要临床表现，使人们误认为是产后出血，而未予高度重视而失去抢救机会。一般病例在经过了呼吸循环衰竭而未死亡者，继出现多量阴道出血，注射部位出血，消化道、泌尿道出血而进入凝血功能障碍期。随病程进展而出现少尿，无尿等急性肾功能衰竭的临床表现。

（三）实验室及其他检查

1. 血液沉淀试验

在测定中心静脉压，插管后可抽近心脏的血液，放置后即沉淀为 3 层：底层为细胞，中层为棕黄色血块，上层为羊水碎屑。取上层物质做涂片、染色、镜检可见鳞状上皮细胞、胎毛、黏液等，诊断即可明确。

2. 痰液涂片

可查到羊水内容物（用尼罗蓝硫酸盐染色）。

3. 凝血障碍检查

血小板计数、出凝血时间、纤维蛋白原及凝血酶原时间测定、凝血块观察试验、血浆鱼精蛋白副凝试验（3P 试验）等。

4. X 线床边摄片

肺部双侧弥漫性点状浸润影，沿肺门周围分布，伴右心扩大及轻度肺不张。

5. 心电图

提示右心扩大。

（四）诊断和鉴别诊断

根据分娩及钳刮时出现的上述临床表现，可初步诊断，并立即进行抢救。在抢救同时应抽取下腔静脉血，镜检有无羊水成分。同时可做如下检查，以帮助诊断及观察病情的进展情况：①床边胸部 X 线平片见双肺有弥散性点片状浸润影，沿肺门周围分布，伴有右心扩大。②床边心电图提示右心房、右心室扩大。③与 DIC 有关的实验室检查。

本病需与子痫、血栓性肺栓塞、空气栓塞、脂肪栓塞、心脏合并心力衰竭等鉴别。

三、处理

羊水栓塞时，多数患者死于急性肺动脉高压及左心衰竭所致的呼吸循环衰竭。约 40% 死于难以控制的凝血功能障碍所致大出血。因此，处理上应针对这两个关键问题采取紧急措施，迅速组织抢救。

（一）纠正呼吸循环衰竭

1. 加压给氧

立即加压给氧，以保证氧的有效供应，尽快改善肺泡毛细血管缺氧，以预防或减轻肺水肿，从而减轻心脏负担。同时也改善了组织缺氧，特别是重要脏器的缺氧状况。必要时行气管插管或气管切开加压给氧。

2. 解除支气管痉挛，纠正肺动脉高压

盐酸罂粟碱 30 ~ 90 mg 溶于 10% ~ 25% 葡萄糖液 20 ml 中静脉滴注，以后根据病情可重复静脉或肌内注射。心率慢时可静注阿托品 0.5 ~ 1 mg 或者山莨菪碱 20 mg，每

10~15分钟 1 次，直至患者面部潮红或呼吸困难好转为止。心率变快时，则改用氨茶碱 0.25 g 加入 10% 葡萄糖液 20 ml 中缓慢静注。

3. 纠正心衰

毛花苷 C 0.4 mg 溶于 10% 葡萄糖 20 ml 内缓慢静推，必要时 0.5~2 小时可再注射 0.2~0.4 mg，6 小时后可再酌用 0.2~0.4 mg，以达饱和量。用呋塞米或依他尼酸钠 25~50 mg 稀释后静注，有利于消除肺水肿。为减轻右心负荷可用测血压袖带分别缚于四肢加压至收缩压与舒张压之间，以阻断部分静脉血液回流。

4. 抗休克

（1）扩充血容量：积极补充血容量，恢复组织灌注，阻止低血容量休克，避免肾衰竭，一般首选低分子右旋糖酐，24 小时内输入 500~1 000 ml，该药除具有扩容作用外，还能降低血液黏稠度，解除红细胞凝集，起疏通和改善微循环的作用。对于失血者应补充新鲜血和平衡液。并根据中心静脉压指导输液。

（2）纠正酸中毒：呼吸循环功能障碍所造成的物质代谢及气体交换障碍致使发生酸中毒，及早使用碱性药物有助于及时纠正休克和代谢紊乱。首次可给 5% 碳酸氢钠 100~200 ml，以后根据血气分析及酸碱测定，酌情补充。

（3）血管活性药物：如血容量补足后血压仍不回升，可应用血管活性药物，常用多巴胺 20~40 mg 加入 25% 葡萄糖液 250 ml 中静脉滴注，最初 20~30 滴/分，以后根据情况进行调整。

（二）抗过敏

在改善缺氧的同时，应迅速抗过敏。肾上腺皮质激素可改善、稳定溶酶体，保护细胞以对抗过敏反应。首选氢化可的松：剂量 500~1 000 mg，先以 200 mg 行静脉缓注，随后 300~800 mg 加入 5% 葡萄糖液 500 ml 静脉滴注。也可用地塞米松：20 mg 加于 25% 葡萄糖液中静脉推注后，再将 20 mg 加于 5%~10% 葡萄糖液中静脉滴注。

（三）DIC 的处理

采取适当措施，纠正凝血功能障碍、输新鲜血，早期可用肝素，酌情用抗纤溶药。

（四）防治肾衰

控制液体出入量，当出现肾功能衰竭时，在补充血容量之后，加用甘露醇，如仍尿少，可加用呋塞米 20~60 mg 静脉注射。在抢救过程中注意尿量。

（五）给予抗生素

以选用广谱抗生素大剂量为宜，因常有潜在感染，尤其是肺部和宫腔感染。需重视的是应选择对肾功能影响最小的抗生素。

（六）产科处理

1. 产科处理原则上应在母体呼吸循环功能得到明显改善，并已纠正凝血功能障碍之后进行。若在第一产程发病，应行剖宫产术结束妊娠；若在第二产程发病，应尽快经阴道协助娩出胎儿。

2. 除有产科指征或紧急终止妊娠外，经阴道分娩比剖宫产或子宫切除为好。

3. 子宫切除适用于用无法控制阴道流血者，即使处于休克状态也应切除子宫。手术应行子宫全切除术，术后放置引流管。

4. 产后尽早应用子宫收缩剂以减少出血量。

四、护理要点

（一）一般护理

1. 迅速建立静脉输液，在中心静脉压监测下调整输液量及输液速度。

2. 配血，并协助做好有关化验检查。

3. 给予氧吸入，需要时加压给氧。

4. 留置导尿管以观察尿量，严格无菌操作。

5. 昏迷者注意保持呼吸道通畅，呼吸道有分泌物时应及时吸出，以免发生窒息或吸入性肺炎。

6. 做好阴道助产术或剖宫产术的准备工作。并配合医生进行抢救工作及产科处理。

7. 做好重症护理，并做专门记录。

（二）病情观察与护理

1. 注意观察病情，羊水栓塞发生后易引起呼吸衰竭、循环衰竭、肾功能衰竭、DIC。在抢救过程中，要注意观察生命体征如血压、脉搏、呼吸、瞳孔的变化，应每15～30分钟测一次，并观察患者的尿量，对昏迷者应插导尿管持续导尿，观察尿量、颜色，注意皮肤有否出血点。发现问题详细做好记录，并向医生汇报，及时采取措施。

2. 备好各种抢救药物及器械，对需要使用呼吸兴奋剂者，给药后须严密观察其疗效，若出现不良反应，如恶心、呕吐，面部或肢体抽搐，应及时减量或停药。注意水、电解质平衡，在抢救过程中应严密观察病情的动态变化，给予合理的治疗。用利尿剂时，应记录出入液量，检查血 pH 值、钾、钠、氯的变化。严密观察呼吸和血压的变化，呼吸衰竭时易导致循环功能的障碍，故应严密观察呼吸频率、潮气量、呼出的氧和二氧化碳分压以及血压、心率的变化。

（三）症状护理

羊水栓塞死亡的主要因素为呼吸衰竭、休克、急性心力衰竭、大出血及肾功能衰竭。临床上要针对上述因素进行护理。

1. 呼吸衰竭的护理

急性呼吸衰竭的护理原则是保持呼吸道通畅，给氧气吸入，控制呼吸道感染 3 个方面（详见呼吸衰竭章）。

2. 休克的护理

见休克章。

3. 急性心功能不全的护理

1）减轻心脏负担

（1）休息：休息可减轻心脏负担，让患者绝对卧床，烦躁者可给予适当的镇静药物。

（2）环境要求：室内要保持安静、舒适、空气新鲜，注意室内温度。

（3）体位的选择：急性心功能不全患者出现呼吸困难，端坐呼吸等症状时，立即给患者取半卧位或坐位，以减轻心脏负荷。

2）吸氧：应给以鼻导管吸入，流量为 6～8 L/min。使用 20%～30% 乙醇湿化，吸氧的时间不宜过长，重患者应考虑面罩或气管插管加压给氧。

4. 大出血的护理

羊水内含有丰富的凝血活酶，进入母血后可引起 DIC，呈暂时性高凝状态时，使血中纤维蛋白原下降；同时激活纤溶系统，使血凝由高凝状态迅速转入纤溶状态，血液不凝，发生严重的产后出血及肠胃道、皮下针孔及泌尿道等部位出血。

（1）有效地解除病因：迅速结束分娩，防止羊水继续进入母血。

（2）改善微循环障碍：包括解除小动脉痉挛、扩充血容量、降低血液黏度、纠正酸中毒及充分给氧。

（3）肝素的应用及注意事项：肝素宜早期应用，剂量要足够，疗程要充分。病情好转，出血停止，血压稳定和发绀消失等可逐渐停药。

（4）输新鲜血液或血浆。

（5）肾上腺皮质激素的应用：选有氢化可的松 100～200 mg/d 或地塞米松 5～10 mg/d 加入葡萄糖液中 1～2 次静脉滴。

5. 肾功能衰竭的护理

（1）预防和控制感染：急性肾功能衰竭患者由于免疫功能低下，继发感染机会较多，因此必须采取有效的措施防止感染发生。安置单人房间，做好病室清洁与空气净化，保留导尿管者应每天用 1∶1 000 新洁尔灭液清洁尿道口。加强口腔护理防止口腔炎、鼻炎等。

（2）多尿期的护理：多尿期由于大量排尿，可引起水与电解质紊乱，因此应充分补充营养，给予高糖、高维生素和高热量饮食，不宜摄入蛋白质，以后随病情改善，蛋白质可逐步自饮食增加摄入。

（李春梅）

第八节 产后出血

胎儿娩出后 24 小时内出血量超过 500 ml 者称产后出血。多发生在产后 2 小时内，是目前我国孕产妇死亡的重要原因。

一、病因

产后出血的原因有：

1. 宫缩乏力

是产后出血的主要原因，产妇全身因素及子宫局部因素可影响产后宫缩和缩复功能。

2. 胎盘因素

胎儿娩出后 30 分钟，胎盘尚未娩出称胎盘滞留。有胎盘剥离不全、胎盘剥离后滞留、胎盘粘连、胎盘嵌顿、胎盘植入、胎盘或胎膜残留等，均可影响宫缩而出血。

3. 软产道损伤

常因胎儿过大、胎儿娩出过快、保护会阴或助产手术不当，使会阴、阴道、宫颈甚至子宫下段裂伤而引起出血。

4. 凝血功能障碍

较少见，可由孕妇本身的出血性疾病和产科原因引起的凝血功能障碍疾病而致。

二、病情评估

（一）病史

除收集一般病史外，尤其要注意收集与诱发产后出血有关的病史，如孕前患有出血性疾病、重症肝炎、子宫肌瘤；多次人工流产史及产后出血史；妊娠期合并妊高征、前置胎盘、胎盘早剥、多胎妊娠、羊水过多；分娩期产妇精神过度紧张，过多地使用镇静剂、麻醉剂；产程过长，产妇衰竭或急产导致软产道裂伤等。

（二）临床表现

出血原因不同，故临床表现也各有差异。

1. 宫缩乏力性出血

胎盘娩出前无出血或出血不多，胎盘娩出后突然大量出血，量多者产妇出现失血性休克表现，心慌、出冷汗、头晕、脉细弱、血压下降。检查腹部时往往摸不到子宫底，系子宫无收缩之故。应警惕有时胎盘已剥离，但子宫无力将其排出，血积聚于宫腔内，按摩、推压宫底部，可将胎盘及积血压出。

2. 软产道裂伤

出血特点是出血发生在胎儿娩出后，流出的血自凝，血色较鲜红。仔细检查宫颈、阴道及外阴有无裂伤及裂伤的程度。

3. 胎盘因素

胎盘剥离不全，滞留及粘连时，胎盘未娩出前出血量较多，胎盘部分残留常在胎盘娩出后检查胎盘，胎膜时发现胎盘母体面有缺损或胎膜有缺损；胎盘嵌顿时子宫下段出现狭窄环。

4. 凝血功能障碍

在孕前或妊娠期已有易于出血倾向，胎盘剥离或产道有损伤时，出血不止，血不凝。

（三）诊断和鉴别诊断

诊断关键在于迅速查明出血原因。

1. 诊断

（1）胎盘娩出前出血：胎儿娩出时或娩出后，即出现并持续性流出鲜红色血液，多为软产道损伤；如为间歇性流出暗红色血液，混有血块，胎盘娩出延迟，常属胎盘剥离不全或滞留所造成的出血，应迅速娩出胎盘。

（2）胎盘娩出后出血：检查胎盘、胎膜完整，触诊子宫柔软，轮廓不清。按摩后子宫收缩变硬，同时排出积血。停止按摩子宫又弛缓变软，出血呈间歇性，则为子宫收缩乏力；检查胎盘、胎膜不全，则属胎盘、胎膜残留引起子宫收缩不良而发生的产后出血。如上述检查均未发现异常，也未发现软产道损伤，但仍有持续性阴道出血且血液不凝，应考虑凝血功能障碍出血，需进一步做有关凝血功能的实验室检查，尽快诊断。

（3）隐性出血：阴道外出血量少，与休克表现不一致，且宫底逐渐升高，推压子宫底时即有大量血块和血液从阴道流出者，多为宫腔内积血。

2. 鉴别诊断

产后出血应与急性子宫翻出、产后血循环衰竭、子宫颈癌合并妊娠、妊娠合并阴道静脉曲张破裂等相鉴别。

三、处理

产后出血的预后如何，关键在于早期发现，及时诊断，正确处理。处理应该与检查出血原因同时进行。原则为防治休克，加强子宫收缩，针对病因制止出血，预防感染，产后纠正贫血。

（一）加强子宫收缩

加强宫缩的方法甚多，应选择方便易行、奏效快的方法。

1. 按摩子宫

助产者一手在腹部按摩宫底（拇指在前，其余4指在后），同时压迫宫底，将宫内积血压出，按摩必须均匀而有节律。如果无效，可用腹部—阴道双手按摩子宫法，即一手握拳置于阴道前穹隆顶住子宫前壁，另一手在腹部按压子宫后壁使宫体前屈，双手相对紧压子宫并作节律性按摩，按压时间以子宫恢复正常收缩为止，按摩时注意无菌操作。

2. 应用宫缩剂

①缩宫素：10 U 宫体直接注射或 10 U 加于 5% 葡萄糖液 500 ml 中静脉滴注；②麦角新碱：0.2~0.4 mg 肌内注射或宫体直接注射、加于 25% 葡萄糖液 20 ml 中静脉慢推，心脏病、妊高征及高血压者慎用；③米索前列醇：200 μg 舌下含服；④卡前列甲酯：1 mg 置于阴道后穹隆，止血效果好。

3. 宫腔纱条填塞

用特制的长 1.5~2 m、宽 7~8 cm 的无菌不脱脂棉纱布条塞入宫腔止血。操作时助手在腹部固定子宫，术者用卵圆钳将纱布条送入宫腔内，自宫底由内向外填紧，留有空隙可造成隐性出血。24 小时后取出纱布条，警惕感染，取出纱布前应先静脉滴注缩宫素 10 U。

4. 在应急时，可于腹部压迫腹主动脉暂时减少出血，为寻找出血原因彻底止血争取时间。亦可经阴道于宫颈两侧缝扎子宫动脉止血。此法需熟悉女性生殖系统解剖及掌握一定技术水平，故临床上使用不多。

5. 髂内动脉栓塞术

在放射科医生的协助下，行股动脉穿刺插入导管至髂内动脉或子宫动脉，注入吸收性明胶海绵颗粒栓塞动脉，栓塞剂 2 周后被吸收，血管复通。髂内动脉栓塞术仅适用于产妇生命体征稳定时进行。

6. 切除子宫

经积极治疗仍无效、出血可能危及产妇生命时，应行子宫次全切手术或子宫全切除术，以挽救产妇生命。

（二）防治休克

1. 遇有产后出血患者，应严密观察血压、脉搏及一般情况，产后出血量。

2. 给予吸氧、输液，必要时输血以补充血容量。

3. 与抗休克同时，针对不同发病原因，积极进行病因治疗以制止出血。

（三）针对病因制止出血

如为其他原因所致产后出血，除了加强子宫收缩外，还应针对病因进行处理。

1. 软产道损伤所致出血

处理时应仔细检查损伤部位，了解损伤程度，按解剖层次予以缝合。疑有宫颈裂伤时，应以两把卵圆钳轮流依次钳夹宫颈的不同部位，寻找出血点。缝合时第一针应超过裂伤顶端 0.3 ~ 0.5 cm，以免漏掉断裂血管而发生阴道血肿。

2. 胎盘因素

胎盘粘连或部分粘连可行徒手剥离，剥离困难者应怀疑植入胎盘，不可强行剥离。部分胎盘残留用手不能取出时，可用大号刮匙刮取残留部。胎膜残留时用手缠纱布掏宫腔取出。胎盘嵌顿者，应使用乙醚麻醉，松解子宫痉挛部分，再用手取出胎盘。

3. 凝血障碍性出血

治疗原则是消除病因，纠正休克、酸中毒。早期应用抗凝药物肝素，后期加用纤溶抑制药物如 6 - 氨基己酸、对羧基苄胺、氨甲环酸等。在应用肝素过程中可补充血容量和凝血因子，以纠正休克、补充消耗，可输入新鲜全血、血浆和纤维蛋白原等。

（四）抗感染

凡有产后出血者，均应给予抗生素以防感染。抢救过程中还应重视无菌操作。

四、护理要点

（一）一般护理

1. 做好产前检查，及时采取相应的措施

为防止发生产后出血，首先要做好产前检查，及时发现引起产后出血的存在因素，给予相应处理。对子宫肌纤维发育不良者给予促进子宫发育成熟的药物，以促进子宫成熟。对合并子宫肌瘤者，若子宫肌瘤较大而且为多发，劝其流产或引产，待子宫肌瘤剔除术后再怀孕，若子宫肌瘤较小，而且为单发者，则可继续妊娠，但应密切观察，经常进行 B 超检查，观察子宫肌瘤的大小。对伴有贫血者给予相应的治疗。对妊娠高血压综合征患者，经常检查血压、尿及体重，以控制症状。对合并血液病患者，根据情况，确定不能妊娠者给予引产或流产，能继续妊娠者应定期检查。对胎位不正、巨大胎儿及骨盆狭窄等情况不能经产道娩出者，可行剖宫产术。

2. 饮食护理

产前应摄入足够的蛋白质、维生素及钙、铁等矿物质，尤其对贫血的患者应食入含铁丰富的食物如动物肝、木耳等。住院期间应给以含有高蛋白、高维生素易消化的食物，产后产妇应多吃营养丰富的饮食以利于恢复。

3. 心理护理

子宫收缩乏力占产后出血的 70% ~ 75%，其中因精神高度紧张、恐惧引起的占相当大的比例。由于产妇尤其是初产妇在分娩时下腹部疼痛而出现紧张、恐惧感。出现烦躁不安、大汗淋漓，而造成体力大量消耗，以致子宫收缩乏力，造成滞产，而产后易发出血。住院后，针对孕妇的心理反应，给予适当的心理护理，讲述分娩时腹痛是一种正常现象，精神紧张、恐惧会给分娩带来不良后果。为了消除这种心理反应，可采用音乐疗法，在分娩的过程中放一些能使产妇放松的音乐，这样可减轻心理反应。

4. 产后的护理

产后应测体温、脉搏、呼吸及血压情况，使产妇安静休息、保暖。严密观察子宫收缩，查看会阴垫以了解出血情况。发现有大量出血征象者，根据产后失血原因，尽快配合医生进行必要的处理。出血及宫腔内操作都会增加产妇产褥期感染的机会，应保持会阴部清洁，每天用洁尔阴或呋喃西林液冲洗阴道一次，并应用广谱抗菌药物。

（二）症状护理

1. 出血及休克的护理

大量出血可引起出血性休克。休克时应设专人护理，休克护理原则：

1）严密观察病情：应设护理记录，详细记录病情变化及液体出入量（特别记录尿量），每 15 ~ 30 分钟测体温、脉搏、呼吸、血压一次，着重观察下列方面变化。

（1）意识与表情：因血流灌注不足，中枢神经处于缺氧状态，表情淡漠、烦躁、意识模糊或昏迷、神志恍惚、早期休克的患者需要心理护理，耐心劝慰患者，使其接受治疗和护理。

（2）皮肤色泽及肢体温度：休克时面色苍白、皮肤湿冷、口唇发白、四肢冰凉、皮肤有出血点或淤斑，提示可能进入 DIC 阶段。皮肤逐渐转红、出汗停止、肢体转暖，均说明血流灌注良好，休克好转。

（3）血压与脉压：通常血压低于 75/45 mmHg，且伴有毛细血管灌流量减少症状，如肢端厥冷、皮肤湿冷等。若血压渐次下降，甚至不能测知脉压减少，说明病情加重。血压回升，脉压 > 30 mmHg，或血压虽低，但脉搏有力，手足转暖则表明休克趋向好转。

（4）脉搏：休克时脉搏增快。随着病情恶化，脉搏加速，变为细弱直至摸不到。若脉搏逐渐增强，脉率转为正常，脉压由小变大，提示病情好转。

（5）呼吸：注意呼吸次数，有无节律变化。呼吸增速、变浅、不规则为病情恶化；反之，呼吸频率、节律及深浅度逐渐恢复正常，提示病情好转。注意保持呼吸道通畅，有分泌物时及时吸出，鼻管给氧时用 40% ~ 50% 的高流量（6 ~ 8 L/min），以保持呼吸道湿润，防止黏膜干燥。

（6）体温：出血性休克时体温均偏低。护理时慎防患者受寒，因低温影响血流速度，增加血液黏稠度，对微循环不利。一般用室内调温，或可用棉被保暖。局部敷热水袋使皮肤血流扩张，破坏机体调节，减少重要器官的血液供应，对休克不利。

（7）瞳孔：正常瞳孔双侧等大圆形。瞳孔观察的重点是瞳孔大小，对光反应及双侧是否对称。如双侧散大，对光反应减弱或消失，说明脑组织缺氧，患者濒于死亡。

（8）尿量：尿量能反映肾血液灌注情况，对有休克者应留置导尿管，每小时测尿量一次，尿量每小时少于 25 ml，比重增加，表明肾脏血管收缩或血流量不足，每小时尿量 30 ml 以上提示休克好转。

2）及时调整输液量和输液速度：休克时尽快建立两条输液通道：一条通道可滴入血管活性药物或其他需要控制滴速的药物。另一条通道可快速滴入液体或输血。抢救休克时，常有大量的临时口头医嘱，执行前后应及时查对，避免差错。每 24 小时总结一次液体的出入量，保持适量的液体输入，注意纠正电解质紊乱。

3）应用升压药物的护理

（1）用升压药时，应 5～10 分钟测量血压一次。根据血压的高低适当调节药物浓度和滴数。

（2）静脉滴注升压药时，应随时观察有无液体外渗，以免升高药物致组织坏死，如升压药外渗应即用 2.5% 普鲁卡因、苄胺唑啉在血管周围封闭，并更换输液部位。

（3）长期输液患者，注意保护血管，选择血管时宜先难后宜，先下后上。

（4）烦躁不安或神志不清时，输液的肢体宜用夹板固定。

2. 预防压疮

对长期卧床患者，随时保持床单清洁、平整、干燥。病情许可时每 2 小时给患者翻身、拍背一次，身体的受压部位做好皮肤护理。

（李春梅）

第十三章　常用急救护理技术

第一节　环甲膜穿刺术

当遇到紧急喉腔阻塞的患者，没有条件立即做气管切开时，可行紧急环甲膜穿刺或切开，以达呼吸道通畅、抢救患者生命之目的。

一、适应证

环甲膜穿刺术或切开术适用于气道异物、吸入性损伤、喉头水肿等各种原因导致的急性气道梗阻。因院前急救条件的限制，凡须做气管切开者，均以环甲膜穿刺或切开替代，往往可使患者解除窒息，转危为安；环甲膜穿刺亦可作为心肺复苏时的给药途径。

二、禁忌证

有明显出血倾向者及不能合作的患者。

三、物品准备

备常规消毒用治疗盘、环甲膜穿刺包，包内有细硅胶管（长 15～20 cm）、血管钳、5 ml 和 10 ml 注射器、7～9 号针头（解除喉梗阻时用粗套针）、16～18 号针头（留置导管用）、纱布、棉球、无菌手套、2% 普鲁卡因、1% 丁卡因。

四、操作方法

（1）患者取仰卧位，撤掉枕头，将肩部垫起，使头部后仰；亦可取半卧位，头部后仰。

（2）常规局部皮肤消毒后，以 1% 普鲁卡因 1 ml 局部麻醉。情况特别紧急时，可不必消毒；如患者已意识丧失，可不必麻醉，以免浪费时间而延误抢救。

（3）环甲膜位于环状软骨与甲状软骨之间正中凹陷处。术者以左手示、中指分别固定环甲膜两侧，右手持注射器，针头斜面向下，从环甲膜正中处垂直刺入，刺穿时可感觉到阻力突然消失，并可抽出空气，患者可出现咳嗽反射。

（4）注射器固定于垂直位置，可注入丁卡因等少量表面麻醉剂，然后再换 15～18 号大针头刺入，以解除气道梗阻导致的通气障碍。

（5）做环甲膜切开时，可在环甲膜皮肤处做一长约 1.5 cm 的横向切口，然后用刀尖将环甲膜切开，根据情况可再用止血钳将切口稍行扩大，再插入气管套管或钢笔杆、塑料管等，必须注意插入深浅适度，以防过深，插到气管后壁而无法通气，或过浅容易脱落。

（6）如发生皮下气肿或少量出血，可对症处理。

五、护理要点

（1）穿刺时进针不要过深，以免损伤喉后壁黏膜。

（2）必须回抽有空气，确定针尖在喉腔内才可注射药物。

（3）注射药物时嘱患者勿吞咽及咳嗽，注射速度要快，注射完毕后迅速拔出注射器及针头。

（4）用消毒干棉球压迫穿刺点片刻。针头拔出以前应防止喉部上下运动，否则容易损伤喉部的黏膜。

（5）注入药物以等渗盐水配制，pH 值要适宜，以减少对气管黏膜的刺激。

（6）在初期复苏成功后应改行正规气管切开或立即行消除病因（如异物的摘除等）的处理。

（7）环甲膜穿刺通气用的针头及 T 形管应作为急救常规装备则消毒备用。接口必须紧密不漏气。

（8）个别情况下穿刺部位有较明显的出血时应注意止血，以免血液反流入气管内。

（刘英姿）

第二节　外伤止血、包扎技术

当患者受伤后失血量达到总血量的 20%（800 ml）以上时，可出现明显的临床症状；如果为大出血且失血量达到总血量 40%（1 600 ml）以上时，就会出现生命危险。因此，争取时间采取有效的止血措施，对抢救伤者的生命具有非常重要的意义。

一、止血法

（一）出血的表现

根据各种出血的不同表现进行分类。

1. 根据出血性质分类

（1）动脉出血：血液呈喷射状，速度快，受心搏速度的影响大，色鲜红，在短时间内可大量出血。

（2）静脉出血：血液呈暗红色，流出速度慢，危险性相对比动脉出血少。

（3）毛细血管出血：全部伤口均有渗血，呈整个创面外渗，不易找到出血点，危险性较小。

（4）实质脏器破裂出血：如肝、脾、肾等破裂，其出血情况与大血管出血相似，症状出现较迟，出血量大。

2. 根据出血部位分类

（1）外出血：从外伤的伤口流出，易察觉。

（2）内出血：只能根据临床表现及体征来诊断。

临床表现：出血可出现全身乏力、头昏、耳鸣、烦躁，甚至嗜睡、口渴、出汗、皮肤苍白、四肢厥冷、脉搏细速、血压下降、体温低于正常、尿量减少等一系列全身症状，如不及时止血，会导致休克。

（二）常用止血法

1. 加压包扎止血法

表浅伤口的出血用生理盐水冲洗局部；毛发部位出血，应剃去毛发再清洗，以1/1 000新洁尔灭溶液消毒后撒上云南白药或其他局部止血药，伤口周围用75％乙醇擦拭消毒。涂擦时，先从近伤口处向外周擦，然后盖上无菌纱布，用绷带或三角巾适当加压包扎。

2. 填塞止血法

用无菌敷料填入伤口内，外加大块敷料加压包扎。一般只用于大腿根部、腋窝、肩部等难以用一般加压包扎的较大出血部位。

3. 指压止血法

适用于动脉位置表浅，且靠近骨骼，常在这些部位用手指压迫出血血管的近心端，将血管压闭、阻止血流，达到止血的目的。

（1）颈总动脉：阻止头、面部的出血可压迫颈总动脉。颈总动脉经过第六颈椎横突前方上行，将颈总动脉在环状软骨外侧（胸锁乳突肌中点处）用力向后压可将其压在第六颈椎横突上使血流阻断。注意不能同时压迫双侧颈总动脉，以防阻断全部脑部供血。

（2）颞动脉：用拇指在耳前方对着下颌关节用力压可将颞动脉压住以阻止头部或额部出血。

（3）颌下动脉：在下颌角前下凹处压迫颌下动脉可阻止面部出血。

（4）锁骨下动脉：在锁骨上血管搏动处向后下方按压锁骨下动脉，可阻止上臂出血。

（5）腋动脉：压迫腋动脉可阻止上臂上部以下的出血。

（6）肱动脉：在上臂的中部或下部压迫肱动脉可阻止前臂和手部出血。

（7）桡动脉和尺动脉：在手腕两侧压迫桡动脉和尺动脉可阻止手部出血。

（8）腹主动脉：在下腹正中用力垂直向脊柱压迫腹主动脉可阻止整个下肢大出血。

（9）股动脉：用双手拇指重叠压迫腹股沟韧带中点的稍下方将股动脉压在耻骨上，可阻止大腿出血。

（10）腘动脉：在两腘窝中部压迫腘动脉可阻止小腿出血。

（11）胫前和胫后动脉：在踝关节的前后方压迫胫前和胫后动脉可阻止足部出血。

4. 止血带止血法

一般只适用于四肢大动脉出血或采用加压包扎后不能有效控制的大出血时才选用。使用不当会造成更严重的出血或肢体缺血坏死。

1）橡皮止血带止血法：抬高患肢，将软布料、棉花等软织物衬垫于止血部位皮肤上。取止血带中间一段，适当拉紧拉长，绕肢体2～3圈，使橡皮带末端压在紧缠的橡皮带下面即可。

2）勒紧止血法：在伤口上部用绷带或三角巾叠成带状或用布料等勒紧止血，第一道绕扎在伤口处皮肤的衬垫上，第二道压在第一道上面，并适当勒紧。

3）绞紧止血法：用三角巾叠成带状或用布条、手帕绕肢体一圈，打一活结，取一小木棒、笔杆、筷子等做绞棒，穿进活结下，绞紧，再将小木棒一端插入活结套内，拉紧固定木棒即可。

4）护理

（1）使用止血带部位要准确，应扎在伤口的近心端，并应尽量靠近伤口。

（2）前臂和小腿不适于扎止血带，因其动脉常走行于两骨之间，所以止血效果差。

（3）上臂扎止血带时，不可扎在下 1/3 处，以防损伤桡神经。

（4）使用止血带压力要适当，其压力以能阻断动脉血流为度，正确时肢端应为苍白色。

（5）止血带下加衬垫，捆扎时先抬高伤肢并垫以 4～5 层纱布或干净毛巾，切忌用绳索或铁丝直接加压。

（6）记录止血带的日期和时间要明显，使用止血带的时间不宜超过 3 小时，并应每 1 小时松止血带 2～3 次；松解止血带前，要先补充血容量，做好纠正休克和止血器材的准备。

二、包扎法

包扎是创伤后急救技术中最常用的方法之一。它有保护创面、压迫止血、固定敷料和夹板，托住受伤的肢体减轻伤者的痛苦等作用。最常用的包扎材料是绷带、三角巾和四头巾，也可就便用毛巾、手绢、被单、布块或衣服等物品。

（一）绷带包扎法

1. 环形法

是最基本的绷带包扎法，将绷带做环形重叠缠绕，但第一圈的环绕应稍作斜状，第 2～3 圈做环形，并将第一圈斜出的一角压于环形圈内，最后用胶布将绷带尾部固定，也可将绷带尾部剪成两头并打结。

2. 蛇形法

此法多用于夹板的固定。将绷带按环形法缠绕数圈后，以绷带的宽度做间隔斜向上缠或下缠。

3. 螺旋形法

先将绷带按环形法缠绕数圈，随后上缠的每圈均盖住其前一圈的 1/3 或 2/3，即是螺旋形上缠。

4. 螺旋反折包扎法

环形缠绕两周后作螺旋包扎，然后以一手握住绷带上面正中处，另一手将绷带自该点向下反折，盖过上周绷带的 1/3～1/2。每一反折须整齐排列成一直线，但反折处不宜在伤口或骨隆突处。此法主要用于周径不等的部位，如前臂、小腿、大腿等处，使绷带能更加贴合。

5. "8" 字形包扎法

反复以 "8" 字形在关节上下做斜形旋转，每周遮盖上周的 1/3 ~ 1/2。主要用于关节处，如肘、肩、踝、膝等，或用于直径不等的部位。

6. 回返包扎法

用一系列的左右或前后回返绷扎，直至该端全部遮盖后再做环形绷扎两周固定。主要用于包扎顶端部位，如指端、头顶或残肢端等。

（二）三角巾包扎法

适用于急救包扎，优点较多，制作方便。用一块宽 90 cm 的白布，裁成正方形，再对角剪开就成了两条三角巾。底边长约 130 cm，顶角到底边中点约 65 cm。

1. 三角巾的包扎原则

（1）包扎前认真评估受伤情况。

（2）包扎时部位要准，动作要快、轻，不要触及伤口，以免加重疼痛、出血及污染。

（3）包扎的松紧度适宜，即要保证血运，又要注意牢靠，不松脱。打结时要避开伤口。

（4）注意患者舒适及保持功能位。

2. 用三角巾包扎人体各部位的方法

1）头面部包扎

（1）帽式包扎法：将三角巾的底边向上反折后与眉平齐，顶角拉向头后，两底角经两耳上方在枕后交叉，然后绕到前额打结固定。

（2）面具式包扎法：将三角巾顶角打一单结套住下颌，罩住头面，拉紧两底角交叉绕至前额打结。包好后，在相应的部位剪 4 个孔，露出眼、鼻、口，罩住面。

（3）单侧面部包扎法：将三角巾的底边中央至顶角叠成一小三角巾（或剪开），将底边斜盖于伤侧面部，用一底角与顶角在健侧颞部打结。然后拉紧另一底角，包绕下颌，在健侧耳前上方打结。

2）肩、背部包扎：两燕尾角等大，夹角朝上，燕尾披在双肩上，两燕尾角分别经左、右肩拉到腋下与燕尾底角打结。

3）三角巾包扎腹部：三角巾顶角朝下，底边横放于脐部，拉紧底角至腰部打结，顶角经会阴拉至臀上方，同底角余头打结。

4）三角巾包扎上肢：将三角巾一底角打结后套在伤侧手上，结之余头留长些备用，另一底角沿着手臂后侧拉到对侧肩上，顶角包裹伤肢，前臂屈至胸前，拉紧两底角打结。

5）三角巾包扎手、足：手指对着三角巾的顶角，将手平放于三角巾中央，底边位于腕部，将顶角提起放于手背上，然后拉两底角在手背部交叉，再绕回腕部，于掌侧或背侧打结。足的包扎与手相同。

6）三角巾包扎膝、肘关节：先将三角巾折成适当的宽度带，然后将其中部放在膝盖上，两端拉至膝后交叉，一端在上，一端在下，再由前向后绕至膝外侧打结。

3. 注意事项

（1）包扎伤口时，先简单清创并盖上消毒纱布，然后再用绷带。操作宜小心、谨慎，不要触及伤口，以免加重疼痛或导致伤口出血及污染。

（2）包扎时松紧要适宜，过紧会影响局部血液循环，过松易致敷料脱落或移动。

（3）包扎时要使患者的位置保持舒适。皮肤皱褶处如腋下、乳下、腹股沟等，应用棉垫或纱布衬隔，骨隆突处也用棉垫保护。需要抬高肢体时，应给适当的扶托物。包扎的肢体必须保持功能位置。

（4）根据包扎部位，选用宽度适宜的绷带和大小合适的三角巾。

（5）包扎方向为自下而上，由左向右，从远心端向近心端包扎，以助静脉血液的回流。绷带固定时的结应放在肢体的外侧面，忌在伤口上、骨隆突处或易于受压的部位打结。

（6）解除绷带时，先解开固定结或取下胶布，然后以两手互相传递松解。紧急时或绷带被伤口分泌物浸透干涸时，可用剪刀剪开。

（刘英姿）

第三节　导尿管留置法

导尿后将导尿管保留在膀胱内，以引流尿液，避免多次插管引起感染，以及反复插管造成患者的痛苦。

一、目的

（1）抢救危重、休克患者时，需正确记录尿量、比重，借以观察病情。

（2）盆腔脏器手术前，行导尿并留置导尿管，使膀胱空虚，有利于手术并避免术中误伤膀胱。

（3）某些泌尿系统的脏器手术前导尿并留置，便于术后持续引流和冲洗，并可减轻手术切口的张力，有利于愈合。

（4）昏迷、尿失禁或会阴部有损伤者，留置导尿管，以保持会阴部清洁、干燥。

二、物品准备

除导尿用物外，另备一次性无菌集尿袋（引流袋），胶布、橡皮圈、安全别针。

三、操作步骤

（1）常规导尿法前剃去阴毛，以便于固定导尿管。

（2）按导尿术导尿。

（3）待尿液流尽后固定尿管。

女性：为女患者固定尿管，可用宽 4 cm、长 12 cm 胶布 1 块，将长度 2/3 撕成 3 条，胶布完整的 1/3 贴在阴阜上，撕开的三条中间一条贴于导尿管上，两旁的两条分别交叉贴在对侧大阴唇上。

男性：为男患者固定尿管可用蝶形胶布固定在阴茎两侧，再用细长胶布做环形一圈，固定于阴茎上，开口向上，在距尿道口 1 cm 处再用细绳将折叠的两条胶布扎在导尿管上，剪去过长绳头。

（4）导尿管固定后将导尿管末端和玻璃接管相连，接管另一端和橡胶引流管相连，引流管末端置于贮尿瓶中，用安全别针固定橡胶管于床单上，橡胶管须留有一定长度，防止患者翻身时将导尿管拉出。

四、注意事项

（1）指导患者注意保持尿液引流通畅，避免因尿管脱出、受压、扭曲、堵塞等，影响尿液引流。为防止感染，可用无菌生理盐水冲洗膀胱，每日 2 次。

（2）贮尿瓶内尿液应及时倾倒，引流管和贮尿瓶应保持清洁，定时观察和记录尿量、颜色、比重、性状，如有异常及时送检或报告医生及时处理。

（3）保持尿道口清洁，防止逆行感染。每日清洁消毒 1 次，男患者尿道口周围涂抗生素药膏，女患者加强会阴部护理，固定尿管的胶布保持清洁。

（4）每周更换导尿管 1 次（更换前排空膀胱，休息 4~6 小时再行插入），玻璃接管、橡皮管、贮尿瓶每日更换或消毒一次。

（5）长期留置导尿管的患者，应鼓励患者多饮水及经常更换卧位，以防产生泌尿系结石。要定时服用氯化铵、维生素 C 等。免使尿液变为碱性。及时反映各种异常感染如烧灼、疼痛等膀胱激惹症状，观察引流出尿液的质和量并及时记录。如男性患者尿道口有脓性分泌物时，可用手自阴茎根部向前轻轻按摩，以利尿道分泌物排出。

（6）长期持续引流的患者，定时做间歇性引流夹管，预防膀胱因无尿液充盈而致痉挛，并可锻炼膀胱反射功能。

（宋红）

第四节　鼻饲术

对于昏迷患者，或因消化道疾病如肿瘤、食管狭窄、颅外伤以及其他不能由口进食者，为保证患者能摄入足够的蛋白质和热量，可通过导管供给其营养丰富的流质饮食。根据胃肠道插管的途径，将胃管经鼻腔插入胃内，从管内灌注流质食物、药物和水分，这种方法称为鼻饲术。

一、适应证和禁忌证

（一）适应证
（1）昏迷、牙关紧闭不能进食者。
（2）不能吸吮的早产儿。
（3）鼻饲给药进行某些治疗。
（二）禁忌证
（1）食管癌、食管狭窄、肝硬化并食管静脉曲张者。
（2）溃疡病出血 2 周以内者。
（3）严重心肺功能不全者。

二、物品准备

治疗盘内盛放治疗碗、消毒胃管（婴幼儿用硅胶管）、镊子、弯盘、50 ml 注射器、纱布、液状石蜡、75% 乙醇、汽油或乙醚、棉签、胶布、治疗巾、夹子、别针、压舌板、听诊器，备温开水适量，鼻饲饮料 200 ml，温度为 38～40℃。

三、操作步骤

（1）备齐用物携至患者床旁，向神志清醒的患者说明治疗目的、方法、次数、操作步骤和基本原理，以取得合作。

（2）患者取坐位或卧位，颌下铺治疗巾，清洁鼻腔。

（3）用液状石蜡润滑胃管前段，左手持纱布托住胃管，右手持镊子夹住胃管前段沿一侧鼻孔缓缓插入，到咽喉部时（14～16 cm），嘱患者做吞咽动作，同时将胃管送下，插入深度为 45～55 cm（相当于患者发际到剑突的长度）。若患者出现恶心，应暂停片刻，嘱患者做深呼吸或做吞咽动作，随后迅速将管插入，以减轻不适。插入不畅时应检查胃管是否盘在口中。插管过程中如发现呛咳、呼吸困难、发绀等情况，表示误入气管，应立即拔出，休息片刻后重插。

（4）昏迷患者，因吞咽和咳嗽反射消失，不能合作，为提高插管的成功率，在插管前应将患者头向后仰。当胃管插至 15 cm（会厌部）时，以左手将患者头部托起，使下颌靠近胸骨柄以增大咽喉部通道的弧度，便于管端沿后壁滑行，徐徐插入至预定长度。

（5）检查胃管是否在胃内，可用注射器抽吸胃内容物，如有胃液流出，可适当位置使其畅通，然后将胃管用胶布固定于鼻翼两侧。

（6）开口端接注射器，先回抽，见有胃液抽出，再缓慢注入少量温开水，再次试验胃管是否通畅并确定在胃内（因水误至气管可导致呛咳，而食物误入气管则造成吸入性肺炎）。然后将溶液缓慢注入。每次鼻饲量不超过 200 ml，间隔时间不少于 2 小时。最后再注入少量温开水以冲净胃管，避免食物存积管腔中变质，造成胃肠炎或堵塞管腔。

（7）最后将胃管开口端反折，用纱布包好、夹子挟紧，用别针固定于患者枕旁，需要时记录饮食量。将注射器洗净放入治疗盘内，用纱布盖好备用。所有用物应每日消毒1次。

四、注意事项

（1）鼻饲前要先检查鼻、口腔、食管有无阻塞，有义齿者应取出，检查胃管是否通畅，并辨清标志。

（2）插管动作应轻稳，特别在通过食管3个狭窄处时（环状软骨水平处、平气管分叉处、食管通过膈处），以免损伤食管黏膜。

（3）管喂饮食的量开始时宜少，待患者适应后再逐渐增加。长期鼻饲的患者，护士应每天为其进行口腔护理，每隔5~7天换导管一次，于晚间末次喂液后将导管拔出，次日晨再由另一鼻孔插入导管。

（4）拔管时要备好拔管用物如治疗盘、治疗巾，加热后的管饲饮食，50 ml管饲注射器、弯盘、血管钳、汽油、乙醇、棉签、纱布等携至床旁，给患者喂食后，将导管开口端用血管钳夹紧，置于弯盘内，将弯盘放在患者颌下，轻轻揭去固定的胶布，再将近鼻孔处的一段导管用纱布裹紧，边拔管边用纱布擦导管，至咽喉处时快速拔出，以免液体滴入气管。导管拔出后放于弯盘内，然后协助患者漱口，用汽油擦净胶布痕迹，再用乙醇擦去汽油，协助患者取舒适卧位。最后清洁用物，消毒导管备用。

（宋红）

第五节　洗胃术

洗胃术是服毒物后，清除胃内毒物，防止其吸收的首选治疗方法。其排毒效果好，并发症少。

一、胃管洗胃技术

（一）目的

（1）除去吞服毒物者的胃内毒物，减轻吸收中毒。

（2）洗去胃扩张、幽门梗阻者的胃内潴留物，减轻症状，解除患者痛苦。

（3）为手术、钡餐或胃镜检查做准备。

（二）适应证与禁忌证

1. 适应证

（1）清除胃内各种毒物。如服毒物6小时以内者或服大量毒物、胃排空较慢、24小时以内者，若闻及明显的毒物气味，即使达72小时，也有洗胃的必要。

（2）治疗完全或不完全性幽门梗阻，为胃肠道手术准备。

（3）治疗急、慢性胃扩张。

2. 禁忌证

（1）腐蚀性胃炎（服入强酸或强碱）。

（2）患有食管或胃底静脉曲张、胃癌、上消化道出血。

（3）食管或贲门狭窄或梗阻。

（4）严重心肺疾患。

（5）胃穿孔或抽搐、惊厥剧烈尚未控制者。

（三）用物

治疗盘内备漏斗洗胃管、纱布、镊子（以上各物用无菌巾包裹）、棉签、液状石蜡、量杯、弯盘、橡皮围裙（或橡皮单、治疗巾）。水壶内盛洗胃液、水桶，必要时备压舌板、开口器、舌钳、清洁试管。

（四）操作步骤

（1）备齐用物，携至患者床旁，向患者解释清楚，以取得合作。

（2）患者取坐位或半坐位，中毒较重的取左侧卧位，取橡胶围裙围于胸前，如有活动义齿应先取下，水桶放头部床下，置弯盘于患者口角处。

（3）多采用经鼻腔插入，将涂有润滑剂的胃管缓缓经鼻孔向内推进，至口咽部时（相当于鼻翼至同侧耳垂前长度），清醒患者嘱其做吞咽动作，及时同步下插入食管，对昏迷者应取头前倾位嘱助手固定术，术者在患者呼气时插入。插管中如患者出现刺激性咳嗽，呼吸困难，说明已插入气管，应立即退出重插。

（4）当胃管已插入 50 cm，表示胃管已进入胃内。如从胃管中抽出酸性胃内容物，或用注射器向管内快速注入空气，于胃部闻及气过水声时，则证明胃管已插入胃内。然后需先将胃内容物抽出，必要时留取标本送检，再行灌洗。

（5）将胃管末端的漏斗提高 50 cm，注入洗胃液（500～1 000 ml）后，将漏斗放低，利用虹吸原理将胃中液体吸出。如流出不畅，可挤压胃管中部橡皮囊以增快流速。洗胃液一般可用 1:5 000 高锰酸钾溶液、生理盐水或清水，或根据毒物性质选用其他洗胃液。当流出量基本等于灌入量时，再抬高漏斗、重新注入洗胃液，如此反复，直到洗清为止。

（五）注意事项

（1）插管迅速，手法要轻柔。

（2）洗胃前应保持呼吸道通畅，注意患者生命状态。昏迷患者插入胃管后应侧卧，以免发生吸入性肺炎。对心脏停搏、呼吸停止者先复苏后洗胃。

（3）务必证实胃管确实插入胃内才能灌洗。

（4）第一次抽出或洗出胃内容物，应留做检查或毒物分析。

（5）中毒患者洗胃必须彻底，直至流出液与灌洗液相似为止。

（6）凡强酸、强碱中毒，上消化道出血，食管狭窄，主动脉弓瘤患者，均应禁止洗胃。

（7）洗胃过程中，如出现腹痛、洗出液呈血性等情况，应停止洗胃。

（8）服毒量大，喉头水肿、痉挛者插胃管确实困难的危重患者，应及时进行剖腹切开洗胃。

二、洗胃机洗胃术

洗胃机洗胃术是利用洗胃机的电磁泵作为动力源，通过自控电路的控制，使电磁阈自动转换，分别完成向胃内冲洗药液和由胃内吸出内容物的洗胃过程。洗胃机洗胃术能迅速而有效地清除毒物，并且节省人力，准确计算洗胃的液量和避免患者的呕吐物污染衣物，防止毒物再被吸收。

（一）目的

同胃管洗胃法。

（二）用物

备自动洗胃机1个，塑料桶2只（1只盛胃灌洗液，一只盛污水）与胃管（用无菌巾包裹）、灌洗溶液（按需要准备）、液状石蜡、棉签、弯盘、纱布、橡皮单、治疗巾、胶布等。必要时备压舌板与开口器。

（三）操作步骤

（1）按照自动洗胃机装置要求，备好洗胃机，携其他所需用物至患者床旁。向患者解释取得合作。

（2）按胃管洗胃法准备患者，并插入胃管。按胃管上的进出标记与洗胃机胃管接嘴处进出标记相配接好。

（3）洗胃时，按"连续"键，机器工作，在向胃内注入洗胃液的同时，从胃内吸出污水。在洗胃过程中如发现胃管堵塞，可即交替按"手冲"和"手吸"键，重复冲洗数次，直至管路畅通，按"连续"键，连续进行洗胃。

（4）洗胃完毕，将胃管与药水管同时放入清水中污水管放到下水道口，按"连续"键进行清洗。清洗完毕将机内存水排净再关机。

（四）注意事项

同胃管洗胃法。

（宋红）

第六节　血液透析

一、水和溶质清除作用原理

（一）水的清除

水的清除统称为超滤。有以下两种清除方式：半透膜两侧溶液中水可由渗透压低侧向渗透压高侧移动，称为渗透；另一种是人为地加大膜一侧液面压力，使膜两侧有流动差（跨膜压），加速分子跨膜移动（从加压侧向不加压侧），称为对流。渗透作用的水清除量与半透膜两侧溶液渗透压差有关；而对流作用的水清除量则与半透膜两侧静水压差有关。

（二）容质的清除

1. 弥散

是指各种物质的分子或颗粒都呈无规律的热运动，又称布朗运动。这些物质可由高浓度向低浓度方向移动，逐渐达到两处浓度相等。

2. 对流

是指溶质随着溶剂（水）的跨膜移动而移动，它的移动速度比扩散快得多。

3. 吸附

通过正、负电荷的相互作用或范德华力的作用，溶质与固定吸附剂（临床常用树脂和活性炭）结合而被清除称为吸附。当吸附剂上固定某种溶质的抗体，溶质作为抗原与吸附剂上抗体结合而被清除，称为免疫吸附。另外，一些特殊半透膜或吸附剂，能特异性地与需清除物质分子表面的一些化学基团结合，从而特异性地清除致病物质。

4. 分离

利用孔径较大的半透膜或离心的方法，将血浆与血细胞分离，弃除血浆（带有致病物质），再把细胞成分和与弃去血浆等量的置换液一起回输体内，称为分离。

二、血管通路的建立

血管通路指体外循环血液引出和回流的通路。对血管通路方式的选择主要依据肾衰竭的类型（即估计透析时间的长短）、透析的紧急性、患者自身血管条件等因素。理想的血管通路要求有充足的血流量，一般在 250 ~ 400 ml/min。不同血液净化技术对血流量的要求不同。

（一）动—静脉内瘘

适用于慢性肾衰竭维持性血液透析患者。由动脉与邻近静脉吻合而成，最常选用桡动脉和头静脉，因为该部位易于反复穿刺及维护。动静脉内瘘吻合术后数周，静脉管壁由于压力的作用而增厚，可耐受反复穿刺。一般内瘘成熟需 6 ~ 8 周。当邻近血管条件差时，可进行自身血管移植或选用人造血管。动静脉内瘘引起动静脉短路，使心脏负荷增加 1/100 ~ 1/5 应尽可能在透析前择期做动静脉内瘘，时机选择在 Ccr 低于 25 ml/L，预计 1 年内将做血液透析治疗者。

（二）中心静脉插管

适用于急性肾衰竭等需紧急透析、慢性肾衰竭动静脉内瘘术前或内瘘堵塞等引起内瘘失功能时。常选择股静脉、颈内静脉和锁骨下静脉作中心静脉插管。操作简便，不易出血，不加重心脏负荷，对血流动力学影响小。一般保留 2 ~ 3 周。常见的并发症为血栓形成、血流量不足和感染。

由于血管条件所限，又需做长期透析者，也可选择颈内静脉或锁骨下静脉穿刺，体外段导管埋置于皮下隧道。这种方法的感染并发症显著低于一般的中心静脉插管，可留置数月至数年。

三、适应证和禁忌证

（一）适应证

1. 急性肾功能衰竭

凡有下列指标之一者，即可进行透析：

（1）无尿或少尿 2 天以上。

（2）BUN > 35.7 mmol/L 或每日上升 > 8.92 mmol/L 的高分解代谢者或 Scr 88 μmol/L。

（3）血 K^+ >6.0 mmol/L。

（4）CO_2CP >13.4 mmol/L，或碱储备 <15 mmol/L。

（5）有严重水肿、肺水肿、脑水肿。

（6）输血或其他原因所致溶血、游离血红蛋白 >12.4 mmol/L。

（7）临床出现明显尿毒症症状者。

2. 慢性肾功能衰竭

临床出现恶心、呕吐、肾性贫血、重症高血压、体液潴留、心功能不全及神经系统症状者，如有下述指标之一者即可进行透析：

（1）内生肌酐消除率 <10 ml/min。

（2）BUN >28.6 mmol/L。

（3）Scr >707.2 μmol/L。

3. 急性药物或毒物中毒

应用血液透析治疗急性中毒的主要条件是：

（1）毒物能够通过透析膜而被透出，即毒物是小分子量，不与蛋白结合，在体内分布比较均匀，而未固定局限某一部位。

（2）毒性作用时间不能太快，否则来不及准备透析。

（3）透析时间应争取在服毒后 8 ~ 16 小时。

透析有效的中毒药物：

（1）镇痛剂：水杨酸盐、对乙酰氨基酚。

（2）酒精：乙醇、甲醇。

（3）镇静剂：巴比妥盐、格鲁米特、安宁、丙咪嗪。

（4）抗生素、青霉素、半合成青霉素、磺胺药、氯霉素、四环素、异烟肼。

（5）其他：地高辛、环磷酰胺、氨甲蝶呤。

以上是可由透析去除的药物，但并不是说这些药物中毒时非得用透析治疗。上述任一种药物透析时因药进入透析液达不到有效的治疗浓度。

4. 其他

（1）顽固性、全身性水肿。

（2）高血钾及其他电解质紊乱。

（3）急性左心衰、肺水肿。

（4）银屑病。

（5）精神分裂症。

（6）肝性脑病。

（二）禁忌证

1. 严重的心功能不全及严重心律失常

有时可用腹膜透析过度。

2. 高热

体温在39℃以上需降温后方可进行透析。

3. 休克

需纠正休克后方可进行透析。

4. 严重的出血倾向

可用腹膜透析过度，如病情需要也可用体外肝素化来进行血液透析。

5. 其他

尿毒症终末期已出现不可逆性并发症。年龄大于70岁者，应慎重。

四、损伤技术与疗效

（一）操作技术

1. 透析器的选择

多数选用空心纤维透析器及多层平板透析器。

2. 透析液选择

急性肾功能衰竭病例，选用碳酸氢盐进行常规透析较好。优点为从代谢观点看是比较符合生理的治疗，对心血管功能稳定性较好，血压控制较好，减少透析中及两次透析间的症状；缺点为透析液制备比较麻烦，需要新的附加设备，花费较大。碳酸氢盐透析适用于透析前有严重代谢性酸中毒，老年或心血管不稳定者，肝功能不全，存在与肺功能不全有关的缺氧症时。

3. 肝素化方法

通常有全身肝素化及局部肝素化两种方法。

（1）全身肝素化：本法较简单，为常用的肝素化法，透析前按每千克体重1～1.5 mg计算，静脉内1次注入。透析器预充液内加肝素10 mg，透析开始后每小时加入肝素10 mg。这种方法适用于没有出血倾向和手术创面的患者。根据病情可略加大或减少肝素用量。如在透析中静脉压增高，气泡驱除器中气泡增加，提示肝素用量不足，即将出现凝血现象，此时，应立即在透析器中加肝素10 mg，透析结束前1小时停止使用肝素。

（2）体外肝素化：在透析开始即从透析器的动脉端连续注入肝素，使透析器内凝血时间维持在40～60分钟；与此同时，在透析器的静脉端注入鱼精蛋白，以中和肝素，使体内凝血时间维持在15分钟以内。这样，即可防止透析器中凝血，又可防止肝素过多进入人体内引起出凝血障碍。体外肝素化发生透析器内凝血或透析后肝素反跳等并发症的机会较全身肝素化法高。

（3）小剂量肝素化法：对于有出血倾向和曾经有过出血病史的患者，是一种安全、有效的肝素化方法。在透析开始时首次注入小剂量肝素 5 ~ 10 mg，后每小时注入 5 ~ 10 mg，使体内凝血时间维持在 20 ~ 30 分钟。

由于在透析过程中，有众多的因素影响着凝血过程，因此，肝素的应用必须考虑到以下两个方面：

（1）每个患者对于肝素的敏感性以及肝素在每个患者体内的代谢速率都不尽相同，因此，无论是负荷量肝素还是维持剂量的肝素都应做到个体化。

（2）除了患者的个体因素外，在透析过程中，透析器及其管道的血相容性程度以及血流量大小对于凝血过程也有相当大的影响。譬如说：同样的肝素用量，在血流量为 200 ml/min 的情况下有满意的抗凝效果而当血流量降低到 100 ml/min 时则可能出现透析器内凝血。反之，如果透析器的血相容性相当好而血流量又能达到 300 ml/min 以上的话，甚至可以不用肝素而完成 3 ~ 4 小时的血液透析。

（二）疗效

1. 急性肾衰竭

对于急性肾衰竭患者，血液透析可有效维持水、电解质和酸碱平衡，纠正高钾血症、水钠潴留和代谢性酸中毒，并为抗生素、营养疗法的实施和原发病的治疗创造条件。目前，在透析患者，急性肾衰竭的死亡原因主要为严重的原发病和并发症，而死于急性肾衰竭直接相关并发症如水钠潴留引起的急性左心衰竭、高钾血症和代谢性酸中毒者很少。

2. 慢性肾衰竭

影响血液透析治疗慢性肾衰竭疗效的因素较多。剩余肾功能较好、无明显其他脏器病变、营养状态较好者，预后较好。与透析本身的因素主要是透析剂量和实施方法。目前已有部分患者依赖血液透析存活 20 年以上。

（三）透析充分性

血液透析充分性是指在摄入一定量的蛋白质的情况下，使血中毒素清除适量，并在透析间期使之保持在一定的低水平值，充分纠正酸碱和电解质失衡状态，透后患者感到舒服和满意。

1. 对小分子毒素清除作用的评价

1）KT/V 值：KT/V 值即尿素清除指数，指在一定透析时间内透析器对尿素的清除量。Gotch 和 Sargent 将 KT/V 作为判断充分性的指数。K 为透析器尿素氮（BUN）清除率（ml/min），T 为每次透析时间（min），V 为尿素的分布容积（L）等于体重（kg）乘以 0.58。K/DOQI（美国肾脏病基金会透析指导纲要）推荐：

$$KT/V = -\ln (R - 0.008 \times T) + (4 - 3.5 \times R) \times UF/W$$

ln 为自然对数，R 为透后 BUN/透前 BUN，T 为透析时间（h），UF 为超滤量（L），W 为透后体重（kg）。

（1）影响 KT/V 的主要因素：①透析器对 BUN 的清除率（K）和面积系数。②每周透析时间（T）。③尿素体内分布容积（V）。④蛋白质摄入量，尿素净生成率（G），标准化—蛋白分解率（nPCR）。⑤每次透后与透前 BUN 的比值（R）。⑥体重（W）。⑦每次透析的超滤量（UF）。⑧残余肾功能。⑨血流量及通路再循环和心肺再循环。

（2）对 KT/V 评价：①KT/V 随着透析频度、残余肾功能和 nPCR 变化而变化，三者有密切关系，必须结合 PCR 综合判断透析是否充分。②KT/V 只适用于评价一次透析效率。

2）尿素下降率（URR）：$URR = 100 \times (1 - R)$ 透析充分最低标准要使 URR 达到 65%。URR 值高及 R 值低都说明 BUN 清除多，透析效果好。

3）蛋白分解代谢率（PCR）：以 BUN 的清除效果判断透析是否充分。首先要保证患者摄入足够的蛋白质。病情稳定的慢性血透患者蛋白质摄入量可由 PCR 反映出，如蛋白质摄入不足，PCR 低，反之则高。一般要求慢性血透患者每天蛋白质摄入量应 >1.1 g/ + （kg·d），即 nPCR >1.1 g/（kg·d）；如 nPCR <0.8 g/（kg·d），提示营养不良，透析不充分概率甚高。

4）尿素的时间平均浓度（TA Curea）：TA Curea 即单位时间（每次透析开始到下一次透析前这段时间）血浆尿素浓度。TA Cure 作为透析效果的指标，不依赖于患者的体重、透析方案、残余肾功能、房室模型的容积变化及其可变因素。可反应透析尿素清除量与患者蛋白质代谢的综合情况。

2. 干体重

干体重是指患者无水肿、无组织间隙和血管内水分潴留状态下液体平衡时的重量。目前，评估干体重的方法包括：

（1）放射学评估：透析后肺门血管宽度、心脏横径缩小，心胸比 <50%。

（2）超声波评估：测定下腔静脉（IVC）直径，反应中心静脉压，计算 IVC/体表面积，即 VCD。如 VCD >11.5 mm/m^2 为水负荷多，VCD <8 mm/m^2 为水负荷低。

（3）总体水的检测：生物电阻抗（BIA）需要特殊仪器，使用不同频率测定人体电阻率，计算出总体水（TBV）和细胞外液，方法简单。

（四）透析剂量及处方

透析处方指为达到设定的溶质和水清除目标所制订的各项透析方案。包括透析器的选择、血流量和透析液流量、脱水量和速度、抗凝剂应用、透析频率和每次透析时间。一般每周透析 3 次，每次 4~6 小时，每周透析时间为 12~15 小时。体重高、食欲好、残余肾功能差时，应选用较大透析膜面积的透析器，并提高血流量和透析液流量。透析脱水量和速度的设定主要根据透析间期体重的增长、心功能和血压等。一般单次透析脱水量为干体重的 3%，不超过 5%。

五、透析故障及处理

（一）血流量

血流量 ≤100 ml 为流量不足，其原因为：①动静脉管道不通畅；②血容量不足而致低血压；③肝素量不足；④透析器或透析液温度过低。可作相应处理诸如监察管道、补充血容量、增加肝素用量和调节温度等。

（二）透析液流量不足

常见原因为负压泵功率小，流量计阻塞和透析液管道或平板阻塞等。查出原因后作相应处理。

（三）负压升高

透析时负压升高，常见于透析液管道折叠、阻塞、流量下降，以至破膜，应及时处理。

（四）静脉压异常

静脉压力过高系指超过 8.00 kPa，如 ≥13.3 kPa 则有凝血危险。常见原因为患者心功能不佳、肝素不足或血液高凝状态、透析管道内纤维蛋白析出阻塞滤网，应定时检查及时排除故障。静脉压力降低而血流不畅，常因患者血压下降、动静脉瘘不畅所致。

（五）机器性故障

常见原因：

1. 电源断电

停电时需停止透析，将手摇曲柄置于血泵轴上，用手转动，使血液返回体内。

2. 透析器破膜

负压过大或静脉端阻塞，跨膜压力超过 500 mmHg 即可引起透析膜破裂。此时透析液呈血色，可见血液自空心纤维喷出，透析液出现泡沫。所有现代化机器均有高度敏感的漏血探测器，通过光电管监测，发出警报，自动停止透析。更换透析器后再行透析。

3. 加温异常

温度过低可致凝血（≤35℃），过高可致溶血（≥43℃），前者常由于控制热敏电阻损坏、加热器失灵或加热棒表面有沉淀物所致，应即时处理，后者应立即停止加温。

4. 透析液浓度异常

透析液浓度由电导度计控制，偏离 ≤3% 不报警，≥10% 可引起致死性高钠血症和严重的低钠血症。随着备有电导度监护装置的现代化透析机问世，这种并发症已极少出现。

六、并发症

（一）透析膜破裂

需换用新的透析器。

（二）透析液温度过高

立即停止透析，透析器内血液不能输回体内，病重者则需要输新鲜红细胞。

（三）硬水综合征

此征的发生主要是血压不稳定，皮肤刺激征及有明显的胃肠道症状，由于对人体内环境的稳定干扰很大，一旦发生须立即中断治疗，以防造成不良后果。

（四）失衡综合征

失衡综合征是在透析中或透析结束后数小时出现的暂时性中枢神经系统及骨骼系统的急性医源性症状的总称。其原因目前普遍认为主要是由于血液中溶质浓度（主要是尿素）急速降低，使血液和脑组织间产生渗透压差，低钠透析液造成的钠平衡失调和透析液碱化剂的组成，血液 pH 值的变化和 HCO_3^- 在血液与脑脊液间的浓度差也是不可忽视的原因。高效能透析器的使用，超滤量过大、过快等需要继续治疗者应适当输血以及平时加强营养，特别注意高效价动物蛋白的摄入量。静脉点滴高张葡萄糖液，提高透析中葡萄糖含量，对患者的呕吐物及时处理，防止污染透析室。

（五）出血

动脉外瘘管脱落，连续血路及穿刺针松脱，都可产生出血。

（六）凝血与溶血

此与肝素量、透析液温度及透析时间有关。故在透析过程中，要严密观察血流情况与温度的控制。

（七）心血管方面意外

在血液透析过程中患者发生血压下降、虚脱、休克其主要原因是动静脉瘘管增加了心脏负担，循环血量的改变以及输血所致的热原反应，透析液成分误差，血容量突然增加等原因造成。故要严密观察患者的体温、脉搏、呼吸及面色等情况的变化，并及时纠正出入血量的平衡，立即采取急救措施。

七、危急情况及处理

（一）失血

透析的过程也是一种体外循环的过程。由于透析器以及管道系统接头众多，加之血流量较大，所以一旦任何部位发生滑脱都可以造成大出血而使患者在数分钟内迅速死亡。在透析过程中一旦发现有上述危急情况出现时应迅速用血管钳阻断血流。随之关闭血泵，只要处理及时，患者可望脱险。

（二）空气栓塞

在透析过程中由于输液时操作不慎，或结束回血时操作不慎，可致空气逸入静脉内而造成栓塞。如发现有空气逸入静脉，应立即用血管钳阻断静脉管道。如大量空气逸入，患者可迅即死亡。如逸入量不多患者可出现呼吸困难、胸闷、烦躁、心动过速等症。此时，可立即将患者置于头低足高位，左侧卧位。以防脑栓塞。并按急性心力衰竭处理。

（三）溶血

常由以下原因造成：①透析液配制失误，浓度低于正常。甚至有误用纯水透析的。②透析液温度过高，甚至超过50℃。在透析过程中，如果发现静脉管道中的血流变成半透明状，或者成为红葡萄酒样。则应高度怀疑溶血。此时应立即阻断血液，停止透析。患者可望得救。如证实为溶血，除立即去除直接因素外，还应输新鲜血并给予5%碳酸氢钠静脉滴注。

（四）心搏骤停

在透析过程中，如出现心力衰竭、严重心律失常、休克等情况时可发生心脏停搏。一旦出现心脏停搏这一危急情况，应立即按复苏术进行抢救，其次才是停止透析、回血。

八、血透患者的护理

血液透析患者的监护是在透析全过程中对患者进行连续的全面观察，其中对临床表现、生命体征和血液体外循环进行严密监测最为重要。及早发现病情和不良反应，及时处理，保证透析安全，减少透析并发症，使患者逐渐康复，提高生活质量。

（一）血透前的准备

1. 首先要做好患者及家属的心理护理

尿毒症患者在血透前精神负担很大，对自己以后的生命、预后、事业、经济等忧心忡忡，要耐心做好思想工作，树立治疗疾病的信心。

2. 建立动静脉内瘘管

常用的动静脉内瘘配对血管：①桡动脉—头静脉；②桡动脉—肘前静脉；③胫后动脉—大隐静脉；④肱动脉—肘前静脉。血管选择的顺序是先上肢、后下肢、先左后右，最好选择质地柔软、通畅、管径较大无炎症的静脉。

3. 其他

准备好动、静脉瘘局部皮肤，对患者讲明目的要求取得合作。了解患者的一般情况，准确测量体重、体温、脉搏、呼吸、血压，根据患者的病情，决定透析方式、脱水量、肝素用法及用量，配好预冲液及透析液。透析室内空气、地面严格消毒，备齐抢救药品及器械等。连续好透析器。

（二）透析过程中的监护

1. 熟练掌握透析机各监护系统的性能，操作程序，以及故障的排除。

2. 血管的固定与连接必须良好，随时检查，防止由于肢体活动后接管滑脱。

3. 根据肝素化的方法控制肝素量，体外凝血时间维持在 30 分钟以上。

4. 密切注意进出血量是否平衡，回流管路的阻力是否增加（除泡器压力与膨胀度）。

5. 核对肝素剂量是否足够，空气除泡器内的泡沫是否增加，有无纤维析出。并严密观察滤网血流的宽度，以及回流管内的血液有否分层。

6. 每 15～30 分钟测量脉搏、呼吸、血压 1 次；每 30 分钟测量体温 1 次，每 1 小时记录透析液的温度、浓度、流量、负压、静脉压、血流量及透析液 pH 值一次。血生化 1～2 小时检查 1 次，出凝血时间 1 小时检查 1 次。

7. 要密切观察血漏报警的发生如血漏报警不能排除应停止透析，防止造成严重后果。

（三）透析后及透析间期的护理

患者在透析后及透析间期，应密切观察并发症的发生。

1. 透析结束后要立即测血压和体重，嘱患者卧床休息，以防发生体位性低血压。

2. 透析后要注意保持内瘘管通畅，穿刺点的压迫力量要适当，防止发生血肿的栓塞。护士及患者均应知道不在造瘘侧肢体测血压和采集血标本，禁止在插管处近端结扎肢体，以保证血液正常流动。指导患者预防血栓形成，如睡眠时不要压迫术侧肢体，术侧肢体不穿过紧衣服；不用术侧上肢背包、扛行李及提取重物。术侧上肢不过度活动、运动；保持术侧肢体体位舒适。透析术后早期教会患者锻炼术侧肢体，促进内瘘愈合。教会患者如何在瘘部位触脉搏和震颤，以检查动—静脉血流是否通畅，如果脉搏和震颤消失可能是通路堵塞，需要立即就医。

3. 血透常规使用肝素，要特别注意观察穿刺部位的出血情况。一般内瘘压迫止血

10~20 分钟即可，桡动脉、足背动脉穿刺应加压止血 30 分钟以上，并用沙袋或绷带等压迫止血数小时，如有出血倾向，可用鱼精蛋白中和。

4. 注意水分控制，为减少透析并发症的发生，患者在两次透析之间的体重增长（即水分摄入）应控制在体重的 4% 以内。

5. 透析过程中常丢失一定量的蛋白质、各种氨基酸和维生素等，因此，对慢性维持性透析的患者应注意营养补充。每周透析 2 次和 3 次的患者，每日每千克体重蛋白质摄入量为 1.0 g 和 1.5 g。用含必需氨基酸的高生物价蛋白如蛋、牛奶、瘦肉、鱼补充。有高血压、水钠潴留或心功能减退者要限制钠盐。高钾血症是造成心脏骤停的原因，应尽量少进含钾高的蔬菜、水果、坚果类、蘑菇、茶、可可、巧克力、速溶咖啡等。高磷血症可造成骨质变软，故应控制磷的摄入量，一般每日 <900 mg，含磷高的食物有奶制品、蛋白、心脏、肝脏、虾仁、肉松、豆制品、坚果类、花生、芝麻等。应适当补充水溶性维生素和微量元素。

6. 做好心理护理。慢性维持性透析的患者，常因代谢性或器质性脑病而出现神经精神症状，也可因环境及心理影响而出现悲观、抑郁等症状。心理护理是其治疗过程中必不可少的重要环节。所以医护人员要了解患者的内心世界，同情理解患者，与患者交朋友，取得患者的信任。利用血透治疗与患者接触的机会进行交谈，注意倾听患者的叙述，帮助患者解除心中的苦闷、忧伤等情绪。同时，正确地宣教有关透析和肾移植治疗的知识，使患者看到未来，看到希望，树立信心，争取合作。

（王国红）

第七节　腹膜透析

腹膜透析（简称腹透）自 1923 年应用于临床后，曾因感染难以控制而一度被废用。后来由于抗生素的发现，加之操作技术上的逐步提高，腹膜透析又广泛用于治疗尿毒症。近年来，发现腹膜对中分子尿毒素的清除率比人工膜为佳，纠正水、电平衡安全有效，且可辅助血液透析的不足。

一、腹膜透析的原理

腹膜是一具有半渗透性的生物膜，不仅有扩散和渗透作用，而且有分泌和吸收功能。腹膜透析即利用腹膜作为透析膜。将配制的透析液灌注入腹膜腔，根据膜两侧溶质渗透浓度的不同，可使溶质从浓度高的一侧向浓度低的一侧移动（弥散作用）。而水分则从渗透浓度低的一侧流向高的一侧（渗透作用），达到动态平衡，使体内代谢的废物和过多电解质及水分进入透析液排出体外。如此，间歇不断地更换透析液即可达到清除体内聚积的代谢物质和纠正水、电解质及酸碱平衡的目的。

二、适应证和禁忌证

（一）适应证

腹膜透析指征与血液透析相同，但腹膜透析尚可用于不宜做血液透析者。尤其适用于老年及儿童肾衰竭、心血管功能不稳定及有出血倾向者。此外，对水中毒、高钾血症、氮质血症、代谢性酸中毒也为本疗法的适应证。重症药物或毒物中毒者为迅速排除毒物亦可做腹膜透析。

（二）禁忌证

腹膜透析无绝对禁忌证，但在下列情况下不宜进行：①广泛腹膜粘连；②腹腔内脏外伤；③近期内腹部大手术；④结肠造瘘或粪瘘；⑤膈疝；⑥腹膜广泛感染；⑦腹腔内弥漫性恶性肿瘤；⑧严重肺部病变伴肺功能不全；⑨妊娠。

三、透析前准备

（一）准备腹膜透析管

近来均采用小孔硅胶管，分成两大类：

1. 临时性腹透管

长 30~35 cm，管外径 4.9 mm，末端 7~9 cm 处的侧壁上有 4 行直径 0.9 mm 的小孔，孔间距 5 mm。此类腹透管用于急性短时间的腹透。

2. 永久性腹透管

以 Tenkhoff 管为代表，在管上增加 1 个或 2 个涤纶套，一个套置于皮下，另一个位于腹膜外，结缔组织长入涤纶套内，从而使腹透管固定牢固，并可阻止细菌进入腹腔。腹膜透析管使用前要消毒，并消毒 Y 形接管、地瓶、穿刺套管针等。

（二）准备透析液

目前，有袋装的商品透析液，其中每升含（mmol）Na^+ 131.8，Cl^- 99.1，Ca^{2+} 2，Mg^{2+} 0.75，醋酸盐 36.7，葡萄糖液 20 g，总渗透压 374.3 mOsm/（kg·H_2O）。当无现成的商品透析液而又急需透析时，可以用输液制剂临时配制：5% 葡萄糖盐水 500 ml，5% 葡萄糖溶液 250 ml，等渗盐水 250 ml，5% 氯化钙 5 ml，10% 氯化钠 3 ml，4% 碳酸氢钠 60 ml，其中含 Na^+ 144 mmol/L，K^+ 4 mmol/L，Cl^- 122.9 mmol/L，Ca^{2+} 1.7 mmol/L，HCO_3^- 28.5 mmol/L，葡萄糖液 37.5 g/L。

（三）患者准备

嘱患者排空膀胱，灌肠，准备腹部皮肤。

四、操作方法

（一）置管法

在手术室植入或在床边用套管针穿刺置入。

1. 穿刺法

局麻下用特殊的套针（Trocar）进行。穿刺前应先将 1 000~2 000 ml 腹透液注入腹腔，可以减少穿刺时损伤腹腔脏器的机会。如原有腹水者可不注入。穿刺点以腹直肌外缘处穿刺较好。操作步骤为：在脐下 3 cm 处局麻，用尖刀做 0.5 cm 皮肤切口，然后用套针向腹腔内垂直刺入，并令患者鼓起腹部，经两次落空感（第 1 次为白线筋膜，第 2 次为腹膜）后进入腹腔，拔出针芯即可见透析液（或腹水）流出。随即将装有导丝的腹透管放入套针并送向 Douglas 腔，待腹透管末端进入该腔，患者常诉有排尿或排便感，此时抽出导丝，在腹壁打一皮下隧道，将腹透管皮外段从隧道内穿出，缝合原切口，即可开始透析。此方法可在床旁进行。

2. 切开法

切口选择在正中线或正中旁线脐下 3 cm 处，长 2 ~ 4 cm；也可选择右下腹麦氏点或左下腹相应位置。在局麻下切开皮肤，钝性分离皮下组织。剪开腹直肌前鞘，用直角钩牵开腹肌，剪开腹直肌后鞘，将腹膜做一小切口，以仅能通过透析管为度，并在其周围做荷包缝线，暂不结扎。

导管植入前，以少量肝素溶液冲洗管腔、向腹腔内灌入透析液 500 ~ 1 000 ml（有腹水者例外）用金属管芯插入导管管腔内，以助 Tenckonff 透析管从手术口向直肠膀胱凹（女性为直肠子宫凹）徐徐放入。插入腹腔内的长度，约相当于脐至耻骨联合距离。如导管位置恰当，则患者感便意而无痛苦，且回抽通畅。此时便可以收紧腹膜的荷包缝线，结扎腹膜切口，然后缝合腹直肌鞘，固定涤纶套于腹直肌鞘前。在皮下脂肪层作一隧道，至原皮肤切口的外上方（隧道长 5 ~ 7 cm），在此处做第二切口（0.5 cm），将导管皮外段从此口拉出。第 2 个涤纶环放在距皮肤出口 2 cm 处，然后缝合皮肤。此法比较安全，尤其适用于肠麻痹患者。但操作较复杂，对患者损伤亦较大，应在手术室进行。

3. 腹腔镜法

自 1981 年此法应用于临床以来，和其他两种插管方法比较，腹腔镜法早期透析效率最高，插管并发症发生最少，尤其在发出流出道梗阻和漏液方面，优于穿刺法和外科手术法。

（二）腹膜透析液的配制

腹膜透析液有市售的袋装透析液，也可自制。分别为等渗、高渗、含钾、无钾、乳酸盐及醋酸盐等多种类型。

1. 透析液的处方原则

（1）电解质的组成和浓度与正常血浆相近。

（2）渗透压稍高于血浆。

（3）根据病情适当地加入药物，如抗生素、肝素等。

（4）高压消毒，无内毒素，无致热原。

2. 透析液的基本配方　标准腹透液（表 13 - 1）。

表 13 - 1　腹透液成分

葡萄糖	1.5 ~ 4.25 g/L
钠	132 ~ 141 mmol/L
氯化物	95 ~ 102 mmol/L
镁	0.25 ~ 0.75 mmol/L
钙	1.25 ~ 2.5 mmol/L
醋酸或乳酸根或碳酸氢根	35 ~ 40 mmol/L
渗透压	340 ~ 390 mOsm/（kg·H_2O）
pH 值	5.0 ~ 7.0

醋酸透析液有扩血管作用，抑制心肌收缩，且对腹膜刺激较大，可引起纤维性腹膜炎，降低超滤率。乳酸盐对腹膜刺激小，没有醋酸盐的副作用，但有肝损害者不宜用。碳酸氢钠需临时加入，以防止发生碳酸钙结晶而堵管或引起化学性腹膜炎，适用于肝损伤者。

在紧急情况下，若无现成透析液，可用静脉注射液配制（表 13 - 2）。

表 13 - 2　静脉注射液配制腹膜液配方

透　析　液	用　量（ml）
5% 葡萄糖盐水	500
5% 葡萄糖	250
0.9% 氯化钠	250
4% 碳酸氢钠	60
10% 氯化钾	3
5% 氯化钙	5
	1 068

（三）腹膜透析方法

目前，使用的腹透方式有 4 种，一种为急性腹膜透析，三种为慢性腹膜透析。

1. 急性腹膜透析（APD）

每 30 分钟到 2 小时，腹透液被灌入和排出腹腔，通常治疗时间为 48 ~ 72 小时。

2. 持续性不卧床腹膜透析（CAPD）

每次灌入透析液 2 000 ml，白天每次在腹腔保留 4 ~ 6 小时，交换 3 次，夜间保留一夜，24 小时共交换 4 次。透析总量为 8 000 ml。

CAPD 的标准治疗方案是，每天交换透析液 4 次，每次 2 L（8 L/d）。交换时间，上午 8 点，中午 12 点，下午 5 点，就寝时（晚 10 点）。透析液选择，白天 3 次用含糖 1.5%，晚间 1 次用 4.25% 的透析液。也可以按患者的具体情况选用。

CAPD 不论在医院、家庭或外出旅行时均可进，是当今慢性肾衰患者首选的腹膜透析方法。其优点具有简单、方便、价格低、不依赖机器等优点，是慢性腹膜透析最常用的方法。其缺点是腹膜炎的发生率稍高于间歇性腹膜透析和持续循环式腹膜透析。现代的 CAPD 连接器，其他连接辅助装置和较好的技术，已减少了 CAPD 的缺点。

具体方法：使用袋装透析液。如用直接管，可先将透析液挂在支架上，透析液借重力流入腹腔。然后将空袋折叠起来放在患者身上的口袋中。在透析液停留期间可完全不卧床，从事日常活动。一定时间以后，可展开塑料袋，放在地板上，透析液借重力引流到袋中。然后，将透析液袋与连接管卸除，弃掉，换上新的透析液，开始新的透析周期。每一循环入液时间为 10 分钟，停留时间白天 4 小时，晚间 8 小时，引流时间 20 分钟。采用美国 Baxterz 公司生产 Y 形管的透析方法，由于新型的复用性 Y 形管，每次换液后可从透析管上拆下来，使患者在停留期不需携带液袋和连接管。卸下来的 Y 形管充满消毒液，将两端连接在一起，形成 O 形，下次换液后将消毒液冲洗到空袋中，再放进腹腔引流液。然后输入新鲜腹透液。每次换液均如此进行，从而达到复用的目的。一根 Y 形管经多次复用可连续使用数月之久。

3. 持续循环式腹膜透析（CCPD）

是一种借助于机器进行腹膜透析的方法。患者白天腹腔保留透析液，睡前与透析机连接，进行 4~5 次透析。翌晨，把最后一袋透析液留在腹腔中，然后脱离透析机自由从事日常活动。

CCPD 标准方案，每天交换透析液 5 次，每次 2 L（共 10 L）。交换时间，晚 10 点开始，翌晨 8 点关机，夜间每 2.5 小时交换 1 次，共 4 次，进液 10 分钟，留置 2 小时，放液 20 分钟，白天保留 14 小时。透析液选择，夜间各次均用含糖 1.5% 的，白天用 4.25% 的透析液。

CCPD 优点是夜间进行治疗，不影响白天活动，连续次数较少，减少了腹腔感染的机会。在透析前将透析处方的参数输入机器中，不需额外操作，保证患者夜间睡眠不受干扰。另外，CCPD 治疗腹疝和导管周围漏液的发生率低于 CAPD，可能与白天交换液量少、腹腔压力低有关。

CCPD 的缺点是治疗费用高于 CAPD。

4. 间歇性腹膜透析（IPD）

每次灌入透析液 1 000~2 000 ml，在腹腔保留 45~60 分钟，然后将液体放出，丢弃，再放入透析液，一天共透析 8~12 L。夜间不做。

IPD 的优点是减少透析日数（3~4 透析日/周），只需 36~45 小时/周，患者不易感到疲劳。腹膜炎的发生率相对较低。疝气和漏液的发生率也较低。

IPD 的缺点是溶质的清除受限，在透析最初的数月至数年，透析不充分的现象可不明显。当最终肾功能完全丧失时，患者就会表现出透析不充分的症状、体征。此外，IPD 如用腹透机价格昂贵，也需要大量一次性循环管道。IPD 适用于卧床不起的行动不便或需家庭护理的患者。

（四）透析过程管理

1. 各种管道连接需严格遵守无菌操作。

2. 透析室每日用紫外线照射及来苏水拖地 2 次。

3. 透析液加温到 38℃ 左右。

4. 输液皮条、地瓶、管道每日更换消毒。

5. 记录透析液进出量。

6. 每日第一次腹腔流出液作常规、细胞计数、涂片及细菌培养。

7. 每日查血尿素氮、肌酐、血电解质、血糖、血渗透压。

8. 每次观察血压、体重、体温、患者症状。

五、透析并发症

（一）腹痛

发生原因有灌注或排出液体过快，透析液温度过低；腹腔感染；应用高渗性透析液；腹腔灌注量过多等。处理方法是去除病因，可在透析液中加入2%利多卡因3～5 ml/L。无效时酌情减少透析次数。

（二）腹膜炎

发生原因有透析管道内及管道周围操作时污染，细菌由导管内及管道周围进入腹腔；透析液污染；远处感染灶经血液播散至腹腔；阴道内细菌上升性感染等。腹膜炎诊断标准为：①透析液混浊；②腹部疼痛及压痛；③透析液细菌培养阳性具有以上两条即可诊断。处理方法是进行腹腔冲洗，腹腔内快速注入含1.5%葡萄糖的透析液，快速引流出，每次1～2 L，加肝素1 000 U，腹水转清后可加入抗生素，保留1～3小时，然后，恢复正常透析。

（三）水、电解质紊乱

可发生水潴留及肺水肿、高张性脱水、低血钾和高血钾、高氯性酸中毒、代谢性碱中毒等。应注意电解质测定，调节透析液中各种电解质及葡萄糖的含量。

（四）肥胖、高甘油三酯血症

是由于腹透液中葡萄糖吸收造成。应用乳酸盐透析液代替醋酸盐透析液可减少肥胖和高脂血症的发生。

（五）其他并发症

有透析性骨病、心血管并发症、肺部并发症、腰背部痛等。

六、腹透的护理

1. 腹透患者较血透患者丢失更多的蛋白质、氨基酸及水溶性维生素，故应指导患者用高热量、高生物效价、优质蛋白、高维生素、低钠低钾饮食。

2. 反复示教腹膜透析管道的护理方法、操作方法及注意事项，使患者出院后能顺利进行自我透析。如保持室内环境清洁，正确的洗手技术，操作时戴口罩，检查透析液有效期、葡萄糖含量、有无渗漏和杂质。按正确步骤进行腹透，夹闭管道或打开透析液时要执行无菌操作技术。

3. 根据病情适当限制液体入量：尽量集中静脉给药，以减少液体摄入量。抬高水肿肢体，增加静脉回流、减轻水肿。建议患者穿宽松的衣服，避免穿紧身衣裤，防止静脉淤血。经常变换体位以利引流，抬高床头并协助患者翻身，引流不完全可引起膈肌上升导致肺部并发症。长期透析者应定期查血尿素氮、肌酐和电解质水平、肝功能、血常规等，如出现低血钾应中断透析报告医生。

4. 当患者出现体液不足症状时提醒医生注意透析液浓度，输入低渗透析液，以免患者出现严重脱水；如患者体重增加 1 kg 以上，明显浮肿，出现肺水肿或脑水肿症状，提示水分过多，需增加透析液渗透压。

5. 腹透全过程需严格无菌操作，腹透室要严格消毒。保持引流袋低于腹部，以防引流液倒流。透析液在腹腔内停留期间，要夹闭透析管道。腹透管的出口部位和相关切口应当被作为外科手术伤口护理。保持透析管皮肤出口处清洁干燥，用无菌纱布覆盖，并注意消毒。向患者讲解感染的诱发因素及其症状体征。告诉患者出现感染症状时及时就医。怀疑有腹腔感染时，遵医嘱应用敏感抗生素加肝素做腹膜腔灌洗；如果应用氨基甙类抗生素，应监测血浓度，注意其肾毒性及耳毒性。

6. 对腹痛患者，在床旁透析时，注意排净空气，以免空气进入腹膜腔，引起不适；保持透析液适当的温度，凉的透析液易引起痉挛性疼痛。

7. 重视家庭腹透患者的指导和随访。腹透的主要优点之一在于它能适应家庭透析的需要。目前，我国在这方面还不够重视，对患者进行家庭透析的训练不够充分，满足于在医院的透析治疗效果，而忽视家庭透析的质量。随着腹透的进一步发展，家庭透析将成为腹透的主流。

（王国红）